实用
眼眶病学

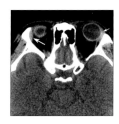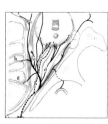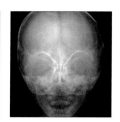

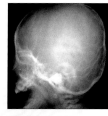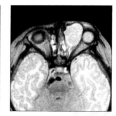

主　编　孙丰源

副主编　唐东润　简天明　吴　桐

编　者（按姓氏笔画排序）

任宏远	天津医科大学眼科医院	赵　亮	天津医科大学眼科医院
孙丰源	天津医科大学眼科医院	夏　爽	天津市第一中心医院
吴　桐	天津医科大学眼科医院	唐东润	天津医科大学眼科医院
林　松	天津医科大学眼科医院	黄晓明	天津医科大学眼科医院
林婷婷	天津医科大学眼科医院	简天明	天津医科大学眼科医院
林锦镛	天津市眼科医院	冀晓东	天津市第一中心医院
赵　红	天津市眼科医院	魏　楠	天津医科大学眼科医院

人民卫生出版社

·北　京·

版权所有，侵权必究！

图书在版编目（CIP）数据

实用眼眶病学 / 孙丰源主编 . —北京：人民卫生
出版社，2021.7
ISBN 978-7-117-31426-8

Ⅰ. ①实…　Ⅱ. ①孙…　Ⅲ. ①眼眶疾病 – 诊疗　Ⅳ.
①R777.5

中国版本图书馆 CIP 数据核字（2021）第 054662 号

| 人卫智网 | www.ipmph.com | 医学教育、学术、考试、健康，购书智慧智能综合服务平台 |
| 人卫官网 | www.pmph.com | 人卫官方资讯发布平台 |

实用眼眶病学

Shiyong Yankuangbingxue

主　　编：孙丰源
出版发行：人民卫生出版社（中继线 010-59780011）
地　　址：北京市朝阳区潘家园南里 19 号
邮　　编：100021
E - mail：pmph @ pmph.com
购书热线：010-59787592　010-59787584　010-65264830
印　　刷：北京顶佳世纪印刷有限公司
经　　销：新华书店
开　　本：889×1194　1/16　印张：25
字　　数：774 千字
版　　次：2021 年 7 月第 1 版
印　　次：2021 年 8 月第 1 次印刷
标准书号：ISBN 978-7-117-31426-8
定　　价：239.00 元

打击盗版举报电话：010-59787491　E-mail：WQ @ pmph.com
质量问题联系电话：010-59787234　E-mail：zhiliang @ pmph.com

主编简介

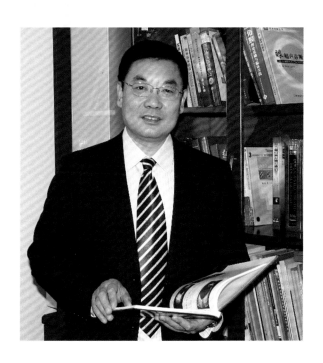

孙丰源，九三学社社员，二级教授，主任医师，南开大学、天津医科大学博士生导师，天津医科大学眼眶病研究所所长，眼眶病首席专家、学科带头人。曾任天津市第一中心医院副院长，天津医科大学眼科医院、眼视光学院副院长。

享受国务院政府特殊津贴，政府授衔眼眶病专家，中华医学会眼科学分会委员，中国超声医学工程学会眼科超声专业委员会主任委员，中华医学会眼科学分会眼整形、眼眶病学组副组长，中国医师学会眼科医师分会眼整形眼眶病专业委员会副主任委员，中华人民共和国卫生部内镜专业技术考评委员会常委，中华医学会天津眼科分会副主任委员，天津医学会眼科学分会眼眶病学组组长，获得天津市政府颁发的首届"天津名医"称号，担任《中华眼科杂志》等10余种杂志编委，亚太眼眶、眼整形学会理事，中国海外留学生欧美同学会理事，荷兰阿姆斯特丹大学眼眶中心客座教授，担任国内多家医科大学及医疗单位客座教授、国家自然科学基金评审专家。

从事眼肿瘤、眼眶病临床工作近40年，擅长眼眶病、眼肿瘤、眼科影像以及甲状腺相关眼病等疾病的临床诊治，诊治各种眼眶病万余例。曾留学于日本、荷兰等国家，多次在欧美等国进行学术访问和论文交流。SCI收录、《中华眼科杂志》及国内其他核心期刊发表论文200余篇，主编眼眶病等相关专著6部，参编专著及国家统编各类眼科教材20余部。获国家科技进步奖二等奖1项，天津市科技进步奖二等奖3项。承担国际合作、国家行业专项基金、自然科学基金项目多项，培养博士、硕士研究生60余名。

担任九三学社天津市委员会副主任委员、九三学社天津市委员会医卫工委主任，曾历任全国政协第十一届、第十二届委员会委员，天津市纪律检查委员会特邀监察员，2018年当选第十三届全国人民代表大会代表。

序

眼眶病属于眼科范畴内的边缘学科,与神经科、耳鼻咽喉科、颅底外科和颌面口腔科有较多的联系。眼眶疾病种类多,病因复杂,临床表现多样,治疗相对困难。由于病变的位置较深,周围又有许多重要结构,因而眼眶疾病多依赖较多的影像技术进行诊断和鉴别诊断;在治疗上更需要较多的常规眼科治疗手段之外的治疗方法,如系统的化学治疗、影像介入治疗及放射治疗等。因此,从事眼眶病研究的医生更加需要具备丰富的眼科临床经验、医学基础理论、临床整体观念、眼科相邻学科的知识和丰富的医学影像学知识。

随着医学科学技术的飞速发展,特别是医学影像学在眼眶病中的临床应用,医学综合治疗手段的不断发展,眼眶病的临床工作有了较大的进步;多部眼眶疾病及影像方面专著的出版,推动了眼眶病临床诊断水平的提高,也为越来越多从事眼眶病临床工作的医生提供了帮助。但从整体来看,目前眼眶病的临床诊治水平参差不齐。为此孙丰源教授带领的团队编写了专著《实用眼眶病学》呈现给同道,应该说恰逢其时。本书除了涉及近年来眼眶病诊治的新技术新方法外,最大的特点是在每个常见的眼眶疾病论述后面列出典型病例进行分析,帮助读者加深对该疾病的理解和记忆。这种编写方法既有理论基础,又通过作者丰富的临床实践经验和临床实例,深入浅出地进行讲解,使本书的内容更加充实且实用。

孙丰源教授从事眼眶病临床和科研工作近40年,具有扎实的多学科理论和丰富的眼科临床经验,成绩卓著;已经主编和参编了多部眼眶病专著。他带领的研究团队在国内眼眶病领域也卓有成绩。本书的部分章节还邀请了国内医学影像学和病理学等方面的专家共同参与编写,也是本书具有可读性和实用性的另一特色。

祝贺本书的面世。相信本书能够成为对同道们更加有实用价值的眼眶病专业参考书籍。

宋国祥

2021 年 4 月于天津

前　言

眼眶疾病属于眼科的边缘学科,具有独特的临床特征。眼眶疾病病种多,病因相对复杂,多数病变早期隐匿,病变与全身关系密切,视功能损伤严重,病变多严重影响患者容貌和生活质量,严重者可危及生命。眼眶疾病的诊断多需要依赖医学影像和实验室检查,眼眶疾病的治疗方法多样,其中手术操作相对复杂,手术风险大且并发症较多,疾病的转归和预后也复杂多样。因此,从事眼眶病专业的医生需要具备一定程度其他相关学科的知识储备、清晰的眼部解剖和扎实的影像知识,以及丰富的临床经验积累。

我国的眼眶病专业起步相对较晚。近几十年来,随着医学科学的进步,医学影像技术在临床的广泛介入,新设备、新材料、新方法的应用,使我国的眼眶病临床工作有了较大的进展。各种眼眶教材和专著的出版,对眼眶专业人才培养和临床诊治水平的提高起到了重要作用。我国眼眶病学奠基人宋国祥教授于1999年主编出版了国内第一部眼眶病学专著,全面系统地描述了眼眶病的基础与临床,是我国眼眶病学的经典之作,奠定了我国眼眶病临床教学的基础。此后,又有众多的眼眶病相关参考书籍相继问世,为推动我国眼眶病诊疗的整体发展起到了促进作用。

目前我国从事眼眶病专业的临床医生逐年增多,但临床诊治水平还不均衡,切实提高临床诊疗能力尤为重要。鉴于此,我们萌生了编写这本《实用眼眶病学》的想法。本书最为明显的两个特点:一是在每章节中附加了诊治的典型病例,便于读者理解和记忆,提高了实用性,对读者临床处置能力有较大的指导价值;二是本书邀请了其他相关专业的医生共同参与撰写,如影像、病理、麻醉等,使本书更具有专业性、参考性和可读性。本书分为总论和各论两篇,每篇又分为章和节,便于读者阅读和查找。考虑阅读的习惯,本书仍采用传统的编写体例和疾病命名方法,某些新的疾病分类和命名在相应章节内加以说明。

我的恩师宋国祥教授能为本书赐序,我为此深感莫大之荣幸!在此对恩师的培养表示衷心的感谢。

本书历时两年多的筹备和撰写,感谢各位编者的辛勤付出和卓有成效的工作。由于水平所限,书中难免存在不足和错误之处,恳请广大读者批评指正。

　　本书的出版得到了人民卫生出版社的大力支持，对各位编辑老师的辛勤工作，在此一并表达深深的谢意。

　　本书编写期间恰逢席卷全球的"新冠"疫情肆虐，今即将出版之日，正是伴随着全国人民英勇抗击疫情，取得阶段性成果之时。让我们记住这些日子。希望本书的出版能为人民群众的健康贡献一点力量，为我国眼科事业的发展及眼眶病医生临床技能的提高提供有益的帮助。

孙丰源

2021 年 2 月于天津

目 录

第一篇 眼眶病总论

第二篇 眼眶病各论

第一篇

眼眶病总论

第一章

眼眶应用解剖和基本特征

第一节　眼眶应用解剖

眼眶是由围绕视杯的神经嵴细胞增殖、分化、发育而成。胎儿 6 个月时眶缘仅在眼球的赤道部，一直生长到青春期，如儿童时期摘除眼球，可影响眼眶正常发育。

一、骨性眼眶

骨性眼眶由七块骨骼构成，包括额骨、蝶骨、颧骨、上颌骨、腭骨、泪骨和筛骨。眼眶呈底向前，尖朝后的四棱锥形。前后最大径线为 40~50mm；眼眶开口大致呈四边形，眶缘稍圆钝，水平径约 40mm，垂直径约 35mm；眼眶腔的最大径线位于眶缘后约 1cm 处，这种形状结构有利于对眼球的保护，同时有助于眼球转动等生理功能的完成（表 1-1-1）。

表 1-1-1　眼眶测量

	Duke-Elder	Rootman	崔模等	范先群等	
眶宽（入口横径）/mm	40.0	40.0	38.9	右 36.75	左 36.87
眶高（入口竖径）/mm	35.0	35.0	35.2	右 36.50	左 36.70
眶深（眶高线中点至眶尖）/mm	40.0	—	47.8	—	—
眶容积 /ml	29.0~29.7	30.0	26.9	右 27.16	左 27.36
内眶距（两侧眶内缘距）/mm	25.0	25.0	20.6	24.20	
外眶距（两侧眶外缘距）/mm	100.0	—	95.0	102.30	
眶内外壁夹角	45°	45°	—	—	
两眶外壁夹角	90°	90°	—	—	

（一）眼眶骨壁

眶壁（orbital wall）分别由上壁、内壁、下壁和外壁围绕构成，与颅前窝、颅中窝、额窦、筛窦、上颌窦、颞窝等结构相邻；在眼眶壁和眶尖部位存在多个骨孔、裂（图 1-1-1），其中有不同的血管和神经通过，执行重要的生理功能，同时也形成了眶内与相邻结构病变相互交通的解剖因素；也是重要的解剖标志，在影像诊断和实施手术时有重要意义。

1. **眶内壁** 眶内壁(medial orbital wall)上部由额骨眶突构成,由前到后依次为上颌骨额突、泪骨、筛骨纸板和蝶骨小翼。眶内壁的筛骨纸板有筛前孔和筛后孔。筛前孔在眶缘后 20mm,筛后孔在此后12mm,距视神经孔 5~8mm,由相应的血管和神经通过。筛后孔常作为视神经管减压术手术进路的标志。眶内壁之内侧为筛窦。筛骨纸板甚薄,仅 0.2~0.4mm,是成年人爆裂性骨折好发部位;且有孔洞,故筛窦的炎症和肿瘤易侵入眶内。手术损伤筛前、后孔内血管,引起较多出血。筛窦作为一个骨腔,是眼眶减压术常涉及的部位。

滑车(trochlea)是附着于眶前部内上角的软骨环,呈"U"形,上斜肌腱通过此环。滑车可以骨化,CT显示为眶内壁前上端钙化斑点(图 1-1-2)。

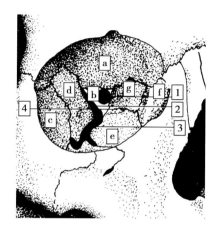

图 1-1-1 右侧眼眶骨壁
a. 额骨;b. 蝶骨小翼;c. 颧骨;d. 蝶骨大翼;e. 上颌骨;f. 泪骨;g. 筛骨;1. 视神经管;2. 眶上裂;3. 眶下裂;4. 腭骨眶突

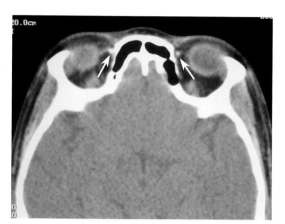

图 1-1-2 骨化滑车 CT
双眶内上角滑车两个钙化点(箭头)

2. **眶上壁** 眶上壁(superior orbital wall)呈三角形,前宽后窄,前后径长 50~55mm,整个眶顶稍向上扁平隆起,眶底向下隆起,以增加眶腔容积。前部由额骨眶板、后部小部分由蝶骨小翼构成。眶上壁前缘内上角之后 5mm,有一小圆形凹陷,为滑车凹,是滑车附着点。眶上缘内 1/3 与外 2/3 交界处有眶上切迹,表面由膜性韧带封闭,此韧带也可骨化形成眶上管。眶上神经和血管经过此切迹。眶上壁前端的外侧,骨面向上有一浅凹,名泪腺窝,眶部泪腺位于此凹内。泪腺的良性肿瘤压迫可使泪腺窝加深;恶性肿瘤常侵犯骨膜和眶壁,引起骨破坏。眶上壁后端的蝶骨小翼根部有一椭圆形骨管,名视神经管,有视神经和眼动脉通过。眶上壁内上方为额窦,眶顶上方为颅前窝。

3. **眶外壁** 眶外壁(external orbital wall)前 1/3 为颧骨及额骨颧突、后 2/3 由蝶骨大翼构成,前后径长 45~50mm。在眶外缘中点之后,骨面上有一小隆起,名眶外结节(Whitnall 结节),外直肌制止韧带、眼球悬韧带、眼睑外眦韧带及提上睑肌腱膜的外角附着于此。眶外壁有两个小孔,一在眶外结节之后,名颧骨孔,颧神经由此通过。另一孔近于眶上裂上端,有泪腺动脉回返支通过。眶外壁前部的外侧为颞窝,深 20mm,内有肥大的颞肌。眶外壁后部的外后面为颅中窝,蝶骨大翼缺失时,大脑颞叶前极可膨入眶内。眶外壁是外侧开眶的骨性入路。

4. **眶下壁** 眶下壁(inferior orbital wall)即眶底,主要为上颌骨眶面,前外部为颧骨眶突,后部为腭骨眶突。眶下壁在四壁中最短,也呈三角形,眶下壁厚 0.5~1mm。眶下壁的内侧斜行向上,与眶内壁无明显界限。眶下壁的前端为眶下缘,由上颌骨和颧骨构成。前内侧为泪囊窝,呈漏斗状,下与鼻泪管相连。CT可显示泪囊窝及鼻泪管全程。鼻泪管上口后外侧有一浅凹,为下斜肌起点。眶下壁内有眶下沟(管),起自眶下裂,长 25~30mm,向前形成骨管,开口于眶下孔,眶下神经和血管经过此沟管。眶下壁骨壁很薄,外力易致爆裂性骨折。

（二）眼眶壁的孔、裂

主要有视神经管、眶上裂、眶下裂和鼻泪管。

1. 视神经管　视神经管（optic canal）由蝶骨小翼的两个根与蝶骨体的外侧面构成。长 4~9mm，宽 4~6mm。自眶尖斜行向内、向后、向上，与冠状面成 36°夹角，与水平面夹角 13°。CT 视神经管水平和冠状断层常需要考虑这个角度，层厚小于 4mm 才能避免骨壁重叠，显示视神经管的全程（图 1-1-3）。视神经管为眶与颅中窝之间的通道，视神经、视神经鞘、眼动脉及沿颈内动脉的交感神经纤维经此管通过。视神经肿瘤向颅内蔓延，常使此管扩大。视神经管内、下侧为后组筛窦及蝶窦，两窦的炎症可引起急性视神经炎；肿瘤可压迫浸润视神经和眶上裂结构，引起眶尖综合征。视神经管骨折，通过视神经管蔓延的颅眶沟通性疾病，视神经因炎症或外伤等原因可导致视神经在视神经管内受压和神经传导障碍，均可引起视功能损害。

2. 眶上裂　眶上裂（superior orbital fissure）是蝶骨小翼下缘和蝶骨大翼上缘之间的骨裂，位于眶后部，眶上壁和外壁交界处。自后向前向外伸展，后宽前窄，略呈三角形，长约 22mm，为眼眶和颅中窝之间的重要通道，动眼神经、滑车神经、展神经、三叉神经的眼支、眼静脉、交感和副交感神经纤维通过此裂。眶上裂病变常累及眶上裂内走行的神经引发眶上裂综合征，包括上睑下垂、眼外及眼内肌麻痹、三叉神经眼支分布区感觉消失等。眶上裂扩大多见于颅眶沟通性肿瘤和病史较长的眶内肿瘤、血管畸形长期压迫所致。由眶内向颅内蔓延的肿瘤除引起眶上裂扩大，在 CT 片上可见骨缘后翘（图 1-1-4）。眼眶神经鞘瘤、静脉血管瘤常经此裂向颅内蔓延；颅内肿瘤也可经此裂向眶内蔓延，引起眼球突出和眶上裂综合征。眼部静脉受压时可致眶部球后水肿，同侧眼球轻度突出。

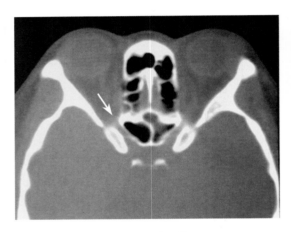
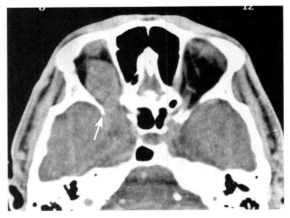

图 1-1-3　视神经管 CT
蝶骨小翼根部骨管视神经管（箭头）

图 1-1-4　眶上裂扩大 CT
右眶内肿瘤颅内蔓延，眶上裂扩大，外缘后翘（箭头）

3. 眶下裂　眶下裂（inferior orbital fissure）外侧为蝶骨大翼，内侧为上颌骨眶突，是眶外壁和眶下壁的分界线，长约 20mm。三叉神经的上颌支、颧神经、副交感神经纤维、蝶腭神经节分支以及眼下静脉与翼丛的交通支由此裂通过。眶下部肿瘤，如神经鞘瘤、毛细血管瘤等，可通过眶下裂向翼腭窝和颞窝蔓延。

4. 鼻泪管　鼻泪管（nasolacrimal canal）为上颌骨内侧骨管，长约 17~20mm，向外下方走行，呈 15°后倾，开口至下鼻甲前 1/3 与后 2/3 交界处的下鼻道。内衬黏膜，是泪液自结膜囊引流至鼻的通道。CT 可以显示鼻泪管的全长和走向（图 1-1-5A，B）。

眶壁的这些标志及其测量数值，在临床上有重要意义，可以引导眼眶手术的操作，减少或避免手术并发症。任同明等测量的成人眼眶骨性标志，如表 1-1-2。

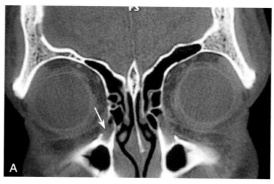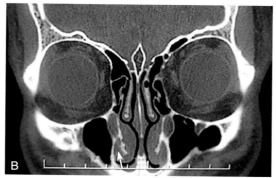

图 1-1-5　鼻泪管 CT

A. 鼻泪管上端(箭头)；B. 鼻泪管下端(箭头)

表 1-1-2　眼眶壁各种标志间距离的测量　　　　　单位：mm

测量	径线均值	测量	径线均值
眶外侧缘点至眶上裂	35.25	眶外侧缘点至视神经孔外侧缘	48.40
眶下点至眶上裂	45.62	眶下点至眶下裂距离	19.58
眶下点至视神经孔外侧缘	52.08	眶内侧缘点至筛前孔	18.59
眶内侧缘点至筛后孔	32.49	眶内侧缘点至视神经孔内侧缘	41.15
眶上切迹至眶上裂距离	39.04	眶上切迹至视神经孔上缘	45.39
眶上缘中点至视神经孔上缘	47.13	眶下缘中外 1/3 点至眶上裂	45.35
眶下缘中点至视神经孔外缘	49.64	眶深	49.64

二、眼肌

眼眶内的肌肉包括横纹肌和平滑肌，眼外肌和提上睑肌的主体是横纹肌，提上睑肌前下端的 Müller 肌和囊睑筋膜内的肌纤维是平滑肌。胚胎第 3 周时，视泡周围的头部神经嵴细胞增殖、凝集呈圆锥形，此即原始眼外肌。第 4 周开始分化。第 5 周已能分辨出直肌和斜肌。第 6 周各眼外肌完全分开。第 10 周提上睑肌由上直肌分化出来。

（一）眼外肌

眼外肌(extraocular muscle)是眶内主要的横纹肌，有四条直肌分别为上直肌、内直肌、下直肌和外直肌，两条斜肌分别为上斜肌和下斜肌(图 1-1-6)，除下斜肌起源于上颌骨鼻泪管开口外侧浅窝处外，其余均

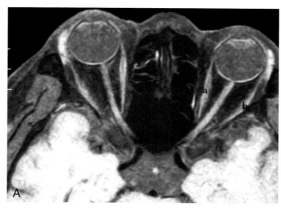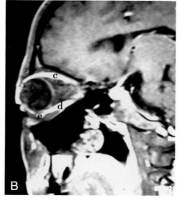

图 1-1-6　MRI 显示各条眼外肌的位置

A：a. 内直肌，b. 外直肌；B：c. 上直肌，d. 下直肌，e. 下斜肌

起自眼眶尖部的 Zinn 纤维环。直肌的止端由薄而较宽的肌腱附着于眼球赤道前部的巩膜上。四条直肌附着点距角膜缘的距离，依内、下、外、上的顺序形成一个特殊的螺旋状，称为 Tillaux 螺旋。斜肌的止端附着于眼球赤道后部的巩膜上，一般斜肌的附着点比直肌的更加容易变异（表 1-1-3）。

表 1-1-3　眼外肌及支配神经

	起点	止点（角膜后）/mm	全长度 /mm	肌腱宽 /mm	支配神经
内直肌	腱环内侧	5.5	40.8	10.3	动眼神经下支
上直肌	腱环上部	7.7	41.8	10.8	动眼神经上支
外直肌	腱环外侧	6.9	40.6	9.2	展神经
下直肌	腱环下部	6.5	40.0	9.8	动眼神经下支
上斜肌					
第一腹	腱环内上	滑车	40.0	—	滑车神经
第二腹	滑车	眼球上方赤道之后	20.0	10.8	
下斜肌	眶底前内侧	眼球后外象限	37.0	17（止点宽）	动眼神经下支

眼外肌的主要功能为眼球运动，分别由动眼、滑车和展神经支配。动眼神经、展神经和三叉神经眼支的鼻睫神经在总腱环内通过，眶上神经、滑车神经在总腱环的外侧缘通过。肌腹呈散开状向前行，越过眼球赤道部，止于相应方位的巩膜。运动神经自肌锥面，在肌腹前 2/3 与后 1/3 交点处进入肌肉。是一些自体免疫性疾病，如甲状腺相关眼病、肥大性肌炎等的好发部位，也是眼眶手术中容易受到损伤的重要结构。

1. **内直肌（medial rectus muscle）**　眼外肌中最短。内直肌是唯一没有筋膜与斜肌相连接的肌肉，因此，当眼眶手术或斜视手术时，对于内直肌最危险的问题是担心肌肉滑脱。内直肌作用是能使眼球水平内转。

2. **外直肌（lateral rectus muscle）**　沿眶外侧向前走行，横贯下斜肌附着点。外直肌的下缘恰好通过下斜肌止端上缘，在此两肌肉之间有筋膜相连接，即距外直肌止端后 8~9mm 处。如果手术不慎将外直肌滑脱，可在此部分找回滑脱的外直肌。外直肌的作用是使眼球水平外转。

3. **上直肌（superior rectus muscle）**　经眶上壁在提上睑肌下面向前、上、外走行。第一眼位时，上直肌的作用是上转、内转、内旋；当眼球外转 23°，上直肌肌肉平面与视轴相平行，理论上，上直肌仅有上转作用。当眼球内转角度增大时，上直肌上转作用逐渐减小，内旋和内转作用逐渐增大。上直肌经过上斜肌腱膜与提上睑肌筋膜相连接，故当上直肌手术后徙或截除时，若不注意这些连接关系就可以导致眼睑睑裂变宽或变窄。

4. **下直肌（inferior rectus muscle）**　第一眼位时，下直肌的作用是下转、内转、外旋；当眼球外转 23°时，下直肌肌肉平面与眼球视轴平行，下直肌仅有下转作用。当眼球内转角度增大时，下直肌下转作用逐渐减小，外旋和内转作用逐渐增大。下直肌与下斜肌及下睑的收缩之间存在着筋膜相互连接的关系，故下直肌手术量不宜太大，一般不超过 5mm，否则会影响下直肌的功能及下睑缘的位置。

5. **上斜肌（superior oblique muscle）**　沿眶内、上方向前至额骨滑车窝后形成肌腱，通过一纤维软骨状的滑车之后，上斜肌腱改变其走行方向，转向后、颞上方，经上直肌下方，附着于眼球外上方后部的巩膜上，在上直肌的下方呈扇状的肌腱附着在上直肌颞侧端并延伸至视神经的鼻侧，止端宽度可达 18mm。第一眼位时，上斜肌的功能是内旋、下转及外转；如眼球内转 51°，上斜肌主要功能是下转，如眼球外转 39°，上斜肌的主要功能是内旋。

6. **下斜肌（inferior oblique muscle）**　离开泪腺窝后，向外、后、上方走行，越过下直肌，下斜肌在附着处几乎没有肌腱，附着于眼球外下后部的巩膜上，附着线靠近黄斑和颞下涡状静脉。第一眼位时，下斜肌的功能是外旋、上转及外转；如眼球内转 51°，下斜肌主要功能是上转，如眼球外转 39°，下斜肌的主要功能是外旋。下斜肌附着点的近端靠近外直肌的下缘,远端靠近黄斑部,手术时应注意避免损伤。

（二）提上睑肌

提上睑肌（levator muscle of the upper lid）起自视神经管前上方的眶壁,在上直肌上方向前走行,前端成为腱膜,主要止点止于上睑的皮肤和上睑板。提上睑肌肌腹和上直肌在一起走行,称为眼上肌群,CT冠状面或斜矢状面很难将两者分开,冠状面或斜矢状面 T_1WI 可通过显示两者之间的脂肪来辨认。

提上睑肌是一条薄长的横纹肌,至眶隔之后 10mm,相当于上穹窿的顶点处变为腱膜,呈扇形继续前行。提上睑肌共有 4 个止点:大部分腱膜纤维止于睑板前面的上 1/3 处,另有些纤维止于上睑皮肤,有这一解剖结构者即形成双重睑;腱膜的外侧角较强大,止于眶外壁前端的眶外结节;内侧角较薄弱,止于内眦韧带;小部分纤维止于上穹窿区的结膜,举上睑时穹窿随之上提。提上睑肌由动眼神经上支支配。提上睑肌的解剖较为复杂,眼眶手术易被损伤,引起手术源性上睑下垂。

提上睑肌变为腱膜之前,在其下面分出平滑肌纤维,即 Müller 肌,止于睑板上缘,由交感神经纤维支配。在提上睑肌的肌部与腱膜交界处上面,有一条薄纤维带,起自滑车及邻近骨膜,止于泪腺区,与提上睑肌肌鞘相连,是该肌的制止韧带,常作为提上睑肌手术的标志。

（三）平滑肌

眼眶内平滑肌（smooth muscle）不发达,除 Müller 肌和下睑缩肌外,还有一束起源于横跨眶下裂之骨膜,部分肌纤维沿眶底前行,与下斜肌联系;另一部分向后达海绵窦。过去曾认为甲状腺相关眼病眼球突出,此平滑肌收缩起了一定作用。由眼球筋膜至下睑板下缘的囊睑筋膜内分布着一些平滑肌纤维,收缩时下睑下移。另外,眼球表面有薄层平滑肌纤维,宽 3~7mm,向眼球前部伸展,与眼球筋膜相连,其作用尚不详。

三、骨膜和筋膜

（一）骨膜

眶骨膜（periorbita）是黏附于眼眶骨面的一层纤维膜,在骨缘、骨缝和孔裂边缘处与骨壁牢固粘连,手术时不易分离。在骨面处粘连松弛,易于积血积气,引起急性眼球突出。

（二）筋膜

眶内有复杂的筋膜以支持重要结构,在眼球位置和运动方面起重要作用。主要的筋膜组织有眼球筋膜、眼球悬韧带、肌间膜和眶隔。

1. **眼球筋膜**　眼球筋膜（Tenon's capsule）是一层疏松的、围绕眼球的纤维组织膜,起于角膜缘后2~3mm,向后扩展止于视神经周围。此膜前部有眼外肌通过,并与肌鞘融合;后部被睫状血管和神经所贯穿。眼球和眼眶内的炎症常引起眼球筋膜积液,称 Tenon 囊水肿,超声显示为弧形透声条带,CT 表现眼环增厚,对定性诊断有意义。

2. **眼球悬韧带**　眼球悬韧带（suspensory ligament, Lockwood ligament）是眼球筋膜的加厚部分。位于眼球下方,下直肌与下斜肌交叉处与之融合,两端汇入内、外直肌制止韧带。眼球悬韧带有支持眼球在位、防止眼球向下移动的作用。眶底骨折下移,眶减压术切除眶底骨壁,以及切除上颌骨等,由于眼球悬韧带的支持,眼球仍能保持原位。另外,各眼外肌和提上睑肌的肌鞘均有延长部分,形成节制韧带,分别止于眶骨和筋膜,保持眼外肌的收缩协调。

3. **肌间膜**　肌间膜（intern muscle membrane）是四直肌鞘膜向两侧扩展部分,与邻近直肌鞘膜连接,形成疏松的膜状结构。四直肌及肌间膜将球后脂肪分为肌锥内部分和肌锥外部分,眶内重要结构均位于锥内。肌间膜前部明显,有阻止肌锥内出血、气肿向外浸润的作用。

4. **眶隔**　眶隔（orbital septum）是一层结缔组织膜,形成眼眶的前界。周围起自眶缘骨膜,上睑眶隔下缘与提上睑肌腱膜融合,下睑眶隔上缘与囊睑筋膜融合,止于下睑板的下缘。在内、外侧,上下眶隔相连。

（三）眶内间隙

眼眶的膜状组织位置不同,方向不一,将眶腔分为四间隙（图 1-1-7）。各间隙好发病、临床症状均有不同,所采用的手术进路也是通过不同的眼眶间隙来完成的。

1. **中央间隙** 中央间隙(central space)又称第二解剖间隙或第三外科间隙。前以眼球筋膜为界,周围以四直肌及肌间膜为壁。眶内重要结构,如视神经、眼球运动神经、感觉神经、交感和副交感神经、血管及其分支,均位于这一间隙。也是眶内疾病的好发部位,海绵状血管瘤、视神经肿瘤多发生或仅限于此间隙。肌锥内肿瘤显著的临床表现为轴性眼球突出和视力减退。因重要结构多集中于中央间隙,手术分离时应特别注意。

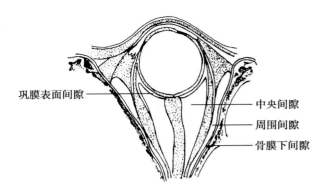

图 1-1-7　眶内四个间隙

2. **周围间隙** 周围间隙(peripheral space)又称第三解剖间隙或第二外科间隙。位于中央间隙和骨膜之间,眶隔为前界,呈环形带状。内含脂肪体,并有神经、血管通过;泪腺和眼神经分支位于这一间隙,泪腺的炎症、肿瘤,引起眼睑水肿充血,眼球突出,并向内下方移位。间隙内积存渗液和出血达到一定压力,向前可至结膜下及眼睑皮下,出现结膜下出血和皮下淤血。颅底骨折出血,血液经这一间隙引流至上下眼睑皮下,状如熊猫眼。

3. **骨膜下间隙** 骨膜下间隙(subperiosteal space)又称第四解剖间隙或第一外科间隙。是眶骨膜与骨壁间的潜在间隙,除骨缝和眶壁的孔裂骨缘之外,其他部位很少粘连,可积血、积气或积脓,眼眶爆裂性骨折涉及这一间隙,也是眶内皮样囊肿的好发部位。眶周围结构病变向眶内蔓延,经过骨膜下间隙,如筛窦化脓性炎症,在眶内壁骨膜下可形成脓肿。整形手术矫正眼球内陷,多在骨膜下间隙填置假体,安全,操作较易,手术反应较小。

4. **巩膜表面间隙** 巩膜表面间隙(episcleral space)又称第一解剖间隙或第四外科间隙。位于眼球筋膜和巩膜之间,也是一个潜在间隙。进入及离开眼球的血管和神经,均经过这一间隙。眼内炎症和恶性肿瘤向眶内蔓延经过巩膜表面间隙。在眼球摘除时,需要从这一间隙与眼球筋膜完全分离。

四、脂肪体

眶内脂肪(orbital fat)填充于中央间隙和周围间隙,填充于眶内重要结构之间,脂肪量直接影响眼球突出度,儿童时期脂肪尚未发育完全,青春期最为丰满,老年期脂肪吸收。眶脂肪是蜂窝织炎和炎性假瘤的好发部位,也可发生脂肪瘤。脂肪体松软,弹性大,对眼眶内重要结构有保护作用,但眶内手术时易脱入术野,干扰观察和操作。

五、泪腺

泪腺(lacrimal gland)分主泪腺和副泪腺。副泪腺约60个,分布于上、下穹窿结膜下,分泌泪液,是组成泪膜的主要成分。副泪腺常发生慢性炎症,因位置表浅,很少影响眼球位置。主泪腺是分泌反射性泪液的腺体,位于眶上壁前外端的泪腺窝内,是眶内仅有的上皮组织结构。提上睑肌的腱膜将主泪腺分为眶部和睑部。眶部泪腺较大,位于腱膜外上方的泪腺窝内,睑部泪腺较小,在腱膜之下,延伸至上睑外侧(图1-1-8)。翻转上睑时,可见上穹窿外侧的黄白色泪腺小叶。泪腺导管起自眶部泪腺经睑部泪腺,开口于上穹窿部外侧,手术时切除睑部泪腺,损伤泪腺导管,则反射性泪液不能导入结膜囊。泪腺是眼眶病的好发部位,大多为炎症和肿瘤,约各占50%。

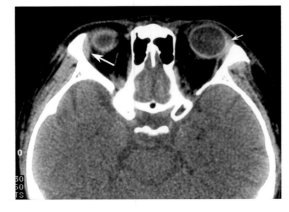

图 1-1-8　水平 CT 显示泪腺位置

眼眶泪腺(大箭头),眼睑泪腺(小箭头)

泪腺肿瘤由于解剖因素、肿瘤包膜特点及肿瘤生长方式,决定了其术后复发率较高,特别是泪腺混合瘤,一旦复发即有恶性变的可能,使手术切除更加困难。因此,泪腺肿瘤的手术非常关键,应严格强调手术方法和手术技巧的重要性。

六、血管

(一)动脉

眼动脉(ophthalmic artery)是眶内主要的供血血管,起自颈内动脉出海绵窦之后的前床突下段,向前向外至视神经管的颅内开口,进入视神经下方硬脑膜下间隙或硬脑膜鞘内,通过视神经管,到达眶尖,穿出硬脑膜鞘,向外、向上、向内绕过视神经,在眶内上方前行。眼动脉入眶后在视神经外下方处,血管外径0.8~2.3mm,平均1.42mm。眼动脉入眶后依次分出视网膜中央动脉、泪腺动脉、睫状后动脉、肌支、眶上动脉、筛后动脉、筛前动脉,以及眼动脉的终末支额动脉和鼻背动脉(图1-1-9)。

眼动脉根据走行的位置可分为三段,眼动脉第1段位于视神经下方眼眶最深处,一般手术很难涉及。第2段位于眶尖部视神经外侧,眼动脉的许多眶内主要分支均集中在此处,以及眼动脉弯和眼动脉角,由于此处位置深、空间狭小、组织结构紧密,该段眼动脉破裂后止血非常困难,将造成严重并发症,此处止血若损伤视神经,将直接导致视力丧失。眼动脉第3段位于眶尖部视神经外上及上方,损伤该段眼动脉造成出血,止血极为困难,将导致严重并发症,危及视力。

眼动脉约有95%起始于颈内动脉,另有5%来源于眶周围动脉的吻合支,如脑膜中动脉与泪腺动脉的吻合支,内眦动脉和鼻背动脉吻合支,眶下动脉与眼动脉吻合支(图1-1-10)。据文献报道,眼动脉异常来源主要是起始于脑膜中动脉与泪腺动脉的吻合支,数字减影血管造影术可以揭示这种异常起源。了解眼动脉异常起源有实际的临床意义,泪腺区是眼眶手术经常涉及的部位,泪腺肿物切除引起视力丧失,可能是破坏了异常起始的眼动脉和视网膜中央动脉。

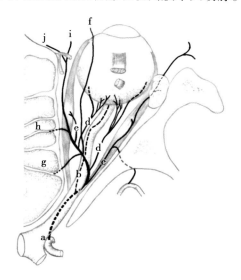

图 1-1-9 眼动脉及其分支
a.眼动脉,b.视网膜中央动脉,c.泪腺动脉,d.睫状后动脉,e.肌支,f.眶上动脉,g.筛后动脉,h.筛前动脉,i.额动脉,j.鼻背动脉

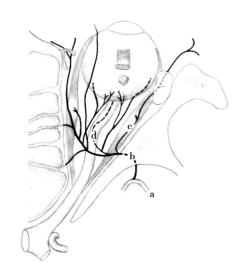

图 1-1-10 眼动脉异常起源
a.脑膜中动脉,b.脑膜中动脉与泪腺动脉的吻合支,c.泪腺动脉,d.视网膜中央动脉

1. 视网膜中央动脉 视网膜中央动脉(central retinal artery)一般是眼动脉进入眼眶内发出的第一支血管,也有发自睫状后动脉者。多数走行于视神经下方迂曲前行,距眼球6.4~14mm处进入视神经,分布于视网膜。据崔模等所测视网膜中央动脉管径0.42mm。此血管纤细,手术时很难发现,视神经下方剥离时应特别注意,在视神经下方进行手术操作时,尤其是摘除距离视神经较近且粘连紧密的肿瘤时,应注意保护视网膜中央动脉,避免因分离或压迫造成视网膜中央动脉痉挛、阻塞或者破裂,这将直接导致视力下

降甚至视力丧失。

2. 泪腺动脉 泪腺动脉(lacrimal artery)是眼动脉进入眼眶后第二分支,起自眶尖,沿外直肌上缘向前,先分出回返支,经眶上裂或蝶骨大翼骨孔至颅内,与脑膜中动脉吻合,异常眼动脉起源,多来自这一血管。主干进入泪腺,终末支穿过泪腺及眶隔,分布于上、下睑外侧皮下组织。

3. 睫状后动脉 睫状后动脉(posterior ciliary artery)以2支或3支主干起自眼动脉,在视神经两侧前行,并不断分支,至眼球后极部分为10~20支,围绕视神经穿过巩膜进入眼内。其中两支为睫状后长动脉,其余为睫状后短动脉。睫状后动脉的分支分布并灌注脉络膜、睫状体和虹膜。

4. 肌支 肌支(muscle branch)常分为两大支,上支供应提上睑肌、上直肌和上斜肌,下支供应内直肌、下直肌和下斜肌。外直肌由泪腺动脉供应。

5. 眶上动脉 眶上动脉(superior orbital artery)起自眼动脉越过视神经之后,沿上直肌内侧向前至提上睑肌上方,经眶上切迹达额部皮下。眶上动脉分支供应上直肌、提上睑肌、上斜肌及前额部肌肉和皮下组织。

6. 筛后和筛前动脉 筛后和筛前动脉(postrior and anterior ethmoidal ateries)两支动脉分别经筛后、筛前孔,进入鼻窦,供应筛窦及鼻黏膜。

7. 额动脉和鼻背动脉 额动脉(frontal artery)和鼻背动脉(dorsal nasal artery)均属眼动脉终末支,前者在眶内上角穿过眶隔达眶内上方皮下,后者到达鼻背区皮下供血邻近的组织。这些末梢均与颈外动脉分支吻合,一旦眼动脉阻塞,颈外动脉吻合支扩张,替代眼动脉向眶内组织结构供血。在海绵窦孤立术,例行闭锁眼动脉,主动脉弓综合征,眼动脉血流也受影响,但均无眼眶缺血表现,主要是颈外动脉的吻合支发挥作用。

另外,颈外动脉终末支眶下动脉,经过眶下沟、管时常有分支供应眶下部软组织。

(二)静脉

眼上静脉(superior ophthalmic veins)是眶内主要静脉(图1-1-11)。起自眶前内上方,由内眦静脉分支和眶上静脉汇合而成,向上、向外、并向后,至眼球后入肌锥内,在上直肌与视神经之间,向后经眶上裂进入海绵窦,长约40mm,横径2.7mm。眼上静脉根据走行可分为三段,自滑车后缘至筛前静脉汇入处为眼上静脉第一段。至泪腺静脉汇入处为眼上静脉第2段,该段在上直肌与视神经之间的脂肪组织中,由前内侧斜向后外走行,后至眼下静脉汇入处为第3段,该段经上直肌后部的眶上裂外侧缘向后走行。眼上静脉在眶尖部位于视神经的外上方,穿过上直肌与外直肌之间的总腱环,由眶上裂外侧部出眶并汇入海绵窦。

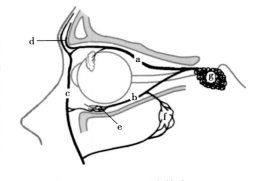

图1-1-11 眶内静脉
a.眼上静脉,b.眼下静脉,c.内眦静脉分支,
d.眶上静脉,e.眶底前端静脉丛,f.翼状静脉
丛,g.海绵窦

眼下静脉(inferior ophthalmic veins)起自眶底前端静脉丛,可能也与内眦静脉沟通,向后分支经眶下裂与翼状静脉丛联系。主干与眼上静脉汇合或单独经眶下裂入海绵窦。过去普遍认为眼静脉缺乏静脉瓣,侯玉春等(1993)解剖19例(38眼)眼眶,发现多数个体存在静脉瓣,瓣膜多位于内眦静脉及眶上静脉交通支内。正常时静脉血向海绵窦引流,静脉瓣有防止血液逆流的功能,但海绵窦内压力增高时(如颈动脉-海绵窦瘘)则血液可以逆行流动。眼眶静脉除在眶内相互交通之外,与眶外多处血管联系,如海绵窦、翼丛、内眦-面静脉和眶上静脉,这种广泛的血管联系为静脉畸形的治疗带来困难。

七、神经

眼眶内的神经包括视神经、运动神经、感觉神经和自主神经,另外还有睫状神经节和其分出的睫状短神经。

(一)视神经

视神经(optic nerve)是由视网膜神经节细胞的轴突集中形成的神经束,自视神经乳头至视交叉,全长约 50mm。根据视神经所在位置,可分为四段:球内段、眶内段、管内段和颅内段。球内段主要在脉络膜-巩膜孔内,长 0.7~1mm,横径 1.5mm。视神经眶内段长 25~30mm,因穿出巩膜后神经节细胞的轴突被附髓鞘,神经束外围绕脑膜,视神经的横径增粗至 3~3.5mm。瓷白色中略带黄色,表面光滑。眶内脂肪包绕在视神经周围,可随眼球运动而移动,并缓解外伤震动,有保护视神经的作用。管内段视神经 4~9mm,周围的脑膜与骨膜融合,不能移动,是视神经挫伤的好发部位。颅内段 10mm,其周围仅有软脑膜、蛛网膜和脑脊液,磁共振成像显示特别清楚(图 1-1-12)。视神经自眼球后极部至视神经管走行弯曲,略呈"S"形,其外被覆硬脑膜、蛛网膜和软脑膜,为颅内同名脑膜的延续。三层脑膜也名视神经鞘,蛛网膜下间隙名鞘间隙,与颅内蛛网膜下腔及其内的脑脊液相通。眶内和管内视神经由眼动脉的细小分支供血,眶内占位病变和手术器械

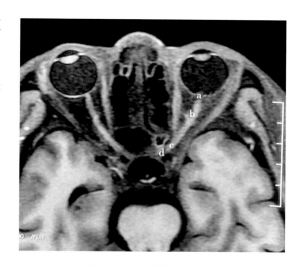

图 1-1-12 视神经 MRI
a. 眼内段,b. 眶内段,c. 管内段,d. 颅内段

压迫,可影响供血,引起视力丧失。视神经内有胶质细胞,可发生胶质瘤,蛛网膜的脑膜细胞可发生脑膜瘤,均有其特殊临床表现;视神经纤维外虽有髓鞘,但缺乏鞘细胞,所以视神经不发生神经鞘瘤,通常所称的视神经鞘瘤,实际是指脑膜瘤。

　　视神经眶内段走行稍弯曲,经后部进入眼球,周围充满眼眶脂肪,睫状短神经与睫状后动脉由视神经附近通过巩膜。眼动脉在视神经下方出视神经管进入眼眶,后经视神经外侧、上方到达眼眶内侧。眼上静脉由眼眶的前内侧经过视神经上方向后外侧走行并到达眶尖。动眼神经下支经过视神经下方,与眼动脉和鼻睫神经相伴行,由后外侧向前内侧走行于视神经上方。上述眼眶重要结构对视神经形成包绕,且分布在眶脂肪颗粒中,术中难以辨认和定位,触碰、牵拉或者损伤视神经,将导致视力下降甚至丧失,伤及其他重要结构也会导致相应并发症。如在视神经周围进行过度的电凝烧灼,电及热的传导也会对视神经及其周围的神经、血管造成损伤。

　　(二)运动神经

　　眶内运动神经(motor nerve)包括动眼神经、滑车神经和展神经三对脑神经,支配眼球运动。

1. 动眼神经　动眼神经(oculomotor nerve)核位于中脑上部,排列成柱状,发出运动纤维;另有副交感核 Edinger-Westphal 核,位于动眼神经核的上端背内侧,发出副交感神经纤维,与运动纤维分别自中脑腹面出脑干,穿过软脑膜组成动眼神经干,经小脑幕切迹和海绵窦外侧壁,分为上、下两支,再经眶上裂进入眼眶,至眶尖的肌肉圆锥内。据统计 95.0%(57/60)动眼神经进入眶上裂之前分支,在眶上裂内分支者占 5.0%(3/60)。动眼神经上支入眶后先走行在视神经的上外侧,向前上方分出平均 5 个神经束(3~7 束)支配上直肌,在发出神经束之前或后 75.0%(45/60)分出 1 个分支或 25.0%(15/60)分出 2 个分支,该分支 11.7%(7/60)紧贴上直肌内侧缘,88.3%(53/60)直接穿过上直肌向上行,最后以平均 2 个神经束(1~5 束)支配提上睑肌的内侧(图 1-1-13)。96.7%(58/60)动眼神经提上睑肌支经过上直肌处接近于眶的中点。上直肌支长 16.3~24.4mm,平均为(20.44±2.7)mm;提上睑肌支长 26.1~36.4mm,平均为(30.3±5.7)mm。下支还分出副交感纤维进入睫状神经节,支配眼内的睫状肌和虹膜括约肌,司调节瞳孔收缩。支配直肌和提上睑肌的神经支均从肌肉圆锥面、肌腹的前 2/3 和后 1/3 交界处进入肌肉。海绵窦和眶尖部肿瘤、炎症、出血以及肌锥后部手术操作经常引

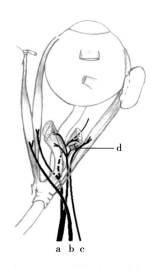

图 1-1-13 眶内运动神经
a. 动眼神经,b. 滑车神经,c. 展神经,
d. 睫状神经节

起动眼神经麻痹,出现上睑下垂,麻痹性斜视,眼球运动障碍,手术操作时应特别注意。

2. 滑车神经   滑车神经(trochlear nerve)核位于动眼神经核的下方,神经纤维向背侧行走,并发生交叉,自中脑的背面发出,绕过小脑结合臂和大脑脚,经海绵窦外侧壁自眶上裂入眼眶。在上斜肌的骨膜面入肌腹,此神经在肌锥之外,眶内疾患和手术操作很少遭受损伤。

3. 展神经   展神经(abducens nerve)起自第四脑室底部,向前、向上经蝶岩韧带下方及海绵窦内,经眶上裂入眶,支配外直肌。此神经细长、途经蝶岩韧带下方及海绵窦内,颅内压增高,海绵窦内、眶上裂和眶尖疾患以及外侧开眶手术,常影响这一神经。损伤展神经将导致眼球内斜、外转不足甚至眼球固定。

(三)感觉神经

眼眶的感觉神经(sensory nerve)主要是三叉神经的第一支眼神经(ophthalmic nerve)。眼神经由眶内的鼻睫神经(nasociliary nerve)、额神经(frontal nerve)和泪腺神经(lacrimal nerve)汇合而成,经眶上裂进入颅中窝(图 1-1-14)。鼻睫神经分布在眼眶内侧,起自滑车下神经,自前向后汇入筛前神经、筛后神经、睫状长神经和睫状神经节的感觉根。滑车下神经分布于上、下睑及结膜内侧。筛前、筛后神经分布于筛窦、额窦、鼻黏膜,以及鼻背、鼻翼和鼻尖的皮下。睫状长神经由角膜、虹膜、睫状体的感觉神经纤

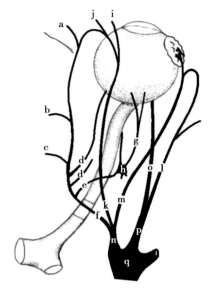

图 1-1-14   眶内感觉神经

a. 滑车下神经,b. 筛前神经,c. 筛后神经,d. 睫状长神经,e. 睫状神经节的感觉根,f. 鼻睫神经,g. 睫状短神经,h. 睫状神经节,i. 眶上神经,j. 滑车上神经,k. 额神经,l. 颧神经,m. 泪腺神经,n. 眼神经,o. 眶下神经,p. 上颌神经,q. 半月神经节

维合成,经脉络膜上腔,穿出巩膜,是眼前节的感觉神经支。眼后节的感觉纤维组成睫状短神经,在视神经周围穿出巩膜,经过睫状神经节后名为感觉根。眶上神经来自上眼睑及额、顶部皮下的感觉纤维;滑车上神经来自眼睑内侧、眶内上缘及内侧结膜的感觉纤维,二者合成额神经,该神经贴近眶顶,经额开眶可能损伤此神经。泪腺神经由来自泪腺,上、下睑外侧皮肤及外侧结膜的感觉纤维合成,沿外直肌上缘后行,经眶上裂入颅中窝。泪腺神经分支与上颌神经的颧颞神经支吻合,后者含有来自翼腭神经节发出的泪腺分泌纤维。眶下部组织结构的感觉神经纤维进入眶下神经,而后汇入上颌神经。眼神经和上颌神经分别进入半月神经节。

(四)自主神经

眶内自主神经(autonomic nerve)分为交感神经和副交感神经。

交感神经纤维来自颈上交感神经的节后纤维,随颈内动脉入颅,在颈内动脉周围形成交感神经丛,经眶上裂、眶下裂进入眼眶,司平滑肌和血管的收缩。部分纤维随动眼神经上支走行,支配 Müller 肌;部分进入睫状神经节,司眼内血管及瞳孔开大肌的收缩;部分纤维进入上颌神经,由眶下裂入眶支配眶底平滑肌;部分纤维经颧神经、颧颞神经及泪腺神经分布于泪腺。

副交感神经纤维分别来自动眼神经和面神经。前者由 E-W 核发出的副交感纤维。经动眼神经至睫状神经节,更换神经元后组成睫状短神经,穿过视神经周围的巩膜入眼内,止于睫状体的睫状肌和虹膜瞳孔括约肌。另一支副交感神经纤维起自桥脑下部的泪腺核,与面神经会合,经蝶腭神经节更换神经元后发出节后纤维,经上颌神经及其分支至眶内的泪腺神经,止于泪腺,司泪腺的分泌功能。

(五)睫状神经节

睫状神经节(ciliary ganglion)属于副交感神经节,位于肌腱环前 10mm,眼动脉外侧,在视神经与外直肌之间的疏松脂肪内,大小 1mm×1mm 至 3mm×4mm(见图 1-1-13)。节前有感觉、运动(副交感)和交感三个根。有 3 个神经根进入睫状神经节:感觉根又称长根,来源于鼻睫神经;运动根又称短根,来源于动眼神经下斜肌支(含副交感纤维),交感根有颈内动脉丛发出,支配眼内血管舒缩。在节内交换神经元之后,睫状神经节发出 7~10 支即睫状短神经(见图 1-1-14)进入眼球。其副交感纤维支配睫状肌和瞳孔括约肌,

交感纤维支配瞳孔开大肌和眼血管,感觉纤维接受眼球的一般感觉。

八、眼眶周围结构

　　眼眶位于颅顶骨和颅面骨之间,周围有鼻窦和大脑等重要结构(图 1-1-15)。鼻窦是眶周围骨骼内的骨腔,衬以黏膜,开口于鼻道。眶顶的前内上方有额窦,发育较完全者可占据全眶顶,开口于中鼻道。额窦是黏液囊肿好发部位,蔓延至筛窦,而后至眶内,也可直接蔓延至眶内。眶上方是颅前窝,内有大脑额叶。眶顶后端蝶骨嵴是脑膜瘤好发部位,该处的肿瘤多呈扁平增生,引起眶顶增厚,眼球突出,并向下移位。眶内侧是筛窦,窦内有骨间隔,将筛窦分为多个筛房。筛窦内的间隔很薄,CT 扫描常不能显示;慢性炎症刺激,骨间隔明显增厚。根据筛窦开口位置,可将筛窦分为前、中、后三组,前、中组开口于中鼻道,后组开口于上鼻道,筛窦黏液囊肿侵犯眼眶常通过中鼻道开窗引流。甲状腺相关眼病视神经病变行眼眶减压术,重点切除筛窦后组的内壁,以解除肥大眼外肌对视神经的压迫。筛窦与眼眶之间仅有菲薄的筛骨纸板相隔,是成年人爆裂性骨折好发部位,筛窦炎症也常通过纸板蔓延至眶内,引起眶蜂窝织炎。眶内壁后端,是蝶窦的前外壁,视神经管经过蝶窦外上方,蝶窦与视神经关系密切。蝶窦炎症常引起视神经炎,蝶骨骨折引起视神经挫伤,视神经减压正是切除蝶窦外上壁,切开视神经鞘实现的。眼眶之下是上颌窦,鼻腔是上皮源性肿瘤最常见的部位,其次为上颌窦,筛窦黏膜原发肿瘤较少,额窦和蝶窦则更少见。鼻腔和鼻窦原发性肿瘤中,75% 以上为恶性,80% 以上为上皮源性。恶性肿瘤以鳞癌、黑色素瘤、腺癌、腺样囊性癌以及嗅神经母细胞瘤较为常见。中胚叶恶性肿瘤比较少见,以软骨肉瘤及骨肉瘤居多。上颌窦是鳞癌好发部位,可较早破坏眶下壁向眶内蔓延。眶外壁的外侧,前部是颞窝,被颞肌充满,外侧开眶手术经过此窝。后 1/2 是颅中窝,神经纤维瘤病蝶骨大翼缺失,大脑颞叶常疝入眶内,引起搏动性眼球突出。

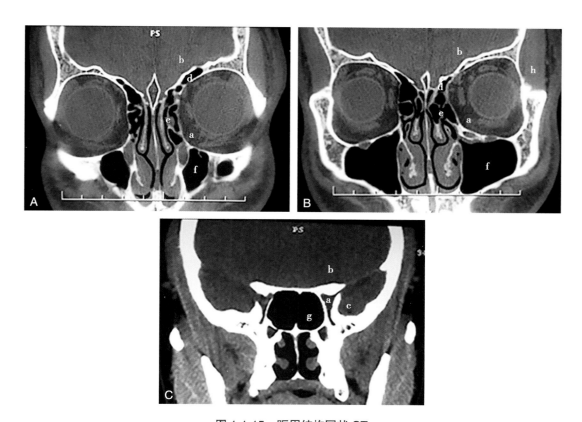

图 1-1-15　眶周结构冠状 CT

a. 眶腔,b. 颅前窝,c. 颅中窝,d. 额窦,e. 筛窦,f. 上颌窦,g. 蝶窦,h. 颞窝

A. 眶前段;B. 眶中段;C. 眶后段

第二节　眼眶病的基本特征

眼眶病在眼科学中属边缘性学科,涉及神经外科、耳鼻喉科、颌面外科等领域。本节将讨论各种眼眶病的发病率。

一、一般情况

由于种族、地区、资料来源和分类方法不同,文献报告的眼眶病发病率不一。Rootman 报告 3 919 例眼眶病中甲状腺相关眼病发病率最高,占 52%(表 1-2-1)。Shields 报告 1 264 例眼眶肿瘤,发现血管性病变最多见,占总数的 17%,其次为继发性肿瘤,占 11%(表 1-2-2)。Henderson 报告 1 376 例眼眶肿瘤,其中眼眶原发性肿瘤和继发性肿瘤几乎相等,眼眶原发性肿瘤中以血管瘤最为常见,继发肿瘤中黏液囊肿发生率最高(表 1-2-3)。宋国祥曾报道 3 406 例眼眶病中脉管瘤 671 例,居眼眶病首位,占总数的 19.7%,其次为甲状腺相关眼病(18.3%)(表 1-2-4)。本节采用的病例为天津医科大学(1976—2008)诊治的眼眶病患者 6 679 例,诊断方法为病理学诊断和影像学诊断。这是目前国内外报告眼眶病病例最多的一组资料。

表 1-2-1　3 919 例眼眶病分类(Rootman,2003)

	例数	比例 /%		例数	比例 /%
甲状腺相关眼病	2 024	51.7	泪腺肿瘤	48	1.2
神经源肿瘤	192	4.9	结构异常(含囊肿)	491	12.5
淋巴增生性病变	160	4.1	炎性病变	336	8.6
血管源性肿瘤	94	2.4	血管畸形	181	4.6
继发性肿瘤	92	2.3	萎缩和变性	65	1.7
间叶肿瘤	63	1.6	功能性疾病	112	2.9
转移性肿瘤	60	1.5	总计	3 919	100

表 1-2-2　1 264 例眼眶病分类(Shields,2004)

疾病分类	例数	比例 /%	疾病分类	例数	比例 /%
囊性病变	70	6	原发性黑色素细胞病变	11	1
血管性病变	213	17	转移性肿瘤	91	7
周围神经病变	23	2	淋巴样病变或白血病	130	10
视神经或脑膜病变	105	8	继发性肿瘤	142	11
纤维性病变	13	1	组织细胞性病变	17	1
骨或骨纤维病变	21	2	甲状腺相关眼病	67	5
软骨病变	1	<1	炎性病变	133	11
脂肪或黏液性病变	64	5	来源不明	13	1
肌源性病变	36	3	总计	1 264	100
泪腺病变	114	9			

表 1-2-3　1 376 例眼眶肿瘤分类（Henderson，1994）

	例数	比例 /%		例数	比例 /%
癌	311	22.6	脑膜瘤	139	10.1
囊肿	166	12.1	间叶和脂肪瘤	45	3.3
纤维结缔组织肿瘤	20	1.5	神经上皮肿瘤	73	5.3
肉芽组织	1	0.07	神经鞘肿瘤	54	3.9
肉芽肿（未分类）	3	0.2	良性和恶性混合瘤	41	3.0
血源性	129	9.4	骨和软骨肿瘤	42	3.0
组织细胞性疾病	20	1.5	乳头瘤（上皮性）	3	0.2
不明	1	0.07	血管性肿瘤	131	9.5
炎性病变	98	7.1	血管畸形	54	3.9
恶性黑色素瘤	43	3.1	类癌	2	0.15

注：本表系按病理组织学分类，其中原发性肿瘤 574 例（41.7%），继发性肿瘤 607 例（44.1%），转移癌 111 例（8.1%），多灶性肿瘤 84 例（6.1%）。

表 1-2-4　3 406 例眼眶病分类（宋国祥，1999）

	例数	比例 /%		例数	比例 /%
先天和发育异常	16	0.5	继发性肿瘤	168	4.9
炎症	328	9.6	转移癌	41	1.2
囊肿	398	11.7	淋巴造血系统肿瘤	97	2.8
脉管瘤	671	19.7	血管畸形	259	7.6
肌源性肿瘤	68	2.0	甲状腺相关眼病	622	18.3
纤维、脂肪、骨、软骨和间叶肿瘤	67	2.0	外伤	127	3.7
神经源肿瘤	337	9.9	其他	37	1.1
泪腺肿瘤	164	4.8	总计	3 406	100
泪囊肿瘤	6	0.2			

二、分类

参考宋国祥主编《眼眶病学》第 2 版，统计 1976—2008 年眼眶病 6 679 例，根据病变的病因、起源部位、组织学来源，可分为先天发育异常、炎症、囊肿、肿瘤、外伤等，各种疾病分类见表 1-2-5。

表 1-2-5　6 679 例眼眶病分类

	例数	比例 /%		例数	比例 /%
先天发育异常	28	0.4	继发性肿瘤	304	4.6
眼眶炎症	755	11.3	转移性肿瘤	57	0.9
眼眶囊肿	625	9.4	淋巴造血系统肿瘤	200	3.0
血管性肿瘤	1 302	19.5	血管畸形	445	6.7
肌源性肿瘤	98	1.5	甲状腺相关眼病	1 027	15.4
纤维、脂肪、骨、软骨和间叶肿瘤	135	2.0	眼眶外伤	671	10.0
神经源肿瘤	621	9.3	难于分类	52	0.8
泪腺肿瘤	342	5.1	总计	6 679	100
泪囊肿瘤	17	0.3			

（一）先天和发育异常

眼眶的先天发育异常种类较多,包括颅面骨发育畸形、先天性小眼球合并眼眶囊肿、脑膜脑膨出等,其中先天性小眼球合并眼眶囊肿较为多见,占50%(表1-2-6)。

表1-2-6　28例眼眶先天发育异常分类

	例数	比例/%		例数	比例/%
窄颅症	9	32.1	视神经发育不良	1	3.6
先天性小眼球合并眼眶囊肿	14	50	脑移位	1	3.6
脑膜脑膨出	3	10.7	总计	28	100

（二）炎症

在755例眼眶炎症中,炎性假瘤例数最多,共574例,占76.0%,其次为蜂窝织炎及脓肿67例,而血管炎、骨髓炎、淀粉样变性等相对少见。值得提出的是,近年来结核性肉芽肿的发病有逐渐增多的趋势(表1-2-7)。

表1-2-7　755例眼眶炎症分类

	例数	比例/%		例数	比例/%
蜂窝织炎及脓肿	67	8.9	骨膜炎	2	0.3
炎性假瘤	574	76.2	骨髓炎	4	0.5
痛性眼肌麻痹	21	2.8	Mikulicz病	2	0.3
栓塞性静脉炎	10	1.3	血管炎	9	1.2
结核	14	1.9	慢性炎症	20	2.7
淀粉样变性	7	0.9	异物肉芽肿	2	0.3
眶尖综合征	4	0.5	Wegener肉芽肿	9	1.2
结节病	4	0.5	炎性肉芽肿	2	0.3
结节性筋膜炎	4	0.5	总计	755	100

（三）囊肿

眼眶囊肿是常见的占位病变,就其来源和性质可分为发育性和获得性两大类。发育性囊肿以皮样囊肿和表皮样囊肿最为多见,比例近半数;获得性囊肿以黏液囊肿多见(表1-2-8)。

表1-2-8　625例眼眶囊肿分类

	例数	比例/%		例数	比例/%
表皮样囊肿	91	14.6	血肿	98	15.7
皮样囊肿	184	29.4	寄生虫囊肿	32	5.1
单纯性囊肿	25	4.0	蛛网膜囊肿	1	0.2
泪腺囊肿	19	3.0	畸胎瘤	4	0.6
皮脂腺囊肿	6	0.9	皮脂腺癌	1	0.2
黏液囊肿	164	26.2	总计	625	100

（四）血管性肿瘤

本组病例中包括血管瘤、淋巴管瘤及脉管瘤1 303例,占全部眼眶病变的19.7%。其中最多见的是海绵状血管瘤(600例)、静脉性血管瘤(440例)和毛细血管瘤(146例)。比较少见的肿瘤包括血管内皮肉瘤,良、恶性血管外皮瘤及骨内血管瘤,它们所占的比例均不到1%(表1-2-9)。值得提出的是,本组提出的血管性肿瘤多属于血管畸形，并非真正肿瘤，仅为习惯称谓而已。Rootman 认为静脉性血管瘤和静脉曲张均属静脉血流的血管畸形，分别将其称为非扩张性和扩张性静脉畸形。笔者认为，静脉曲张和静脉性血管瘤虽同属静脉起源，在组织学上只是血管腔大小及间隔有所不同，没有本质的区别，但是临床表现和手术中所见确有明显差异。静脉性血管瘤有异常的血管团块存在，且临床上表现为持续存在的眼球突出，而静脉曲张为血管异常囊状扩张，临床上只在颈静脉压增高时才表现出眼球突出，没有实质性肿物的存在。

表 1-2-9　1 302 例脉管瘤分类

	例数	比例 /%		例数	比例 /%
毛细血管瘤	146	0.7	纤维血管瘤	24	1.8
海绵状血管瘤	600	46.1	淋巴管瘤	21	1.6
静脉性血管瘤	440	33.8	脉管瘤	45	3.5
血管内皮瘤	6	0.5	血管内皮肉瘤	2	0.2
血管外皮瘤	14	1.1	总计	1 302	100
恶性血管外皮瘤	4	0.3			

（五）肌源性肿瘤

眼眶内肌肉包括横纹肌和平滑肌，均可发生肿瘤。但横纹肌肉瘤并非来源于成熟的横纹肌，而是由一种分化程度不同的横纹肌母细胞所构成的高度恶性肿瘤。98 例肌源性肿瘤中，横纹肌肉瘤 90 例，占该类肿瘤的 91.8%，少见的肿瘤有平滑肌肉瘤和平滑肌瘤（表 1-2-10），临床尚未见到横纹肌瘤。

表 1-2-10　98 例肌源性肿瘤分类

	例数	比例 /%		例数	比例 /%
横纹肌肉瘤	90	91.8	眼外肌内纤维血管瘤	1	1.0
平滑肌瘤	5	5.2	总数	98	100
平滑肌肉瘤	2	2.0			

（六）纤维、脂肪、骨、软骨和间叶肿瘤

纤维、脂肪、骨和软骨均起源于胚胎时期的间叶组织。此类肿瘤发病频数不高，但病种复杂，其中骨瘤、纤维组织细胞瘤相对多见，其他疾病更为少见（表 1-2-11）。

表 1-2-11　135 例纤维、脂肪、骨、软骨和间叶肿瘤分类

	例数	比例 /%		例数	比例 /%
纤维瘤	4	3.0	软骨肉瘤	1	0.7
纤维肉瘤	9	6.7	皮样脂肪瘤	3	2.2
隆突纤维肉瘤	2	1.5	骨纤维异常增殖症	13	9.6
纤维组织细胞瘤	23	17.0	包含性骨囊肿	1	0.7
恶性纤维组织细胞瘤	4	3.0	动脉瘤样骨囊肿	4	3.0
脂肪瘤	9	6.7	黏液瘤	2	1.5
脂肪肉瘤	5	3.7	尤文瘤	2	1.5
骨瘤	28	20.3	良性间叶瘤	5	3.7
骨样骨瘤	1	0.7	骨内血管瘤	2	1.5
骨肉瘤	7	5.2	骨性迷芽瘤	1	0.7
骨巨细胞瘤	2	1.5	恶性骨细胞瘤	1	0.7
骨化纤维瘤	4	3.0	总计	135	100
软骨瘤	2	1.5			

（七）神经源肿瘤

眼眶内含有丰富的神经,包括中枢神经和周围神经、神经节和神经纤维,这些结构均可发生肿瘤,其中以发生于中枢神经的视神经脑膜瘤和发生于周围神经的神经鞘瘤最为多见(表 1-2-12)。

表 1-2-12　621 例神经源肿瘤分类

	例数	比例 /%		例数	比例 /%
视神经胶质瘤	71	11.4	腺泡状软组织肉瘤	7	1.1
视神经脑膜瘤	196	31.6	化学感受器瘤	3	0.5
视神经髓上皮瘤	2	0.3	神经母细胞瘤	3	0.5
神经鞘瘤	212	34.1	原始神经外胚瘤	1	0.2
恶性神经鞘瘤	9	1.4	恶性神经上皮瘤	1	0.2
神经纤维瘤病	96	15.5	神经节细胞瘤	1	0.2
颗粒细胞瘤	4	0.6	黑色素瘤	2	0.3
孤立性神经纤维瘤	13	2.1	总计	621	100

（八）泪腺肿瘤

临床常见的泪腺区占位病变包括良、恶性多形性腺瘤,腺样囊性癌、炎性假瘤、淋巴增生性病变、皮样囊肿及其他泪腺上皮性肿瘤。炎性假瘤属非特异性炎症,归炎症一章,淋巴增生性病变在淋巴造血系统肿瘤中讲述,而皮样囊肿则归为眼眶囊肿(表 1-2-13)。

表 1-2-13　342 例泪腺肿瘤分类

	例数	比例 /%		例数	比例 /%
多形性腺瘤	180	52.6	黏液表皮样癌	6	1.8
腺样囊性癌	93	27.2	未分化癌	6	1.8
恶性多形性腺瘤	30	8.8	肌上皮瘤	4	1.2
腺癌	23	6.7	总计	342	100

（九）泪囊肿瘤

泪囊肿瘤比较少见,在 Henderson 和 Sheilds 两组病例中均未报道泪囊肿瘤。本组 17 例泪囊肿瘤中,黏液囊肿 12 例,鳞癌 5 例,在眼眶病中所占比例极少。

（十）继发性肿瘤

继发性肿瘤是指邻近结构肿瘤侵及眼眶。在 304 例继发性肿瘤中,来源于眼球者最多,其次为鼻窦和眼睑,起源于结膜、鼻咽腔和口腔者相对少见,与以前的报道有所差异(表 1-2-14)。Shields 报告的 70 例继发性肿瘤中,起源于眼球者最多,占 28%,与我们的结果相同。而 Henderson 则认为黏液囊肿占继发性肿瘤的第一位。

（十一）转移性肿瘤

转移性肿瘤是指身体其他部位肿瘤经血行转移至眼眶,临床比较少见,而且有些病例眼眶肿瘤作为首发症状。本分类是按组织学来源进行的,在 57 例转移性肿瘤中,上皮源性 45 例,肉瘤 3 例,神经母细胞瘤 1 例,绒癌 1 例,腺癌 1 例,其余 6 例组织学来源不明(表 1-2-15)。

（十二）淋巴造血系统肿瘤

200 例淋巴造血系统肿瘤包括非霍奇金淋巴瘤、绿色瘤、黄色瘤病、嗜酸性肉芽肿等(表 1-2-16)。其中绿色瘤和黄色瘤病有明显的年龄倾向,将在下文中述及。

表 1-2-14　304 例继发性肿瘤分类

	例数	比例 /%		例数	比例 /%
眼球	99	32.5	鼻咽腔	10	3.3
视网膜母细胞瘤	56		癌	9	
脉络膜黑色素瘤	43		黑色素瘤	1	
眼睑	59	19.4	颅内	40	13.2
癌	49		脑膜瘤（良恶性）	31	
黑色素瘤	10		恶性胶质瘤	2	
结膜	16	5.3	先天发育异常	2	
鳞癌	3		腺癌	1	
黑色素瘤	10		纤维血管瘤	1	
淋巴管瘤	1		软骨肉瘤	1	
鳞状上皮不典型增生	1		脊索瘤	1	
脂肪瘤	1		垂体瘤	1	
鼻窦	76	25.0	口腔	4	1.3
癌	57		癌	3	
肉瘤	5		造釉细胞瘤	1	
良性肿瘤	8		总计	304	100
类肿瘤	4				
其他	2				

表 1-2-15　57 例转移性肿瘤分类

	例数	比例 /%		例数	比例 /%
上皮源性肿瘤	45	78.9	腺癌	1	1.8
肉瘤	3	5.3	组织来源不明	6	10.4
神经母细胞瘤	1	1.8	总计	57	100
绒癌	1	1.8			

表 1-2-16　200 例淋巴造血系统肿瘤分类

	例数	比例 /%		例数	比例 /%
非霍奇金淋巴瘤	111	55.5	浆细胞肉瘤	3	1.5
霍奇金淋巴瘤	2	1.0	绿色瘤	35	17.5
黄色瘤病	15	7.5	淋巴细胞非典型增生	8	4.0
组织细胞瘤	4	2.0	淋巴细胞样白血病	1	0.5
嗜酸性肉芽肿	17	8.5	总计	200	100
恶性网织细胞瘤	4	2.0			

（十三）血管畸形

　　本组病例包括静脉曲张 229 例，颈动脉海绵窦瘘 194 例，动静脉血管畸形 21 例，动脉瘤 1 例（表 1-2-17）。

表 1-2-17　445 例血管畸形分类

	例数	比例 /%		例数	比例 /%
静脉曲张	229	51.5	动脉瘤	1	0.2
颈动脉海绵窦瘘	194	43.6	总计	445	100
动静脉血管畸形	21	4.7			

（十四）甲状腺相关眼病

此类疾病为一大组病例，共 1 027 例，占全部眼眶疾病的 15.4 %。分甲状腺功能亢进、正常和低下三种情况，本组病例多为甲状腺功能正常者。以往文献已有报道，甲状腺相关眼病是引起眼球突出最常见的原因。

（十五）外伤

外伤种类较多，而且很多严重的外伤累及多种情况，本分类是按患者伤情最重的一种来进行分类，包括骨折、异物、视神经挫伤等，其中爆裂性骨折有明显增多的趋势，这与 CT 在外伤中的普遍应用有关。血肿放在囊肿分类中，详见表 1-2-18。

表 1-2-18　671 例眼眶外伤分类

	例数	比例 /%		例数	比例 /%
爆裂性骨折	539	80.3	视神经挫伤	37	5.5
开放性骨折	11	1.6	气肿	4	0.6
异物	79	11.8	总计	671	100
眶缘骨折	1	0.1			

（十六）其他

此外，尚有一些疾病比较少见，难于分类，故并归为此组。详见表 1-2-19。

表 1-2-19　52 例眼眶病分类

	例数	比例 /%		例数	比例 /%
腺癌	4	7.6	小细胞恶性肿瘤	4	7.7
鳞癌	5	9.6	乳头状瘤	1	1.9
低分化癌	10	19.2	基底细胞上皮瘤	1	1.9
腺样囊性癌	1	1.9	错构瘤	2	3.8
多形性腺瘤	1	1.9	内胚窦瘤	1	1.9
腺泡细胞癌	1	1.9	红斑狼疮	1	1.9
小汗腺腺癌	1	1.9	假性突眼	18	34.6
乳头状瘤恶变	1	1.9	总计	52	100

三、年龄与性别

有些眼眶病有明显的年龄倾向，例如海绵状血管瘤多发生于中青年，21~50 岁患者 455 例，占 75.8%；静脉性血管瘤和横纹肌肉瘤常见于青少年，20 岁以下患者分别为 249 例和 76 例，占全部病例的 56.6% 和 84.4%。儿童时期最常见的良性肿瘤为静脉性血管瘤、视神经胶质瘤、毛细血管瘤，恶性肿瘤为横纹肌肉瘤、绿色瘤。

6 679 例眼眶病中，男性 3 691 例，女性 2 988 例，其比例为 1.2：1，但外伤例外，男性占绝对优势。值得注意，甲状腺相关眼病男略多于女，主要原因是其中一部分的甲状腺功能正常者为男性，而伴有甲状腺功能亢进者女多于男。

四、眼眶病常见症状

（一）眼球位置异常

眼球位置异常是眼眶病最常见的体征，主要包括病理性眼球突出、搏动性眼球突出、间歇性眼球突出、假性眼球突出、眼球脱垂、眼球内陷、眼球移位。眶腔呈锥形，由骨壁围绕，前部开口以眼球和眶隔封闭。眶内疾病，如炎症、肿物、出血、水肿等，引起眶压增高，因受眶骨壁的限制，驱使眼球向前突出，或向一侧移位，多数眼眶病引起眼球突出。

1. 正常眼球突出度　眼球突出度是指眶外缘至角膜顶点垂直距离的测量值，常规应用 Hertel 眼球突出计测量。眼球突出程度取决于眶腔容积和眶内软组织体积的比例，在正常情况下，眶腔、眼外肌、神经、血管和筋膜等软组织结构的体积比较稳定，决定眼球突出度的主要因素是眶脂肪体的含量。正常人眼球突出度因种族和年龄的不同而有差别，国人所测，最小 3mm，最大 21mm，均值 11.68~13.93mm。Duke-Elder 引用国外资料，95% 正常人在 10.6~21.7mm 之间，均值 16.7mm。墨西哥成年人正常眼球突出度：男 15.18mm，女 14.82mm。土耳其人正常眼球突出度：男性最小值 8mm，最大值 20mm，平均 13.49mm；女性最小值 8mm，最大值 19mm，平均 13.39mm。

文献表明，眼球突出度在性别和眼别之间无显著差异，与年龄有明显关系。眼球突出度与眶脂肪的增减一致，儿童时期突出度最小，青年时期最大，31 岁以后递减。这是由于幼年眶内脂肪尚未充分发育，青年时期最为丰满，至老年逐渐吸收之故。多数人两侧眼球突出度相等，约有三分之一人两侧差值 0.5~2mm，差值达 2mm 以上者仅占 1%。

目前我国医疗单位已普遍具有 CT 设备，CT 测量正常和异常眼球突出度也屡见报道，因其数据精确、客观，密切结合临床应用，具有独特的优越性。张明等报告，CT 测量正常人眼球突出度：平均 12.4mm，正常值范围为 9.9~14.9mm。谭琦瑄等研究表明，正常人眼球突出度 CT 测量平均值：男性 16.02mm，女性 15.25mm。与 Hertel 眼球突出计测量结果比较，CT 眼球突出度测量数据多出 2.6mm，这是由于 CT 测量是从眶外缘骨面至角膜顶点垂直距离，而 Hertel 眼球突出计足板式置于眶外缘皮肤表面的关系。

2. 病理性眼球突出　以下三种情况被视为病理性眼球突出：①眼球突出度绝对值超过 22mm；②两侧突出度差值大于 2mm；③成年患者在医生观察过程中，眼球突出度不断增加。一侧性眼球突出具有更大的临床意义，原因是多方面的。眼眶肿瘤多发生一侧性眼球突出，包括原发于眶内肿瘤，继发于眶周结构肿瘤和转移瘤，是引起一侧性眼球突出最常见的原因。

3. 搏动性眼球突出　眼球搏动（pulsation of the eye）常发生于以下几种情况。

（1）动、静脉直接交通：多发生于颈内动脉或其硬脑膜支与海绵窦之间，偶见于眶内。临床表现为搏动性眼球突出，结膜静脉充血。主诉或检查可闻吹风样杂音，压迫供血血管，搏动和杂音消失。

（2）眼眶骨壁缺失：先天、外伤或手术等原因引起的眶顶和蝶骨大翼缺失，脑膜、脑组织疝入眶内，引起搏动性眼球突出。额窦或蝶窦黏液囊肿向眶内和颅内两个方向扩展，脑搏动通过囊肿内液体传递至眶内，眼球突出搏动。各种原因引起颅眶之间的骨板缺失，脑搏动均可传递至眶内，引起眼球搏动，伴或不伴有眼球突出。眶壁缺失与动、静脉交通引起的搏动性眼球突出易于鉴别，前者眼球搏动但缺乏血管杂音，后者眼球搏动同时伴有血管杂音，且与心搏同步。

（3）颅腔沟通的孔、裂扩大：主要是眶上裂扩大，婴儿时期发生的眼眶静脉曲张，压迫眶上裂，使之高度扩大，也可传递脑搏动至眼眶内。

（4）眶内肿瘤：包括动静脉血管瘤，动脉瘤，供血丰富的肿瘤，或肿瘤内有动静脉吻合，肿瘤的搏动带动眼球前后运动。

4. 间歇性眼球突出　间歇性眼球突出（intermittent exophthalmos）是指眼球突出在一定条件下发生，这种条件消失之后眼球位置恢复正常或内陷。典型的间歇性眼球突出也名体位性眼球突出，发生在眶内静脉曲张的患者，在低头或其他原因引起颈内静脉压力增高时，眶内畸形静脉充血，驱使眼球突出；站立和端坐时，眶内积血引流，眼球复位。各种类型的血管畸形均可发生反复的自发性出血，尤其是非可扩张性静脉血管畸形和混合性静脉淋巴管畸形，自发性出血会突然导致眼球突出。由静脉构成的眶内肿物和眶壁缺失引起的眼球突出也受体位影响,前者因肿物内充血,后者由颅压增高及脑移位引起。鼻窦周期性感染,眶内充血、水肿也表现为间歇性眼球突出,但不受体位影响。

5. 假性眼球突出　眼球、眼眶体积比例失调和两侧眼球、眼眶不对称引起的眼球突出名假性眼球突出(pseudoproptosis),常见以下情况。

(1)眼眶容积较小:一侧眼眶因外伤、手术、发育不全或幼年放射线照射、眼球摘除等原因,引起两侧眼眶容积不等,眼眶容积较小一侧,眼球位置较突出。成年人蝶骨扁平形脑膜瘤、骨瘤或骨纤维异常增殖症,眶壁高度增厚,眶容积变小,眼球向前突出。眶邻近肿瘤压迫眶壁向眶腔移位,也可使眶容积减小。

(2)眼球体积增大:两侧眼眶容积正常,眼球较大,或大小不一致,如牛眼、水眼、高度近视眼,特别是发生于一侧者,眼球突出度差值可大于 2mm。

(3)眼外肌松弛:眼球运动神经麻痹眼外肌的张力丧失,或眼外肌过度后徙,均可引起眼球前移,但眼眶压正常者,眼球可纳入。

(4)眶外缘移位:眼眶及颌面骨多发性爆裂性骨折,致眶外缘移位,可引起两侧眼球突出度差值大于正常范围。

(5)眼球突出假象:有一些眼病用突出计测量虽然正常,但由于两侧睑裂大小不等,造成眼球突出假象,依此为主诉来诊。如眼睑退缩、上睑下垂过度矫正、面神经麻痹等,睑裂扩大;一侧上睑下垂,睑裂变小。这种两侧睑裂不对称,均可引起眼球突出假象。

6. 眼球脱垂　眼球脱出于睑裂之外名眼球脱垂(luxation of the eye)。外伤、出血、肿瘤等眶压增高,驱使眼球向前,可脱出于睑裂之外;眼球高度突出伴有眼睑痉挛更易引起眼球脱垂。蝶骨扁平形脑膜瘤,眶壁高度骨增生,甚至填满眶腔,眼球脱出于睑裂。

7. 眼球内陷　眶腔大小与眶内容体积比例失调,可引起眼球内陷(enophthalmos)。眶壁骨折,或眶减压手术过度,引起眶腔扩大,眼球内陷。眼外肌紧张、交感神经麻痹、眼眶脂肪萎缩也可引起眼球内陷。

8. 眼球移位　眼球移位(displacement of the eye)是眼球向垂直或水平方向移动。眶外伤或眶前部肿瘤压迫眼球向一侧移位,后者常伴有眼球突出。眼眶肿瘤推挤眼球向另一方向移位。眶上部是肿瘤好发部位,如泪腺肿瘤、皮样囊肿、炎性假瘤及后部脑膨出等,临床上多见眼球向下移位,并伴有眼球突出。筛窦和上颌窦肿瘤眶内蔓延,引起眼球向外或上移位。

(二)眶区肿块

眶前部肿瘤进行眶区扪诊时可扪及肿块,应注意病变位置、范围、形状、边界、表面情况,有无压痛、搏动、波动、可否推动。良性肿物多为类圆形,表面光滑,无压痛,可推动。炎症或恶性肿瘤多形状不规则,边界不清,有压痛,不能推动。

(三)疼痛

眼眶蜂窝织炎、炎性假瘤、血管炎、栓塞性静脉炎、出血、恶性肿瘤、感觉神经肿瘤等均可引起眶区疼痛。疼痛性质对判断病因具有一定价值,锐痛多见于急性炎症、眶深部出血和海绵窦区非特异性炎症;钝痛多因慢性炎症和肿瘤引起。眶内良性肿瘤往往使患者感到眶区不适或膨胀感,神经鞘瘤或泪腺肿瘤侵犯感觉神经可引起疼痛。

(四)视力和视野异常

恶性肿瘤或急性炎症常引起视力减退,眶内良性肿瘤早期不影响视力,但位于眶尖和接触眼球壁的可有视力下降。前者因压迫视神经,使之萎缩,或者压迫眼球,改变了屈光状态或眼底改变,也引起视力减退。眶尖部良性肿瘤误诊为球后视神经炎者并不少见。胶质瘤和脑膜瘤早期也有视力改变。视神经肿瘤或较大眶内肿瘤,也常引起视野中央盲点或不规则的视野收缩。

(五)结膜充血

球结膜如同时伴随眼睑的红肿多为炎症的表征,结膜瘀斑多为眶内出血向前浸润的结果,结膜螺丝状静脉怒张多因海绵窦或眶后部动、静脉异常交通引起。结膜下或眼眶周围异常静脉扩张,眶内可能存在同样的畸形血管。

（六）眼睑位置的异常

甲状腺相关眼病主要引起上、下眼睑回缩及上睑迟落。在儿童中较常见如毛细血管瘤累及眼睑；丛状神经纤维瘤病通常累及上眼睑及眼眶，可表现为眼睑皮肤下蚯蚓状团块，有时引起上睑 S 形弯曲。

（七）眼球运动障碍及复视

损伤眼外肌运动神经，眼外肌本身病变，以及影响神经肌肉传递，均可发生眼球运动障碍，引起复视，如炎症、恶性肿瘤压迫浸润眼外肌及运动神经，限制了眼球的注视方向，引起眼球运动障碍。甲状腺相关眼病患者眼外肌炎细胞浸润，水肿、成纤维细胞增生，眼球运动受限，晚期肌肉纤维化，发生纤维性痉挛，引起限制性斜视，使患者感到复视。急性或亚急性眼球移位或眼球突出，常引起复视，如眶内出血、静脉曲张充血、炎症、恶性肿瘤等。眼眶爆裂性骨折由于眼外肌水肿、出血、肌纤维断裂、肌肉嵌塞、牵拉等原因，伤后即刻发生眼球运动限制和复视。

（黄晓明 孙丰源）

参 考 文 献

1. Rootman J. Diseases of the orbit：A multidisciplinary approach. Philadelphia：Lippcott Williams，2003：3-84.

2. 崔模，张朝佑，梁树今 . 国人骨性眼眶的测量与观察（第一部分）［J］. 中华眼科杂志，1959，09（4）：208-211.

3. 范先群，张涤生，龙公，等 . 正常眼眶计算机三维测量方法的建立［J］. 临床眼科杂志，2000：4-6.

4. 彭东，宦怡 . 正常成人视神经管解剖径线影像学测量［J］. 中国社区医师，2015，（3）：128-129.

5. 杨有雄，廖建春，陆勤康，等 . 视神经管的显微外科解剖学研究［J］. 解剖与临床，2007，12（1）：7-10.

6. 丛也彤，亓波，王新云 .64 层螺旋 CT 薄层断层扫描对眶上裂的应用研究［J］. 中国实验诊断学，2010，14（6）：920-921.

7. 任同明，宋念东，宋艳梅，等 . 国人眼眶容积及骨性径线测量［J］. 解剖学研究，2002，24（3）：208-209，231.

8. 崔模，魏宝林，柴斟臣，等 . 眼动脉及其主要分支的研究［J］. 中华眼科杂志，1984，20（1）：30-33.

9. 唐东润，崔世民 . 异常起源眼动脉的数字减影血管造影表现［J］. 中国实用眼科杂志，1997：43-45.

10. 侯玉春，韩亚男，崔模 . 眶腔静脉瓣的观察与测量的研究［J］. 中华眼科杂志，1993，29（3）：171-173.

11. Rootman J. Vascular malformation of the orbit：hemodynamic concepts. Orbit，2003，22（2）：103-120.

12. Shields JA，Shields，CL，Scartozzi R. Survey of 1 264 patients with orbital tumors and simulating lesions. Ophthalmology，2004，111：997-1008.

13. Henderson JW. Orbital tumors. New York：Raven Press，1994：43-52.

14. 宋国祥 . 眼眶病学 . 北京：人民卫生出版社，1999：21-28.

15. 罗文彬，邓亚平 . 国人眼球突出度及眶距的测量统计［J］. 中华眼科杂志，1959，09（4）：200-202.

16. 广东省海南人民医院眼病普查组 . 海南黎、苗族眼球突出度与眶距的调查［J］. 中华眼科杂志，1985，21（3）：172-174.

17. 刘正中，杨玲，郎琴吉，等 . 青海土民眼眶距离及眼球突出度的调查［J］. 中华眼科杂志，1988，24（1）：53-54.

18. 张铭志，洪荣照，傅智伏 . 厦门 5~17 岁儿童和青少年瞳距、眼球突出度、眶距正常值及发育规律［J］. 中华眼科杂志，2000，36，（6）：462-466.

19. Duke-Elder S. System of Ophthalmology，Vol 13. part Ⅱ. Henry Kimpton：London，1974：780-788.

20. 张明，鱼博浪，王泽忠，等 . 正常国人眼球突出度的 CT 测量及临床意义［J］. 西安医科大学学报，1999，20（3）：367-369.

21. 谭琦瑄，周义成 . 正常成人眼球眼眶位置关系的 CT 研究［J］. 临床放射学杂志，2001，20（12）：912-915.

22. 魏楠，孙丰源，赵红 . 眼球突出度的 CT 测量及其临床意义［J］. 中国实用眼科杂志，2006，24（3）：320-322.

23. WA van den Bosch. Normal exophthalmometry values：the need for calibrated exophthalmometers. Orbit，2004，23（3）：147-151.

第二章

眼眶病的检查

第一节　眼眶病的一般检查

一、病史情况

详细询问现病史和既往史,了解患者的症状和体征甚为重要,有重点地引导患者讲述疾病的发生和发展过程,提供诊断依据。

（一）眼球突出的发生和发展

眼球突出是眼眶病最常见的临床表现,询问其发生和发展情况有助于鉴别诊断。急性发病,数分钟或数小时内即有明显眼球突出,且伴有急性眶压增高症状,如疼痛、呕吐、视力丧失及眼球固定等,多发生于眶内出血、气肿或静脉栓塞。亚急性发病,数日或2周内眼球突出度明显变化,见于急性炎症、恶性病变、甲状腺相关眼病的恶性眼球突出。儿童时期恶性肿瘤发展也较快,见于眶内毛细血管瘤、横纹肌肉瘤、绿色瘤、转移性神经母细胞瘤等;慢性发病和缓慢进展的眼球突出,则多见于良性肿瘤或其他病变。

（二）视力减退

眶内炎症、占位性病变和外伤等,均可引起视力减退。眼眶良性病一般早期视力正常或接近正常,但发生于视神经或眶尖的病变,早期压迫视神经,可引起视力改变。

（三）复视

眼眶炎症和恶性肿瘤侵犯动眼神经、滑车神经和展神经,或浸润眼外肌,眼球运动受限。急性或亚急性眼球移位或眼球突出,常引起复视,如眶内出血、静脉曲张淤血、炎症、恶性肿瘤等。眼眶爆裂性骨折,由于眼外肌水肿、出血、肌纤维断裂,肌肉嵌塞等原因,发生眼球运动限制和复视;甲状腺相关眼病早期眼外肌炎细胞浸润、水肿、成纤维细胞增生,眼球运动受限,晚期肌肉纤维化,发生纤维性挛缩,均可出现复视。

（四）疼痛

眼眶及其邻近结构由三叉神经的眼神经支和上颌神经支分布,眼眶蜂窝织炎、炎性假瘤、血管炎、栓塞性静脉炎、出血、恶性肿瘤、感觉神经肿瘤(神经鞘瘤和泪腺肿瘤侵犯感觉神经)等均可引起其眶区疼痛。疼痛性质对判断病因有参考价值,眶区锐痛多见于急性炎症、眶深部出血和海绵窦区非特异性炎症,如痛性眼肌麻痹。慢性钝痛则多因慢性炎症和肿瘤引起。眶内良性肿瘤往往使患者感到眶区不适或膨胀感,除神经鞘瘤之外很少引起疼痛。

（五）发病年龄

有些眼眶病有较强的年龄倾向,毛细血管瘤多发生于1岁以内,发展较快。静脉性血管瘤、淋巴管瘤、皮样囊肿、畸胎瘤、视神经胶质瘤、横纹肌肉瘤、转移性神经母细胞瘤、绿色瘤、黄色瘤病等,多见于儿童。成年时期以甲状腺相关眼病、各种良性肿瘤和炎性假瘤多见,老年人多患炎性假瘤、恶性肿瘤。

（六）性别

伴有甲状腺功能亢进的相关眼病多发生于女性,甲状腺功能正常的相关眼病多见于男性。另外视神经脑膜瘤女性也较多见。

（七）患侧

眼眶肿瘤多发生于一侧眼眶,甲状腺相关眼病常侵犯双侧。炎性假瘤约 1/3 发生于双侧,但可以先后发病。

二、眼部检查

（一）眼球突出度测量

眼球突出度测量方法有多种,各种测量方法所表示的含义不同,临床用途也不尽一致。一般临床检查用 Hertel 眼球突出计。

1. Hertel 眼球突出计测量　Hertel 眼球突出计测量,简便实用,测量值准确,在国际上常规采用这一检查方法。患者对坐,自然睁眼,向前平视,光线均匀照射在患者双眼角膜。检查者持 Hertel 眼球突出计,调节两足板间距,将足板平置于两侧眶外缘皮肤表面,观察角膜顶点在反光镜里的位置,记录读数。不同检查者和同一检查者前后多次测量,因对眶缘所施加压力不等,结果有可能不同;不同型号的 Hertel 眼球突出计所测结果往往也不相同,但双眼差值应无区别。当两侧眼球突出度差值大于 2mm 时,可视为病理性眼球突出,应引起注意。测量眼球突出度时可观察眼球搏动情况。对于主诉体位性眼球突出者,颈部绕以血压表臂带或充气止血带(气压应低于 40mmHg),观察充气前、后突出度差异。眶静脉曲张引起的眼球突出取决于颈内静脉压,任何原因引起的静脉压增高、静脉充血都驱使眼球突出度增加。

2. 透明尺测量　患者仰卧手术台上,睁眼向上垂直注视,用毫米刻度的透明尺测量。将尖端置于眶外缘,尺的长轴平行于眼轴。检查者位于患者一侧,眼位与患者角膜等高,通过透明尺观察角膜顶点的位置,记录读数。用同样方法测量对侧眼,并加以对比。这一方法适用于手术中的眼突度对比。

3. CT 测量　眼突出度测量常规采用 Hertel 眼球突出计,但受主观因素影响,可重复性差,尤其眼部疾病累及眶外侧皮肤时,可造成人为误差。CT 能较好显示眶外缘骨壁和角膜顶点,可用来测量眼球突出度。

（二）眶区扪诊

眶前部肿瘤可扪及肿块,注意病变位置、范围、形状、边界、表面情况,有无压痛、搏动、波动、可否推动。良性肿瘤多为类圆形,表面光滑,无压痛,可推动。炎症或恶性肿瘤多形状不规则,边界不清,有压痛,不能推动。

（三）眶内压测量

以眼眶压力计测量或两拇指对比向眶内压迫两侧眼球,估计球后阻力。正常眼眶压表现双侧对称、弹性感,眼球可压入眶内。

（四）视力和视野

眶内良性肿瘤早期不影响视力,但位于眶尖和接触眼球壁的可有视力下降。前者因压迫视神经,使之萎缩,后者压迫眼球,改变了正常弧度,屈光不正或眼底改变也引起视力减退。眶尖部良性肿瘤误诊为球后视神经炎者并不少见。胶质瘤和脑膜瘤早期也有视力改变。视神经肿瘤或较大眶内肿瘤也常引起视野中央盲点或不规则的视野收缩。

（五）眼睑及眼球表面观察

眼睑红肿及球结膜充血多为炎症的表征,恶性肿瘤、脑膜瘤、甲状腺相关眼病也常引起眼睑水肿,甲状腺相关眼病主要为上睑眶缘部向前隆起,并伴有上、下睑回缩及上睑迟落。眼睑和结膜瘀斑,多为眶内出血向前浸润的结果,"熊猫眼"(双眼睑紫黑色瘀血,眶缘之外正常)是颅底骨折的典型表现。眼球表面螺丝状静脉怒张多因海绵窦或眶后动、静脉异常交通引起。眼睑、额颞部皮肤松弛增生,可能是丛状神经纤维瘤的侵犯。结膜下或眼眶周围异常静脉扩张,眶内可能存在同样的畸形血管。

（六）眼底改变

眼眶病常发生眼底改变,急性炎症可引起视乳头炎性或压迫性水肿、出血,眼底静脉扩张。视神经或肌锥内肿瘤发生视乳头水肿或萎缩。鞘脑膜瘤长期存在,发生慢性视乳头水肿性萎缩及视神经睫状静脉。检眼镜可见视乳头色淡,轻度向前隆起,边界不清,有一或数根短而粗的静脉起自视乳头中央,至视乳头边缘消失。视神经睫状静脉是由于视网膜中央静脉在球后部位长期压迫,形成的该血管与脉络膜静脉之间的侧支循环。此种特殊的血管,多发生于脑膜瘤,偶见于视神经胶质瘤或炎性假瘤。接触巩膜的肿瘤引起眼底压痕,被压迫部位变平或隆起、视网膜水肿、黄斑变性或视网膜脉络膜皱褶。

（七）眼球运动

炎症、恶性肿瘤压迫或浸润眼外肌及运动神经,均可引起眼球运动障碍,爆裂性骨折所致的肌纤维嵌顿可造成眼外肌的限制性运动障碍。

三、眼眶周围和全身检查

眼眶周围一些重要结构,如鼻窦、鼻咽腔、颌面、颅腔等,这些部位病变可直接或通过间隙、血管蔓延至眶内。一些全身病如内分泌系统疾病、神经纤维瘤病、组织细胞病、造血系统疾病等常侵犯眼眶,因此眼眶周围结构及系统检查也很重要。

（黄晓明　孙丰源）

第二节　眼眶病的影像学检查

一、超声检查

（一）超声成像原理

1. 超声波的定义与主要物理量　超声波(ultrasonic wave)是指频率高于可听声频率20KHz的机械波。

频率(frequency)指单位时间内质点振动的次数,单位为赫兹(Hz)、千赫(KHz)和兆赫(MHz)。用于临床诊断的超声频率范围在1~60MHz。

超声波的穿透力是指它能探测的最大深度。它与超声波的频率成反比。所以探测深部组织要用较低的频率,而表浅组织可以用较高的频率。其中心脏和腹部成像的超声频率在2~6MHz,眼科常用的频率为10MHz,探测深度在50mm左右,用于观察眼前节结构的超声生物显微镜频率为50MHz。

2. 超声波的分辨力　轴向分辨力(axial resolution)也称纵向分辨力,是指在声束传播方向上区分两个目标的能力。它与超声波的频率成正比。即频率越高,分辨力越高。侧向分辨力是指声束扫描方向上的分辨力,其由声束宽度决定。

10MHz探头的轴向分辨力≤0.1mm,侧向分辨力≤0.2mm。50MHz超声生物显微镜的轴向分辨力≤0.05mm,侧向分辨力≤0.1mm。

3. 生物组织的声速与声衰减

（1）声速(velocity of sound):指声波在介质中传播的速度,单位米/秒(m/s),眼部组织与常见植入物的声速见表2-2-1。

表2-2-1　眼部组织与常见植入物的声速　　　　　　　　　　　　　　　单位:m/s

介质	空气	硅油	房水/玻璃体	晶状体	视网膜	眶内脂肪	颅骨
声速	330	987	1 532	1 641	1 550	1 582	4 080

（2）声衰减(acoustic attenuation):指超声波在介质中传播,声能随距离增加而减弱的现象称声衰减。其原因主要为介质的黏滞性、热传导性、分子吸收以及散射等。衰减由衰减系数表示,单位为dB/cm。

人体软组织的平均声速是1 540m/s。胶原含量丰富的组织表现出较高的声衰减和声速,骨、软骨、皮肤含量高。瘢痕组织胶原含量及胶原性质发生变化,使得声衰减增大。脂肪含水量低,声速比其他软组织低 50~100m/s。水几乎没有衰减。

4. 超声的安全性 机械指数(mechanical index,MI)和热指数(thermal index,TI)是目前最常用的安全性参数。眼科专用超声设备的输出功率非常低,其产生热效应和空化等机械效应的危害性忽略不计,所以制造商不必提供上述两种技术参数。而使用全身诊断的彩色多普勒超声仪观察眼球时,美国食品和药品管理局(FDA)在 1993 年规定 MI 应小于 0.23。工作中,我们设定输出功率 P 一般小于 40%,并尽量减少检查时间。

(二)超声诊断法的分类

1. A 型超声 A 型超声诊断仪回声显示采用幅度调制法(amplitude modulation display),这是超声中最基本的一种显示方式。即在显示器上以横坐标代表被探测物体的深度(即超声波的反射时间),纵坐标代表回波的幅度。A 超显示机体组织界面比较明确,方便测量组织或器官的长度与距离。现在 A 超在大多数临床学科几乎已经被淘汰,唯有在眼科仍有广泛的应用。但与早期用于诊断 A 超不同,我们现在主要应用它精确的测距功能。例如在白内障晶状体植入手术前,精确测量眼轴的长度(图 2-2-1)。

2. B 型超声 B 型超声诊断仪(简称 B 超)回声采用灰度调制法(brightness modulation display)显示。在声像图上以回波的幅度调制成不同亮度的光点,来描绘机体组织器官的形态和结构信息。不同亮度的光点以灰阶编码,一般采用 256 级灰阶,又称灰阶图。B 超有多种分类方法,按照探头工作原理,分为机械扫描探头和电子扫描探头;按扫描图的形状,分为线性扫描

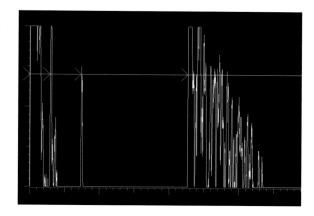

图 2-2-1 正常眼球 A 型超声声像图

和扇形扫描。按显示的空间可以分为一维、二维和三维成像。现在我们眼科工作者常用的眼科 A/B 型超声诊断仪是根据眼科的诊断特点而设计的专用超声诊断设备。与一般大器官 B 超相比,工作频率比较高,一般在 10MHz 或以上,高档设备中还配有 20MHz 探头。由于探头与眼球的接触面积小,并且球后壁为弧度向后的结构,扇形扫描方式具有很大的优越性。而由于换能器的工作频率较高,从制造工艺及成本等方面考虑,多采用机械扇形扫描,扫描范围约 50°。

声像图的亮度既与组织的声衰减有关,也与组织间的特性声阻抗之差有关。高衰减的组织以高亮度显示,低衰减的组织以低亮度显示。举例几种眼内组织的衰减程度,巩膜>睫状体>虹膜>角膜。

3. 彩色多普勒血流成像 利用多普勒技术获取人体血流的运动速度和方向,以彩色图像叠加在二维灰阶超声图像上,称为彩色多普勒血流成像法(color Doppler flow imaging,CDFI)(图 2-2-2)。其可分为速度图(CDV)和能量图(CDE)两种。CDV 用彩色表示血流方向和性质,红色代表朝向探头的血流,蓝色代表背离探头的血流,颜色的明暗度表示流速的快慢。能量图用单一颜色(多为红黄色)显示血流信息。它反映红细胞散射的能量积分,与红细胞的数量有关,适合显示低速血流,并且成像相对不受超声入射角的影响。

频率的设置一般检查成人心脏为 2~4MHz,腹部妇产科为 3~5MHz,眼科为 10~20MHz,超声显微镜为 40~100MHz。

4. 频谱多普勒 频谱显示最常用的是“速度(频移)- 时间”显示谱图。图中的 x 轴表示血流持续时间,单位是秒(s);纵轴表示血流速度,单位是厘米 / 秒(cm/s)。零位基线上方的波形表示血流朝向探头方向流动,而基线下方的波形表示血流背离探头方向流动。动脉血流呈脉冲波形,静脉血流呈连续的、有或无起伏的曲线。选取一个心动周期的曲线进行自动或手动包络,仪器自动对其进行积分计算。频谱多普勒可直接测量出收缩期最大血流速度 V_s,舒张末期流速 V_d,平均流速 V_m。阻力指数(resistive index,RI),RI= $(V_s-V_d)/V_s$。搏动指数(pulsative index,PI),PI= $(V_s-V_d)/V_m$。图 2-2-3 显示了正常眼动脉的频谱图与血流参数。

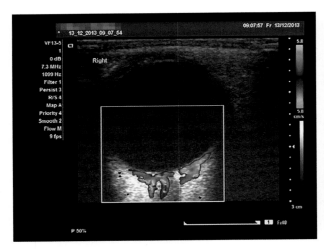

图 2-2-2　正常 CDFI 声像图

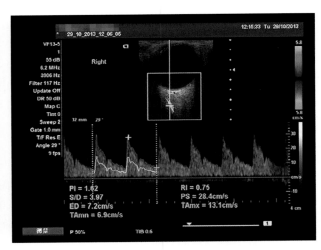

图 2-2-3　正常眼动脉频谱图

　　5. 超声造影　超声造影（contrast enhanced ultrasonography，CEUS）是利用含气的微泡做造影剂，注射到血管或管腔中，其产生特性声阻抗差极大的液-气界面，增强对脏器或病变的显示。此外有些造影剂微泡的弹性外壳能产生丰富的二次谐波，明显提高了信号的信噪比。超声造影在眼部占位病变的鉴别诊断中具有重要的临床意义。

　　6. 超声生物显微镜　超声生物显微镜（ultrasound biomicroscope，UBM）是目前超声诊断设备中频率最高的，一般为 50MHz，其分辨力可达 50μm，但其本质上仍然是 B 型超声的成像原理。UBM 能够清晰显示眼前节结构，不受屈光间质混浊的影响，是眼科唯一能高分辨显示活体后房和睫状体结构的仪器。

UBM 探头采用机械扫描探头，与眼科专用 B 超和彩超探头不同，其换能器是暴露在外的，检查时需使用浸入式眼杯。只是因为超声频率越高，衰减越大。其极高的超声频率造成的回波信号极弱，需尽量避免换能器与组织间有过多的介质造成信号进一步损失。UBM 探头的扫描方式可分为线性扫描和扇形扫描两种。因眼前节的组织结构多是弧度向前，所以更适合线性扫描探头。但这种探头相对较大，手持有困难，多使用机械臂悬吊。UBM 显示可分为高分辨和宽景两种模式，高分辨模式放大倍率高，可显示组织与病变细节，显示范围约 8.5mm×6mm。宽景模式放大倍率低，但显示范围广，约 15mm×9mm（图 2-2-4）。

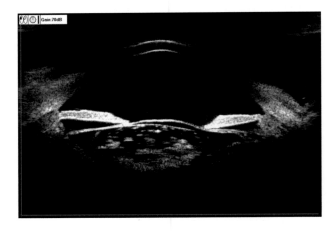

图 2-2-4　正常 UBM 声像图

　　（三）B 超检查方法

　　1. B 超操作方法　分为直接眼睑接触法、直接角膜接触法和间接浸入法。

　　直接眼睑接触法是将耦合剂直接涂抹于眼睑表面，探头在闭合的眼睑上直接探查，操作简便。

　　直接角膜接触法是将探头表面充分消毒，眼表面麻醉，在角结膜表面涂抹无菌眼药膏，将探头直接放在角结膜表面检查。优点是避开了眼睑对超声的衰减作用，适合于 20MHz 探头检查；缺点是操作烦琐，增加了角膜损伤及感染的风险，患者不适感增加。

　　间接浸入法是在结膜囊内放置眼杯，注入无菌等渗溶液，探头浸入液体进行检查（图 2-2-5）。其特点是避开了机械扫描探头表面的盲区，在图像上显示出部分眼前节形态（图 2-2-6）；另外其也有避开眼睑衰减作用，适合 20MHz 探头检查。缺点与直接角膜接触法类似。

　　2. 常用的扫描位置　标准的扫描和标记方法具有非常重要的意义，方便与临床医师的沟通，方便同

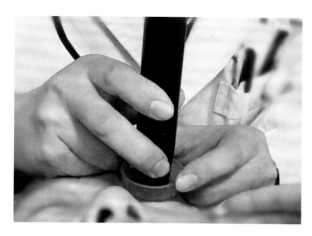

图 2-2-5　浸入式 B 超操作方法

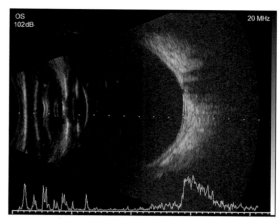

图 2-2-6　浸入式 20MHz B 超正常声像图

行间的交流,可以在没有文字描述时即了解病变所在的位置。

　　B 超探头的一侧都标记有一条短线,超声的二维扫描面即为通过这条线的最大切面。使用眼科专用 B 超,标记线所指示的位置对应屏幕的上方。使用彩色多普勒超声,标记线所指示的位置对应屏幕的左侧。探头在眼睑放置的位置和标记线的指向,共同决定了超声图像所显示的位置。

　　常用的扫描位置包括轴位扫描、纵向扫描和横向扫描,并配合以钟点位描述表达方位。轴位扫描即将探头置于眼球中央,图像中晶状体后囊和视神经都显示在中轴线上。轴位扫描又分为 12 个钟点位。常用的轴位扫描包括水平轴位扫描和垂直轴位扫描。当超声的扫描面通过眼球的水平面,即标记线指向 3 点钟,称为水平扫描切面。当超声的扫描面通过眼球的垂直面,即标记线指向 12 点钟,称为垂直扫描切面。此扫描方位适合于观察眼后极部病变,但晶状体造成的超声衰减容易使图像质量下降。纵向扫描是将探头置于角巩膜缘处,作以角膜中点为中心的放射状扫描,并配合以钟点位描述表达方位。横向扫描也是将探头置于角巩膜缘处,但扫描方位与纵向扫描垂直,并配合以钟点位描述表达方位。如果要观察视网膜赤道部或锯齿缘的位置,探头可置于近眶缘处,眼球配合向另一侧转动,此称为轴旁位。例如观察右眼颞侧,探头置于内眦,眼球尽量向颞侧转动。

　　(四) 超声声像图的描述

　　1. **常用的回声描述**　包括位置、形态、大小或程度,边界、回声强度、内回声分布、与周围组织毗邻和运动度。

　　(1) 位置:如上方、下方、颞侧、鼻侧;后极部、周边部、肌肉圆锥内;前部玻璃体、中部玻璃体、后部玻璃体、球壁前等。

　　(2) 形态:描述球内病变多用点状回声、条带状回声、团絮状回声、斑块状回声、弧形回声;分枝状、帐篷状;一字形、V 字形、Y 字形。描述占位病变多用圆形、类圆形、分叶状、不规则形等。内部为多巢状或分隔状。

　　(3) 大小或程度:占位性病变测量长、宽、高。如前房或玻璃体内描述弥漫或密集、稀疏或散在,大量、少量等。

　　(4) 边界或表面:与周围组织边界清晰或不清,光滑或粗糙。

　　(5) 回声强度

　　1) 强回声 / 高回声:例如眼球壁、球后脂肪。

　　2) 中等回声:例如晶状体后囊、陈旧性玻璃体积血、玻璃体增生膜。

　　3) 弱回声 / 低回声:例如眼外肌、新鲜玻璃体积血、玻璃体混浊物。

　　4) 无回声:例如玻璃体、囊性病变。

　　另可增加极强回声,如异物、钙化斑、脉络膜骨瘤等。中强回声、中低回声和极低回声。

（6）内回声分布：均匀或不均匀。

（7）与周围组织毗邻：如与视神经、眼外肌的关系。

（8）运动和后运动：阳性或阴性，活跃或不活跃。

2. 眶内病变的回声特点 良性占位病变多呈类圆形，边界清晰，内回声分布均匀，彩色多普勒显示内无或仅有少量血流信号。恶性占位病变形态不规则，边界不清晰，内回声分布不均匀，回声强度多偏低，彩色多普勒显示内部血流信号多丰富。囊性病变压缩可变形，实性病变无压缩性。

（1）无回声病变：眶内无回声区多为囊性病变，如囊肿、血肿、脓肿等，有明显的压缩性。

（2）弱回声病变：多见于神经鞘瘤、炎性假瘤、神经胶质瘤等。

（3）中等回声病变：见于泪腺混合瘤、皮样囊肿和蜂窝织炎等。

（4）强回声病变：见于海绵状血管瘤、淋巴瘤、皮样囊肿和静脉石等。

3. 超声诊断结论的书写 超声影像分级诊断：

Ⅰ级：解剖学定位诊断。如泪腺区、球壁、肌锥内。

Ⅱ级：物理性质定位诊断。鉴别病变为囊性、实性或混合性。

Ⅲ级：病理学诊断。具有典型超声表现，结合临床表现和其他相关检查。才可得到类病理学诊断。例如海绵状血管瘤、视网膜母细胞瘤等。做出Ⅲ级诊断一定要特别慎重。一般在提示之后再加上："？"、可能性大、结合临床等。

（林　松）

二、计算机断层成像

计算机断层成像（computed tomography，CT）是目前眼眶疾病诊断最常用的检查方法之一。CT以X线为能源，但不同于X线片，是通过计算机断层处理显示的多层面影像，可调整不同的层面厚度，使之表现很小的体积平均效应，准确地显示CT值。CT不仅能显示骨骼，也能根据不同的组织密度以灰阶的形式显示软组织病变。扫描平面分为水平面（横断面）、冠状面和矢状面，也可以进行三维重建。CT在揭示微小病变、病变的立体定位方面优于X线和超声。此外，CT可显示眶周围结构，利于观察病变范围和蔓延情况。

（一）眼眶检查技术各项参数

1. 眼部的横断层面（水平位）

（1）体位：受检者仰卧于扫描床上，下颌内收，两外耳孔与台面等距，以听眶线为基线，使扫描层面与基线一致，嘱患者扫描时眼球凝视前方（听眶线：为外耳孔上缘与同侧眶下缘的连线）。

（2）扫描范围：以听眶线为基线，扫描范围从眶底到眶顶。

（3）层厚与层距：层厚1.0~2.5mm，层距1.0~2.5mm。

（4）窗宽与窗位：观察软组织，采用标准或软组织重建算法重建图像，窗宽250~300HU，窗位35~40HU。若疑为骨性病变采用骨重建算法重建图像，用骨窗观察，窗宽1 000~15 00HU，窗位250~350HU。

2. 眼部的冠状层面

（1）体位：受检者俯卧于扫描床上，头尽量后仰，使冠状线垂直于床面，若达不到垂直，可以在侧位定位图中确定扫描机架向前或向后倾斜一定角度，使扫描机架与冠状线平行。

（2）扫描范围：扫描范围从眼球前部到海绵窦。

（3）层厚与层距：层厚1.0~2.5mm，层距1.0~2.5mm。

（4）窗宽与窗位：同眼部横断面平扫。

3. 非螺旋式扫描 眼眶CT检查需要同时进行横断面和直接冠状面扫描。扫描体位同前。扫描参数：眼眶扫描一般选用层厚2mm，层距2~5mm，怀疑眼球或者眼眶异物时层间距小于或等于层厚；眼眶CT包括骨算法重建和软组织算法重建，骨窗窗宽采用3 000~4 000HU，窗位500~700HU，软组织窗窗宽采用300~400HU，窗位40~50HU。眼球及眼眶软组织病变一般使用软组织窗。增强扫描：眼眶软组织肿块或脉管性病变需要行增强扫描确定病变范围及鉴别诊断。

视神经管 CT 检查横断面扫描基线为鼻骨尖至后床突上缘连线的平行线,冠状面扫描基线为硬腭的垂直线。扫描参数:视神经管扫描一般选用层厚 1~2mm,间距 1~2mm,骨算法重建加边缘强化效应,骨窗窗宽采用 3 000~4 000HU,窗位 500~700HU。

4. 螺旋扫描方式　近年发展的多排螺旋扫描 CT 采用容积数据采集,能够重建较高质量的三维眼眶骨性结构,能更准确地对眼眶骨折进行空间定位和确定骨折范围,并能在此三维结构上进行模拟手术,制定最佳手术方案。推荐 4 排或以上的多排螺旋 CT 采用此方式扫描。

源图像数据采集采用横断面扫描,采集层厚小于 1.25mm,螺距小于 1.5mm 源图像的横断面重建参数:基线为听眶下线,重建层厚等于采集层厚,层间距小于层厚 50%,骨算法重建和软组织算法重建。

多平面重组方法:横断面重组基线为听眶下线,冠状面重组基线为硬腭的垂直线,斜矢状面的重组基线平行于视神经。层厚小于 2mm,间距 2~5mm,怀疑眼眶或眼球异物时可适当增加层厚,无间距重建。骨算法重建与软组织算法重建,骨窗窗宽采用 3 000~4 000HU,窗位 500~700HU,软组织窗窗宽采用 300~400HU,窗位 40~50HU。

视神经管各断面重组图像方法:横断面重组基线为鼻骨尖至后床突上缘连线的平行线,冠状面为听眶下线的垂直线,斜矢状面的重组基线平行于视神经。层厚 1mm,间距 1mm,骨算法重建,骨窗窗宽采用 3 000~4 000HU,窗位 500~700HU。

三维图像的重建:利用表面阴影显示法对图像进行切割,去除表面的一些结构,从不同角度观察病变;利用容积再现技术观察所需结构的整体情况。

（二）特殊 CT 检查方法

1. 增强扫描　通过静脉注射水溶性有机碘对比剂,增强组织间对 X 线的吸收差异,提高 CT 图像中组织间的对比,这种方法称为 CT 增强扫描。

2. 多层螺旋 CT(MSCT)血管成像　静脉注射碘对比剂后,在靶血管显影期进行 CT 扫描,获得血管显影的容积数据,通过图像后处理获得二维或三维血管图像。动脉成像主要用于观察有无颈动脉海绵窦瘘及引起复视或眼球运动障碍的动脉瘤,借助 CTA 可观察血管形态、查找瘘口位置,还可以全面了解脑部血管供血及代偿情况。静脉成像主要观察静脉窦血栓。

（三）正常眼眶 CT 表现

眶内结构密度不同,从而产生自然对比。CT 图像上,眶壁骨质呈高密度。球壁、泪腺、眼外肌及视神经呈等密度。晶状体呈均匀高密度,酷似钙化,CT 值为 120~140HU。玻璃体密度略高于水,眶内脂肪呈负值。

眼眶横断面(图 2-2-7)可显示大部分眼眶内及颅中窝结构,眶内壁、外壁、内外直肌、视神经显示较好,眼上静脉亦可清楚显示,但不能在同一层面完整显示上、下直肌或上、下斜肌。眶尖区可观察到眶上裂、眶下裂及视神经管。

眼眶冠状层面(图 2-2-8~ 图 2-2-11),提上睑肌与上直肌很靠近,肌腹以后难以完全区分。眼上静脉在其下呈点状略高于眼外肌的密度影,当眼上静脉炎或血栓形成、动静脉漏等病变时,眼上静脉可明显增粗。眼球赤道层面眼球与眶下壁之间可看见自外上斜向内下的下斜肌,其上靠眼球下壁可见下直肌肌腱断面。眼眶内上象限前层近眶内壁处偶可见两侧对称的点状致密影,为骨化的滑车纤维软骨。眼球后层面可见四条直肌及上斜肌围成肌锥内间隙,中间有视神经通过,眼动脉和其并行。眶尖区各孔、裂显示优于横断面,眶上裂及眶下裂呈八字形结构,眶上裂将蝶骨大翼和蝶骨小翼分开,眶下裂位于蝶骨大翼眶板与上颌骨眶板之间。视神经管由蝶骨小翼的两个根和蝶骨体围成。

（四）眼眶异常 CT 表现

1. 眼眶大小异常

（1）眼眶增大:眶腔增大主要见于眼眶爆裂性骨折,表现为眶壁的塌陷,眶内软组织疝出和眶腔扩大。也常见于眶内占位性病变体积较大,长期挤压眶壁造成的骨质凹陷,如泪腺多形性腺瘤和海绵状血管瘤。如病变侵犯颅底孔道也可形成局部眶腔扩大,如视神经胶质瘤(视神经管扩大),丛状神经纤维瘤(卵圆孔扩大)。

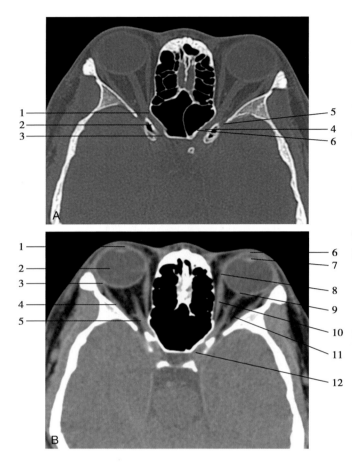

图 2-2-7 眼眶 CT 横断面

A.眼眶视神经管 CT 横断面骨窗 1.视神经管眶口,2.视神经管外壁(前床突),3.视神经管颅口,4.视神经管,5.眶上裂,6.视神经管内壁

B.眼球最大径层面 CT 横断面软组织窗 1.前房,2.玻璃体,3.外直肌肌腱,4.外直肌肌腹,5.视神经眶内段,6.角膜,7.晶状体,8.内直肌肌腱,9.视盘,10.内直肌肌腹,11.肌锥内间隙,12.视神经管内段

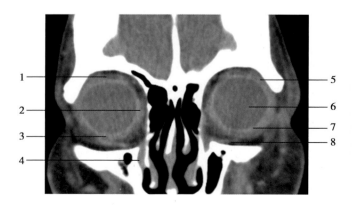

图 2-2-8 眼眶 CT 冠状面软组织窗(下斜肌层面)

1.上直肌肌腱,2.内直肌肌腱,3.下直肌肌腱,4.鼻泪管,5.泪腺,6.玻璃体,7.球壁,8.下斜肌

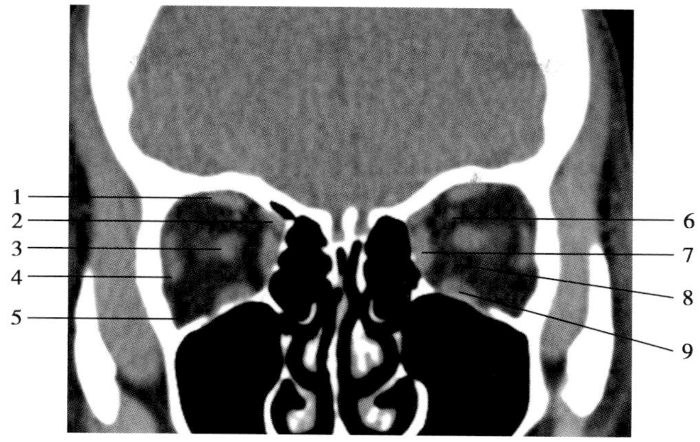

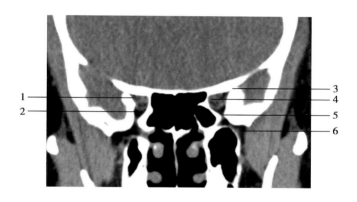

图 2-2-9　眼眶 CT 冠状面软组织窗（球后层面）

1. 上直肌,2. 上斜肌,3. 视神经,4. 外直肌,5. 肌锥外间隙,6. 眼上静脉,7. 内直肌,8. 肌锥内间隙,9. 下直肌

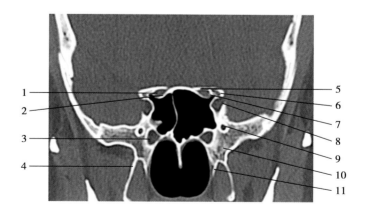

图 2-2-10　眼眶 CT 冠状面软组织窗（眶上裂层面）

1. 总腱环上直肌发出,2. 总腱环下直肌发出,3. 眶上裂,4. 视神经,5. 眶下裂,6. 翼腭窝

图 2-2-11　视神经管 CT 冠状面骨窗

1. 视神经管,2. 视神经管内壁,3. 翼管,4. 翼突外侧板,5. 视神经管上壁,6. 前床突,7. 视神经管外壁,8. 眶上裂,9. 圆孔,10. 翼突根部,11. 翼突内侧板

眶骨的发育异常也可导致眼眶增大,如脑膜脑膨出,CT 是检出脑膜脑膨出的最好方法,不仅可以发现眼眶骨的缺失,还可以显示脑膜脑膨出的部位、范围、程度,严重者可见眼眶内大部分为膨出的脑膜和脑组织所占据。神经纤维瘤病也可导致眼眶一侧扩大,患侧颅中窝明显扩大,眼眶扩大等,严重者可继发脑膜脑膨出伴有眼球突出。

(2) 眼眶缩小:眼眶缩小主要见于无眼球、小眼球或于婴幼儿期行眼球摘除术后的眼眶发育不全;也可见于眶周病变向眶内膨隆或侵入,如眼眶骨瘤,骨纤维异常增生症等。

2. 视神经病变

(1) 视神经增粗或肿块:视神经增粗常见于视神经炎、视神经肿瘤。

视神经炎可引起视神经的增粗,但无明显肿块,且视神经边界欠清,增强后呈不同程度的强化,可见视神经鞘强化而视神经不强化,呈"双轨征";CT 一般不能显示视神经增粗不明显的视神经炎。

视神经肿瘤如视神经胶质瘤、视神经鞘脑膜瘤等可引起视神经的增粗,表现为视神经增粗扭曲,呈梭形或椭圆形肿大,也可呈管状增粗,边界清楚。视神经胶质瘤内常见低密度囊变区,约 3% 肿瘤内可见钙化,与脑实质比较,瘤体呈低密度或等密度,形态不规则,多数呈轻到中度强化,少数胶质瘤几乎不强化。若病变累及管内段视神经可见视神经管增宽,边缘光滑。

视神经鞘脑膜瘤表现为沿视神经走行的条状或卵圆形肿块,边界清晰,呈等密度或略高密度,密度均匀。静脉注射对比剂后,肿瘤明显强化,中心视神经不强化,呈"双轨征"。"双轨征"除见于视神经鞘脑膜瘤外,还可见于视神经周围炎、眶内炎性假瘤等病变,所以视神经"双轨征"对诊断脑膜瘤有帮助,但不是特异性征象。CT 图像中,如果在视神经肿块中见到线状或沙砾状钙化,则可提示视神经鞘脑膜瘤的诊断。

(2) 视神经变细:视神经变细可见于先天性视神经发育不全,表现为单侧或双侧视神经变细。在不同类型的视-隔发育不良患者中,均有视觉通路发育不良,包括视神经、视交叉、视束变细,视神经管变小,视交叉位置、形态异常。另可见于透明隔缺如,侧脑室额角变方呈盒状。由于 CT 本身限制,对细微结构及微小病变显示不佳。

3. 眼外肌病变

眼外肌增粗:病变累及眼外肌可引起眼外肌的增粗。常见的有眼眶炎性疾病,如眶内蜂窝织炎、眶内炎性假瘤。全身性疾病累及眼眶如 Graves 病、Wegener 肉芽肿、结节病。肿瘤性疾病如神经纤维瘤及较少见的眼外肌寄生虫。

眶内炎性假瘤累及眼外肌者,可见一条或多条眼外肌弥漫性增粗,边缘毛糙,肌腱附着点常可见受累增厚。Graves 眼病可有眼外肌增粗,但不累及肌腱,眼外肌边缘光整,周围脂肪间隙存在。囊虫病囊尾蚴多位于眼外肌肌腹,表现为肌肉明显增粗,虫体的头节为高密度,周围的渗出液为低密度。

4. 眼眶内组织异常密度改变

(1) 软组织密度影

1) 孤立性纤维瘤呈软组织密度肿块,边缘清晰,出血、囊变及钙化少见,邻近骨质可有受压吸收改变。

2) 弥漫性神经纤维瘤及丛状神经纤维瘤显示眶内及眶周弥漫性或局限性形态不规则、边界不清的软组织肿块影。

3) 纤维肉瘤多位于眼眶肌锥外间隙,形态不规整,呈等密度,邻近结构不同程度受累,骨质可有破坏。

4) 横纹肌肉瘤表现为软组织肿块影,密度欠均匀。

5) 海绵状血管瘤多位于肌锥内,呈圆形或类圆形,边界清楚,多数密度均匀,与眼外肌相仿,少数可见钙化点或静脉石。注入对比剂后立即扫描的 CT 图像上可见肿瘤边缘有明显的结节状强化,并可见强化范围逐渐扩大但密度降低。

6) 颈动脉海绵窦瘘表现为眼上静脉及眼下静脉的扩张、弯曲,严重者呈囊状,平扫呈软组织密度,增强后明显强化,当眼上静脉内有血栓时可无强化。

7) 眶内动脉瘤表现为梭形或球形软组织密度灶,常发生在眼动脉或泪腺动脉处,病灶密度一般较眼外肌稍高,边界清晰,巨大者可伴有视神经管或眶上裂的扩大。

8）动静脉血管畸形表现为眶内不规则团块状软组织密度影，边界不清，密度不均匀，也可显示为不整齐的管丛状，在视神经和上直肌之间显示粗大的眼上静脉。

9）血管内皮细胞瘤均呈软组织密度，密度均匀，未见高密度钙化、出血或囊变坏死区。

（2）低密度影

1）皮样囊肿与表皮样囊肿表现为类圆形等、低密度影，边缘光整，可见脂肪密度影，内可见点、片状钙化，邻近骨质受压改变。

2）眼包虫病表现为球后边界清晰的类圆形囊性病灶，病变较大，密度低；慢性期可有囊壁钙化。

3）视神经肿瘤内也可见低密度囊变区，瘤体呈等密度或低密度，形态不规整，多数呈轻到中度强化。

4）神经鞘瘤多数密度不均匀，可见结节状、斑片状低密度区。

5）横纹肌肉瘤如有坏死，可见片状低密度影，边界欠清、有分叶。

6）脂肪肉瘤多位于肌锥外间隙，形态不规整，边界清晰，如病变内部可见到脂肪密度影，可为本病较为特征性表现。

（3）高密度影

1）骨瘤 CT 显示瘤体主要位于眶内和鼻窦内，软组织窗表现为一致性骨样高密度影，CT 值可达1 500HU，在骨窗呈不规则高密度影，边缘清晰，呈圆形或分叶状。致密性骨瘤很难分辨骨皮质和骨小梁，松质型骨瘤单独发生很少，周围环绕骨皮质，内为骨小梁结构。肿瘤向眶内突出，可使邻近结构受压推移。

2）软骨瘤表现为病灶边界清晰光整、内部密度均匀，部分病灶中心可见沙砾状或斑点状钙化。邻近眼球可局限性压迫凹陷。

3）骨肉瘤表现为眶骨局部成骨性或溶骨性骨质破坏，骨结构消失，伴周围软组织肿块形成，肿块内可有片状高密度瘤骨。

4）脑膜瘤表现为扁平状高密度软组织影。肿瘤与眼外肌相比呈高密度，密度不均匀，常有点状或不规则钙化，增强后肿瘤呈明显均一强化，边界清楚锐利。

5）骨纤维异常增殖症表现为骨质局限性或广泛性膨大畸形，边界不清。内外板变薄，可伴有高密度硬化缘。病变区内正常骨结构消失，代之以密度均匀一致的无小梁结构区，多呈磨玻璃状，在磨玻璃背景内散在分布的不规则局灶性低密度影，密度高低呈不均匀"丝瓜络"样改变，灶周增生硬化。

6）动脉瘤样骨囊肿表现为眼眶上方可见膨胀性、骨皮质呈现吹气球样骨质病变区，具有厚薄不一的高密度骨性外壳，边界清晰，内有骨嵴形成的空腔，腔内软组织呈中低密度，用软组织窗、骨窗分别显示更加清晰。

7）静脉曲张，部分患者可见条状、小片状高密度影，密度与眼外肌相仿，边界较清，病灶内可有一个或数个静脉石，呈点状或小圆形高密度影。当加压颈静脉再行 CT 扫描时可见眶内高密度、形状不规则病变。静脉注射对比剂后可见明显强化，呈增粗扭曲的条状或团块状，若伴有血栓形成，则可部分无强化。病变周围结构呈受压推移改变。

（4）混杂密度影：淋巴管瘤易自发出血，所以多数病灶为高、等或低密度形成的混杂密度，少数为均匀的等密度，极少数瘤体内散在高密度的钙化灶。

5. 钙化

（1）软骨瘤病灶中心可见沙砾状或斑点状钙化。

（2）成骨细胞瘤可见肿瘤内斑点状、大片钙化或骨化。

（3）软骨肉瘤病灶内可出现点状、结节状、环状、斑片状、放射状或不定型软骨基质钙化。

（4）脑膜瘤常有点状或不规则钙化，增强后肿瘤呈明显均一强化，边界清楚锐利。

（5）骨纤维结构不良少数呈与肌肉相似的软组织密度，内有不规则斑点状、条带状钙质样更高密度影或与磨玻璃样高密度硬化同时存在。

6. 双轨征

（1）视神经周围炎表现为增强后呈不同程度的强化，可见视神经鞘强化而视神经不强化，呈"双轨征"。

（2）视神经鞘脑膜瘤内静脉注射对比剂后，肿瘤明显强化，中心视神经不强化，呈"双轨征"。

7. 骨质破坏

（1）眼眶转移瘤常表现为骨破坏，骨质破坏可发生于眼眶的任何部位，但以眼眶的外侧壁与顶壁最为常见。肾癌、甲状腺癌和神经母细胞瘤常为溶骨性破坏，前列腺癌呈成骨性破坏。

（2）骨肉瘤表现为眶骨局部成骨性或溶骨性骨质破坏，骨结构消失，伴有周围软组织肿块形成。

（3）神经母细胞瘤表现为颅面骨骨质破坏伴有软组织肿块形成。多表现为溶骨性或以溶骨性为主的混合性骨质破坏，并可见邻近骨膜反应。

（4）横纹肌肉瘤邻近骨质可有溶骨性破坏。

（5）组织细胞增生症累及眼眶时也可有骨破坏。病变多位于眼眶外、上壁交界处，局部骨质呈溶骨性破坏，多形成大的骨质缺损，残端轮廓不规则，边缘清楚，但无硬化，相应处伴密度不均匀的软组织肿块，少数病例可见碎骨片或小死骨，增强扫描病变呈中度至高度不均匀强化。

三、磁共振成像

磁共振成像（magnetic resonance imaging，MRI）是以射频脉冲为能量，激发人体中含有奇数核子的原子核，释放脉冲信号，经过计算机处理后，形成图像。由于成像参数多，软组织分辨优于 CT。每种组织都有不同的质子密度和 T_1、T_2 征象，可以提示不同的病变性质。由于 MRI 骨骼不显影，可清晰显示视神经管内、视交叉及颅-眶交界处病变。

（一）眼眶的 MRI 检查技术

1. 线圈　可选用头线圈、环形表面线圈或眼眶专用线圈。

2. 体位　仰卧位，头先进，身体长轴与床面长轴一致，上肢至于身体两侧或双手交叉于胸腹前，使患者体位舒适。头部摆位时应使下颌稍稍抬起，眶耳线与床面呈 15° 角，以使视神经与床面垂直。嘱患者闭眼，眼球保持静止位。使用表面线圈或眼眶专用线圈时，患者头部置于线圈座内，线圈应尽量接近并平行于双眼。矢状位定位光标应正对患者面部中线，轴位定位光标应经过双眼外眦。锁定位置后进床至磁体孔中心。

3. 扫描

（1）常规扫描方位：轴位、冠状位、斜矢状位（一侧眼球）。

（2）扫描定位像：可先获得矢状位 SE 序列 T_1WI 作为扫描定位像，在该定位像上分别确定与视神经走行平行的轴位扫描层面和与视神经垂直的冠状位扫描层面；再以轴位图像作为定位像，确定与视神经走行平行的斜矢状位扫描层面。系统具有 3 平面定位（3-PL）功能时，可同时获取轴、矢、冠状定位像进行定位。

（3）成像序列：常规选用 SE、FSE 序列，其他可选用 IR 序列等。可选用脂肪抑制、相位去包裹、预饱和、外周门控等功能。相位编码方向应根据具体视野（FOV）决定。

（二）磁共振成像扫描参数

眼部 MRI 扫描一般采用横断面和冠状面，基线同 CT 扫描基线；视神经病变、眶顶、眶底以及视交叉病变须增加斜矢状面扫描，斜矢状面基线与视神经平行；对于每一例患者必须在病变显示较清楚的某一个断面同时进行 T_1WI 和 T_2WI 扫描，另外的断面可选择 T_1WI 或 T_2WI。T_1WI：TR=350~500ms，TE=15~20ms；T_2WI：TR=2 000~4 000ms，TE=80~120ms。激励次数 2~4 次，矩阵 256×256，FOV 为 16~20cm，层厚为 2~3mm，层间隔为 0~0.5mm。平扫发现球内或眶内病变时，可行增强 MRI 检查，了解病变供血情况，以提高病变检出率和诊断正确率。增强对比剂采用 Gd-DTPA 顺磁性对比剂，剂量为 0.1mm/kg，静脉注射。占位性病变先行动态增强扫描获得时间-信号曲线，有助于判断病变良恶性，再行常规增强扫描。

（三）眼眶正常 MR 表现

MRI 图像上，眶壁骨皮质呈无信号，骨髓腔呈高信号，眶内脂肪呈高信号，眶内血管呈流空信号。T_1WI：球壁、眼外肌及视神经呈等信号，玻璃体呈低信号，晶状体呈较高信号，眶内脂肪呈高信号（图 2-2-12，图 2-2-13）；T_2WI：眼外肌信号较低，玻璃体呈高信号，晶状体呈极低信号，眶内脂肪呈稍高信号；眶内血管呈流空信号（图 2-2-14）。增强扫描联合脂肪抑制 T_1WI：脉络膜明显强化，但与视网膜区分不清，合称视网膜脉络膜复合体，巩膜由于含纤维结构而呈现低信号（图 2-2-15）。眼外肌及泪腺均匀强化。视神经无强化。眶内脂肪由于采用压脂技术而呈低信号。

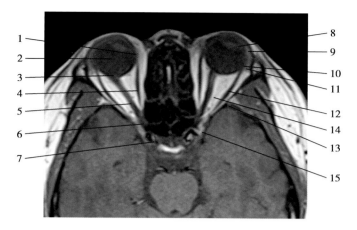

图 2-2-12　眼眶 MRI 横断面 T₁WI（视神经层面）

1. 内直肌肌腱, 2. 玻璃体, 3. 视盘, 4. 内直肌, 5. 视神经眶内段,
6. 视神经管内段, 7. 视神经颅内段, 8. 晶状体, 9. 泪腺睑部,
10. 外直肌肌腱, 11. 泪腺眶部, 12. 外直肌, 13. 蝶骨大翼, 14. 肌
锥内间隙, 15. 前床突

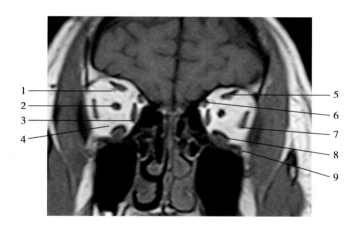

图 2-2-13　眼眶 MRI 冠状面 T₁WI（眶下裂层面）

1. 眼上静脉, 2. 视神经, 3. 内直肌, 4. 肌锥内间隙, 5. 上直肌,
6. 上斜肌, 7. 外直肌, 8. 下直肌, 9. 眶下裂

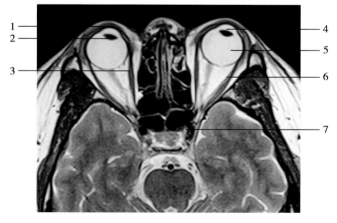

图 2-2-14　眼眶 MRI 横断面 T₂WI（眼球最大径层面）

1. 角膜, 2. 晶状体, 3. 内直肌, 4. 前房, 5. 玻璃体, 6. 外直肌,
7. 视神经颅内段

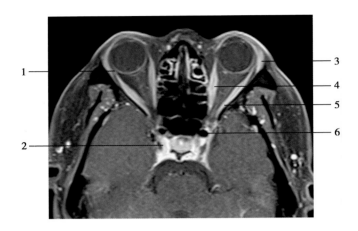

图 2-2-15 眼眶增强 MR T₁WI 联合脂肪抑制序列横断面（内外直肌层面）

1. 脉络膜, 2. 海绵窦, 3. 泪腺, 4. 内直肌, 5. 外直肌, 6. 颈内动脉

(四) 眼眶 MRI 异常影像学表现

MRI 相对于 CT 对软组织显示更为清晰，除了形态上的变化外，主要显示眶内信号异常。眶内大部分病变呈 T_1WI 低信号、T_2WI 高信号；脉络膜黑色素瘤呈 T_1 高信号、T_2 低信号；表皮样囊肿或皮样囊肿因含脂类成分，T_1WI 及 T_2WI 均呈高信号，脂肪抑制扫描后信号强度减低；硬化性炎性假瘤或陈旧性出血呈低信号。病变信号不均匀提示病变有坏死、钙化或多种成分并存。

1. T_1WI 信号不定, T_2WI 高信号

(1) 神经纤维瘤：增强扫描明显强化。MRI 对于神经纤维瘤脑内病变显示也优于 CT, 60% 的患者脑内可见脑白质区多发无强化异常信号，占位效应无或很轻微，T_1WI 信号不定，T_2WI 呈高信号。

(2) 血管瘤：MRI 相关文献报道少，T_1WI 呈低、等信号或高低混杂信号，T_2WI 呈高信号。毛细血管瘤中少数病变若伴有出血，在出血的某些时段则 MRI 表现为 T_1WI 高信号，T_2WI 高信号；部分肿瘤内动脉血流速度快的区域可表现为流空现象；增强后病灶明显强化。

2. T_1WI 高信号, T_2WI 低信号

(1) 骨肉瘤若有出血，则表现为 T_1WI 高信号，T_2WI 低信号。

(2) 骨纤维结构不良若有出血，则 T_1WI 为高信号。

3. T_1WI 高信号, T_2WI 高信号

(1) 皮样囊肿：MRI 具有一定特征性，如果肿物内含有脂肪，T_1WI 呈高信号，T_2WI 也呈高信号。

(2) 脂肪肉瘤：肿块信号不均匀，T_1WI 呈等、高信号，T_2WI 呈等、高信号，增强后，不均匀强化。

4. T_1WI 低信号, T_2WI 高信号

(1) 眼囊虫病：囊虫存活时，囊泡 T_1WI 呈低信号，头节呈高信号，T_2WI 囊泡呈高信号，头节显示不清；侵犯眼外肌者，可见眼外肌增粗，内可见类圆形的 T_1WI 低信号，T_2WI 高信号影，并有较厚的囊壁，增强后，囊壁呈中等强化，中心区不强化。

(2) 视神经肿瘤：表现为梭状增粗；T_1WI 和质子加权像中，视神经胶质瘤和脑白质相比呈等信号或轻度低信号，T_2WI 中，与脑白质相比呈相对高信号，增强扫描呈轻度至显著强化。病变可向后累及视交叉和视束。病变前方可见视神经周围蛛网膜下腔增宽，表现为视神经周围 T_1WI 低信号，T_2WI 高信号影。

(3) 软骨瘤：病灶 T_1WI 常稍低信号，T_2WI 病灶中央可见较高信号区，钙化成分 T_1WI 及 T_2WI 均呈低信号。

(4) 骨肉瘤：坏死可表现为 T_1WI 低信号，T_2WI 高信号。

(5) 软骨肉瘤：T_1WI 呈等信号或低信号，恶性程度越高，信号越低。T_2WI 一般呈高信号，低度恶性的肿瘤因含透明软骨信号均匀，高度恶性肿瘤信号不均匀。

（6）尤因肉瘤：表现为肿瘤信号不均匀，T_1WI 呈低信号，T_2WI 呈高信号，增强后明显不均匀强化，病灶内可见坏死区。

（7）眼眶转移瘤：T_1WI 显示肿瘤呈低信号，T_2WI 中或高信号，均匀或不均匀强化。有坏死时，坏死区为长 T_1、长 T_2，骨皮质信号不连续说明软组织侵入。骨纤维结构不良囊变时，T_1WI 呈低信号，T_2WI 呈高信号。

（8）动脉瘤样骨囊肿：T_1WI 中相当于 CT 骨环处为无信号区，其内为中低信号。T_2WI 无信号骨环更明显增厚，其内为高信号区，典型病例内可见液平或分层。静脉注射 Gd-DTPA 后，病变内分隔明显强化。

（9）横纹肌肉瘤：病变 T_1WI 上不均匀的等、低信号，T_2WI 上呈不均匀的高信号，增强后，病变呈中等至明显强化，可伴有片状不强化的囊变坏死区。

（10）纤维肉瘤：T_1WI 呈低信号，T_2WI 多呈等、高信号，多数信号较为均匀，少数伴有囊变、出血及坏死，增强后，呈中等强化。

（11）炎性肌纤维母细胞瘤：肿块 T_1WI 呈等、低信号，T_2WI 呈稍高或高信号，肿块密度及信号多不均匀，增强扫描实性部分呈均匀或不均匀中度或明显强化，坏死、囊变灶不强化。

（12）海绵状血管瘤：多数肿瘤与眼外肌相比 T_1WI 为等或略低信号，T_2WI 为高信号，与玻璃体类似，密度均匀。

（13）淋巴管瘤：多数病灶呈不规则形，弥漫浸润眼眶和眼睑，边界不清楚，少数病灶局限，呈圆形，边界清楚。MRI 显示病变信号较为复杂，当肿瘤内以淋巴液为主蛋白质较少时，肿瘤信号类似玻璃体信号，T_1WI 呈低信号，T_2WI 为较高信号。当瘤体内有少量蛋白质时，T_1WI 信号增高。而当肿瘤内有亚急性出血史，T_1WI、T_2WI 均显示为高信号。

（14）血管内皮细胞瘤：MRI 表现为略长 T_1、长 T_2 信号影，信号不均匀，肿瘤周边部可见流空信号影，部分病灶 T_2WI 可见多发散在片状高信号影。增强后肿瘤明显强化，强化不均匀。

（15）静脉曲张：MRI 能够准确显示畸形血管的位置和范围，其信号强度根据曲张静脉内血流状态及有无血栓而不同，血流较快时可因流空效应而出现无信号区，血流速度较慢时，病变 T_1WI 呈低信号，T_2WI 呈高信号。当病灶内有血栓或伴有出血时信号多样。当病灶向颅内蔓延时，MRI 因其软组织分辨率高，特别有价值，但 MRA 往往不能显示异常血管。

（16）眶内动脉瘤：若瘤内伴有血栓形成或血流速度较慢时，可呈长 T_1，长 T_2 或多样化信号改变。

（17）眼眶蜂窝织炎：在 MRI 上表现为囊腔内容物呈 T_1WI 低信号，T_2WI 高信号，增强扫描脓腔不强化，而脓肿壁明显强化，周围受累的结构均明显强化，视神经鞘强化也较为常见，还可导致海绵窦血栓形成。

（18）Graves 病累及眼眶，MRI 表现为，增粗的眼外肌 T_1WI 呈等信号或者低信号，急性期 T_2WI 呈稍高信号。

（19）组织细胞增生症累及眼眶，MRI 表现为，病变 T_1WI 呈低信号或等信号，T_2WI 呈混杂或等高信号，病变周围继发性炎症呈长 T_1、长 T_2 信号，邻近的骨髓腔受累而信号异常，增强后中到明显强化，强化不均匀，邻近受累结构明显强化，可见到额部脑膜受累增厚强化。

（20）Wegener 肉芽肿：早期 T_1WI 呈等或低信号，T_2WI 呈略高信号，增强后明显强化。

5. T_1WI 低信号，T_2WI 低信号

（1）炎性假瘤：MRI 不仅能清楚显示病变的形态及累及范围，还能根据其信号的不同判断其病理类型。以纤维增生为主者，病变 T_1WI 及 T_2WI 均呈较低信号。增强扫描病变可有不同程度强化。

（2）骨瘤：MRI 对骨质结构显示常受到限制，对骨瘤的显示不及 CT。骨瘤在 T_1WI 及 T_2WI 上均呈低信号，信号均匀或不均匀，位于眶骨内，或向外突出与眶骨信号相连。骨瘤对邻近软组织的推移显示较 CT 清晰。

（3）成骨细胞瘤：在 MRI 上显示病变范围较 CT 大，信号对比较明显。病变内致密部分（骨化和钙化成分）及周边骨壳在各序列中表现为低信号，其内纤维基质与脑灰质相比 T_1WI 和 T_2WI 均呈等信号，注入对比剂后明显强化。

（4）骨肉瘤：表现为局部眶骨变形，正常骨质信号消失，依据肿瘤内成分的不同，MRI 信号各异。常表

现为斑片状低信号。

（5）血管外皮细胞瘤：MRI 表现为多数病灶在 T_1WI、T_2WI 上与脑灰质信号类似,部分肿瘤 T_2WI 信号非常高。良性肿瘤信号多较为均匀,边界清楚,强化均匀。恶性肿瘤信号多不均匀,形状不规则,边界不清,增强后强化不均匀,可侵犯邻近眼外肌、视神经及眶壁骨质,也可向眶外蔓延。

（6）Graves 病累及眼眶,到了中晚期,MRI 表现为增粗的眼外肌 T_1WI 低信号,T_2WI 呈等或低信号。增强扫描可见眼外肌轻到中度强化。少数可见眶内脂肪片状高密度影、眶隔脂肪疝、泪腺增大、脱垂、视神经增粗。

6. T_1WI 低信号,T_2WI 等信号

炎性假瘤：MRI 不仅能清楚显示病变的形态及累及范围,还能根据其信号的不同判断其病理类型。以淋巴细胞浸润为主者,病变呈 T_1WI 略低信号,T_2WI 等信号。

7. T_1WI 等信号,T_2WI 高信号

（1）视神经鞘脑膜瘤：肿块在 T_1WI 加权像上呈等信号,T_2WI 呈等信号或略高信号,有时平扫即可显示中心包绕的视神经。病变信号较均匀,增强后呈显著均匀强化,可见"双轨征"。

（2）毛细血管瘤：大多数病灶位于眶隔前肌锥外,少数累及肌锥内。与眼外肌比较,T_1WI 显示为中等信号,T_2WI 为高信号,一般病变信号均匀。

（3）眶内假性动脉瘤：在 MRI 上出现条状或圆形占位性病变,病变较小或较大病灶内因血栓形成而致流空效应不明显,T_1WI 呈等信号,T_2WI 呈较高信号,增强后明显强化,因出血或血栓形成而使信号变化不一。MRA 显示效果不佳。

（4）眼眶淀粉样变性：MRI 表现与脑白质相比,平扫 T_1WI 等信号,T_2WI 由于组织结构复杂呈等高混杂信号,信号不均匀,可有囊变坏死,增强后呈轻至中度均匀或不均匀强化。

（5）淋巴增生性病变：单纯的反应性淋巴细胞增生,病变与眼外肌相比,平扫 T_1WI 呈等信号,T_2WI 均呈略高信号,部分可包绕眼球生长,采用脂肪抑制技术增强后病变中度均匀强化,邻近骨质信号多正常。

8. T_1WI 等信号,T_2WI 等信号

（1）大多数淋巴瘤在常规 MR 平扫时 T_1WI 及 T_2WI 均呈等信号,信号较均匀,这是由于淋巴瘤是一种细胞密度很高的肿瘤,间质成分很少,增强后病变呈轻度至中度均匀强化。

（2）间叶性软骨肉瘤：T_1WI,T_2WI 都多呈等信号。

（3）骨纤维结构不良：病变区域骨质明显增厚,T_1WI 及 T_2WI 均呈与肌肉相类似或更低信号,其内信号均匀或不均匀。

（4）Wegener 肉芽肿：眼眶原发受累的病变在 T_1WI 上呈等信号,T_2WI 呈等或低信号,增强后明显强化,病变可向后延伸至眶尖,经眶上裂累及海绵窦,眶下裂累及翼腭窝。鼻窦病变累及眼眶则表现为病变主体位于鼻部中线区,鼻甲及鼻中隔破坏,进展期及晚期因病变纤维化显著,T_1WI 呈等或低信号,T_2WI 呈略低信号,信号可混杂,增强后轻度 - 中度不均匀强化。

（5）结节病中脉络膜视网膜炎可导致视网膜脱离和视网膜下积液,眼睑及眶缘前软组织受累的病变,在平扫 T_1WI 呈等信号,T_2WI 呈等信号,增强后呈轻至中度均匀或不均匀强化。

（6）白血病侵犯绿色瘤,其 MRI 平扫 T_1WI 呈等信号,T_2WI 呈等信号,增强后中度到明显强化。T_1WI 还可以显示双侧眶壁骨髓腔内高信号被略长 T_1、略长 T_2 信号取代,增强后可见强化,代表白血病浸润。

9. T_1WI 等信号,T_2WI 信号不定

（1）孤立性纤维瘤：T_1WI 呈等信号,T_2WI 信号多样,以等、低信号为主,也可呈等高信号。内部可见管状或分支状的血管流空信号,增强后,病灶明显强化。

（2）浆细胞瘤：MRI 表现为 T_1WI 呈等信号,T_2WI 呈混杂等 - 略低信号,增强后病变明显强化。

10. T_1WI、T_2WI 均无信号

（1）颈动脉海绵窦瘘：MRI 对于患侧海绵窦扩大的显示敏感性远高于 CT,可以显示迂曲扩张的静脉。因流空效应,扩张的眼静脉及海绵窦内静脉在 T_1WI 和 T_2WI 上呈无信号区,表示这些血管内血流速度较快。MRA 可显示扩张的海绵窦和眼静脉,甚至硬脑膜海绵窦瘘。同时可清晰显示眶内组织的肿胀、眼外

肌肥大。

（2）眶内动脉瘤：既有肿瘤的占位效应，又有血管的血流信号特征。在 MRI 图像上可见占位性病变，囊状或梭形，因血流的流空效应，T_1WI 及 T_2WI 均呈无信号区。

（3）眶内动静脉瘘：因为流空效应，扩张的眼静脉和海绵窦区在 T_1WI 和 T_2WI 上呈无信号区，表示这些血管内血流速度较快。

（4）动-静脉血管畸形：可以清楚地显示动-静脉血管畸形的部位、形态、范围。因动静脉之间相通，血流较快，故平扫 T_1WI 及 T_2WI 呈流空效应。病变表现为眶内盘曲的条状、团块状低信号影，周围可见由供血动脉和引流静脉形成的血管流空信号，伴有静脉血栓形成时，呈多样化表现。

四、PET/CT 在眼眶影像中的应用

PET/CT 是当今医学影像学的重大革命，PET 可从分子水平进行功能和代谢成像，CT 则侧重于形态和定位成像，两者的有机融合可更有效地对疾病进行定位、定性、定量、定期诊断，并指导临床进行个体化治疗。过去，由于头部结构复杂，眼部结构精细，PET 在眼科中应用很少，但 PET/CT 通过 CT 的精准定位弥补了 PET 的缺陷，现今其在眼部病变的诊断、眼部肿瘤的分期、随访中发挥了日渐广泛的作用。PET/CT 对于葡萄膜黑色素瘤、眼眶淋巴瘤、视网膜母细胞瘤、眼部鳞癌、眼部转移癌的检出率均较高。

与其他影像学检查相比，PET/CT 在提供功能与形态的综合信息方面更具优势，在一些眼部肿瘤性病变的诊断、分期、疗效及预后评估中可望发挥更多的作用。随着 PET/CT 临床病例不断积累，其在眼部病变的诊断与治疗中必将发挥日渐广泛的作用。

（夏　爽　冀晓东）

第三章

眼眶病的病理学基础

病理学是基础医学与临床医学之间的桥梁学科,病理医生通常根据手术标本、活检标本、穿刺或脱落细胞为临床不同疾病提供诊断。因此了解相关的病理学知识和眼眶肿瘤的类型及生物学行为显得尤为重要,其有利于提高临床诊断和治疗水平。

第一节　病理学检查的主要方法

眼眶病理的主要任务是确定眼眶病变的性质,包括肿瘤或非肿瘤性病变、良性或恶性肿瘤、肿瘤的类型、肿瘤侵犯范围和边界是否清楚。大多数眼眶肿瘤通过石蜡切片、HE 染色和光学显微镜下观察就可以作出比较准确的病理诊断。有些病变为了确定组织来源和分型,需要进一步免疫组织化学染色或组织化学染色。有些特殊的病变可以通过电子显微镜观察或细胞遗传学检测,这两种方法是病理检查的辅助手段,诊断中必须要结合临床和光镜下的组织形态。

一、石蜡切片和 HE 染色切片的光学显微镜观察

目前最常用的病理学检查方法仍然是组织病理学诊断技术,采用石蜡包埋切片、HE 染色和光学显微镜下观察。这种常规的病理学方法是病理学诊断的基础。手术标本取出后,立即放入 10% 中性甲醛(福尔马林)固定液中固定,经过标本取材、梯度酒精脱水、组织透明、浸蜡包埋后,制作成 $4\mu m$ 厚度的切片和采用 HE 染色。制作优质的 HE 染色的病理切片是保证准确的病理诊断的重要条件。有些眼眶肿瘤体积较大,固定液不容易渗入到组织内部,应做适当切开后放入较大容器中,加入固定液的体积一般应超过标本的 10 倍。有些标本可根据不同需要选择其他组织固定液。组织标本的取材应切取病变典型部位和肿瘤与正常组织的交界部位,组织厚度一般为 2~3mm。眼眶内骨性肿瘤或伴有骨化及钙化的标本,需要进行脱钙后才能进行切片,通常是采用 15% 甲酸或 5% 硝酸水溶液浸泡数天(根据骨化组织的体积大小),充分水洗后再进行取材和制作组织切片。

二、免疫组织化学染色

免疫组织化学染色是一种用已知抗体或抗原在组织切片上检测组织和细胞内相应未知抗原或抗体的特殊组织化学技术,目前已成为病理学诊断和研究中常规的染色技术。临床病理诊断工作中,免疫组织化学染色主要应用于肿瘤组织类型的鉴别诊断、淋巴细胞性肿瘤的分类、肿瘤增殖活性、肿瘤预后推测和指导靶向治疗药物的选择。眼眶肿瘤性病变中最常用于淋巴细胞性肿瘤的诊断和分类、软组织肿瘤鉴别诊断和某些特殊肿瘤的诊断。用于免疫组织化学染色的抗体很多,目前几乎不存在 100% 绝对特异性

或敏感性的抗体,有些肿瘤细胞在不同分化阶段阳性表达常不同,因此通常需要结合肿瘤的组织形态特点,选配一组有关抗体进行检测。由于受抗体质量、技术操作、组织固定等多种因素的影响,免疫组织化学染色结果的解释必须结合 HE 染色切片的光镜形态和其他检查资料进行综合分析。应当认识到免疫组织化学染色仅是对肿瘤组织学诊断的辅助,而不是替代。

三、特殊染色和组织化学染色

特殊染色和组织化学染色是与常规 HE 染色相对而言的组织切片染色技术,主要用来显示肿瘤中特定组织结构或其他特殊成分,以辅助肿瘤或某种病变的病理诊断。在眼眶病变或肿瘤的病理诊断中,多用于结缔组织纤维、肌肉组织、神经组织、脂类物质、糖类、黏液和淀粉样物质的鉴别或检测,常用的特殊染色包括 Masson 三色染色、Van Gieson 苦味酸酸性复红、网状纤维染色、PTAH 染色、PAS 染色、阿尔辛蓝、刚果红等方法。由于免疫组织化学技术的迅猛发展和广泛应用,特殊染色和组织化学染色的应用日趋减少,但在病理学诊断和某些疾病研究中仍然有不可忽视的作用。

四、电镜

对大多数临床病理检查的病例采用 HE 染色或结合免疫组织化学染色和特殊染色,在光学显微镜下观察通常可作出正确的病理诊断。但有些特殊的肿瘤则需要通过电镜下观察肿瘤细胞的超微结构,以识别肿瘤细胞的组织类型,辅助于病理诊断和相关疾病的研究。病理诊断中主要是使用透射电镜检查。电镜诊断的依据是肿瘤细胞具有其相应正常细胞的某种超微结构特征,如根据有无细胞间连接来区分低分化癌和肉瘤,神经内分泌癌细胞的胞质内可找到神经内分泌颗粒,组织细胞增生症 X 的瘤细胞内可找到朗格汉斯(Langerhans)颗粒(又称 Birbeck 小体),神经母细胞瘤的瘤细胞间有神经突起,内含许多微管、微丝和神经分泌颗粒等。电镜下观察的范围较小,必须结合光镜和其他方法才能作出正确诊断,一般不用电镜检查来区分肿瘤的良、恶性。电镜检查更多地用于肿瘤和某些疾病的研究,以及某些特殊或罕见肿瘤的诊断方面。

五、分子遗传学技术

目前研究表明大多数肿瘤都存在克隆性细胞和分子遗传学异常,尤其是淋巴细胞性肿瘤、软组织肿瘤和白血病常具有频发性和非随机性特征,这些遗传学异常不出现于其他肿瘤中,有较高的特异性,因此可以作为病理学诊断、分类、预后评估的一种辅助手段。目前采用的方法包括荧光原位杂交(FISH)技术、比较基因组杂交技术(CGH)、流式细胞术(FCM)、原位 PCR 技术、Southern 印迹杂交技术和聚合酶链式反应(PCR)技术。这些检测方法多应用于眼眶软组织肿瘤、淋巴细胞性肿瘤的诊断和分类方面。

第二节　病理学诊断常用的术语

临床工作中有相当一部分眼眶病变属于肿瘤或肿瘤样病变,需要根据病理学检查作出诊断。因此熟悉有关病理学诊断的术语,有助于临床医生和病理医生之间的沟通和对病理报告的理解。

一、炎症

炎症是指具有血管系统的活体组织受各种致炎因子作用后,在受损伤局部发生以渗出为特征性病变的防御反应,同时发生局部细胞变质和增生的一系列复杂反应。依照病程炎症分为急性炎症和慢性炎症。急性炎症病程常 <1 个月,以渗出性病变为主,主要以中性粒细胞浸润为主,具有典型的红、肿、热、痛和功能障碍的临床体征。如眼眶感染性炎症、急性泪腺炎、眼眶蜂窝织炎、脓毒性海绵窦血栓静脉炎等均属于急性炎症。慢性炎症病程常大于数周或数月,以增生性病变为主,主要以淋巴细胞、浆细胞、单核细胞和巨噬细胞浸润为主,病变部位可有相关的功能障碍或形成瘤样肿块。慢性炎症又进一步分为慢性非特异

性炎症和特异性炎症(肉芽肿性炎症),后者为主要由组织细胞、巨噬细胞和上皮样细胞聚集而成的结节性病变。眼眶慢性非特异性炎症又称为炎性假瘤,属于非感染性炎症,病因比较复杂,其可能与全身自身免疫性疾病或局部免疫功能紊乱有关。大多数眼眶特异性炎症属于肉芽肿性炎症,比较少见,如眼眶结核性肉芽肿、类肉瘤病、Wegener 肉芽肿、异物性肉芽肿或眼眶皮样囊肿破裂后引发的多核巨噬细胞性肉芽肿。

二、肿瘤

肿瘤是指机体在各种致瘤因子作用下,引起细胞遗传物质改变,导致基因表达失常,细胞异常增生而形成的新生物。肿瘤细胞具有自主或相对自主的生长能力,当致瘤因子停止刺激后仍能继续生长。通常按照组织来源将肿瘤分为上皮性或非上皮性两大类;非上皮性肿瘤进一步分为软组织、骨和软骨、神经、造血和淋巴组织及其他杂类肿瘤等。每一类肿瘤又分为良性肿瘤、恶性肿瘤或中间性肿瘤,并且按照肿瘤细胞相似于其相应正常细胞的形态予以命名。根据肿瘤细胞分化程度,又可将某些恶性肿瘤分为低分化、中度分化和高度分化,低分化性恶性肿瘤的恶性程度相对较高。

（一）良性肿瘤

良性肿瘤是指无浸润和转移能力的肿瘤,通常呈膨胀性生长,具有完整的包膜或边界清楚,生长缓慢,肿瘤细胞分化成熟,对机体危害较小。

（二）恶性肿瘤

恶性肿瘤是指有浸润和转移能力的肿瘤,通常呈浸润性生长,肿瘤无包膜或边界不清,生长较快,肿瘤细胞分化不成熟,有不同程度的异型性;容易复发或发生转移致死,对机体危害较大,上皮性恶性肿瘤称为癌,间叶组织来源的恶性肿瘤称为肉瘤,如起源于上皮的鳞状细胞恶性肿瘤称为鳞状细胞癌,起源于横纹肌的恶性肿瘤称为横纹肌肉瘤。

（三）中间性肿瘤

中间性肿瘤是指组织形态和生物学行为介于良性和恶性之间的肿瘤,又称为交界性肿瘤,这类肿瘤具有术后容易复发或发生恶变的可能性,如眼眶孤立性纤维性肿瘤、炎性肌纤维母细胞瘤、血管内皮瘤等。

（四）错构瘤

错构瘤指由正常器官或解剖部位固有的两种或两种以上细胞增生和紊乱排列所形成的肿物,如眼眶血管平滑肌瘤、血管淋巴管瘤等。

（五）迷离瘤

迷离瘤指胚胎发育过程中,某些组织异位至其正常所在部位以外,并增生形成肿物,如眼眶皮样囊肿、结膜皮样脂肪瘤等。

三、肿瘤的临床 - 病理分期

对恶性肿瘤的准确分期有助于临床医生制定治疗方案、推测患者预后和评价治疗结果。恶性肿瘤的存活率与肿瘤分期早、晚有关,即肿瘤局限于原发部位者存活率高于肿瘤已从原发部位扩散到其他部位者。目前国际上通用的 TNM 分期系统准确地反映了恶性肿瘤的累及范围和播散情况,T 表示原发性肿瘤的范围,N 表示区域淋巴结有无肿瘤转移和转移范围,M 表示肿瘤有无远处转移。临床分期是治疗前通过体检、影像学、活检等方法获得的证据进行分期,用 TNM 或 cTNM 表示。病理分期是由治疗前诊断证据经手术探查和病理学检查所获得的新的诊断证据予以补充或更正后所形成的分期,以 pTNM 表示。pTNM 分期可以更准确地确定原发性肿瘤波及范围和淋巴结有无转移。

第三节 眼眶手术标本病理检查中应注意的问题

一、眼眶手术切除标本大体观察

眼眶肿瘤手术通常是将肿瘤完整切除或根据肿瘤波及范围的实际情况进行部分切除。对切除肿物的大体观察非常重要,不仅可以帮助病理诊断,而且对于了解肿瘤的生物学行为和术后是否复发非常重要。大体标本的检查包括测量肿瘤或病变组织的形状、体积、包膜是否完整,肿瘤切面的颜色,有无出血、坏死或囊性变等,典型病例或考虑为特殊病变的标本应当进行照相留档。这些图像资料不仅可以作为镜下诊断的参考,也是将来总结病例中必不可少的病理资料。大多数泪腺多形性腺瘤,海绵状血管瘤,神经鞘瘤表现为椭圆形有包膜的肿物。肿物边界不清通常意味着瘤细胞向周围组织浸润性生长,可能为恶性肿瘤,如腺样囊性癌、横纹肌肉瘤、淋巴瘤。眼眶炎性假瘤、丛状神经纤维瘤、淋巴管瘤和婴儿型毛细血管瘤等良性肿瘤也常呈弥漫性生长。有些瘤体内可表现出钙化斑,如砂粒体型脑膜瘤、间叶性软骨肉瘤、静脉曲张中伴有的静脉石等。

二、活组织病理检查

活组织病理检查又称为活检,是诊断眼眶肿物或病变性质的方法之一。如果通过临床、影像学或其他辅助检查仍不能作出基本诊断,且需根据肿物性质决定治疗方案的病例,可以切取部分病变组织进行病理学检查。但对于包膜完整的肿物一般不主张采用切除活检,如泪腺多形性腺瘤,局部切除活检可能会导致肿瘤细胞蔓延到邻近软组织中。活检部位正确与否对病理诊断的可靠性甚为重要,操作时应尽量避免损伤眼外肌、血管、视神经等球后组织。

三、细针穿刺活检

近年来随着影像学技术的发展,眼眶内细针穿刺已很少使用,且应在 B 型超声波扫描或 CT 引导下进行。由于细针穿刺切取的标本量比较少,病理诊断应慎重,有些肿瘤,如小淋巴细胞性肿瘤、软组织性肿瘤、骨性肿瘤或眶内炎性假瘤一般不适宜通过细针穿刺的方法作出病理诊断。有些诊断困难的病例,需要做特殊染色或免疫组织化学染色。如果影像学检查显示肿物有完整包膜、临床考虑为良性肿瘤的病例,应避免再采用眶内穿刺活检。因穿刺活检时会造成肿瘤包膜破裂,瘤细胞外溢或针头附带瘤细胞进入包膜以外的软组织内,容易导致术后复发。

四、冷冻切片

在眼眶疾病的诊断中,冷冻切片病理检查主要用于观察手术切缘或某些临床诊断困难,且又需要根据病理诊断选择治疗方案的病例。但由于取材部位局限,制片效果差,眼眶肿瘤类型复杂的原因,对淋巴细胞性肿瘤、小细胞性肿瘤和涉及眼眶内容剜除的病变诊断一定要慎重。

第四节 眼眶肿瘤性病变的分类

眼眶肿瘤性或占位性病变的类型比较复杂,通常分为原发性肿瘤、继发性肿瘤、转移性肿瘤或伴发于某些全身性疾病的病变(表 3-4-1)。原发性眼眶肿瘤最常见,主要起源于眼眶内软组织、泪腺和眶壁组织。有些原发性肿瘤属于畸胎瘤或迷离瘤,后者是胚胎发育过程中,其他部位组织或细胞迷离在眼眶内,并持续生长所形成的肿瘤样病变,如眼眶皮样囊肿。继发性肿瘤指由于颅内肿瘤、鼻窦肿瘤、眼球内或眼睑结膜的肿瘤侵犯或蔓延到眼眶内的肿瘤。转移性肿瘤指全身其他部位的癌瘤转移到眼眶内的肿瘤,胃肠道、肝脏、肺等器官或组织的恶性肿瘤均可以转移到眼眶。因此眼眶肿瘤性病变的类型繁多,有些病变的临床和病理学诊断比较困难。

表 3-4-1　眼眶肿瘤的病理学分类

分类	内容
（一）原发性肿瘤或瘤样病变	1. 先天性发育异常和囊肿性病变 2. 泪腺肿瘤 3. 血管淋巴管性肿瘤和瘤样病变 4. 神经源性肿瘤 5. 间叶组织性肿瘤 6. 淋巴细胞和组织细胞性肿瘤 7. 非特异性和特异性眼眶炎症 8. 其他类的肿瘤或瘤样病变
（二）继发性肿瘤	1. 鼻窦的良性或恶性肿瘤 2. 眼球内恶性肿瘤（视网膜母细胞瘤、脉络膜黑色素瘤、脉络膜转移癌） 3. 眼睑和结膜的恶性肿瘤（睑板腺癌、鳞状细胞癌、黑色素瘤等） 4. 颅内肿瘤的下行性蔓延
（三）转移性肿瘤和白血病	1. 转移癌 2. 白血病

一、眼眶内囊肿性病变

　　眼眶内囊肿性病变比较常见，据国内一些报告占眼眶占位性病变的 8.67%~21.18%。眼眶囊肿的类型较多，通常根据病因不同，分为原发性和获得性囊肿两大类型。原发性囊肿多数为先天性，最常见的是皮样囊肿、表皮样囊肿、黏膜上皮细胞性囊肿和先天性小眼球伴发囊肿。获得性囊肿通常继发于某些眼眶或鼻窦疾病，主要包括黏液囊肿、血囊肿、泪腺导管囊肿和植入性囊肿。每一种囊肿都具有特殊的临床表现和病理特点。

　　（一）皮样囊肿

　　属于迷离瘤性病变，主要是由于胚胎发育过程中有部分表皮细胞陷入眶内软组织或眶骨缝隙内，并持续性生长所形成的囊性肿物。皮样囊肿好发于儿童或青少年，单眼发病，位于眼眶前部的囊肿多数在出生后不久即可发现，表现为眉弓外侧或眶缘部皮下囊性肿物，表面光滑，与表面皮肤无粘连。大多数皮样囊肿呈圆形或椭圆形，包膜完整，囊肿内含有毛发、牙膏状或黄白色油脂样物。囊肿壁由复层鳞状上皮细胞和上皮下纤维组织组成，囊壁内含有毛囊、皮脂腺或汗腺等皮肤附属器（图 3-4-1）。有些病史较长或囊肿体积较大者，囊肿壁的上皮细胞变薄或发生破裂，囊肿内的皮脂样物质溢入周围软组织中并引起巨噬细胞性肉芽肿性炎症，使得囊肿与周围组织发生粘连。少数囊肿壁周围可发生钙化斑或形成多房性皮样囊肿。

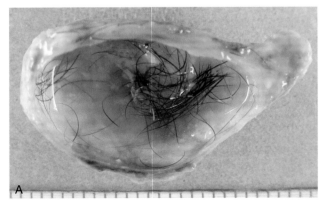
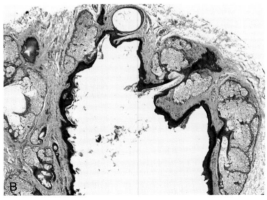

图 3-4-1　眼眶皮样囊肿

A. 囊肿呈椭圆形，包膜完整，囊肿内含有黄色油脂样物质和大量毛发；B. 囊肿壁衬覆有复层鳞状上皮细胞，囊壁周围含有皮脂腺，HE×25

（二）表皮样囊肿

原发性表皮样囊肿的发生机制与皮样囊肿相同，可能是由于胚胎时期少数表皮细胞异常陷入到眼眶前部软组织或眶骨缝隙内、并持续缓慢生长所致，多发生于眼眶前部或眼睑皮下。病理特点为囊肿内含有灰白色角化物质，囊肿壁衬覆以复层角化性鳞状上皮细胞，但囊壁周围无毛囊、皮脂腺等皮肤附属器结构。少数表皮样囊肿属于继发性，是由于外伤或手术引起的上皮植入所致。

（三）黏膜上皮细胞性囊肿

眼眶内黏膜上皮细胞性囊肿比较少见，大多数属于迷离瘤性病变，可能是由于部分胚胎性结膜上皮或上呼吸道黏膜上皮陷入眼眶内、持续生长所致。有些病例亦可由于眼部手术过程中将结膜上皮植入所致。囊肿多位于眼眶鼻侧前部软组织内，表现为眼睑皮下或眼眶前部中等硬度的圆形肿物，无明显疼痛。囊肿可为单房性或多房性，囊壁厚薄不一，形状不规则，囊腔内含有透明状或轻度混浊的液体。病理特点为囊壁衬覆有单层或复层无角化的鳞状上皮细胞，囊壁上皮内含有杯状细胞可能提示来源于结膜上皮（图3-4-2）；如果囊壁上皮为柱状纤毛上皮，提示为呼吸道黏膜上皮细胞性囊肿。

（四）黏液囊肿

眼眶黏液囊肿（mucocele）属于继发性病变，好发于成年人，主要与慢性鼻窦炎症有关，好发于额窦和筛窦。其发生机制主要是由于长期鼻窦炎症使窦道开口堵塞、黏液物质和炎性细胞积聚在鼻窦内，继而导致鼻窦内压力增加，窦腔扩大，窦壁变薄或被侵蚀破坏，最终侵蚀到眼眶内形成黏液性囊肿。大多数黏液囊肿的囊腔内充满棕黄色、黏稠的物质。囊壁衬覆有假复层柱状纤毛上皮，有些囊壁上皮下伴有慢性炎性细胞浸润或纤维细胞增生（图3-4-3）。有些病例由于病史较长或囊内容物的压迫，囊壁上皮变薄、上皮细胞表面的纤毛消失或鳞状化生。少数眼眶黏液囊肿无明显鼻窦炎病史，其可能与眼眶外伤或先天性异常有关，鼻窦黏膜经眶骨缝隙突入眼眶内生长所致。

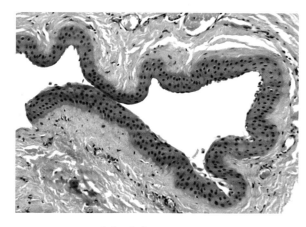

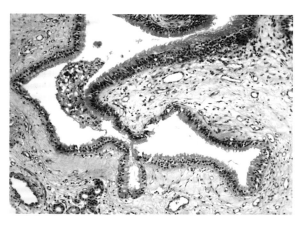

图 3-4-2 眼眶前部黏膜上皮细胞性囊肿，囊壁上皮类似于增厚的结膜上皮细胞（眼外肌手术后 20 年），HE×100

图 3-4-3 眼眶黏液囊肿，囊壁上皮衬覆有假复层柱状纤毛上皮，HE×100

二、泪腺肿瘤和瘤样病变

泪腺肿瘤和瘤样病变主要发生于成年人，其发病率大约占眼眶肿瘤的 10%，病理诊断主要参照于 WHO 关于涎腺肿瘤的分类和诊断标准。目前大多数学者根据组织来源不同，将泪腺肿瘤和瘤样病变分为上皮细胞性和非上皮性肿瘤两大类：前者主要包括多形性腺瘤、恶性多形性腺瘤（癌在多形性腺瘤中）、腺样囊性癌和非特异性腺癌；后者主要包括淋巴细胞性肿瘤、泪腺炎性假瘤或某些与免疫性疾病相关的淋巴组织增生性病变，如 IgG4 相关性硬化性疾病、良性淋巴上皮病变（Mikulicz 病）、嗜酸性淋巴肉芽肿或结节病样肉芽肿等。

（一）泪腺多形性腺瘤

主要发生于眶部主泪腺，是眼眶内比较常见的肿瘤，起源于泪腺导管上皮细胞。一般单眼发病，好发在40~50岁成年人，表现为眼眶外上方或泪腺窝内结节状、质地较硬的肿物，边界清楚、活动度较差、无明显疼痛。肿瘤大体呈圆形或椭圆形，表面有厚薄不一的纤维性包膜，局部表面可有小结节状突起。有些瘤体与泪腺之间无明显包膜或与周围泪腺组织粘连，分离比较困难。肿瘤切面通常为实性，白色或微黄白色，亦可见大小不一的囊性腔隙，其内含有浅黄色胶冻状分泌物。显微镜下肿瘤主要由腺上皮、肌上皮和黏液样基质共同组成，腺上皮排列成腺管状、条索状或片块。腺管为双层上皮，内层细胞扁平或立方状，外层细胞为肌上皮细胞，与周围黏液样结缔组织有过渡。外层肌上皮细胞可产生黏液，形成软骨样成分或发生脂肪细胞化生（图3-4-4）。多形性腺瘤表面的包膜厚薄不一，有些肿瘤细胞可侵及包膜内或包膜外，尤其是肿瘤表面结节状突起部位的包膜非常薄，手术分离时应谨慎操作。

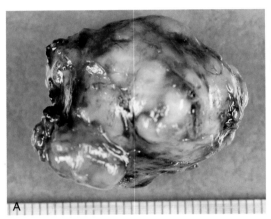
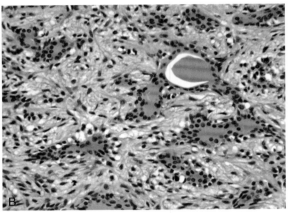
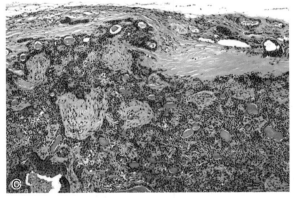

图3-4-4 泪腺多形性腺瘤
A. 肿瘤有完整的纤维膜，局部表面呈小结节状突起；B. 肿瘤由腺上皮、肌上皮和黏液样基质组成，腺上皮与短梭形的肌上皮细胞之间有过渡，有些腺上皮分化成腺管，管腔内积聚有红染的分泌物，HE×200；C. 局部肿瘤细胞侵及包膜内，HE×100

有些多形性腺瘤瘤体内出现部分瘤细胞体积增大、胞核不规则增大、细胞增生活跃或非典型增生等改变，对这些病例的标本应进一步取材切片，排除癌变的组织成分，应密切随诊观察。复发性多形性腺瘤通常在眼眶软组织中呈结节状或小灶状生长，无明显包膜，可侵及眼眶脂肪组织或眶骨壁，彻底切除比较困难（图3-4-5）。

（二）恶性多形性腺瘤

又称为癌性多形性腺瘤（carcinoma ex pleomorphic adenoma），指多形性腺瘤中的部分上皮成分发生恶变，是发生于泪腺多形性腺瘤基础上的一种上皮性恶性肿瘤。恶性多形性腺瘤可为原发性或由于反复复发的多形性腺瘤恶变，前者大多数病史较短，少数亦可表现为病史较长的泪腺部肿物突然增长加快。肿瘤体积一般较大，有或无完整包膜，多数与周围组织发生粘连。病理诊断标准为患者既往曾有泪腺多形性腺瘤的手术病史或在癌瘤组织中可找见残留的多形性腺瘤成分。肿瘤内恶性成分可为腺癌、非特异性腺癌、腺泡细胞癌、鳞状细胞癌、腺样囊性癌或肌上皮癌等。

按照 WHO 的分类标准,恶性多形性腺瘤分为非侵袭性、微侵袭性和侵袭性 3 种类型,肿瘤的侵袭程度与预后有明显关系。非侵袭性指恶性肿瘤成分局限在包膜内;微侵袭性指恶性肿瘤成分侵出包膜外≤1.5mm;侵袭性指肿瘤侵犯包膜外组织 >1.5mm。大多数非侵袭性和微侵袭性肿瘤预后较好;但肿瘤侵犯包膜外组织 >1.5mm 者预后较差,容易发生局部淋巴结或全身转移。

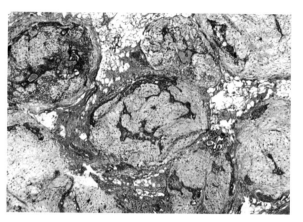

图 3-4-5　复发性多形性腺瘤
肿瘤细胞在眼眶软组织中呈结节状生长,HE×25

（三）腺样囊性癌

主要发生在眶部泪腺,是由腺上皮和肌上皮细胞组成的恶性上皮性肿瘤,在泪腺上皮性肿瘤中其发生率仅次于多形性腺瘤。腺样囊性癌可以是原发性,也可以由于泪腺多形性腺瘤的恶变。一般为单眼发病,好发于青壮年,发病急、病史较短,患者表现有眼睑下垂、麻木性疼痛、复视等症状。大多数肿瘤呈浸润性生长,无明显包膜,容易侵犯周围神经或眼外肌。肿瘤由腺上皮和变异的肌上皮细胞组成,瘤细胞类似基底样细胞,胞质少,界限不清,核呈圆形或卵圆形、深染,核分裂象不明显。典型的病理特征是瘤细胞形成大小不一的癌巢,巢内含有大小不等的微囊腔,囊腔内含有红染或淡蓝色的黏液物质(图 3-4-6)。有些瘤细胞分化较低,排列成小梁状、条索状,假腺管或实性细胞巢。免疫组织化学染色,大多数肿瘤细胞对 Myb 呈强阳性表达,在筛状型和腺管型中,管腔表面的上皮细胞对 EMA 阳性表达,肌上皮细胞对 P63 呈阳性表达。根据肿瘤细胞的排列结构,腺样囊性癌分为筛状型、管状型及实体型 3 种不同组织类型,实体型恶性度较高。但无论何种组织类型,瘤细胞均呈侵袭性生长,容易侵犯周围眶骨、骨膜、血管、脂肪和外周神经。

（四）非特异性腺癌

泪腺非特异性腺癌比较少见,指肿瘤有导管分化,但没有任何相似于其他类型泪腺恶性上皮性肿瘤的组织形态学特征。非特异性腺癌的恶性程度较高,预后较差。好发于男性,发病年龄偏大,临床表现可类似于非典型性的多形性腺瘤或腺样囊性癌,肿物位于泪腺区、质地较硬、边界不清,有明显增长倾向,如侵及邻近骨壁,有些患者伴有局部疼痛。非特异性腺癌通常无明显包膜,无其他类型涎腺或泪腺癌的特点。瘤细胞呈立方状或椭圆形,大小不一,有明显异型性,排列成腺管状或团块状,其间有纤维结缔组织分隔。分化较低的肿瘤细胞常排列成小梁状或条索状,侵及眶内软组织或邻近骨壁(图 3-4-7)。非特异性腺癌与恶性多形性腺瘤的区别为前者无泪腺多形性腺瘤病史、且瘤体内无多形性腺瘤的成分。本瘤还应注意与眶内转移性腺癌鉴别,尤其发生于泪腺以外部位的非特异性腺癌或低分化癌,有必要做相关的全身检查排除眼眶转移癌。

三、眼眶血管和淋巴管性肿瘤或瘤样病变

眼眶血管淋巴管性肿瘤是一组比较复杂的病变,临床上比较常见,大多数属于瘤样病变或错构瘤性病变,包括毛细血管瘤、海绵状血管瘤、淋巴管瘤、静脉性血管瘤、乳头状血管内皮增生、动静脉血管发育异常和某些特殊的富含血管的错构瘤。眼眶内由单一细胞性起源的血管性肿瘤比较少见,包括血管内皮瘤和血管肉瘤。血管内皮瘤属于良性与恶性肿瘤之间的交界性肿瘤,部分病例具有侵袭性或可发生转移。

（一）毛细血管瘤

本瘤又称为婴儿型毛细血管瘤(infantile capillary hemangioma),多发生于周岁以内的婴幼儿和儿童。肿瘤可局限于眼眶,亦可伴发眼睑和结膜病变。病变初期发展较快,一般情况下 1~2 岁后病变逐渐稳定,并开始缓慢消退。肿瘤主要由大量增生的血管内皮细胞组成,早期毛细血管内皮细胞增生呈实体性小叶状,其间有纤维分隔,内皮细胞之间常可见不规则的毛细血管腔隙(图 3-4-8)。随细胞分化,内皮细胞巢内开始形成毛细血管。病变后期,瘤细胞小叶间发生纤维化,最终导致肿瘤自发性消退。

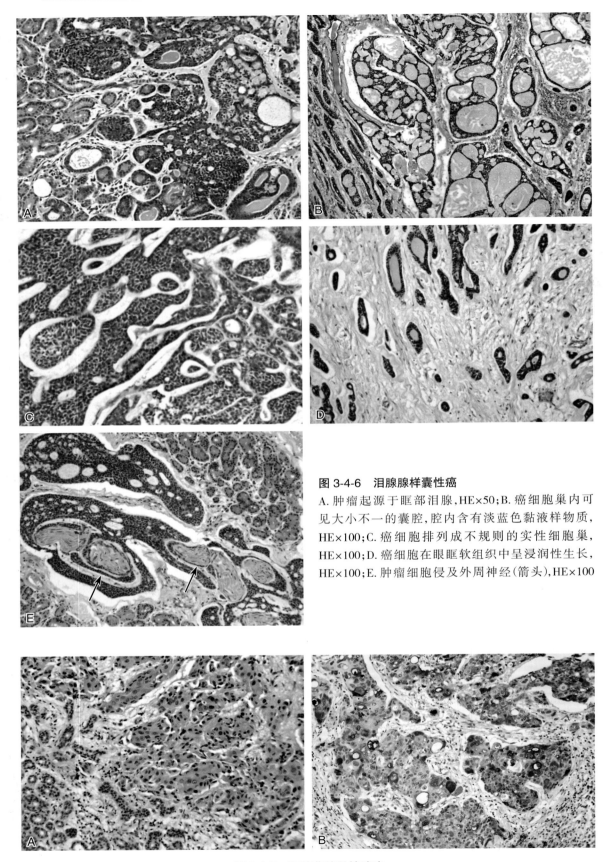

图 3-4-6　泪腺腺样囊性癌
A. 肿瘤起源于眶部泪腺,HE×50;B. 癌细胞巢内可见大小不一的囊腔,腔内含有淡蓝色黏液样物质,HE×100;C. 癌细胞排列成不规则的实性细胞巢,HE×100;D. 癌细胞在眼眶软组织中呈浸润性生长,HE×100;E. 肿瘤细胞侵及外周神经(箭头),HE×100

图 3-4-7　泪腺非特异性腺癌
A. 肿瘤起源于泪腺,瘤细胞呈巢状排列,呈浸润性生长,HE×100;B. 免疫组织化学染色,瘤细胞对 EMA 染色呈阳性表达,HE×200

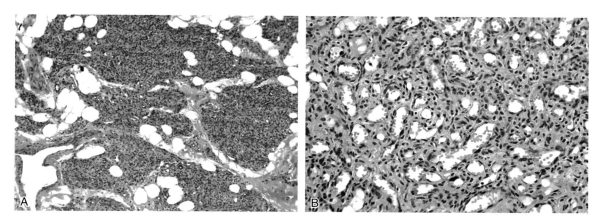

图 3-4-8　眼眶毛细血管瘤

A. 肿瘤早期, 增生的血管内皮细胞在眶内软组织间呈小叶状分布, HE×50; B. 随着瘤细胞分化, 其间可见大小不一的血管腔, HE×200

(二) 海绵状血管瘤

海绵状血管瘤是成年人眼眶内最常见的良性肿瘤, 一些文献报道约占眼眶内肿瘤的 14%, 多发于中年女性。大多数肿瘤位于眼球后部肌锥内, 一般为单侧眼眶发病和单发病灶。很少数海绵状血管瘤为一眶多发性, 呈互相分离的结节状肿物或之间相连的多灶性、分叶状肿物。大体观察肿瘤常呈椭圆形、紫红色肿物, 有完整包膜。显微镜下瘤体主要由高度扩张的血管或窦状血管组成, 血管内含有大量红细胞 (图 3-4-9)。有些肿瘤内伴有黏液变性、类脂性巨噬细胞、血液淤滞、血栓形成或乳头状血管内皮增生。

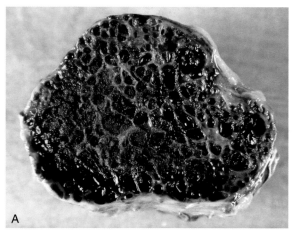

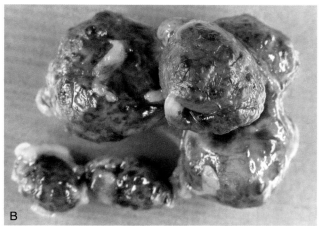

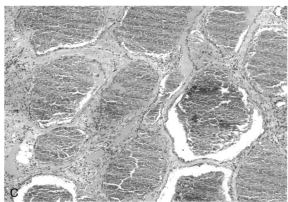

图 3-4-9　眼眶海绵状血管瘤

A. 肿瘤大体切面呈紫红色, 其间被纤维样组织分隔成蜂窝状; B. 多发性海绵状血管瘤, 多个相互连接的紫红色肿物, 表面包膜完整; C. 显微镜下肿瘤由许多扩张的窦状血管组成, HE×100

（三）乳头状血管内皮增生

乳头状血管内皮增生（papillary endothelial hyperplasia）是一个血管性瘤样病变，又称为 Masson 瘤，好发于头颈部、躯干和手指部位。眼眶乳头状血管内皮增生比较少见，主要发生于成年人，单眼发病。大体观察肿物呈类圆形或结节状，外观呈灰紫色或灰黄色，有或无完整包膜，边界清楚，肿物直径 1~2cm。病理特点为肿物内有许多扩张或不规则形状的薄壁静脉，血管腔内有多数纤细或较粗大的乳头自血管壁向腔内生长，乳头的轴心为胶原纤维和少量纤维细胞，其表面衬覆有单层内皮细胞（图 3-4-10）。免疫组织化学染色，内皮细胞表达 CD31、CD34 和第八因子相关抗原（F WⅢ-RAg）。大多数为眼眶孤立性病变，有些病例伴发于眼眶海绵状血管瘤或血管畸形。本瘤为良性瘤样病变，切除不完全者可复发。有些肿物包膜不完整，与周围组织或视神经有粘连，手术后容易复发。

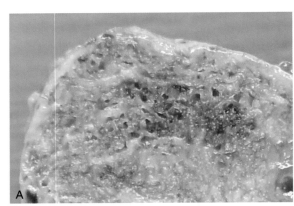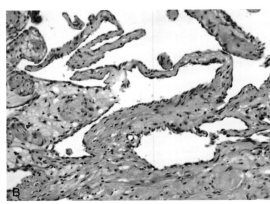

图 3-4-10　眼眶乳头状血管内皮增生

A. 肿物大体切面可见许多分支状小梁，其间有大小不等的腔隙；B. 不规则扩张的血管腔隙内有多数增生的乳头，乳头表面衬覆有单层内皮细胞，HE×200

（四）静脉性血管瘤

静脉性血管瘤（venous hemangioma）是由管径大小不等、发育异常的静脉型血管组成的瘤样肿块，属于眼眶内静脉血管畸形性病变，多发生于儿童或青少年，女性多见。一般为单侧眼眶病变，好发于眼眶内上方，临床表现为缓慢进行性眼球突出，眼球多向外下方移位，眼球突出常随头位改变而有所变化，低头或压迫颈内静脉时加重，站立时症状减轻。有些患者伴有眼球表面或眼睑皮肤蓝紫色或红色血管团状肿物、口腔颊黏膜下或额面部静脉性血管瘤。

肿物大体常呈不规则形状、紫红色，边界不清，无明显包膜，有些肿物表面可见葡萄状隆起的扩张静脉或大小不一的圆形静脉石。病理特点为肿物由单条或数条异常扩张、充血的静脉血管组成（图 3-4-11），血管壁厚薄不均，管壁周围可见不规则排列的平滑肌细胞，血管腔内可见血栓、血栓机化或静脉石。血管之间伴有数量不等、排列无章的纤维组织，有些病变可累及眶内脂肪或眼外肌。

（五）淋巴管瘤

正常眼眶组织中，除泪腺间质和结膜下组织中存在少许淋巴细胞外，不存在淋巴结、淋巴管或淋巴滤泡结构，因此眼眶淋巴管瘤可能属于迷离瘤性病变。好发于儿童或青少年，临床主要表现为缓慢进行性或间歇性眼球突出，病史较长，时轻时重。表浅部位的淋巴管瘤通常累及眼睑或结膜，表现为眼睑肿胀、上睑下垂或结膜透明样囊泡状肿物。当患有上呼吸道病毒感染时，瘤体间质内淋巴组织增生可使眼球突出加重。

淋巴管瘤通常无包膜，与周围组织界限不清，瘤体切面可见大小不一的囊性腔隙，囊腔内含有透明的淋巴液。肿瘤主要由管径大小不一、不规则形状的淋巴管组成，管壁很薄，衬覆有单层扁平的内皮细胞。有些淋巴管瘤的间质中含有小灶状淋巴组织增生或淋巴滤泡，当患有上呼吸道病毒性感染时淋巴组织增生更加显著（图 3-4-12）。如果淋巴管瘤中并存较多的窦状血管，称为海绵状血管淋巴管瘤。淋巴管瘤没有包膜，有些弥漫性病变很难彻底切除，术后容易复发。

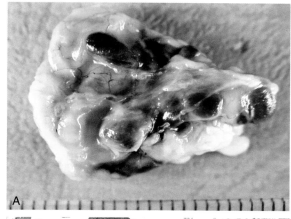
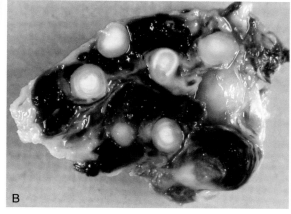
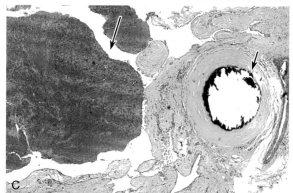

图 3-4-11　静脉性血管瘤

A. 肿物表面可见扩张的静脉血管呈葡萄紫色；B. 肿物大体切面可见大小不一、圆形的静脉石和扩张的静脉血管；C. 低倍显微镜下显示扩张的静脉血管，内伴有血栓形成（长箭头），静脉石呈圆形，伴有钙化（短箭头），HE×20

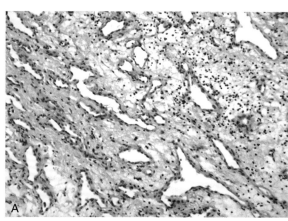
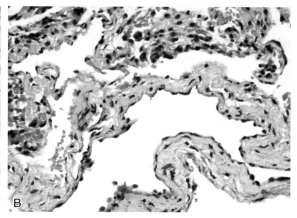

图 3-4-12　眼眶淋巴管瘤

A. 瘤体内有许多管径不一的淋巴管，间质内有少量散在的淋巴细胞浸润，HE×100；B. 高倍显微镜下显示淋巴管壁非常薄，仅衬覆有单层内皮细胞，HE×200

四、眼眶内间叶组织来源的肿瘤

眼眶内间叶组织性肿瘤的类型较多，横纹肌、平滑肌、脂肪、纤维细胞、肌纤维母细胞、纤维组织细胞性肿瘤、间叶性软骨肉瘤和骨外骨肉瘤均可以发生于眼眶内。这些肿瘤发生率较低，大多数属于真性肿瘤，起源于眼眶软组织中、小血管周围或眼眶筋膜内的原始间充质细胞。

（一）横纹肌肉瘤

眼眶横纹肌肉瘤（orbital rhabdomyosarcoma）是由于眼眶内间充质细胞向横纹肌方向分化而来，并非起源于发育成熟的眼外肌组织。一些研究表明本瘤发生可能与致癌基因异常表达或基因突变有关。主要发生于婴幼儿和儿童,偶见于成年人,是眼眶内最常见的高度恶性的软组织肿瘤。大多数患者临床病史较短,发病急,表现为急性眼球突出、眼眶内肿物,病变发展迅速,眼球运动障碍、眼睑或结膜高度肿胀,严重者结膜可突出于睑裂外、眼睑闭合不全。根据显微镜镜下病理特点,眼眶横纹肌肉瘤分为胚胎性横纹肌肉瘤、腺泡状横纹肌肉瘤及多形性横纹肌肉瘤(图 3-4-13)。

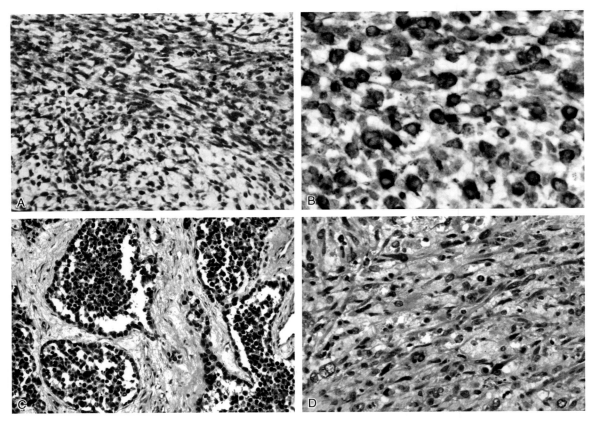

图 3-4-13　眼眶横纹肌肉瘤的病理形态
A. 胚胎性横纹肌肉瘤,瘤细胞分化较低,呈短梭形或小圆形,HE×200;B. 免疫组织化学染色瘤细胞对 Desmin 呈阳性表达,EnVision×400;C. 腺泡状横纹肌肉瘤,小圆形瘤细胞排列呈巢状,其间有纤维组织分隔,HE×100;D. 多形性横纹肌肉瘤,多数瘤细胞呈长梭形或条带状,胞质丰富、嗜酸,有明显异型性,HE×200

1. 胚胎性横纹肌肉瘤　最常见,肿瘤主要是由原始小圆形细胞和不同分化的横纹肌母细胞组成,分化较低的瘤细胞似原始肌母细胞,小圆形或卵圆形,胞质少,胞核深染,瘤细胞间有数量不等的黏液性基质。随着瘤细胞逐渐分化,瘤细胞间可找到一些长梭形、条带状或蝌蚪状的瘤细胞,有明显的细胞异型性及病理性核分裂象。PTAH 染色在梭形瘤细胞内可找见纵纹。免疫组织化学染色,瘤细胞对结蛋白、肌球蛋白、MyoD1 呈阳性表达。

2. 腺泡状横纹肌肉瘤　病理特点为瘤细胞体积较大、圆形或多边形,彼此不相粘着,常被结缔组织纤维分隔成腺泡状或巢状。瘤细胞胞质较丰富,深嗜酸,核偏位,显示出肌源性肿瘤的特征,瘤细胞表达结蛋白、肌球蛋白、MyoD1。此型比较少见,好发于眼眶下方,恶性程度较高。

3. 多形性横纹肌肉瘤　非常少见,好发于成年人或大龄儿童。瘤细胞呈多样化,形状及大小有很大悬殊,可从圆形、带状、多边形、梭形、球拍状至体积较大的瘤巨细胞。瘤细胞胞质较丰富,深嗜酸,常可找见纵纹或横纹结构。此型瘤细胞异型性显著,病理性核分裂象多见。

(二)脂肪肉瘤

眼眶内脂肪肉瘤比较少见,是一种由分化程度和异型程度不同的脂肪细胞组成的恶性肿瘤,起源于眼眶内未分化的间充质细胞。好发于中青年,发病较急,病史短。脂肪肉瘤分为多种病理类型,眼眶内脂肪肉瘤主要是高分化脂肪肉瘤和黏液性脂肪肉瘤,而多形性脂肪肉瘤和去分化脂肪肉瘤很少见。

1. 高分化脂肪肉瘤 又称为非典型性脂肪瘤性肿瘤,属于具有局部侵袭性的中间性脂肪细胞肿瘤。病理特点为肿瘤由近似成熟、大小不一的脂肪细胞组成,脂肪细胞间质中常见大而深染的脂肪母细胞和散在分布的具有异型性的梭形瘤细胞(图 3-4-14)。

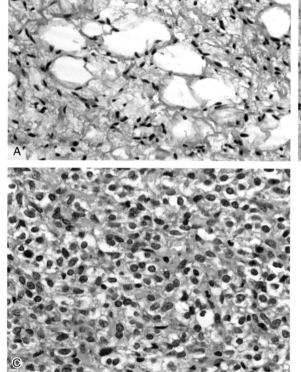
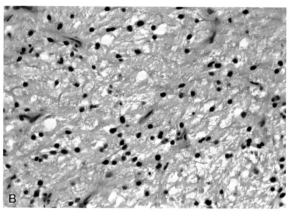

图 3-4-14 眼眶脂肪肉瘤

A. 眼眶高分化脂肪肉瘤,脂肪细胞间的胶原纤维中有较多核深染的短梭形细胞,细胞有明显异型性;HE×200;B. 眼眶黏液性脂肪肉瘤,瘤细胞呈小圆形,似脂肪母细胞,之间有大量黏液样基质和丰富的毛细血管网,HE×200;C. 眼眶圆形细胞性脂肪肉瘤,瘤细胞呈圆形,胞质内可见小圆形脂质空泡,有明显异型性,HE×400

2. 黏液性脂肪肉瘤 特点为肿瘤呈结节状或分叶状生长,瘤细胞似原始的间叶细胞或脂肪母细胞,体积较小,圆形、梭形或星形,胞质内有脂质空泡;胞核圆,居中或稍偏位、深染、有异型性;瘤细胞之间有大量黏液性间质和丰富的丛状或分枝状毛细血管网。圆形细胞脂肪肉瘤属于一种分化差的黏液性脂肪肉瘤,其特点为瘤细胞呈小圆形,细胞界限比较清楚,胞质嗜酸,核浆比例增大,有明显异型性;细胞排列成团块状,有些区域可见与黏液性脂肪肉瘤之间有过渡(见图 3-4-14)。脂肪染色和 S-100 蛋白阳性有助于脂肪肉瘤的诊断。

一般认为分化良好的脂肪肉瘤和黏液性脂肪肉瘤恶性程度较低,而多形性脂肪肉瘤、去分化脂肪肉瘤的恶性程度较高,容易发生全身转移。

(三)血管平滑肌瘤

血管平滑肌瘤又称为血管肌瘤,是一个由厚壁血管和围绕其周围的平滑肌组成的良性肿瘤,具有独特病理形态特征。本瘤多发生在下肢皮下组织,其次是头颈部和躯干,眼眶内比较少见。组织发生尚不十分清楚,一般认为起源于小静脉周围的平滑肌,有些学者认为属于血管发育异常或错构瘤性病变,可能是血管性错构瘤中平滑肌细胞的持续性增殖所致。

眼眶血管平滑肌瘤主要发生于中年女性,单眼发病。大多数肿瘤外观呈灰紫色,直径为 1~2cm,呈圆形或不规则的椭圆形,边界清楚,肿瘤表面有完整或不完整的纤维性包膜。镜下,血管平滑肌瘤分为实体型、静脉型和海绵状型 3 种类型。实体型血管平滑肌瘤特点为肿瘤内血管管径较小或呈裂隙样,其周围有大量分化成熟的平滑肌细胞。静脉型血管平滑肌瘤特点为肿瘤主要由厚壁的静脉型血管组成,平滑肌细胞围绕血管壁呈环状排列,血管壁外侧的平滑肌细胞与间质中平滑肌细胞有移行。海绵状型血管平滑肌瘤特点为瘤体内有较多扩张的海绵状血管,血管壁周围有厚薄不一的平滑肌纤维(图 3-4-15)。有些肿瘤伴发乳头状血管内皮增生或海绵状血管瘤。

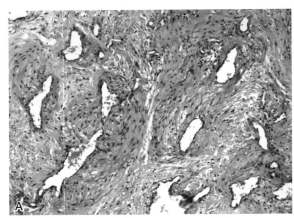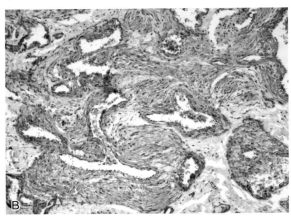

图 3-4-15 眼眶血管平滑肌瘤

A. 静脉型血管平滑肌瘤,主要由厚壁的静脉型血管组成,血管壁外侧的平滑肌细胞与间质中平滑肌细胞有移行,HE×100;B. 血管壁周围平滑肌纤维对 SMA 呈阳性表达,EnVision×100

(四)平滑肌肉瘤

眼眶平滑肌肉瘤(leiomyosarcoma)非常少见,是一种发生于眶内软组织的梭形细胞性恶性肿瘤。本瘤可发生于儿童或中老年人。有文献报道可发生于局部曾接受过放疗的部位。肿瘤有或无完整包膜,主要由平行、束状或互相交织状排列的长梭形瘤细胞组成。瘤细胞胞质丰富、常可见到纵行肌丝;胞核居中,胞核两端较平钝或呈雪茄样,有明显异型性及病理性核分裂象(图 3-4-16)。Masson 染色胞质呈红色,VG 染色呈黄色。免疫组织化学染色,肿瘤细胞对 SMA 呈强阳性表达。电镜下平滑肌细胞的特征为胞质内有纵行的肌丝、密体或密斑结构。

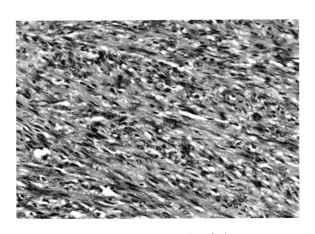

图 3-4-16 眼眶平滑肌肉瘤

瘤细胞呈长梭形,胞质丰富,排列成束状,细胞有明显异型性,HE×200

(五)纤维肉瘤

眼眶纤维肉瘤(orbital fibrosarcoma)比较少见,大多数发生于眼眶筋膜或曾施行局部放疗的部位(如视网膜母细胞瘤局部放疗后),有些眼眶纤维肉瘤来自于鼻窦纤维肉瘤的继发性侵犯。肿瘤可发生于任何年龄,单侧眼眶发病。肿瘤主要由呈束状、鱼骨状或交织状排列的梭形成纤维细胞样瘤细胞组成,有明显异型性和病理性核分裂象。高分化性纤维肉瘤中,瘤细胞密度较低,胞核呈细长梭形,异型性小。低分化性纤维肉瘤中,瘤细胞的密度增加,细胞肥胖,异型性明显,有多数病理性核分裂象。在同一肿瘤的不同部位,瘤细胞分化程度可能不一致。有些肿瘤细胞之间有较多的黏液样基质,称为黏液性纤维肉瘤(图 3-4-17)。免疫组织化学染色,肿瘤细胞对 Vimentin 呈阳性表达,部分细胞可表达 SMA。

本瘤要与眼眶其他梭形细胞性恶性肿瘤鉴别,包括恶性神经鞘瘤,恶性纤维组织细胞瘤,恶性孤立性纤维性肿瘤、横纹肌肉瘤、平滑肌肉瘤等。由于肿瘤无完整包膜,且呈浸润性生长,手术很难切除干净,术后容易复发。本瘤恶性程度与肿瘤分化有关,低分化纤维肉瘤的预后较差,容易复发和全身转移。

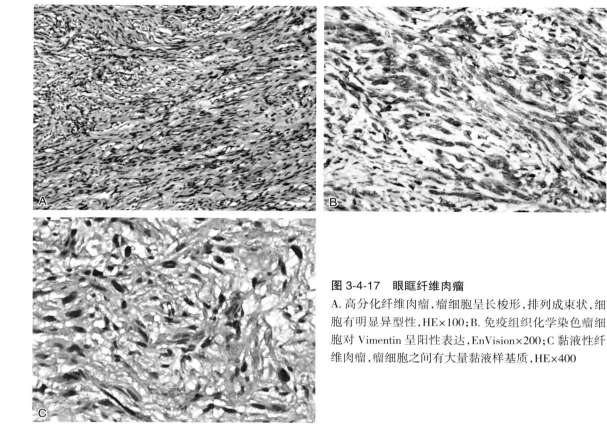

图 3-4-17 眼眶纤维肉瘤
A. 高分化纤维肉瘤, 瘤细胞呈长梭形, 排列成束状, 细胞有明显异型性, HE×100; B. 免疫组织化学染色瘤细胞对 Vimentin 呈阳性表达, EnVision×200; C 黏液性纤维肉瘤, 瘤细胞之间有大量黏液样基质, HE×400

（六）孤立性纤维性肿瘤

孤立性纤维性肿瘤(solitary fibrous tumor)是由 Noguchi 等人最先报道, 是一种梭形细胞性软组织肿瘤。目前认为本瘤具有向成纤维细胞分化的特征, 瘤细胞具有 CD34+ 树突状间质细胞分化, 遗传学显示 12q 重排, 形成 *NAB2-STAT6* 融合基因。除好发于胸膜外, 肿瘤可发生于全身多处部位。眼眶孤立性纤维瘤最早由 Westra 等人在 1994 年首先报道, 至目前有 100 余例。有些病例以往曾被诊断为血管外皮瘤、神经鞘瘤或纤维瘤。

本瘤好发于成年人眼眶上方、外上方或眼眶内侧泪囊周围, 发病年龄在 10~77 岁之间, 单眼发病, 肿物生长比较缓慢。大体观察, 肿瘤大体常呈圆形、椭圆形或不规则的结节状, 直径在 1~3cm, 边界清楚, 表面有很薄的纤维性包膜。少数肿瘤包膜不完整或与邻近组织粘连。本瘤具有比较典型的组织形态和免疫组织化学染色的特点, 基本特征为: ①肿瘤由交替状分布的细胞丰富区和稀疏区组成, 瘤细胞呈梭形, 胞质嗜酸, 界限不清; 胞核呈梭形或卵圆形, 无明显细胞异型性; ②瘤细胞通常排列成束状、席纹状、栅状或呈无模式性生长方式, 之间穿插有数量不等的粗大或瘢痕样胶原纤维束; ③瘤体内血管丰富, 有些血管呈分支状、鹿角状或细长的血管样间隙; ④免疫组织化学染色: 瘤细胞对 CD34 和波形蛋白呈弥漫性阳性表达, 部分瘤细胞对 CD99 和 Bcl-2 呈阳性表达, 而对 S-100 蛋白、平滑肌肌动蛋白和结蛋白染色呈阴性表达(图 3-4-18)。

眼眶孤立性纤维性肿瘤属于交界性肿瘤, 大多数肿物完整切除后不复发。少部分肿瘤由于包膜不完整或切除不彻底, 术后容易复发。非典型性或恶性孤立性纤维性肿瘤比较少见, 其诊断标准为瘤细胞密度增加, 核异型性明显, 核分裂象多见, 常≥4/10HPF, 并伴有坏死。

五、骨源性肿瘤

眼眶骨源性肿瘤大多数原发于眶骨或邻近鼻窦腔部位, 主要包括骨瘤、骨内血管瘤、骨化性纤维瘤、骨纤维结构不良、骨肉瘤。发生于眼眶软组织中的骨性肿瘤非常少见, 主要是间叶性软骨肉瘤和骨外骨肉瘤。

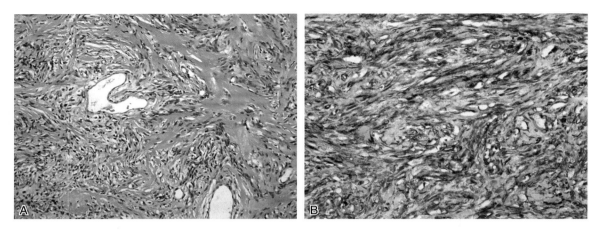

图 3-4-18　眼眶孤立性纤维性肿瘤

A. 瘤细胞呈短梭形,排列呈束状,其间有较大的树枝状血管和粗大的胶原纤维,HE×100;B. 瘤细胞对 CD34 呈强阳性表达,EnVision×200

(一) 骨瘤

眼眶骨瘤(orbital osteoma)是一种由成熟的板层骨或交织骨组成的良性肿瘤,大多数是发生于鼻窦的骨瘤侵及眼眶,好发于额窦和筛窦;而原发于眼眶骨的骨瘤比较少见。多发性骨瘤或伴有其他部位肿瘤者通常为 Gardner 综合征的一个组成部分。肿瘤大体可呈白色结节状、哑铃状或不规则形状,多数瘤体硬如岩石。本瘤实际上属于成熟板层骨的增生,瘤体由分化成熟、厚度不均的板层骨组成,形成或不形成哈佛管(图 3-4-19)。

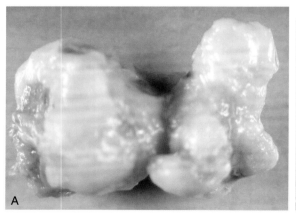
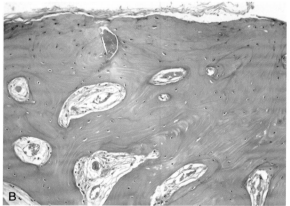

图 3-4-19　眼眶骨瘤

A. 肿瘤大体呈白色、不规则形状,边界清楚;B. 致密型骨瘤的病理图像,肿瘤主要由分化成熟的致密板层骨组成,HE×100

(二) 骨内血管瘤

眼眶骨内血管瘤(intraosseous hemangioma)非常少见,其属于一种骨内血管畸形,可发生于颧骨、筛骨或额骨,可累及单一或多块眶骨。有些患者可有局部外伤史。好发于中年女性,最常见于眶缘部,表现为眶缘部隆起的硬性肿物,表面光滑,发展缓慢。X 线检查可见病变部位呈低密度、蜂窝样改变。CT 检查显示肿物边界清楚,密度低于眶骨密度,其间有针状骨增生。肿物体积一般较小,直径在 10~15mm,边界比较清楚。镜下可见板层骨内或骨小梁之间灶状分布异常的毛细血管和管径较大的窦状血管。根据血管形态,可分为毛细血管型、海绵状型和混合型血管瘤,以海绵状型血管瘤最常见(图 3-4-20)。

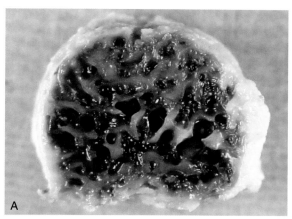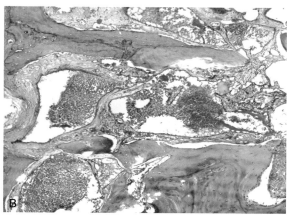

图 3-4-20 眼眶骨内海绵状血管瘤

A. 肿瘤大体呈结节状,边界清楚,切面紫红色,其间有多数黄白色骨小梁分隔的窦样腔隙;B. 病理图像显示骨小梁之间有许多扩张的窦状血管,HE×40

（三）骨化纤维瘤

骨化纤维瘤（ossifying fibroma）是一种边界清楚、由富于细胞的纤维组织和表现多样的矿化组织形成的良性骨纤维性病变,好发于颅面骨,多见于额骨、筛骨、颌骨及蝶骨。眼眶骨化性纤维瘤主要发生于青少年,多数属于青少年沙瘤样骨化纤维瘤（juvenile psammomatoid ossifying fibroma）和具有侵袭性生长的特性。X线平片和CT扫描具有诊断意义,大多数病变位于单一眶骨内,一般不会跨越骨缝累及多个眶骨,其特点为病变区骨质膨大,呈圆形或椭圆形、边界清楚的毛玻璃样影像或阻射与透射混合影;如伴有出血和囊性变,部分区域可呈低密度;病变外壁边缘可见界限清楚的骨壳。肿瘤主要由纵横交错状排列的纤维细胞和分化成熟的骨小梁组成,纤维细胞的密度不等,骨小梁边缘可见一排成骨细胞。青少年沙瘤样骨化纤维瘤的特点为在密度不一的纤维性间质中含有许多类似骨小体的矿化物质,呈椭圆形或不规则的圆球状,边缘有厚薄不一的类骨质（图 3-4-21）。

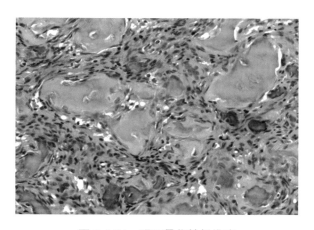

图 3-4-21 眼眶骨化性纤维瘤

肿瘤主要由交错状排列的纤维细胞和分化成熟骨小梁组成,骨小梁周围衬覆有一层成骨细胞,HE×200

（四）骨肉瘤

原发于眼眶骨的骨肉瘤（osteosarcoma）非常少见,多数是由于鼻窦骨壁或颅骨骨肉瘤的继发性侵犯。有些病例发生于头颈部肿瘤放疗后的部位（如视网膜母细胞瘤患者局部放疗后,尤其是遗传性视网膜母细胞瘤患者）,好发于 20~40 岁青年人,多见于男性,一般为单侧眼眶发病。有少数眼眶骨肉瘤发生于眼眶软组织内,称为骨外骨肉瘤,通常呈结节状、边界比较清楚、质地较硬的骨性肿物。骨肉瘤的基本病理特征为:①在梭形细胞肉瘤背景中有肿瘤性骨样组织;②梭形瘤细胞异型性明显,有大量病理性核分裂象,类似纤维肉瘤（图 3-4-22）。肿瘤性骨小梁大小不一,排列杂乱,骨小梁周围为肉瘤性细胞。

（五）间叶性软骨肉瘤

间叶性软骨肉瘤（mesenchymal chondrosarcoma）是一种由分化较成熟的透明软骨小岛和未分化的原始间叶细胞组成的软骨肉瘤,好发于头颈部和眼眶。一般认为肿瘤起源于软组织中原始未分化的间叶细胞。眼眶间叶性软骨肉瘤比较少见,好发于青壮年,单侧眼眶发病,主要表现为眼眶内肿物,进行性眼球突出、眼球移位,肿瘤生长较快。X线平片显示眼眶内边界比较清楚的高密度肿块影。CT 检查显示眼眶

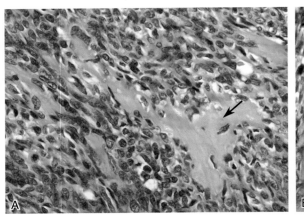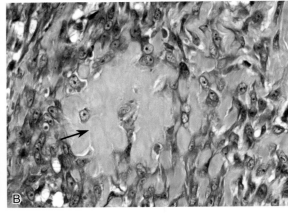

图 3-4-22 眼眶骨外骨肉瘤

A. 高分化性骨肉瘤,肿瘤主要由梭形纤维样细胞和骨样基质(箭头)组成,瘤细胞有明显异型性,且与骨样基质有过渡,HE×200;B. 另外 1 例显示骨样基质(箭头)周围有幼稚的骨母细胞,HE×200

内结节状或不规则形状、密度不均的高密度影,可见局灶性钙化影,肿瘤边界比较清楚。

肿瘤主要由未分化的原始间叶性瘤细胞和散在分布的软骨小岛组成。未分化的间叶性瘤细胞体积较小,胞核呈圆形或卵圆形、核染色质深染,胞质较少。瘤细胞多呈片状分布,且常与软骨小岛之间有移行过渡(图 3-4-23)。软骨小岛的形状和大小不一,但分化相对较好,有些软骨小岛中可见钙化或骨化灶。未分化的间叶性瘤细胞通常表达 NSE、Leu7 和 CD99,软骨细胞表达 S-100。本瘤属于恶性肿瘤,术后容易复发,部分病例可发生全身转移。

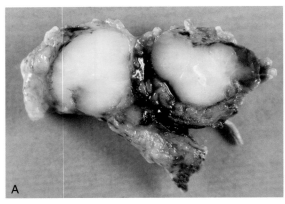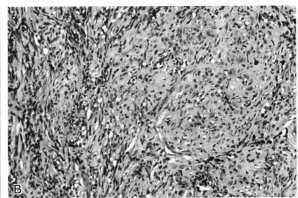

图 3-4-23 眼眶间叶性软骨肉瘤

A. 肿瘤大体呈结节状,切面呈白色软骨样,周围有纤维组织包绕;B. 病理图像显示肿瘤由小灶状高分化的软骨肉瘤和未分化的小圆形或短梭形肉瘤细胞组成,HE×200

六、神经源性肿瘤

眼眶内神经组织来源的肿瘤主要包括发生于视神经的脑膜瘤及胶质瘤,起源于外周神经的神经纤维瘤(神经纤维瘤病)和神经鞘瘤。其他类型的神经源性肿瘤比较少见,包括颗粒细胞瘤、腺泡状软组织肉瘤,副神经节瘤、黑色素神经外胚瘤、神经母细胞瘤和髓上皮瘤等。

(一) 脑膜瘤

大多数眼眶脑膜瘤(orbital meningioma)原发于视神经鞘膜内的脑膜细胞(主要是蛛网膜细胞),少数病例是由于颅内脑膜瘤的下行性蔓延,尤其位于嗅沟或蝶骨翼的颅内脑膜瘤容易侵犯到眼眶。另外有很少数原发性眼眶脑膜瘤发生在邻近眶骨膜部位或肌锥内,而与视神经无关联,这些肿瘤可能起源于异位的脑膜细胞。部分儿童视神经脑膜瘤可伴有神经纤维瘤病Ⅱ型。

　　原发性眼眶脑膜瘤好发于成年人，多见于女性，主要表现为眼眶内肿物、眼球突出和视力下降，临床体征通常与肿瘤部位有明显关系。肿瘤早期位于视神经鞘膜内生长，随着瘤体不断增大，瘤细胞可穿透视神经鞘膜外向眼眶内生长。起源于眼眶视神经的脑膜瘤主要是脑膜内皮细胞型和砂粒体型或两者混合型，其他类型脑膜瘤很少见。脑膜内皮细胞型病理特点为瘤细胞体积较大、呈多边形或合体细胞样，胞质丰富，胞核大而圆、染色淡；瘤细胞常呈旋涡状或同心圆状排列，其间少许纤维血管束分隔(图3-4-24)。砂粒体型脑膜瘤除上述特点外，瘤细胞内或细胞之间出现透明样变性，钙盐沉积，形成同心圆状砂粒体结构。眼眶纤维细胞型及血管瘤型脑膜瘤非常少见，主要见于发生于眼眶骨膜的脑膜瘤或来自颅内脑膜瘤蔓延。

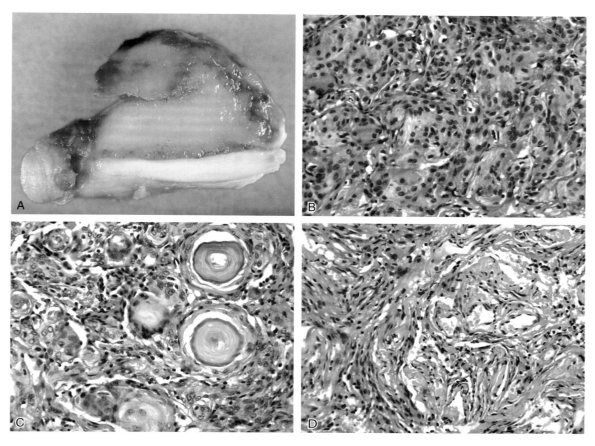

图 3-4-24　眼眶脑膜瘤
A. 眼眶内视神经脑膜瘤的大体标本，大部分肿瘤位于视神经一侧，并突破视神经鞘膜向外生长；B. 脑膜内皮型脑膜瘤，HE×200；C. 砂粒体型脑膜瘤，HE×200；D. 纤维细胞型脑膜瘤，HE×200

(二)视神经胶质瘤

　　视神经胶质瘤(optic nerve glioma)比较少见，可原发于视神经内的胶质细胞或来自颅内胶质瘤的蔓延，少数病例伴有神经纤维瘤病。多发生于10岁以下儿童，一般为单眼发病，主要表现为视力逐渐减退、视野缺损、视乳头水肿和眼球突出，后者多数向正前方呈轴性突出。CT检查显示眼眶内视神经梭形或椭圆形肿大，局部增粗显著，前后端较细；肿瘤内密度均质，边界清楚。伴有颅内蔓延者常显示视神经管扩大和视交叉部位高密度占位影。

　　肿瘤大体横断面上可见视神经增粗或局部膨大，视神经纤维被黄白色、均质的瘤组织代替，边界不清，有些瘤体内可见囊性变。大多数视神经胶质瘤为星形细胞瘤Ⅰ~Ⅱ级，肿瘤主要由分化良好的原纤维型星形细胞组成，或称为毛状星形细胞瘤。瘤细胞呈长纤维状、有较粗大的胞质突起，胞核比较小、呈圆形或椭圆形、淡染。瘤细胞常平行排列或呈旋涡状排列,其间有纤维血管束分隔。瘤细胞对 GFAP 呈强阳性表达(图 3-4-25)。恶性视神经胶质瘤非常少见,属于星形细胞瘤Ⅲ~Ⅳ级,肿瘤细胞可穿透局部视神经鞘膜,瘤体内常伴有出血。

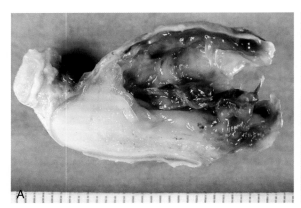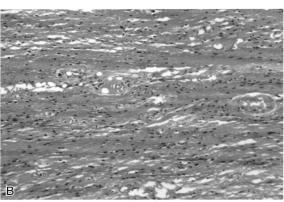

图 3-4-25 眼眶内视神经胶质瘤

A. 肿物大体显示视神经增粗,视神经纤维被黄白色瘤组织替代,一侧伴有囊样变性;B. 病理图像显示为纤维型星形细胞瘤,瘤细胞呈长纤维状,有较长的胞质突起,HE×100

(三)神经鞘瘤

神经鞘瘤(neurilemoma)是由周围神经的施万细胞增生所形成的外周神经性肿瘤,大多数属于良性肿瘤,少数神经鞘瘤伴发神经纤维瘤病。眼眶神经鞘瘤比较常见,国内一些大组病例报道其发病率占眼眶肿瘤的 4%~5%。肿瘤大体可呈椭圆形、梭形、哑铃状或不规则形状,绝大多数肿瘤表面有完整包膜。肿瘤切面呈黄色或黄白色,细腻,部分瘤体内伴有囊性变或小灶状出血。眼眶神经鞘瘤主要以经典型神经鞘瘤和细胞性神经鞘瘤为主,而退变型神经鞘瘤、丛状神经鞘瘤和色素性神经鞘瘤比较少见。显微镜下肿瘤主要由交替分布的 Antoni A 型和 Antoni B 型瘤细胞组成。Antoni A 型瘤细胞呈长梭形,常呈平行、纵横交错或旋涡状排列;胞质丰富,嗜伊红色;胞核长圆形或梭形、一端较尖细、平行排列在同一水平,形成典型的"栅栏状"排列(图 3-4-26)。Antoni B 型瘤细胞呈星状、椭圆形或淋巴细胞样,排列稀疏,胞质突起互相连接呈网状。

眼眶内富于细胞性神经鞘瘤属于神经鞘瘤的一种类型,主要特点为肿瘤细胞丰富,胞核染色质粗且深染,胞核变大,有一定多形性或出现一些怪形核,缺乏典型的栅栏状排列或 Verocay 结构,瘤体内血管壁有玻璃样变性且周围可见少量淋巴细胞浸润。此型神经鞘瘤容易复发。

眼眶恶性神经鞘瘤比较少见,好发于中青年,病变发展较快。瘤体一般较大,包膜不完整,切面有出血坏死。显微镜下主要由排列紧密,条束状增生的梭形瘤细胞组成,胞核形态不规则且深染,伴有明显异型性和病理性核分裂象。瘤细胞弥漫性生长,缺乏栅栏状排列,类似纤维肉瘤的形态。

(四)神经纤维瘤

神经纤维瘤(neurofibroma)主要由神经束周围的神经内膜、神经束膜及神经外膜的细胞增生所形成的局限性或弥漫性瘤样肿块。大多数眼眶神经纤维瘤伴有眼睑皮肤病变,属于神经纤维瘤病Ⅰ型的表现之一,多数为丛状神经纤维瘤和弥漫性神经纤维瘤,而局限性神经纤维瘤非常少见。

1. 丛状神经纤维瘤 无明显包膜,边界不清,受累的神经干可呈串珠状或索条状增粗。镜下肿瘤主要由大而增粗的神经纤维组成,其内的神经组织被神经纤维瘤样细胞所取代。每一条粗大神经纤维的外周都围绕有多层纤维性神经束膜,其内有不同数量的神经内膜细胞、施万细胞和轴突纤维。粗大的神经纤维之间有数量不等的长梭形瘤细胞,排列成束状或波浪状(图 3-4-27)。

2. 弥漫性神经纤维瘤 主要发生于眼睑皮肤,无包膜,肿物与周围组织分界不清。瘤细胞呈短梭形或卵圆形,在眼睑皮下组织中沿着结缔组织间隔、毛囊、睑板腺或脂肪小叶间弥漫性生长,瘤细胞间血管

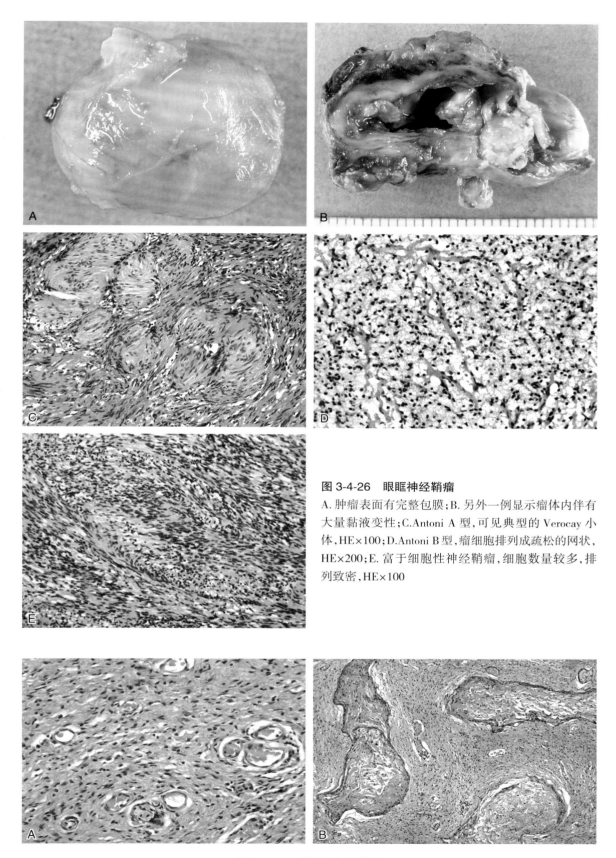

图 3-4-26 眼眶神经鞘瘤
A. 肿瘤表面有完整包膜;B. 另外一例显示瘤体内伴有大量黏液变性;C.Antoni A 型,可见典型的 Verocay 小体,HE×100;D.Antoni B 型,瘤细胞排列成疏松的网状,HE×200;E. 富于细胞性神经鞘瘤,细胞数量较多,排列致密,HE×100

图 3-4-27 眼眶神经纤维瘤
A. 眼眶弥漫性神经纤维瘤,神经纤维呈波浪状排列,胞核呈短梭形,纤维之间含有较多的血管,HE×200;B. 丛状神经纤维瘤,瘤细胞间有粗大的神经纤维束,HE×100

丰富,一般无粗大的神经纤维。

3. 局限性神经纤维瘤 非常少见,通常呈圆形或不规则形状,表面可有较薄的假性纤维膜。肿瘤主要由交织排列的梭形瘤细胞束组成,细胞界限不清,胞质淡嗜伊红色,胞核细长、深染,排列成波浪状、束状或旋涡状。免疫组织化学染色,瘤细胞对 S-100 蛋白呈阳性表达。

(五)腺泡状软组织肉瘤

腺泡状软组织肉瘤(alveolar soft part sarcoma)是一种分化方向尚不明确的恶性肿瘤,有些学者认为属于神经嵴、血管或肌源性肿瘤。眼眶腺泡状软组织肉瘤非常少见,多见于女性和青壮年,单侧眼眶发病。肿瘤边界较清楚或有不完整的假性包膜,切面可见出血、坏死等。镜下瘤细胞体积较大,圆形或多边形,细胞界限清楚;胞质比较丰富,内含有淡嗜酸性、PAS 染色阳性的颗粒。胞核圆或椭圆形,于细胞中央或偏位,核染色较淡,核仁显著。瘤细胞常排列成大小不一的假腺泡状或巢状,其间有丰富的裂隙状毛细血管网(图 3-4-28)。免疫组织化学染色,瘤细胞对 Vimentin、Desmin、MyoD1 呈阳性表达。肿瘤较大或瘤细胞弥漫性浸润眶内者预后较差。

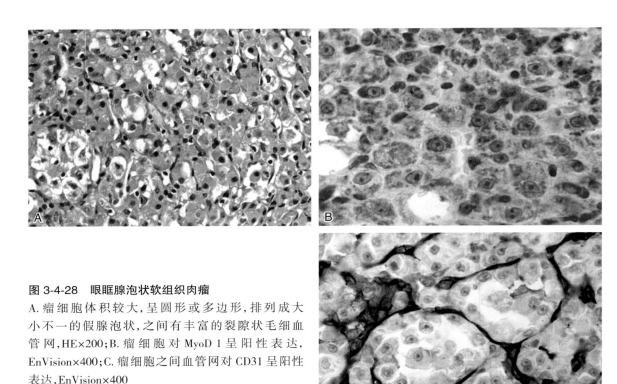

图 3-4-28 眼眶腺泡状软组织肉瘤
A. 瘤细胞体积较大,呈圆形或多边形,排列成大小不一的假腺泡状,之间有丰富的裂隙状毛细血管网,HE×200;B. 瘤细胞对 MyoD 1 呈阳性表达,EnVision×400;C. 瘤细胞之间血管网对 CD31 呈阳性表达,EnVision×400

(六)颗粒细胞瘤

颗粒细胞瘤(granular cell tumor,GCT)是一个由胞质呈嗜伊红色颗粒状的圆形或多边形细胞组成的良性肿瘤,好发于四肢、躯干和头颈部,比较少见。本瘤最早由 Abrikosoff 提出,认为来自骨骼肌,故又称之为颗粒细胞肌母细胞瘤。近年来,经电镜和免疫组化等研究证明,颗粒细胞瘤来源于神经鞘的施万细胞分化。眼眶颗粒细胞瘤的报道比较少见,多数为个案报道,以眼外肌受累最多见。肿瘤无明显包膜,主要由呈巢状、片状或宽带状排列的圆形或多边形细胞组成,细胞大小比较一致,胞质丰富且红染,内含有大量 PAS 染色阳性的颗粒;胞核位于细胞中央,呈固缩状或空泡状。瘤细胞之间有宽窄不等的结缔组织纤维间隔;有些瘤细胞穿插于横纹肌纤维之间或围绕周围神经生长。免疫组织化学染色,瘤细胞对 S-100蛋白,NSE 和 MBP 呈阳性表达(图 3-4-29)。

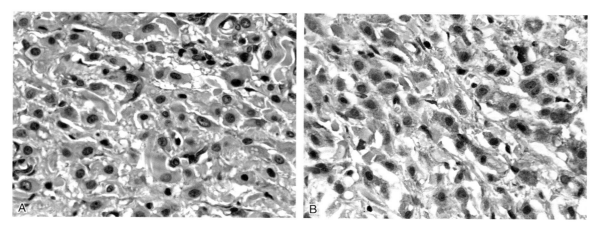

图 3-4-29　眼眶颗粒细胞瘤

A. 肿瘤细胞呈多边形,呈带状排列,瘤细胞胞浆丰富,胞核位于细胞中央,瘤细胞之间有少量纤维结缔组织分隔,HE×400;B. 免疫组织化学染色,瘤细胞对 S-100 蛋白呈阳性表达,EnVision×400

恶性颗粒细胞瘤比较少见,其病理诊断标准为肿瘤细胞有明显多形性,瘤细胞呈梭形,胞核增大、核质比增大、可见明显核仁,有凝固性坏死,核分裂象 >5 个 /50HPF。肿瘤直径 >3cm 和增长迅速通常提示恶性颗粒细胞瘤的可能。有文献报道一些具有"良性"细胞形态的恶性颗粒细胞瘤确实存在,患者术后可反复复发和发生全身转移。

七、眼眶淋巴组织增生性病变

近 30 年来随着临床实践的总结和一些新的诊断技术的出现,尤其是免疫组织化学和分子生物学技术的发展,发现眼眶内淋巴组织增生性病变包括有许多特殊类型,如 Kimura 病、淋巴上皮病变、IgG4 相关性硬化性疾病、Castleman 病等,这些病变均具有明确的临床特征和病理学特点。有些眼眶淋巴组织增生性病变诊断比较困难,缺乏典型的临床和病理学特征,不能归类于目前已知的疾病分类,通常诊断为反应性淋巴组织增生或滤泡状淋巴组织增生。

（一）反应性淋巴组织增生

大多数反应性淋巴组织增生的病理特点为:①以成熟的 B 小淋巴细胞增生为主的细胞多样化,病变中掺杂有成熟的浆细胞、免疫母细胞、组织细胞;②小淋巴细胞似正常的淋巴细胞,分化成熟,体积较小,胞质少,核染色质较深,无细胞异型性;③病变中可伴有不同程度淋巴滤泡增生,滤泡大小不一;④免疫组织化学染色显示 T 淋巴细胞和 B 淋巴细胞标记为正常型;⑤基因重排检测呈多克隆性增生(图 3-4-30)。

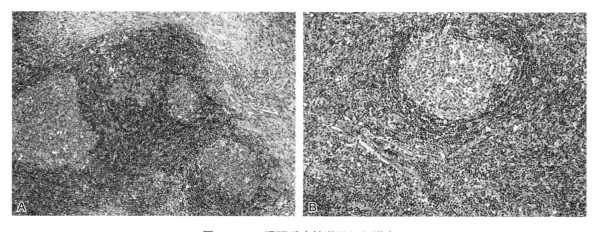

图 3-4-30　眼眶反应性淋巴组织增生

A. 增生的淋巴组织中可见大小不一的淋巴滤泡,HE×50;B. 淋巴滤泡结构正常,生发中心扩大,HE×100

有些淋巴组织增生可发展为 B 小细胞性淋巴瘤或伴发全身其他部位淋巴组织增生性病变。因此临床上对诊断为淋巴组织增生的患者要注意随查,尤其是术后反复复发或诊断为非典型性淋巴组织增生的病变,必要时应做基因重排检测,排除淋巴瘤性病变。

(二) Kimura 病

Kimura 病又称为嗜酸性淋巴肉芽肿(eosinophilic lymphogranuloma)最初是由我国金显宅医师于1937年首先报道,以嗜酸性粒细胞增生性淋巴肉芽肿命名。1948 年日本木村哲二报道相似病变,称之为木村病(Kimura 病),并一直沿用至今。本病病因还不完全清楚,目前认为是一种过敏性或自身免疫性疾病,属于良性淋巴组织增生性病变。好发于亚洲人头颈部皮下,是一个具有特殊组织形态的良性淋巴组织增生性病变。

眼眶 Kimura 病好发于男性青壮年,多数为单侧病变,通常累及泪腺和外直肌。半数以上患者显示外周血中嗜酸性粒细胞数目增多,部分患者伴有区域淋巴结肿大,血清中 IgE 水平增高。病理特点为在淋巴组织增生性病变背景中,有大量大小不一的淋巴滤泡、毛细血管增生和嗜酸性粒细胞浸润,后者通常形成小灶状浸润或嗜伊红色微脓疡状。病变中增生的血管为毛细血管,管径较小,衬覆有扁平或轻度肿胀的内皮细胞,很类似于毛细血管后微静脉。有些淋巴滤泡内可见纤细的无定形的嗜酸性物质,其多为免疫球蛋白,IgE 抗体染色显示阳性(图 3-4-31)。

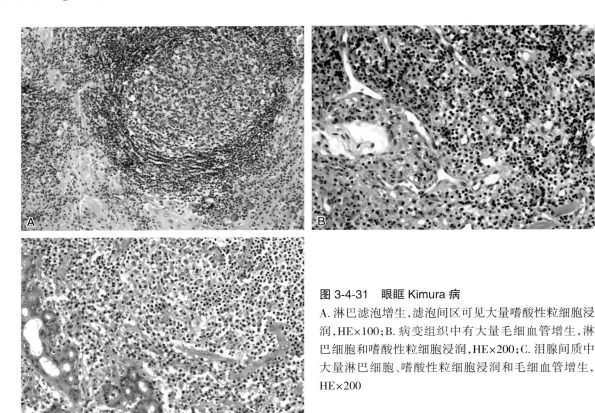

图 3-4-31　眼眶 Kimura 病

A. 淋巴滤泡增生,滤泡间区可见大量嗜酸性粒细胞浸润,HE×100;B. 病变组织中有大量毛细血管增生,淋巴细胞和嗜酸性粒细胞浸润,HE×200;C. 泪腺间质中大量淋巴细胞、嗜酸性粒细胞浸润和毛细血管增生,HE×200

(三) IgG4 相关性疾病

IgG4 相关性疾病是一种新近认识的临床疾病类型,是一种系统性疾病。本病好发于胰腺,还可以累及眼眶、唾液腺、甲状腺、肝胆系统、肺、乳腺和淋巴结等多个器官和组织。IgG4 相关性疾病诊断要点为受累器官或部位形成瘤样肿块,病变部位有大量淋巴细胞、浆细胞浸润和不同程度纤维化、闭塞性静脉炎、大量 IgG4 阳性浆细胞以及血清学检查 IgG4 滴度明显增高。病变可同时或相继累及多个器官或组织。

眼眶 IgG4 相关性疾病主要发生于成年人眶部泪腺,单侧或双侧发病,有些患者先前伴有唾液腺或肿大的淋巴结手术切除史或过敏性疾病。肿瘤大体呈结节状,边界清楚。病理特点为弥漫性淋巴细胞、浆细胞浸润,伴有淋巴滤泡形成和不同程度的纤维化。增生的淋巴细胞和浆细胞分化成熟,无明显异型性,其间可见少量嗜酸性粒细胞。眼眶 IgG4 相关性病变中闭塞性静脉炎比较少见。免疫组织化学染色:多数学者认为具有诊断意义的是 IgG4 阳性浆细胞绝对值 >50 个 /HPF 或 IgG4/IgG 阳性浆细胞比值 >40%(图 3-4-32)。

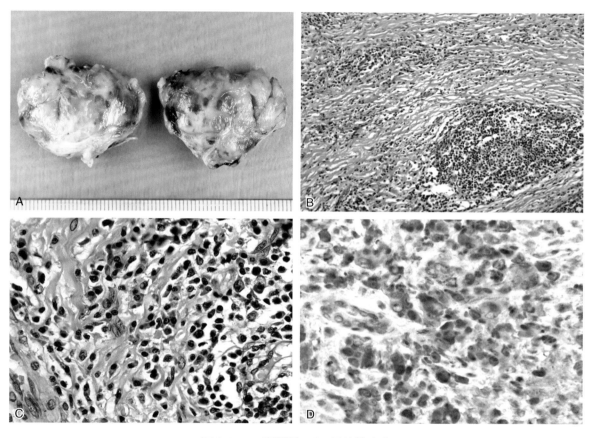

图 3-4-32 双眼眶 IgG4 相关性疾病
A. 双眼泪腺部肿物大体呈结节状,边界清楚;B. 显微镜下显示淋巴组织增生,伴有淋巴滤泡,滤泡间区可见席纹状纤维组织增生和大量分化成熟的浆细胞浸润,HE×100;C. 高倍镜下显示大量分化成熟的浆细胞增生,HE×400;D. 免疫组织化学染色可见大量 IgG4 染色阳性的浆细胞,EnVision×400

(四)良性淋巴上皮病变

良性淋巴上皮病变(benign lymphoepithelial lesion,BLEL)又称 Mikulicz 病,目前多认为是一种自身免疫性疾病,也有些学者认为其属于 IgG4 相关性眼病的一种类型,两者之间有很多共性。临床表现为单侧或双侧眶部泪腺慢性对称性肿大,无明显疼痛,部分病例伴有唾液腺增大,多见于中年女性。大体观察泪腺肿大呈结节状,表面有很薄的纤维膜包绕。主要病理特点为泪腺腺泡间质内有大量分化成熟的淋巴细胞、浆细胞增生,其间可见腺泡萎缩和残存的导管上皮增生,并形成界限比较清楚的上皮小岛。有些病变内伴有淋巴滤泡或少量嗜酸性粒细胞浸润。免疫组织化学染色显示淋巴细胞呈多克隆性增生,其间可见散在的 keratin 染色阳性的肌上皮岛(图 3-4-33)。IgH 基因重排检测显示多克隆性增生。尽管本病大多数为良性淋巴细胞增生性病变,但确有少数病变可发展为 MALT 型结外边缘区 B 细胞淋巴瘤。

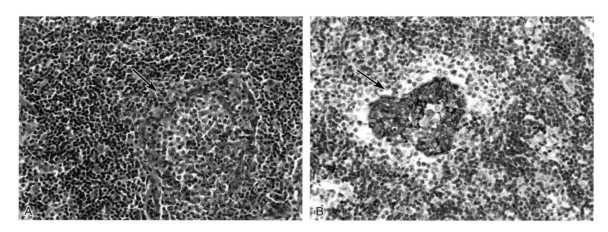

图 3-4-33 眼眶泪腺良性淋巴上皮病变
A. 泪腺组织中淋巴组织增生,其间可见小岛状导管上皮增生(箭头),HE×200;B. 免疫组织化学染色增生的导管上皮对 Keratin 呈阳性表达,EnVision ×200

八、眼眶淋巴瘤

近年来淋巴瘤的发病率在世界范围内都有所增加,查阅近 20 年来国内外一些大组病例报道,眼附属器淋巴瘤的发病率约占眼眶肿瘤的 10%,大多数为局限性病变,少数病例伴有全身其他器官或组织的淋巴瘤。目前淋巴瘤的诊断和分类标准主要参照于世界卫生组织(WHO)的血液和淋巴组织的病理学和遗传学分类。按照 WHO 的诊断和分类标准,每一种类型的淋巴瘤都建立在对组织学形态、免疫表型、遗传学和临床特征的综合认识的基础之上,都与临床有密切关联。每一种类型的淋巴瘤均有不同程度的异质性,存在组织形态学、免疫表型和临床生物学行为等方面的特点。

眼眶淋巴瘤主要是非霍奇金性淋巴瘤,大多数是发生于成熟 B 细胞的小细胞性淋巴瘤,以黏膜相关淋巴组织结外边缘区 B 细胞淋巴瘤(extranodal marginal zone B-cell lymphoma of mucosa-associated lymphoid tissue,MALT 淋巴瘤)最为常见,国内报道其发病率为 81.3%~91%,国外为 52%~78%。除 MALT 淋巴瘤外,另外较为常见的是弥漫性大 B 细胞淋巴瘤(diffuse large B cell lymphoma,DLBCL),属于中高度恶性的淋巴瘤。其他类型的淋巴瘤,包括滤泡性淋巴瘤、套细胞淋巴瘤,小细胞性淋巴瘤 / 慢性淋巴细胞白血病、淋巴浆细胞性淋巴瘤,结外 NK/T 细胞淋巴瘤鼻型(extranodal NK/T cell lymphoma,nosal type),Burkitt 淋巴瘤和髓外浆细胞瘤均可发生于眼眶内,但其发病率较低。

（一）MALT 淋巴瘤

MALT 淋巴瘤是一种小 B 细胞淋巴瘤,起源于黏膜相关淋巴组织,好发于成年人眼眶部泪腺或软组织内,单侧或双侧发病。文献报道双侧发病率约为 11%,可同时或先后发病。典型的 MALT 淋巴瘤是由结节状或成片状分布、小到中等大小的淋巴细胞组成,类似中心细胞或单核样 B 细胞,胞质较少或相对丰富,胞核圆形或不规则,染色质凝集,核仁不明显,核分裂象少见(图 3-4-34)。MALT 淋巴瘤为低度恶性淋巴瘤,大多数预后较好,肿瘤切除不彻底可复发,5 年生存率可达 90% 以上。有些病变可转变为弥漫性大 B 细胞淋巴瘤或伴发其他部位淋巴瘤。

（二）弥漫性大 B 细胞淋巴瘤

国外报道眼眶 DLBCL 占全部眼眶淋巴瘤的 15.00%~29.13%,国内报道为 6.1%~17.1%,近年来发病率有增高的倾向。DLBCL 主要发生于成年人,发病急,病变发展较快,病史通常在数月至 1 年之内,患者临床症状明显,表现有眼睑肿胀、结膜充血水肿、眼球突出、眼球运动受限或视力下降等症状。肿瘤细胞弥漫性增生,形态多样,主要是中心母细胞、免疫母细胞或间变性大 B 细胞,其间可散布有少量小淋巴细胞或组织细胞。瘤细胞体积较大,通常是正常淋巴细胞的 2~3 倍以上,胞质丰富,嗜酸或嗜双色;胞核大,圆形或椭圆形,染色质呈粗颗粒状,核仁明显,有明显核分裂象(图 3-4-35)。肿瘤细胞可广泛侵及眼眶内脂肪组织、肌纤维或泪腺组织。免疫组织化学染色,肿瘤细胞表达 CD20、CD79a 等 B 细胞相关抗原,大多

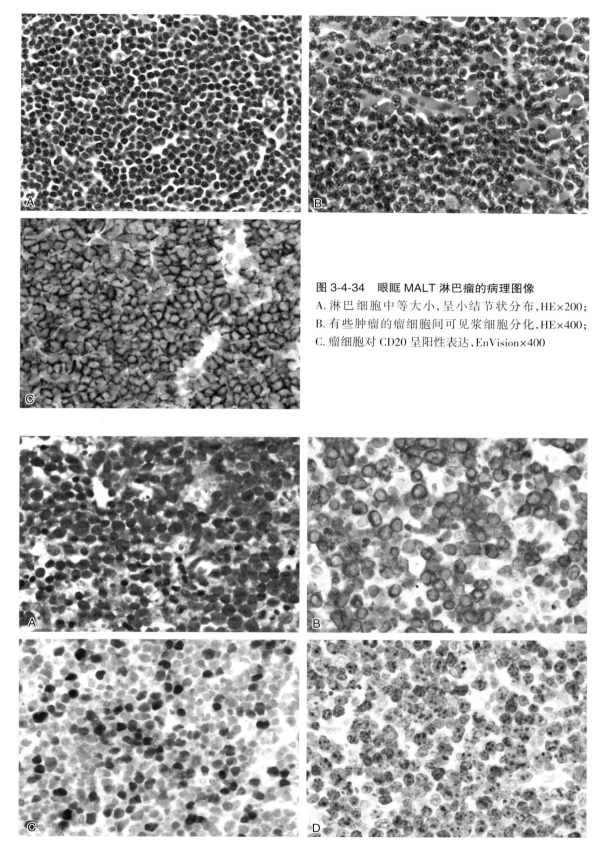

图 3-4-34 眼眶 MALT 淋巴瘤的病理图像
A. 淋巴细胞中等大小,呈小结节状分布,HE×200;
B. 有些肿瘤的瘤细胞间可见浆细胞分化,HE×400;
C. 瘤细胞对 CD20 呈阳性表达,EnVision×400

图 3-4-35 眼眶弥漫性大 B 细胞淋巴瘤,非生发中心来源
A. 肿瘤细胞体积较大,胞质中等,胞核有明显异型性,HE×400;B. 瘤细胞对 CD20 呈弥漫性阳性表达,
EnVision×400;C. 瘤细胞对 MUM-1 呈阳性表达,EnVision×400;D.Ki67 阳性细胞指数大于 80%,EnVision×400

数瘤细胞表达 Bcl-6 蛋白和 Bcl-2 蛋白,Ki67 阳性指数高达 40% 以上。

近年来按照 WHO 分类的标准,使用免疫组织化学检测 CD10、Bcl-6 和 MUM-1,将 DLBCL 分为中心细胞来源(CD10 阳性,Bcl-6 阳性/阴性,MUM-1 阴性)和非生发中心来源(CD10 阴性,Bcl-6 阳性/阴性,MUM-1 阳性)二个免疫组化亚群,中心细胞来源的 DLBCL 对治疗反应和预后都好于非中心细胞来源的 DLBCL。一经病理确诊为 DLBCL,术后必须做相关的全身检查排除其他系统淋巴瘤;并且根据有无全身性病变,辅以局部放疗和化疗。

(三)滤泡性淋巴瘤

滤泡性淋巴瘤(follicular lymphoma)是滤泡生发中心 B 细胞来源的一种 B 细胞淋巴瘤,由中心细胞和中心母细胞混合组成,瘤细胞常聚集成相互融合的滤泡结构。国外大组病例报道眼眶滤泡性淋巴瘤的发病率占 23%,但国内眼眶滤泡性淋巴瘤的发病率较低。主要发生于成年人,大多数为单侧眼眶发病,有少数患者可伴有全身淋巴瘤或骨髓受累。

病理特点为瘤细胞形成大小相近、排列紧密的肿瘤性滤泡状结构,这些滤泡缺乏套区结构,瘤细胞成分单一,主要由中心细胞和中心母细胞混合组成。中心细胞较小,胞质少,胞核不规则,有核裂,无明显核仁;中心母细胞体积稍大,胞核圆形或卵圆形,空泡状,可见 1~3 个贴边核仁。有些肿瘤性滤泡体积较大,相互融合或出现背靠背现象。滤泡性淋巴瘤通常表达 CD20、CD79a、CD10、Bcl-6 等相关抗原;滤泡内瘤细胞 Bcl-2 表达阳性(图 3-4-36)。

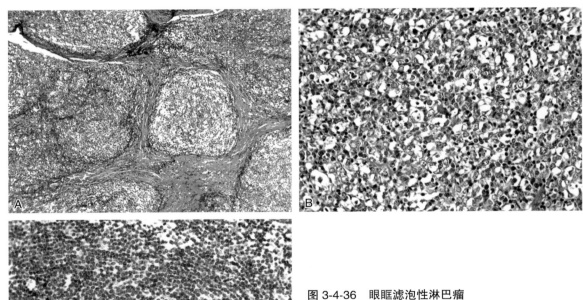

图 3-4-36　眼眶滤泡性淋巴瘤
A. 细胞被纤维组织分隔成假性滤泡状,HE×40;B. 瘤细胞主要为中心细胞和中心母细胞,HE×200;C. 滤泡内瘤细胞对 Bcl-2 呈阳性表达,EnVision×200

(四)套细胞淋巴瘤

套细胞淋巴瘤(mantle cell lymphoma)是一种相对少见的小 B 细胞淋巴瘤,侵袭性较强。目前多认为套细胞淋巴瘤起源于套区内层未受抗原刺激的淋巴细胞,是由单一形态的小至中等淋巴样细胞组成。套细胞淋巴瘤主要发生在淋巴结,其次可发生于脾、骨髓、胃肠道和 Waldeyer 咽淋巴环等结外部位。眼眶套细胞淋巴瘤非常少见,主要发生于成年人,多见于男性,单侧或双侧眼眶发病,病史较短,发病急,部分患者伴有全身淋巴结肿大或其他器官组织淋巴瘤。有些 MALT 淋巴瘤可转变为套细胞淋巴瘤。

病理特点为单一性肿瘤细胞增生，细胞小至中等大小，胞核不规则，非常类似于中心细胞，有数量不等的核分裂象。瘤细胞间可见玻璃样变小血管及散在上皮样组织细胞。免疫组织化学染色，肿瘤细胞 CD20、CD22、CD79a、CD5、cyclin D1、CD43、Bcl-2 呈阳性表达，Ki67 指数 5%~50%（图 3-4-37）。套细胞淋巴瘤通常累及淋巴结、骨髓和多个器官组织，因此对患者应进行较详细的全身和骨髓检查。

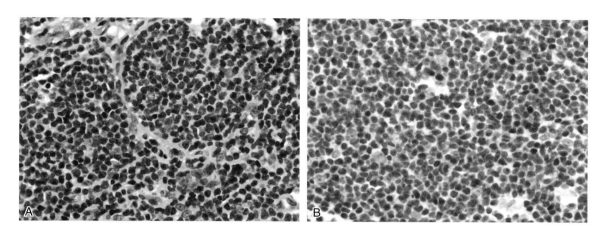

图 3-4-37　套细胞淋巴瘤

A. 瘤细胞呈结节状分布，胞核中等大小，HE×400；B. 瘤细胞对 Cyclin D1 呈阳性表达，EnVision×400

（五）浆细胞瘤

浆细胞瘤包括浆细胞骨髓瘤（多发性骨髓瘤），骨孤立性浆细胞瘤和骨外浆细胞瘤（髓外浆细胞瘤）三种类型。眼眶浆细胞瘤非常少见，文献中大多数是个案报道，其中大多数伴发于浆细胞骨髓瘤，少数病例为骨外骨髓瘤。眼眶浆细胞瘤主要发生于成年人，表现为眼眶内肿物或眶缘部肿物、眼球突出，部分病例伴有眼睑结膜肿胀或视力减退，有些病例伴有口鼻咽部或上呼吸道病灶。伴发于浆细胞骨髓瘤的患者发病年龄相对较大，眼部临床症状明显，影像学检查显示眼眶内肿物、眼眶骨壁破坏性改变和全身多发性骨质破坏性病灶；通常合并有全身和中枢神经系统病变。

浆细胞瘤主要由不同分化程度的浆细胞组成，瘤细胞呈卵圆形或多角形，胞质丰富嗜碱性，胞核偏位，核染色质呈车辐状，无明显核仁（图 3-4-38）。有些瘤细胞似浆母细胞，核浆比例增大，核染色质粗，有明显核仁或多形核，有一定的细胞异型性。免疫组织化学染色，CD79a、CD38、CD138、OCT2 呈阳性表达，CD20、CD43、PAX5 呈阴性表达。分子生物学检测，肿瘤细胞 Ig 基因重排阳性。

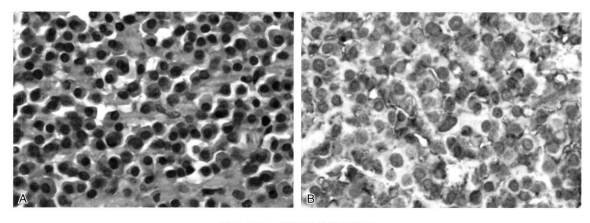

图 3-4-38　眼眶髓外浆细胞瘤

A. 肿瘤细胞主要为分化程度不同的浆细胞组成，核偏位，有轻度异型性，HE×400；B. 瘤细胞对 CD138 呈弥漫性阳性表达，EnVision×400

九、非感染性眼眶炎症

眶内非感染性炎症并不少见，大多数病变与自身免疫性病变有关，其可为眼眶局部病变或属于全身性病变在眼眶的局部表现。根据临床病理学特点，非感染性炎症分为特异性炎症和非特异性炎症，前者病变通常具有特殊的组织学形态和明确病因，而后者缺乏特异性组织学形态和病因。眶内非感染性特异性炎症有多种类型，包括类肉瘤病、甲状腺相关性眼病、Wegener 肉芽肿、特发性眼眶硬化性炎症、脂肪坏死性肉芽肿、皮样囊肿破裂或眶内异物引起的肉芽肿性病变等。眶内非感染性非特异性炎症，又称为特发性眼眶炎性假瘤，通常缺乏明确的病因和病理学特点。

（一）特发性眼眶炎性假瘤

特发性眼眶炎性假瘤（idiopathic orbital inflammatory pseudotumor），又称为非感染性非特异性眼眶炎症（noninfectious nonspecific orbital inflammations），指由多种类型炎性细胞浸润和不同程度纤维化组成的非特异性炎性病变，且除外其他局部或全身的病因。本病病因还不十分清楚，多数学者认为属于自身免疫性疾病。目前特发性眼眶炎性假瘤的分型主要根据病变累及部位，分为泪腺炎型、肌炎型、巩膜周围炎、视神经周围炎、弥漫性眼眶炎症和炎性肿块型，临床和影像学表现通常与病变累及部位相关。急性、亚急性炎症的病理特点为病变组织水肿，有不同数量的中性粒细胞、淋巴细胞、浆细胞或嗜酸性粒细胞浸润。慢性炎症的特点是在上述炎性病变背景中伴有不同程度纤维化或淋巴滤泡形成（图 3-4-39）。弥漫性眼眶内炎症可广泛累及眶内脂肪、眼外肌。泪腺腺泡之间有大量淋巴细胞和浆细胞浸润外，通常伴有泪腺导管或小叶间纤维细胞增生、结缔组织纤维化或腺泡萎缩。

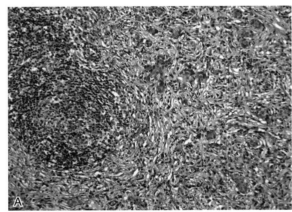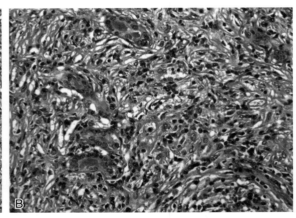

图 3-4-39　特发性眼眶炎性假瘤

A. 泪腺间质中大量淋巴细胞、浆细胞浸润和成纤维细胞增生，伴有淋巴滤泡形成，HE×100；B. 高倍镜下显示泪腺腺泡萎缩和间质纤维化，HE×200

（二）特发性眼眶硬化性炎症

特发性眼眶硬化性炎症（idiopathic sclerosing orbit inflammation）属于眼眶非特异性炎症的一种特殊类型，病因不清，可能与自身免疫性疾病有关。有些患者伴有特发性腹膜后纤维化、木样甲状腺炎或硬化性胆管炎。本病好发于中青年，单侧或双侧眼眶均可发病，可累及眼眶任何部位，最常见于泪腺和眶尖部。大多数发病时间较短，表现为眼眶内肿物、眼球突出、眶周疼痛，伴有眼睑结膜充血水肿、视力下降或眼球运动受限。病理特点为病变组织中大量成熟的胶原纤维弥漫性增生，其间仅有少量的淋巴细胞、浆细胞、中性粒细胞浸润和成纤维细胞增生（图 3-4-40）。本病应注意与其他类型炎症后纤维化鉴别，后者是在炎症基础上的逐渐纤维化，伴有较多的炎性细胞和成纤维细胞增生。

（三）类肉瘤病

类肉瘤病（sarcoidosis）又称为结节病，是慢性或亚急性泪腺肿大的病因之一，属于泪腺特异性肉芽肿性炎症。全身结节病通常累及泪腺，但并非都具有明显的眼部临床体征，有人报道大约 7% 的全身类肉瘤病患者出现泪腺肿大。本病多发生于中、老年人,累及单侧或双侧眼眶,表现为眼眶外上方泪腺区肿物,边界清楚,触之较硬,无明显疼痛。

　　肿物大体常呈不规则结节状,无完整包膜,质地较硬。类肉瘤病的基本病变是形成非干酪样坏死性上皮样细胞结节,由类上皮细胞、单核细胞、淋巴细胞和多核巨噬细胞组成;结节内无干酪样坏死(图 3-4-41)。多核巨噬细胞的胞质内可见到星形体和 Schaumann 小体;星形体为胞质内的透明区中含有强嗜酸性染色的放射状小体;Schaumann 小体是球形同心层状结构,为含有钙和铁的蛋白质。诊断类肉瘤病之前必须排除增生性结核和其他肉芽肿性炎症,应作较详细的临床和实验室检查,排除结核、细菌、寄生虫或真菌感染性病变。有些患者无全身类肉瘤病的临床体征,仅表现为泪腺或眼眶内局限性病变,此种情况下宜诊断为类肉瘤病样肉芽肿。

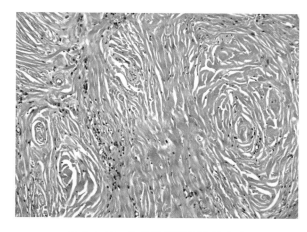

图 3-4-40　特发性眼眶硬化性炎症
病变组织中有大量呈束状或旋涡状分布的粗大的胶原纤维增生,其间有很少量淋巴细胞浸润,HE×100

（四）胆固醇性肉芽肿

　　胆固醇性肉芽肿(cholesterol granulomas)的病因可能与眶骨局限性发育异常引起的自发性出血或眶骨外伤有关,好发于成年人眼眶颞上象限。CT 或 MRI 检查显示病变呈单发或多发性囊性病变,与周围骨膜粘连,并伴有骨质缺损。肿物外观常类似于囊肿,囊壁为纤维组织,囊内容物呈黄绿色豆渣样。病理特点为由大量单核细胞、多核巨噬细胞组成的肉芽肿性炎症,其间有大量胆固醇结晶裂隙或棕黄色的草酸盐结晶,有时可见到被破坏的骨板碎块或呈灶状分布的泡沫状巨噬细胞(图 3-4-42)。

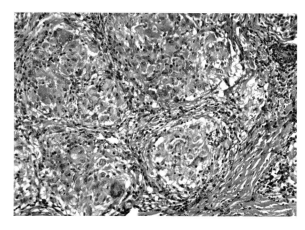

图 3-4-41　眼眶泪腺类肉瘤病
病变组织中有多数由类上皮细胞、单核细胞、淋巴细胞和多核巨噬细胞组成的肉芽肿性结节,结节内无干酪样坏死,HE×100

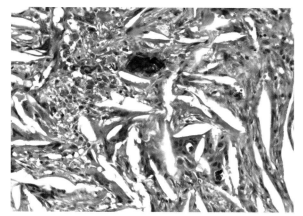

图 3-4-42　眼眶胆固醇性肉芽肿
病变中有大量菱形的胆固醇结晶和大小不一的草酸盐结晶,HE×200

十、眼眶继发性和转移性肿瘤

（一）眼眶内继发性肿瘤

　　眼眶周围组织的原发性肿瘤,包括鼻窦,颅内、鼻咽部、眼球内、结膜及眼睑的恶性肿瘤均可直接侵犯或蔓延到眼眶内。临床症状常依据原发瘤的部位而定。

　　1. 鼻窦肿瘤　眼眶周围有鼻窦相邻,其与鼻窦之间仅有一层较薄的骨板相隔。鼻窦的良性或恶性肿瘤不仅可直接穿透这些薄的骨板直接进入眼眶内,还可以通过骨板上血管和神经穿入部位进入眼眶内。与鼻窦肿瘤相关的眼眶内继发性肿瘤大多数来自上颌窦、筛窦、额窦或蝶窦。恶性肿瘤主要为中度或低度分化的鳞状细胞癌。侵及眼眶的鳞状细胞癌通常保持原发性肿瘤的形态学特点,癌细胞排列成巢状或片块状,常可见角化珠。首诊为眼眶内侧的鳞状细胞癌,应首先排除鼻窦或泪囊部肿瘤。少数鼻窦黏膜上皮起源的鳞状细胞乳头状瘤或炎性息肉亦可由于反复复发而恶变,导致眼眶骨壁破坏和肿瘤侵入眼眶。嗅神经母细胞瘤、鼻窦黏膜下纤维肉瘤、恶性淋巴瘤等均可侵犯到眼眶内。

2. 眼睑或结膜的恶性肿瘤   少数眼睑和结膜的恶性肿瘤可直接侵犯或蔓延到眼眶内,导致眼球突出及眼球运动受限。这些肿瘤包括浸润性生长的眼睑基底细胞瘤、睑板腺癌、结膜鳞状细胞癌、黏液表皮样癌、Merkel细胞癌或黑色素瘤等。尤其是内眦部皮肤或结膜的恶性肿瘤切除不彻底,更容易侵犯眼眶内。某些结膜下淋巴细胞性病变或皮样脂肪瘤也可以直接蔓延到眼眶内。

3. 眼球内恶性肿瘤和颅内肿瘤   眼内视网膜母细胞瘤、睫状体髓上皮瘤、脉络膜黑色素瘤及葡萄膜转移癌等均可经巩膜血管神经穿入部位、视神经或侵及巩膜等途径直接侵犯到眼眶内。如果影像学检查提示与眼球壁相连的眼眶肿物,应考虑到眼内肿瘤侵犯眼眶内的可能性。幼儿或儿童患者主要是视网膜母细胞瘤和髓上皮瘤,成年人患者中多数是来自于脉络膜的转移癌或黑色素瘤(图3-4-43)。有些葡萄膜淋巴瘤可伴有眼眶内病变。某些颅内肿瘤,如颅内星形细胞瘤或脑膜瘤亦可沿视神经蔓延或侵透眼眶骨壁后而进入眼眶内生长。

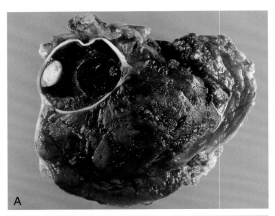
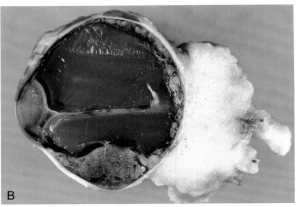
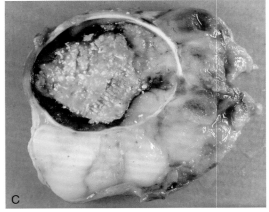

图 3-4-43   眼眶内继发性肿瘤
A. 眼内脉络膜黑色素瘤侵犯到眼眶内;B. 眼内脉络膜转移性前列腺癌侵犯眼眶内;C. 视网膜母细胞瘤侵犯眼眶内

(二)眼眶转移性肿瘤

由于眼眶组织中没有淋巴管,所以眼眶转移性肿瘤均来自血源性转移,一般是经肺脏然后再转移到眼眶内。因此,眼眶转移癌患者首先应检查肺脏有无转移癌病灶。儿童和成年人眶内转移性肿瘤的类型明显不同。儿童眶内转移癌主要是胚胎性或未分化性肉瘤,如神经母细胞瘤、Ewing瘤、髓母细胞瘤。成年人眶内转移癌主要是癌瘤,女性多见于乳腺癌,男性多见于肺癌,其他肿瘤,如肾、睾丸、前列腺、胃肠道或肝脏等部位的癌肿亦会转移至眼眶内,但肉瘤很少转移到眼眶。

（三）白血病

白血病（leukemia）是造血系统的恶性肿瘤，尤其急性粒细胞性白血病和淋巴细胞性白血病容易侵犯眼眶和眶骨膜。好发于儿童，可累及单侧或双侧眼眶、发病急、症状明显。有些病例可先有眼部症状，然后才出现血象和骨髓象的改变。急性粒细胞性白血病除血液病表现外，亦可出现白血病细胞的局限性增生，形成瘤性肿块，称为粒细胞性肉瘤（granulocytic sarcoma）或绿色瘤（chloroma），属于急性粒细胞性白血病的一个特殊类型。

眼眶病变活检通常显示眶内软组织中大量白血病细胞异常增生。瘤细胞类似淋巴母细胞、呈圆形或不规则形，胞核圆形或肾形，核膜较薄或可见凹陷，核染色质较细，可见小核仁。瘤细胞表达髓过氧化物酶、CD15、CD117和溶菌酶。瘤细胞通常呈片状或弥漫性生长，广泛累及眶内组织和破坏眶骨壁。有些病例同时累及眼球壁、视网膜或脉络膜。诊断中应注意与神经母细胞瘤、分化程度较低的横纹肌肉瘤鉴别。

（林锦镛）

第四章

眼眶病非手术治疗

　　眼眶内和眼眶周围的原发病变或并发、继发性的疾病包括：炎症、肿瘤、外伤性、解剖结构或发育异常（获得性或先天性）、血管性疾病等；又由于眼眶内的组织来源于多种胚层，其病因复杂；眼眶疾病的位置较深，前面有眼球，周围包绕骨壁，病变隐蔽。眼眶的解剖位置又与颅脑、鼻窦及颌面部关系密切，所发生的病变可以相互交通蔓延。一些全身性疾病也可直接影响眼眶；眼眶的血液供应丰富，全身性恶性肿瘤可转移至眼眶。这些解剖和生理因素不仅使眼眶病诊断比较困难，治疗上也具有特殊性和复杂性。

　　眼眶的生理解剖的特殊性，使得眼眶疾病在治疗的过程中应全面综合考虑，往往需要根据疾病的性质和类型，给予适宜的治疗。比如，要避免对眼球的病理性损伤，还要兼顾考虑治疗可能对病人的全身情况、邻近器官、视功能及美容等所造成的影响。

　　随着现代治疗学的发展，眼眶病的治疗手段不断完善和提高，不仅一些传统的治疗方法有了改进，某些过去认为疗效不明显的治疗方法，通过改变剂量或更换治疗途径而收到了较明确的疗效。如某些肿瘤在常规量放射治疗时效果不明显，而在高能量放疗时疗效大大提高；采用多种方式的放、化疗并联合手术，对以往治愈率很低的肿瘤也收到了较满意的效果；某些生物和基因治疗也日渐显效。目前，眼眶病的非手术治疗方法主要包括：药物治疗、物理治疗、生物免疫治疗及放射治疗等。

第一节　药　物　治　疗

一、抗生素

　　抗生素是由细菌、真菌或其他微生物在生活过程中所产生的具有抗病原体或其他活性的一类物质，用于治疗敏感微生物（常为细菌或真菌）所致的感染。

　　（一）合理用药的基本原则

　　1. 严格掌握适应证　　主要用于细菌感染，只有部分用于真菌和衣原体、支原体、立克次体以及原虫等病原微生物的感染。病毒感染或者非感染性疾病，则不能使用抗生素。使用抗生素应考虑细菌对药物的敏感性和感染部位药物的浓度，特别是根据细菌或真菌培养及药敏结果来选择药物。对于病情十分危急的患者，可以使用广谱抗生素或根据感染的部位、患者的病史和患者的年龄以及临床特征等进行经验治疗。

　　2. 正确选择抗生素　　对于重症深部的感染，要使用抗菌作用强，在血和组织中浓度高的抗生素。例如：早期金黄色葡萄球菌败菌症，可使用头孢唑啉以及头孢噻吩等。而对于患病时间长久而引起深部感染的金黄色葡萄球菌败血症，头孢噻吩的抗感染疗效不及头孢唑啉，其原因在于头孢唑啉血的浓度和组织中的浓度都比头孢噻吩要高,其半衰期也很长,感染部位可能达到很高的有效浓度。而酰尿类青霉素不仅有很强的抗链球菌与铜绿假单胞菌作用,还具有很高的血浓度和组织浓度,以及较强的膜穿透力,多用于链球菌属和铜绿假单胞菌引起的肾盂肾炎和肺部感染以及亚急性细菌性心内膜炎等。

（二）眼科疾病围手术期用药

1. 单纯Ⅰ类切口手术一般不需预防性使用抗菌药物,如白内障、青光眼、眶内占位(与鼻窦无沟通)等。

2. 有些Ⅰ类切口手术范围大、时间长、污染机会增加,使用人工材料(眶壁骨折修复材料等),或者有感染高危因素者,如高龄(>70岁)、糖尿病、恶性肿瘤、免疫功能缺陷或低下(如艾滋病患者、肿瘤放化疗患者、接受器官移植者、长期使用糖皮质激素者等)、营养不良等,可以预防性使用抗菌药物。一般术中给予1剂即可,最长不超过24h。

3. Ⅱ类切口手术如眶壁骨折、与鼻窦沟通的眶内占位,可以预防性使用抗菌药物,用药疗程一般不超过48h。

4. 开放性手术视创口污染程度应预防性使用抗菌药物。急性开放性创口是Ⅲ类切口,一般用药不超过72h,若超过72h须注明合理的理由。

5. 如术前已存在细菌感染的手术,如眼内炎、眼睑脓肿、眶内脓肿不在预防用药范畴。

6. 给药方法与时间,术前0.5~2h内,或麻醉诱导开始时首次给药;手术时间超过3h或失血量大于1 500ml,术中可给予第二剂。

7. 对于眼眶手术的预防性用药比较理想的是头孢菌素类抗生素,Ⅰ类切口手术,第一代头孢菌素是最基本的用药。Ⅱ、Ⅲ类切口手术,革兰氏阴性菌感染机会加大或病情复杂、风险增高时,可选用第二代、第三代头孢菌素。氨基糖苷类抗生素有耳毒、肾毒性,不是理想的预防用药。一般也不用喹诺酮类作为预防药物。对于头孢菌素药物过敏者,选择克林霉素作为备选药物。

（三）抗生素分类

1. 青霉素类　本类药物包括:①天然窄谱青霉素类,有青霉素G、青霉素V,主要作用于革兰氏阳性菌、革兰氏阴性球菌和某些革兰氏阴性杆菌如嗜血杆菌属。②耐青霉素酶窄谱青霉素类,包括甲氧西林、苯唑西林、氯唑西林、氟氯西林等,本组青霉素对产β-内酰胺酶葡萄球菌属亦有良好作用。③广谱青霉素类,如氨苄西林、阿莫西林等。此组青霉素主要作用于对青霉素敏感的革兰氏阳性菌以及部分革兰氏阴性杆菌,如大肠埃希菌、奇异变形杆菌、沙门菌属、志贺菌属和流感嗜血杆菌等。④抗假单胞菌青霉素类,如哌拉西林、替卡西林、阿洛西林、美洛西林等,本组药物对革兰氏阳性菌的作用较天然青霉素或氨基青霉素为差,但对某些革兰氏阴性杆菌包括铜绿假单胞菌有抗菌活性。

本类抗生素使用时应进行药物过敏试验,过敏者禁用。

几种常用青霉素类抗生素:

（1）青霉素:青霉素G常用的有青霉素G钾(钠)及普鲁卡因青霉素G,有较强的抗菌作用,对溶血性链球菌、肺炎球菌、脑膜炎球菌、葡萄球菌极为敏感。对革兰氏阳性杆菌、螺旋体及放线菌也有较大的作用,对革兰氏阴性菌的敏感性较低。

1）青霉素G钾(钠)

用法和用量:肌内注射

① 成人:一日80万~200万U,分3~4次给药。

② 小儿:肌内注射,按体重2.5万U/kg,每12h给药1次。

静脉滴注:

① 成人一日200万~2 000万U,分2~4次给药。

② 小儿 一日按体重5万~20万U/kg,分2~4次给药。

③ 新生儿(足月产):一次按体重5万U/kg,肌内注射或静脉滴注给药;出生第一周每12h 1次,一周以上者每8h 1次,严重感染每6h 1次。

④ 早产儿:一次按体重3万U/kg,出生第1周每12h 1次,2~4周者每8h 1次;以后每6h 1次。

2）普鲁卡因青霉素 G

用法和用量：供肌内注射，一次 40 万 ~80 万 U，一日 1~2 次。

（2）氨苄青霉素：其作用机制与青霉素相似，对革兰氏阴性菌的作用优于青霉素 G，但不如氨基糖苷类抗生素。用法和用量：成人口服 0.25~1g，每日 4 次，小儿 20~100mg/（kg·d），分 4 次服用。静脉滴注成人每日 2~6g，分 4 次，小儿 50~150mg/（kg·d）。

（3）羧苄青霉素：其作用机制与氨苄青霉素相似，但对铜绿假单胞菌和吲哚阳性杆菌有较强作用。用法和用量：肌注每日 2~10g，分 4 次，小儿 100mg/（kg·d）。本品不宜与庆大霉素联合使用。

2. 头孢菌素类 根据抗菌谱、抗菌活性、对 β- 内酰胺酶的稳定性以及肾毒性的不同，目前将头孢菌素分为四代。

第一代头孢菌素主要作用于需氧革兰氏阳性球菌，仅对少数肠杆菌科细菌有一定抗菌活性；常用品种有头孢唑啉和头孢拉定注射剂，口服制剂与规格有头孢拉定、头孢氨苄和头孢羟氨苄等。

第二代头孢菌素对革兰氏阳性球菌的活性与第一代头孢菌素相仿或略差，对部分肠杆菌科细菌亦具有抗菌活性。常用的注射剂有头孢呋辛和头孢替安，口服制剂与规格有头孢克洛、头孢呋辛酯和头孢丙烯等。

第三代头孢菌素对肠杆菌科细菌有良好抗菌作用，其中头孢他啶和头孢哌酮对铜绿假单胞菌及某些非发酵菌亦有较好作用。注射品种有头孢噻肟、头孢曲松、头孢他啶和头孢哌酮等。口服制剂与规格有头孢克肟、头孢泊肟酯等。

第四代头孢菌素常用者为头孢吡肟，对肠杆菌科细菌和铜绿假单胞菌的活性与头孢他啶大致相仿；但对产 AmpC 酶的阴沟肠杆菌、产气肠杆菌、柠檬酸杆菌和沙雷菌属的作用优于头孢他啶等第三代头孢菌素。

头孢菌素类药物使用像青霉素类药物一样，可与一些 β- 内酰胺酶抑制剂（克拉维酸、舒巴坦、他唑巴坦）组成复方制剂使用。

应用头孢菌素类药物前应仔细询问患者有否对青霉素类和其他 β- 内酰胺类药物过敏史，有上述药物过敏史者有明确应用头孢菌素类指征时慎用本类药物，有青霉素过敏性休克史者避免应用头孢菌素类。

几种常用眼科头孢菌素类抗生素：

（1）头孢唑林

用于：①敏感细菌所致的中耳炎、支气管炎、肺炎等呼吸道感染，尿路感染、皮肤软组织感染、骨和关节感染、败血症、感染性心内膜炎、肝胆系统感染及眼、耳、鼻、喉科等感染。②外科手术前的预防用药。

用法和用量：可静脉缓慢推注、静脉滴注或肌内注射。

1）成人常用剂量：一次 0.5~1g，一日 2~4 次，严重感染可增加至一日 6g，分 2~4 次静脉给予。

2）儿童常用剂量：一日 50~100mg/kg，分 2~3 次静脉缓慢推注，静脉滴注或肌内注射。

3）肾功能减退者按其肌酐清除率调节用量：大于 50ml/min 时，可按正常剂量给药；为 20~50ml/min 时，每 8h 0.5g；为 11~34ml/min 时，每 12h 0.25g；小于 10ml/min 时，每 18~24h 0.25g。所有不同程度肾功能减退者的首次剂量为 0.5g。

4）小儿肾功能减退者应用头孢唑林时，先给予 12.5mg/kg，继而按其肌酐清除率调节维持量：大于 70ml/min 时，可按正常剂量给予；为 40~70ml/min 时，每 12h 按体重 12.5~30mg/kg；为 20~40ml/min 时，每 12h 按体重 3.1~12.5mg/kg；为 5~20ml/min 时，每 24h 按体重 2.5~10mg/kg。

5）用于预防外科手术后感染时，一般为术前 0.5~1h 肌内注射或静脉给药 1g，手术时间超过 6h 者术中加用 0.5~1g，术后每 6~8h 0.5~1g，至手术后 24h 止。

（2）头孢拉定：用于敏感菌所致的急性咽炎、扁桃体炎、中耳炎、支气管炎和肺炎等呼吸道感染、泌尿生殖道感染及皮肤软组织感染等。

用法和用量：

口服：

1）成人一次 0.25~0.5g，每 6h 1 次，感染较严重者一次可增至 1.0g，但一日总量不超过 4g。

2）儿童按体重一次 6.25~12.5mg/kg，每 6h 1 次。

静脉滴注、静脉注射或肌内注射：

1）成人，一次 0.5~1.0g，每 6h 1 次，一日最高剂量为 8g。

2）儿童（1 周岁以上）按体重一次 12.5~25mg/kg，每 6h 1 次。

3）肌酐清除率大于 20ml/min、5~20ml/min 或小于 5ml/min 时，剂量宜调整为每 6h 0.5g、0.25g 和每 12h 0.25g。

（3）头孢氨苄：用于金黄色葡萄球菌、溶血性链球菌、肺炎球菌、大肠杆菌、肺炎杆菌、流感杆菌、痢疾杆菌等敏感菌株引起的轻、中度感染，如眼科的睑腺炎、急性泪囊炎和眶蜂窝织炎等。

用法和用量：

1）有片剂、颗粒剂、干混悬剂、胶囊剂。

① 成人剂量：口服，一般一次 250~500mg，一日 4 次，最高剂量一日 4g。皮肤软组织感染及链球菌咽峡炎患者每 12h 500mg。

② 儿童剂量：口服，一日按体重 25~50mg/kg，一日 4 次。皮肤软组织感染及链球菌咽峡炎患者，一次 12.5~50mg/kg，一日 2 次。

③ 肾功能减退的患者，应根据肾功能减退的程度，减量用药。

2）缓释胶囊：

① 成年人及体重 20kg 以上儿童，常用量一日 1~2g，分 2 次于早、晚餐后口服。

② 20kg 体重以下儿童，一日 40~60mg/kg，分 2 次于早、晚餐后口服。

（4）头孢呋辛：用于敏感细菌所致的下列感染，①呼吸道感染，由肺炎链球菌、流感嗜血杆菌（含氨苄西林耐药菌）、克雷伯杆菌属、金葡菌（青霉素酶产酶菌及非青霉素酶产酶菌）、化脓性链球菌所引起的呼吸道感染和术后肺部感染。②皮肤及软组织感染，由金葡菌（青霉素酶产酶菌及非青霉素酶产酶菌）、化脓性链球菌、克雷伯杆菌属细菌所致的皮肤及软组织感染，如蜂窝织炎、丹毒及创伤感染。③败血症，由金葡菌（青霉素酶产酶菌及非青霉素酶产酶菌）、肺炎链球菌、大肠杆菌、流感嗜血杆菌（含氨苄西林耐药菌）及克雷伯杆菌属细菌所引起的败血症。④可用于术前或术中防止敏感致病菌的生长，减少术中及术后因污染引起的感染。如腹部骨盆及整形外科手术、心脏、肺部、食管及血管手术、全关节置换手术中的预防感染。

用法和用量：用于深部肌内注射和静脉注射或滴注。

1）成人常用量为每 8h 0.75~1.5g，疗程 5~10 天。对于生命受到威胁的感染或罕见敏感菌所引起的感染，每 6h 1.5g。

2）预防手术感染：术前 0.5~1h 静脉注射 1.5g，若手术时间过长，则每隔 8h 静脉或肌内注射 0.75g。

3）儿童：3 个月以上的患儿，按体重一日 50~100mg/kg，分 3~4 次给药。重症感染，按体重一日用量不低于 0.1g/kg，但不能超过成人使用的最高剂量。骨和关节感染，按体重一日 0.15g/kg（不超过成人使用的最高剂量），分 3 次给药。

4）肾功能不全患者应根据肌酐清除率调整用量。

（5）头孢丙烯：用于敏感菌所致的轻、中度感染。①上呼吸道感染，化脓性链球菌性咽炎 / 扁桃体炎；肺炎链球菌、流感嗜血杆菌（包括产 β- 内酰胺酶菌株）和卡他莫拉菌（包括产 β- 内酰胺酶菌株）性中耳炎；肺炎链球菌、流感嗜血杆菌（包括产 β- 内酰胺酶菌株）和卡他莫拉菌（包括产 β- 内酰胺酶菌株）性急性鼻窦炎。②下呼吸道感染，由肺炎链球菌、流感嗜血杆菌（包括产 β- 内酰胺酶菌株）和卡他莫拉菌（包括产 β- 内酰胺酶菌株）引起的急性支气管炎继发细菌感染和慢性支气管炎急性发作。③皮肤 / 皮肤软组织金葡菌（包括产青霉素酶菌株）和化脓性链球菌引起的非复杂性皮肤 / 皮肤软组织感染，但脓肿通常需行外科引流排脓。适当时应进行细菌培养和药敏试验以确定病原菌对头孢丙烯的敏感性。

用法和用量：用于口服。

1）成人（13 岁或以上）上呼吸道感染，一次 0.5g，一日 1 次；下呼吸道感染，一次 0.5g，一日 2 次；皮肤或皮肤软组织感染，一日 0.5g，分 1 次或 2 次，严重病例一次 0.5g，一日 2 次。疗程一般 7~14 日，但 β 溶血性链球菌所致急性扁桃体炎、咽炎的疗程至少 10 日。

2）儿童：小儿（2~12 岁）上呼吸道感染，按体重一次 7.5mg/kg，一日 2 次；皮肤或皮肤软组织感染，按体重一次 20mg/kg，一日 1 次。小儿（6 个月 ~12 岁）中耳炎，按体重一次 15mg/kg，一日 2 次；急性鼻窦炎，按体重一次 7.5mg/kg，一日 2 次，严重病例，一次 15mg/kg，一日 2 次。疗程一般 7~14 日，但 β 溶血性链球菌所致急性扁桃体炎、咽炎的疗程至少 10 日。

3）肾功能不全患者服用本品应调整剂量，肝功能受损患者无需调整剂量。

4）配制方法：干混悬剂先摇松颗粒，分 2 次加水配制，摇匀后服用。

使用头孢类抗生素的注意事项、不良反应和禁忌证请参考中国药典和相关的药物使用规范。

3. 大环内酯类　目前临床应用的大环内酯类抗生素有红霉素、麦迪霉素、螺旋霉素、乙酰螺旋霉素、交沙霉素、吉他霉素等；新品种有阿奇霉素、克拉霉素、罗红霉素等，新品种对流感嗜血杆菌、肺炎支原体、肺炎衣原体等的抗微生物活性增强、口服后生物利用度提高、给药剂量减少、胃肠道及肝脏不良反应也较少，临床适应证有所扩大。

（1）红霉素：对革兰氏阳性菌的抗菌作用不及青霉素，故而临床上多用于治疗抗青霉素菌株或对青霉素过敏者。红霉素副作用低，吸收完全，大部分在体内代谢失活。

用法和用量：成人口服 0.2~0.5g，每日 4 次，静脉滴注每日 1.0~1.5g，溶于 5% 葡萄糖中使用。长期应用或浓度过高时可产生静脉炎。眼科疾病用于沙眼、结膜炎、角膜炎、眼睑缘炎及眼外部感染。眼部使用可配制 0.5%~1% 的溶液滴眼液或 0.5% 的眼膏。

（2）阿奇霉素

用于：①化脓性链球菌引起的急性咽炎、急性扁桃体炎。②敏感细菌引起的鼻窦炎、中耳炎、急性支气管炎、慢性支气管炎急性发作。③肺炎链球菌、流感嗜血杆菌以及肺炎支原体所致的肺炎。④沙眼衣原体及非多种耐药淋病奈瑟菌所致的尿道炎和宫颈炎。⑤敏感细菌引起的皮肤软组织感染。

用法和用量：口服用药，饭前 1h 或餐后 2h 服用。成人用量，①沙眼衣原体或敏感淋病奈瑟菌所致性传播疾病，仅需单次口服本品 1.0g；②对其他感染的治疗，第 1 日，0.5g 顿服，第 2~5 日，一日 0.25g 顿服；或一日 0.5g 顿服，连服 3 日。

（3）乙酰螺旋霉素：其作用及代谢过程与红霉素相似，抗菌作用不及红霉素。

用法和用量：口服 0.2~0.3g，每日 3~4 次。

4. 氨基糖苷类　常用的氨基糖苷类抗生素主要有：链霉素、庆大霉素、妥布霉素、奈替米星、阿米卡星等。其共同特点为：①抗菌谱广，除链霉素以外，均对葡萄球菌属、需氧革兰氏阴性杆菌有良好抗菌作用，多数品种对铜绿假单胞菌亦具抗菌活性；包括链霉素、阿米卡星对结核分枝杆菌及其他分枝杆菌属亦有良好作用；②作用机制为抑制细菌蛋白质的合成；③细菌对不同品种有部分或完全交叉耐药；④具有不同程度的肾毒性和耳毒性，后者包括前庭功能损害听力减退，并可有神经 - 肌接头阻滞作用；⑤胃肠道吸收差，用于治疗全身性感染应注射给药，因大部分药物经肾脏以原形排出，肾功能减退时其消除半衰期显著延长，应监测药浓度，调整给药剂量和方案；⑥治疗急性感染通常疗程不宜超过 7~14 日，本类药物静脉给药时不宜与其他药物合用滴注。

（1）链霉素：对大多数革兰氏阳性菌有作用，但较青霉素类弱。对革兰氏阴性菌作用强大，如布氏杆菌、流感杆菌、鼠疫杆菌、肺炎杆菌、痢疾杆菌等。另外链霉素对结核杆菌有特殊的作用，是传统的抗结核药物，对真菌及病毒无效。

用法和用量：肌内注射，成人 0.75~1.0g/d，小儿 15~30mg/（kg·d），点眼，0.5%~1% 溶液每日 4~6 次，结膜下注射，50mg 每日一次，玻璃体内注射 100μg/d。链霉素易发生过敏反应，使用前应作皮试。

（2）庆大霉素：对大多数革兰氏阴性菌有效，特别是对铜绿假单胞菌有强大作用，对耐药的金黄色葡萄球菌有效，对结核杆菌无效。庆大霉素不易产生抗药性，对链霉素、卡那霉素等抗药的葡萄球菌对庆大霉素仍敏感。用药过程中可能引起听力减退、耳鸣或耳部饱满感等耳毒性反应，出现血尿、排尿次数减少或尿量减少等肾毒性反应。

用法和用量：肌内注射 8 万单位，每日 1~2 次，小儿减半。静脉滴注，8 万 ~16 万单位，可溶于 500ml

生理盐水中,每天 1~2 次。滴眼 0.3%~1% 溶液,每日数次。结膜下注射 4 000~20 000 单位。

（3）妥布霉素

用于:①铜绿假单胞菌、变形杆菌属、克雷伯菌属、沙雷菌属所致的新生儿脓毒症、败血症、中枢神经系统感染(包括脑膜炎)、肺部感染烧伤、皮肤软组织感染、急性与慢性中耳炎、鼻窦炎等;②与其他抗菌药物联合用于葡萄球菌感染(耐甲氧西林菌株无效)。

用法和用量:肌内注射或静脉滴注。

① 成人,按体重,一次 1~1.7mg/kg,每 8h1 次,疗程 7~14 日。

② 儿童,按体重,早产儿或出生 0~7 日小儿,一次 2mg/kg,每 12~24h 1 次。其他小儿,一次 2mg/kg,每 8h 1 次。

③ 眼部感染:滴眼液用于轻度及中度感染,一次 1~2 滴,4h 1 次;重度感染,一次 2 滴,一 h 1 次。眼膏用于①轻度及中度感染的患者,一日 2~3 次,一次取约 1.5cm 长的药膏涂入患眼,病情缓解后减量;②妥布霉素滴眼液可与眼膏联合使用,即白天滴用滴眼液,晚上使用眼膏。

（4）阿米卡星

用于:①铜绿假单胞菌及部分其他假单胞菌、变形杆菌属、克雷伯菌属、不动杆菌属等敏感革兰氏阴性杆菌与葡萄球菌属(甲氧西林敏感株)所致严重感染,如菌血症或败血症、细菌性心内膜炎、皮肤软组织感染等。②对卡那霉素、庆大霉素或妥布霉素耐药菌株所致的严重感染。

用法和用量:肌内注射或静脉滴注。

① 成人:一日不超过 1.5g,疗程不超过 10 天。

② 儿童:首剂按体重 10mg/kg,继以每 12h 7.5mg/kg,或每 24h 15mg/kg。

（5）卡那霉素

其抗菌谱与链霉素相似,对铜绿假单胞菌无效,对结核杆菌有作用,临床上主要用于治疗革兰氏阴性菌所致的感染。

用法和用量:肌内注射成人 1.0~2.0g/d,小儿 20~30mg/(kg·d),滴眼 0.1% 溶液,每天 3~4 次。

5. 多肽类抗生素　万古霉素、去甲万古霉素和替考拉宁分子中均含有糖及肽链结构,属糖肽类抗生素;多黏菌素类中的某些品种和杆菌肽的分子中也含有多肽结构,属多肽类抗生素;二者又统称为多肽类抗生素。多肽类抗生素具有以下相同之处:抗菌谱窄,抗菌作用强,属杀菌药,并具有不同程度的肾毒性,主要适用于对其敏感的多重耐药菌所致的重症感染。

（1）多黏菌素:主要对革兰氏阴性杆菌有高度抗菌作用,特别是对铜绿假单胞菌尤为显著,对革兰氏阳性细菌、阴性球菌及真菌作用甚微。其抗菌机制主要是作用于细胞膜。体内代谢过程与氨基糖苷类抗生素相似,副作用主要有肾脏损害。

临床上主要用于革兰氏阴性杆菌,特别是铜绿假单胞菌所致的感染,如铜绿假单胞菌性眼内炎、眶蜂窝织炎及败血症等。

用法和用量:肌内注射 50 万 ~100 万单位 /d,儿童 1 万 ~2 万单位 /(kg·d),滴眼 5 万单位 /ml 溶液,每半小时一次。

（2）多黏菌素 E:多黏菌素 E 抗菌机制、体内代谢过程、临床适应证与多黏菌素 B 相同,与庆大霉素联合应用可产生协同作用。

（3）万古霉素:只对革兰氏阳性菌起作用,不易产生耐药性,且与其他抗生素之间无交叉抗药性,主要用于耐青霉素的金黄色葡萄球菌,大剂量可产生听力损害。

用法和用量:静脉注射,成人每日 1~2g,儿童 20~40mg/(kg·d)。

6. 氟喹诺酮类抗生素　对喹诺酮类抗菌药物吡哌酸结构进行替换,采用氟原子和哌嗪环取代 4- 喹诺酮结构后合成第一个氟喹诺酮类药——诺氟沙星,此后,又相继合成一系列含氟喹诺酮类衍生物,统称为氟喹诺酮类。氟喹诺酮类抗菌药物具有下列共同特点:①抗菌谱广,对需氧革兰氏阳性、阴性菌均具良好抗菌作用,尤其对革兰氏阴性杆菌具强大抗菌活性;②体内分布广,在多数组织体液中药物浓度高于血浆浓度,可达有效抑菌或杀菌水平;③血浆半衰期较长,可减少服药次数,使用方便;④多数品种有口服及注射剂,对于重症或不能口服用药患者可先静脉给药,病情好转后改为口服进行序贯治疗;⑤不良反应大多程度较轻,患者易耐受。

(1) 氧氟沙星

用于敏感菌所引起的:①泌尿生殖系统感染。②呼吸道感染,包括敏感革兰氏阴性杆菌所致支气管感染急性发作及肺部感染及结核分枝杆菌引起的感染。③胃肠道感染,伤寒。④骨和关节感染。⑤皮肤软组织感染。⑥败血症等全身感染。⑦眼科用药,用于治疗细菌性结膜炎、角膜炎、角膜溃疡、泪囊炎、术后感染等外眼感染。

用法和用量:口服或静脉缓慢滴注。

成人常用量:①支气管感染、肺部感染,一次 0.3g,一日 2 次,疗程 7~14 日。②前列腺炎,一次 0.3g,一日 2 次,疗程 6 周;衣原体宫颈炎或尿道炎,一次 0.3g,一日 2 次,疗程 7~14 日。

眼科用药:①滴眼液,滴眼,一次 1~2 滴,一日 3~5 次。②眼膏,涂于眼睑内,一次适量,一日 3 次。

(2) 左氧氟沙星

用于敏感细菌感染所引起的中、重度感染:①呼吸系统感染,包括敏感革兰氏阴性杆菌所致急性支气管炎、慢性支气管炎急性发作、弥漫性支气管炎、支气管扩张合并感染、肺炎、扁桃体炎(扁桃体周围脓肿)。②泌尿系统感染,肾盂肾炎、复杂性尿路感染等。③生殖系统感染,急性前列腺炎、子宫附件炎、盆腔炎(疑有厌氧菌感染时可合用甲硝唑)等。④皮肤软组织感染,传染性脓疱病、蜂窝织炎、淋巴管(结)炎、皮下脓肿、肛脓肿等。⑤肠道感染,细菌性痢疾、伤寒及副伤寒等。⑥败血症、粒细胞减少及免疫功能低下患者的各种感染。

其他感染:外伤、烧伤及手术后伤口感染、腹腔感染(必要时合用甲硝唑)、骨与关节感染以及五官科感染等。

眼科疾病:用于治疗细菌性结膜炎、角膜炎、角膜溃疡、泪囊炎等外眼感染。

用法和用量:

口服:①成人常用量为一日 0.3~0.4g,分 2~3 次服。用于支气管感染、肺部感染,1 次 0.2g,一日 2 次,或 1 次 0.1g,一日 3 次,疗程 7~14 日。用于急性单纯性下尿路感染,1 次 0.1g,一日 2 次,疗程 5~7 日;复杂性尿路感染,一次 0.2g,一日 2 次,或 1 次 0.1g,一日 3 次,疗程 10~14 日。②细菌性前列腺炎,1 次 0.2g,一日 2 次,疗程为 6 周。③感染较重或感染病原体敏感性较差者,如铜绿假单胞菌等假单胞菌属细菌感染的治疗剂量也可增至一日 0.6g,分 3 次服。

静脉滴注:成人一日 0.4g,分 2 次滴注。重度感染患者及病原菌对本品敏感性较差者(如铜绿假单胞菌),一日最大剂量可增至 0.6g,分 2 次滴注。

眼科用药:①乳酸左氧氟沙星滴眼液,滴眼,一次 1~2 滴,一日 3~5 次。②盐酸左氧氟沙星眼用凝胶,涂于眼下睑穹窿部,一次适量,一日 3 次。

(3) 环丙沙星

用于敏感菌感染所引起的:①泌尿生殖系统感染,包括单纯性、复杂性尿路感染、细菌性前列腺炎、淋病奈瑟菌尿道炎或宫颈炎(包括产酶株所致者)。②呼吸道感染,包括敏感革兰氏阴性杆菌所致支气管感染急性发作及肺部感染。③胃肠道感染,由志贺菌属、沙门菌属、产肠毒素大肠埃希菌、副溶血弧菌等所致。④伤寒。⑤骨和关节感染。⑥皮肤软组织感染。⑦败血症等全身感染。⑧眼科用于敏感菌引起的外眼部感染,如结膜炎等。

用法和用量:

口服:①成人常用量一日 0.5~1.5g,分 2~3 次。②用于骨和关节感染,一日 1~1.5g,分 2~3 次,疗程 4~6 周或更长。③肺炎和皮肤软组织感染,一日 1~1.5g,分 2~3 次,疗程 7~14 日。

静脉滴注:成人,常用量一日 0.2g,每 12h 静脉滴注 1 次,滴注时间不少于 30min。严重感染或铜绿假单胞菌感染可加大剂量至一日 0.8g,分 2 次静脉滴注。

眼科用药:①滴眼液,滴眼,一次 1~2 滴,一日 3~5 次。②眼膏,经眼给药,一次约 0.1g,一日 2 次。

7. 广谱抗生素 广谱抗生素是指对革兰氏阳性细菌、革兰氏阴性细菌、立克次体、衣原体、支原体、螺旋体、阿米巴等均具有抑制作用的一类抗生素,这类抗生素主要有四环素和氯霉素类。

(1)四环素类抗生素:均有氢化骈四苯环的基本结构,仅在5、6、7位上取代基不同。包括金霉素、土霉素、地美环素、美他环素、多西环素、米诺环素。

该类抗生素的抗菌机制是抑制细菌蛋白质的合成。除对结核杆菌、真菌、变形杆菌、铜绿假单胞菌无效,对伤寒杆菌疗效差外,其他细菌均有效,属于此类的抗生素作用基本相同,眼内通透性较差,口服或肌注后在房水中的有效浓度不高,但可通过缺损的角膜上皮而进入眼内。通过血循环易达到有效浓度,可用于治疗各种敏感细菌所致的炎症。

1)四环素:0.5%溶液滴眼,每日数次,或0.5%眼膏涂眼。结膜下注射,1mg/d,口服0.5g,每日四次。静脉滴注每日1g,可溶于5%葡萄糖1 000ml内。由于该药可沉积于牙釉质使牙齿变为灰黄色,故儿童禁用。

2)金霉素:作用同四环素,剂量及用法基本同四环素。

(2)氯霉素类:该类抗生素是由微生物合成、化学半合成及化学合成的广谱抗生素,抗菌机制是抑制蛋白质的合成。氯霉素对各种细菌、立克次体及阿米巴均有作用,其中最突出的是对伤寒、副伤寒杆菌作用强大,为首选药物。该类抗生素的脂溶性高,眼内通透性好,不论全身或局部用药,在眼内均可获得有效药物浓度。可用于治疗各种敏感菌引起的眼部炎症、眶蜂窝织炎、眼外伤等。本品的副作用可造成骨髓造血系统的抑制,发生再生障碍性贫血,粒细胞缺乏等,应引起注意。0.25%滴眼液,每日数次。结膜下注射50~100mg/d,口服0.25~0.5g,每日3次。静脉滴注1~2g/d。

8. 抗结核药 抗结核药临床上除了链霉素外,还常用异烟肼和乙胺丁醇。

(1)异烟肼:又名雷米封,对结核杆菌有较强的杀灭作用,且较易通过各种屏障,对眼内的结核杆菌也有较强作用,还可透入病变组织中和巨噬细胞内发挥杀菌作用。滴眼用10%溶液,每日4次;结膜下注射25~50mg/d;也可球后注射50~100mg,隔日1次。治疗眶内病变,成人口服0.1g,每日3次;儿童为10~20mg/(kg·d)。

(2)乙胺丁醇的右旋体抗菌作用最强,左旋体基本无效。常作为抗结核的二线药物,与链霉素,异烟肼等联合使用。副作用可致球后视神经炎,故应慎用。口服20mg/(kg·d)。

9. 抗真菌药

(1)两性霉素B:为多烯类广谱抗真菌药,对深部真菌如隐球菌、白色念珠菌、皮炎芽生菌、巴西芽生菌、荚膜组织胞浆菌等均有强大作用,抗真菌机制是与真菌胞浆膜的固醇结合,而改变细胞膜的通透性,故本品对细菌无效。适应证上用于敏感真菌所致的深部真菌感染且病情呈进行性发展者,如败血症、心内膜炎、脑膜炎(隐球菌及其他真菌)、腹腔感染(包括与透析相关者)、肺部感染、尿路感染和眼内炎等。在眼科临床上可治疗多种真菌的感染,如真菌性眶蜂窝织炎、真菌性眼内炎、角膜炎等。

该药也可作用于含固醇较多的机体细胞膜上,损伤细胞,副作用有头痛、高热、恶心、视力模糊、血压下降、肾功能损伤等。

用法和用量:静脉滴注时按开始时先试以1~5mg或按体重一次0.02~0.1mg/kg给药,以后根据患者耐受情况一日或隔日增加5mg,当增至一次0.6~0.7mg/kg时即可暂停增加剂量,此为一般治疗量。成人最高一日不超过1mg/kg,一日或间隔1~2日1次,累积总量1.5~3.0g,疗程1~3个月,也可长至6个月,视病情及疾病种类而定。为减轻反应,在静脉滴注前应给予阿司匹林0.6g及地塞米松10mg,同时密切观察,一旦发现严重的副作用应立即停药。

眼科用药:滴眼可使用0.1%~0.3%溶液,一次1滴,至少每2h1次。感染控制后减少滴药频次。痊愈后持续用药48h。也可结膜下注射和球内注射。

(2)制霉菌素:也为多烯类抗真菌药,抗真菌机制同两性霉素,但作用次之,口服不吸收,对角膜通透性不佳,在临床上适用于较表浅的真菌角膜溃疡。滴眼液每毫升1万~3万单位,每小时1次,眼膏每克含10万单位,每日数次涂入结膜囊内。

(3)氟康唑

用于:①念珠菌病,口咽部和食管念珠菌感染;播散性念珠菌病,包括腹膜炎、肺炎、尿路感染等;念珠菌外阴阴道炎。骨髓移植患者接受细胞毒类药物或放射治疗时,预防念珠菌感染的发生。②隐球菌病,治疗脑膜炎以外的新型隐球菌病或治疗隐球菌脑膜炎时,作为两性霉素 B 联合氟胞嘧啶初治后的维持治疗药物。③球孢子菌病。④接受化疗、放疗和免疫抑制治疗患者的预防治疗。⑤由白色念珠菌、烟曲霉菌、隐球菌及球孢子菌属等引起的真菌性角膜炎。⑥可替代伊曲康唑用于芽生菌病和组织胞浆菌病的治疗。

用法和用量:口服或静脉滴注,静脉滴注时,最大速率为 200mg/h,且容量不超过 10ml/min。成人,①播散性念珠菌病,首次剂量 0.4g,以后一次 0.2g,一日 1 次,持续 4 周,症状缓解后至少持续 2 周。②食道念珠菌病,首次剂量 0.2g,以后一次 0.1g,一日 1 次,持续至少 3 周,症状缓解后至少持续 2 周。根据治疗反应,也可加大剂量至一次 0.4g,一日 1 次。③口咽部念珠菌病,首次剂量 0.2g,以后一次 0.1g,一日 1 次,疗程至少 2 周。

眼科用药:氟康唑滴眼液,滴眼,一次 1~2 滴,一日 4~6 次,重症每 1~2h 1 次。

(4)伊曲康唑

用于:①妇科,外阴及阴道念珠菌病。②皮肤科 / 眼科,花斑癣、皮肤真菌病、真菌性角膜炎和口腔念珠菌病。③皮肤癣菌和 / 或酵母菌引起的甲真菌病。④系统性真菌感染,系统性曲霉病及念珠菌病、隐球菌病(包括隐球菌性脑膜炎)、组织胞浆菌病、孢子丝菌病、巴西副球孢子菌病、芽生菌病和其他各种少见的系统性或热带真菌病。

用法和用量:口服,用餐后立即给药。胶囊必须整吞。

局部感染:①真菌性角膜炎,一次 200mg,一日 1 次,疗程 21 日。②口腔念珠菌病,一次 100mg,一日 1 次,疗程 15 日。③皮肤癣菌病,一次 100mg,一日 1 次,疗程 15 日。高度角化区,如足底部癣、手掌部癣需延长治疗 15 日,一日 100mg。一些免疫缺陷患者如白血病、艾滋病或器官移植患者,伊曲康唑的口服生物利用度可能会降低,因此剂量可加倍。

二、抗肿瘤药物

眼眶恶性肿瘤的类型较多,但它的生物学行为大多以局部浸润和区域扩展为主,较少发生远处转移。基于此种原因,在治疗上多侧重于外科手术和局部放疗,化学药物治疗则主要用于辅助性治疗方面;化学药物治疗不但可以控制转移癌,而且可能有效地抑制原发癌,使瘤体缩小为手术切除创造有利条件,在现代医学采用的综合治疗中,化疗的重要性更是不容忽视。

(一)抗癌药物的生物学基础及分类

首先了解细胞增殖周期,它是由一个细胞分裂结束到其下一次分裂完成为一个细胞增殖周期,所需要的时间为细胞周期时间。该期分四个阶段:①G_1 期,即 DNA 合成前期;②S 期,即 DNA 合成期;③G_2 期,即有丝分裂前期;④M 期,即有丝分裂期。M 期结束后,两个子细胞可继续进行。反之,也可进入暂时不增殖状态的 G_0 期,或永远不再参与增殖,此期细胞对化疗或放疗均不敏感。

在抗癌药物中,根据其对细胞周期作用的特点,可以分为细胞周期非特异性药物和细胞周期特异性药物两种,与临床应用关系较大。

1. **细胞周期非特异性药物(cell cycle nonspecific agents,CPNSA)** 对细胞周期的各期(主要是 S 期及 M 期)均有杀伤作用,能杀伤增殖期甚至休止期细胞。其中较重要的有:

(1)烷化剂:以氮芥类、环磷酰胺类、亚硝脲类等为代表,常用药物有环磷酰胺(CTX)、异环磷酰胺(IFO)、卡氮芥(BCNU)、达卡巴嗪(DTIC)等。作用机制为其所含的烷基使细胞内的 DNA、RNA 和蛋白质上的亲核基团烷化,这一效应将导致 DNA 碱基配对错误、双链断裂而不能复制。此类药物的常见不良反应为血液毒性、肝肾功能损害、消化道反应等,剂量限制性毒性多为骨髓抑制。

(2)抗癌抗生素:如更生霉素(DACT)、阿霉素(ADM)、平阳霉素(PYM)等。多抑制 DNA 合成或直接破坏已合成的 DNA,或与其形成复合物,从而影响 RNA 的转录及蛋白质合成。常见不良反应为肝肾功能损害、黏膜毒性等,剂量限制性毒性也多为骨髓抑制。

(3)铂类:常用药物有顺铂(DDP)、卡铂(CBP)等。作用方式与烷化剂相似。常见不良反应为肾功能损害、血液毒性、消化道反应。

上述药物均较难诱发耐药性,也不易与其他药物之间交叉耐药;药物剂量-细胞存活反应曲线显示细胞存活率与其剂量大致呈负相关。故应用时一般主张在病人可耐受的情况下大剂量间歇给药,药物的输入速度也较快,或采用局部灌注。这种给药方法可以达到短时间、高浓度、大量地杀灭瘤细胞,并给予骨髓及其他正常组织足够的修复时间。

2. 细胞周期特异性药物（cell cycle specific agents,CPSA）　主要杀伤处于增殖期的瘤细胞,细胞对药物的敏感性与增殖状态有关,对非增殖期细胞无作用。其中主要有:

（1）抗代谢药:此类药物的共同特点为在结构上和正常代谢物有微小差别,从与代谢物竞争有关的酶而阻止正常代谢进行,或者掺入代谢途径,引起致死性合成。其代表药物有氟尿嘧啶(5-FU),甲氨蝶呤(MTX),6-巯基嘌呤(6-MP)等,上述药物主要作用于细胞周期中的 S 期。

（2）植物类药:包括,①长春碱类物质,长春新碱(VCR)、长春地辛(VDS)、长春瑞滨(NVB)等。多作用于 M 中期,通过阻止微管蛋白聚合及诱导微管蛋白解聚使有丝分裂停止。常见不良反应为周围神经毒性或骨髓抑制。②鬼臼毒类,如鬼臼乙叉甙(VP-16)和鬼臼噻吩甙(VM26)。均可抑制拓扑异构酶而使 DNA 双链断裂,阻断细胞有丝分裂于 S 期和早 G_2 期。剂量限制性毒性均为骨髓抑制。③紫杉醇类,如紫杉醇(paclitaxel)、多西他赛(docetaxel)等。也作用于 M 中期,通过阻止微管蛋白解聚使有丝分裂停止。常见不良反应为骨髓抑制,少数病人可出现过敏反应。

细胞周期特异性药物一般需较长时间与瘤细胞接触,方可抑制或阻断 DNA 的合成,其疗效与作用时间而非剂量强度(dose intensity,DI)有密切的相关性,临床应用中多主张中等或小剂量连续用药,以达最大效应和最小毒性。

（3）其他:如激素,抗癌作用原理尚不甚清楚,一般认为能与某些酶结合,使其活性以及细胞膜的通透性发生变化。如泼尼松(PDN)可杀伤增殖及非增殖的淋巴细胞,抑制增殖细胞从 G_1 期进入 S 期。肾上腺皮质激素还能改善毛细血管循环的功能,可消除包围转移灶的纤维组织,促进药物进入肿瘤。同时还可增强造血功能及微粒体酶的活力,以利坏死灶的清除。

（二）合理选择药物及用药方法

1. 选药原则

（1）选用有效药物:眼眶肿瘤依组织来源大致分类,主要为鳞癌、腺癌,也有较少的未分化癌和间叶组织来源肿瘤等。其中鳞癌占较大部分,对化疗相对敏感且生长较慢,主要生物学行为为局部浸润及区域淋巴播散,远处血行转移相对较少。如治疗得当,预后多较好。常见有效药物为:DDP,PYM,CTX,MTX,VCR,VP-16 等。腺癌对化疗药物敏感性较低,相对有效的药物为 ADM,MMC,5-FU,VP-16 等。间叶组织来源的肿瘤主要包括恶性黑色素瘤、硬纤维瘤、恶性纤维组织细胞瘤等,对化疗也不甚敏感,常见药物为 ADM,DTIC,VCR,DDP 等。腺样囊腺癌化疗效果差,但近来一些新药的出现已使这种状态有所改变,后面将详细阐述。一般说来,治疗时宜选用至少两个最有效的药物作为"主药",与其他药物共同组成联合治疗方案。

（2）联合用药:搭配时应选能互相增效但其主要毒性作用器官不同的药物,如 DDP-PYM,DDP-5-FU,ADM-VCR 等。另外,应注意最好兼顾细胞周期中的不同时段,如细胞周期非特异性药物与细胞周期特异性药物搭配,作用于 S 期和 M 期的药物搭配,等等。

2. 用药中应注意的一些问题　到目前为止,全身化疗仍是最主要的用药方法,可用于术前、术后巩固疗效和晚期肿瘤的姑息化疗:

（1）用药顺序:抗癌药物除对增殖周期中的肿瘤细胞有上述杀伤作用外,往往还可延缓细胞增殖进程。即在剂量充足时,杀死处于对此药最敏感时相的细胞,同时又将细胞增殖阻滞于某一时相形成暂时性蓄积,即"同步化作用"。如 VCR 可使细胞暂时滞留于 S 期,该滞留在给药后 6~8h 达高峰,停药后这些细胞将"同步进入"下一时相 G_2 期,此时若再给予对 G_2 期细胞有较强杀伤力的药物(如 PYM)则可增效。临床实践中另一更常用的准则为利用药物的"募集作用"增效,即先使用细胞周期非特异性药物大量杀伤增殖周期中的癌细胞,其数量大大减少后,原处于 G_0 期的细胞纷纷苏醒,大量进入增殖周期,此时再给予细胞周期特异性药物即可大量杀伤增殖肿瘤细胞。如此重复进行,可以事半功倍。其参考模式为,细胞

周期非特异性药物 +S 期药物 +M 期药物 + 激素。

（2）用药间歇：主要目的是使受到化疗伤害的正常细胞完成恢复过程，其中最需要顾及的化疗伤害是骨髓造血干细胞抑制所造成的外周血象降低。短时冲击化疗后的"低谷"一般出现在用药后的 7~14 天，但若剂量高、病员体质差，可能提前出现并持续较长。个别药物（如 BCNU）还有"第二低谷"，见于用药后的第二轮化疗，根据情况可提前或推迟。值得注意的是，为追求更好疗效，应用某些细胞周期特异性药物时往往采用小剂量、长时间滴注，此时的骨髓毒性可能增加。

（3）增敏效应：许多药物按一定顺序用药可以增效，例如，ADM →紫杉醇，VCR（间隔 12h）→ CTX，VCR（间隔 8h）→ MTX，DDP → CF → 5-Fu，BLM 与 MTM 同时给药等。另一重要效应是化疗药物对放疗的增敏，常见有 DDP，BLM，紫杉醇，MTX 等。

（三）常用抗肿瘤药物（表 4-1-1）及用法

1. **环磷酰胺** 环磷酰胺（cyclophosphamidum，CTX）属于烷化剂，静脉注射 4mg/（kg·d），疗程量约 8g，或 10~20mg/（kg·d），每周一次。口服 2~4mg/（kg·d），可一次或分次服用。

2. **氟尿嘧啶** 氟尿嘧啶（5-fluorouracilum，5-FU）属抗代谢类药，250mg/ 支和 500mg/ 支。静脉滴注 20~40mg/（kg·d），四天为一疗程。

3. **6- 巯基嘌呤** 6- 巯基嘌呤（6-mercaptopurinum，6-MP）属抗代谢类，片剂，25~50mg/（kg·d），四日为一疗程。

4. **甲氨蝶呤** 甲氨蝶呤（amethopterinum，MTX）属抗代谢类药，口服成人每日 5~7mg，或肌内注射每次 20~30mg/m²，每周 2 次。

5. **更生霉素** 更生霉素（actinomycinum，ACD）属抗癌抗生素类，静脉注射成人 200~400μg/ 次，10 日为一疗程。

6. **阿霉素** 阿霉素（adriamycin，ADM）属抗癌抗生素类，静脉注射 40~60mg/m²，每 3 周一次，或 15~20mg/m²，每周一次，3 周为一疗程，亦可 0.6mg/（kg·d），连用 3 天，停 4 天，共用 2~3 周。小儿减量 1/3~1/2。

7. **长春新碱** 长春新碱（vincristinum，VCR）属生物碱类，静脉注射 0.02~0.05mg/（kg·w），10 周为一疗程。

8. **喜树碱** 喜树碱（camptothecinum）属生物碱类，成人 10mg/d，2~3 周为一疗程。

9. **秋水仙碱** 秋水仙碱（cotchicinum）属生物碱类，成人 2mg/ 次，静脉注射。10 天为一疗程。

10. **丝裂霉素** 丝裂霉素（mitomycin，MMC）属抗癌抗生素类，静脉注射成人 6~8mg/ 次，每周 1~2 次，或用冲击疗法 25~40mg/ 次，3 周一次。

表 4-1-1 常用抗肿瘤药物及缩写

缩写	药物名称	缩写	药物名称
5-Fu	5- 氟尿嘧啶	DXM	地塞米松
6-MP	6- 巯基嘌呤	IFO	异环磷酰胺
ADM	阿霉素	MMC	丝裂霉素
Ara-C	阿糖胞苷	MTX	甲氨蝶呤
BCNU	卡氮芥	MTM	米托蒽醌
BLM	博来霉素	NVB	长春瑞滨
CBP	卡铂	PDN	泼尼松
CTX	环磷酰胺	PYM	平阳霉素
DACT	更生霉素	TAX	紫杉醇
DDP	顺铂	VCR	长春新碱
DOC	多西紫杉醇 / 多西他赛	VDS	长春地辛
DTIC	达卡巴嗪	VP-16	依托泊甙

（四）眼眶肿瘤化疗的适应证、治疗方案及副作用

1. 眼眶肿瘤化疗的适应证　①眼眶肿瘤已发生全身转移。②全身恶性肿瘤眼眶转移。③眼眶肿瘤手术不能彻底切除或局部放射治疗后的辅助化疗。④眼眶肿瘤较大，先做术前或放疗前的诱导化疗，使肿瘤缩小后进行手术或放疗，提高生存率。⑤手术或放疗后复发，又不能再次手术或放疗者。

2. 常用的化疗方案

（1）广谱方案

1）CAP 方案：常用量为 CTX 400~600mg/m^2，ADM 40~50mg/m^2，DDP 40~50mg/m^2，一般冲击（1~3 天内）给药，21~28 天为 1 周期。此为较老的方案，但仍有较满意的效果。即使用于对化疗较为抗拒的腺样囊腺癌，近期有效率有时也可达 40%~50%，但达 CR 者较少，中位缓解期（median duration of response）也仅数月。也可将其中的 DDP 换成 BCNU（100mg，第 1 天给予），CTX 用量减半。但上述方案的缺点为较重的骨髓抑制和消化道毒性，往往导致治疗难以持久甚至病人死于合并症。

2）铂类药物为基础的方案：常见为 DDP+5-Fu（DDP 80~100mg/m^2 第 1 天给药，5-Fu 750~1 000mg/m^2 24h 持续静脉滴注，连用 5 天，21~28 天为 1 周期），即 DF 方案。也可在每次滴注 5-Fu 之前给予四氢叶酸钙（CF）100~200mg 以增强 5-Fu 作用。此方案通常被认为是治疗腺癌标准方案之一。缺点为较重的消化道和口腔黏膜毒性，宜同时给予黏膜保护剂和抗酸药物，消化道溃疡者应慎用。将 DDP 换为 CBP 虽可减轻消化道毒性，但骨髓毒性增加，MD 也缩短为 4.7 个月。

（2）几种眼眶恶性肿瘤的化疗方案

1）恶性淋巴瘤

CHOP 方案：适用于非霍奇金淋巴瘤，每 3 周一次

环磷酰胺 CTX	750mg/m^2	iv（静脉注射）	d 1
阿霉素 ADM	50mg/m^2	iv	d 1
长春新碱 VCR	1.4mg/m^2	iv	d 1
泼尼松 PDN	60mg/（m^2·d）	po（口服）	d1~5

2）横纹肌肉瘤：术前 VCR 1~1.5mg/m^2，CTX 100~400mg/m^2 和 ADM 10~30mg/m^2，iv d1，2，3/ 周，手术后再连续用药 3 天，病理诊断后放疗 60Gy，而后每隔 10 周重复上述药物各一次，静注药物间隙要口服 CTX 2.5mg/（kg·d），共一至二年。

3）软组织肉瘤：ADM 是有效的单药，其他有效药物有 CTX，VCR，DDP 和 IFO 等。

AD 方案：

阿霉素 ADM	25~40mg/m^2	iv	d1	每 3 周 一次
达卡巴嗪 DTIC	200~400mg/m^2	iv	d1~5	每 3 周 一次

6~9 周期为一疗程。

CVAD 方案：

环磷酰胺 CTX	500mg/m^2	iv	d1
长春新碱 VCR	1.5mg/m^2	iv	d1，d5
阿霉素 ADM	50mg/m^2	iv	d1
达卡巴嗪 DTIC	200mg/m^2	iv	d1~5

每 3 周重复一次，6~9 周期为一疗程。

（3）一些难治性肿瘤化疗研究的新进展

1）试用紫杉醇类药为主的方案治疗腺样囊腺癌：因为腺样囊腺癌常抗拒化疗，而紫杉醇类药对于耐药肺腺癌及乳腺癌等往往有效，所以人们开始试用其治疗腺样囊腺癌。可以单用它们或与铂类、IFO 及 VP-16 等组成联合方案。紫杉醇的常用剂量为每 3~4 周内 120~175mg/m^2（根据是否联合用药及病人体质情况调整），或每周 1 次，每次 30~85mg/m^2（根据是否联合用药及病人体质情况调整），不良反应较轻，每周 1 次用药者少见严重骨髓抑制。多西他赛（Docetaxel）则可每 3 周用药 1 次（100mg/m^2）。因病例少、观察时间短，尚无法对其疗效作出全面评估，但已有使腺样囊腺癌之肝、肺转移灶均消退 50% 以上的报告。

2）试用 NVB 治疗腺样囊腺癌:长春瑞滨(NVB)剂量为 30mg/m²,每周 1 次。

3）恶性黑色素瘤的治疗:近年来引起广泛关注的是 Dartmouth 方案。用法为第 1 天,Carmustine(卡莫司汀)150mg/m²,56 天重复。第 1~3 天,每日 DTIC(达卡巴嗪)220mg/m²,28 天重复。三苯氧胺 10mg,口服,一天 2 次,持续使用。

4）动脉灌注化疗:动脉灌注化疗是介入治疗的一种,利用动脉血流将抗癌药物直接输送到肿瘤部位,可以提高局部药物浓度,减轻全身不良反应,提高疗效。

1998 年 Meldrum ML 等第一次报道颈动脉内化疗辅助治疗广泛侵及颅内的晚期泪腺腺样囊性癌,术前行导管经颈外动脉与眶吻合支注入顺铂,经颈内动脉到眼动脉注入同样药物,静脉注入阿霉素,1 个月后影像学检查证明术前化疗肿瘤缩小,眶内容物摘除术术后标本证实肿瘤坏死,术后再辅以 55~60Gy 的放射治疗和静脉内顺铂和阿霉素的化学治疗。2 位患者分别随访 9.5 年和 7.5 年,均无肿瘤复发。Tse.DT 通过对动脉内细胞减少性化疗方法(IACC)联合眶内容物摘除术、放疗与传统局部疗法的 5 年年龄别死亡率比较证明(前者 16.7%,后者 57.1%,$P=0.029$)IACC 在改善局部疾病控制和无瘤生存率方面潜力较大。

经颈动脉内给药化疗的方法主要优势在于:①可直接作用于肿瘤区的血管系统,取得较佳的治疗效果;根据不同靶器官肿瘤细胞清除率的不同,经动脉给药的次数可多于经典的经静脉给药次数,同时该系统的毒副作用不会增加;②可使肿瘤体积缩小,利于手术;③可以诱导肿瘤细胞坏死,杀灭边界外的亚临床病变,减少局部复发,降低手术造成潜在瘤细胞播散的机会,利于手术完整切除肿瘤。

Tse 等认为动脉灌注化疗联合常规眶内容摘除术加放疗可有效治疗此类眼眶恶性肿瘤,且对晚期广泛侵及眼眶和颅内的基底细胞癌或鳞癌,当应用眶内容摘除术难以治疗时应考虑此治疗方法。

3. 抗肿瘤药物使用中常见的不良反应及其预防

（1）化疗注意事项

1）接受化疗者必须明确诊断,全身状况较好、血象、肝肾功能正常,能够耐受化疗。

2）有下列情况之一者,应慎重考虑药物的种类与剂量:①年老体弱;②以往经过多次化疗或疗效不佳;③肝、肾功能异常;④明显贫血或白细胞、血小板减少;⑤营养不良、血浆蛋白明显减少;⑥肿瘤的骨髓转移;⑦有感染、发热者;⑧心肌病变。

3）部分药物的给药顺序可影响疗效,MTX 用后应用氟尿嘧啶、阿糖胞苷;VCR 用后用 CTX、MTX、BLM;顺铂于氟尿嘧啶、VP-16 后应用均有增效作用。

4）细胞周期特异性药物疗效可随时间的延长而增加;而周期非特异性药物则随剂量增大而增加疗效。

5）谨防化疗药物渗漏到血管外。

（2）化疗药物的不良反应:抗肿瘤化疗药物中绝大多数在抑制瘤细胞生长或杀伤瘤细胞的同时,对正常细胞同样有毒害作用,尤其是对骨髓造血细胞和胃肠道黏膜上皮细胞的毒性作用,成为限制化疗药物用量、阻碍疗效发挥的主要障碍。

1）立即反应:恶心、呕吐、皮疹、发热、过敏、膀胱炎、静脉炎、局部组织坏死等常在用药当天至数日内出现。

2）早期反应:骨髓抑制、腹泻、脱发、周围神经毒性、肝肾损害等常在数日至 2~3 周内出现。

3）迟发反应:贫血、色素沉着、心肺毒性、神经毒性常用药后数周至数月发生。

4）远期反应:致畸变、不育症,第二个恶性肿瘤多出现于用药后数月至数年。

对于以上的不良反应,在化疗之前要充分向患者及家属交代和沟通,取得其同意后再实施,并根据使用药物的不同,对于其主要的不良反应进行对应的处理和预防(参考相关的抗肿瘤药物治疗不良反应预防与治疗书籍)。

（3）抗肿瘤药物静脉输注后外渗的处理:静脉滴注化疗药物时,如果使用不当,可使药物外渗到皮下组织,轻者引起红肿、疼痛和炎症,严重时可致组织坏死和溃疡,较长时间不愈合,给患者带来痛苦。因此,应了解药物外渗的原因、预防及处理。

发生化疗药物外渗应立刻停止输注,局部渗液及时处理:包括抽吸去除残留液体,局部适当使用

解毒剂,抬高患肢,注射部位使用冷敷,无解毒剂者可行漏药部位皮下注射生理盐水,以稀释药物,或用
0.25%~0.5% 普鲁卡因局部注射封闭,并做局部冷敷。

1）氮芥、丝裂霉素、放线菌素外渗

处理:通过非留置针或导管静脉注射 4% 硫代硫酸钠 5ml 或用 25 口径针在外渗区多次皮下注射。

2）阿霉素外渗

处理:通过非留置针或导管静脉注射氢化可的松 50mg 或地塞米松 5mg。

3）表柔比星、柔红霉素外渗

处理:冰敷至少 60min,抬高患肢;皮肤表面涂二甲亚砜,每日 3 次 ×6 天。

4）长春新碱、长春碱、长春地辛外渗

处理:透明质酸酶150U 并中度加热或 0.9% 氯化钠注射液冰敷或碳酸氢钠浸泡和 / 或注射氢化可
的松。

最佳预防方法:仔细的注射技术和选择粗血管,预先输空白液体了解血管有无渗漏。

三、作用于血管药

作用于血管的药物可分为血管扩张药、血管收缩药及硬化剂。某些眼眶病由于炎症刺激或手术造成
的水肿,常常引起眶内血管的变化,出现小动脉和毛细血管的痉挛而产生功能障碍,如视网膜中央动脉的
痉挛可造成视力丧失。另外,某些眶内血管性疾病使用血管硬化剂可望收到疗效,因此,作用于血管的药
物在眼眶病的治疗中作用较大。

（一）血管扩张药

血管扩张药是指作用于小动脉和毛细血管,解除其痉挛,增加其血流量,进而改善微循环的一类药物。

1. 妥拉苏林　是一种 α 受体阻滞剂,可松弛血管平滑肌,解除小血管痉挛,常作为治疗心血管疾病
的药物。眼科常用于视网膜中央动脉栓塞、视网膜病变,以及利用其改善微循环的作用治疗眼部的慢性
炎症、眼眶组织水肿造成的血循环障碍。另外,可用于慢性单纯性青光眼早期诊断激发试验。本品可配
成 10% 溶液点眼,治疗眶内血管痉挛,可进行球后或肌内注射,成人每次 25~50mg,根据病情每日可数次,
注意本品有兴奋心肌的作用。

2. 山莨菪碱（654-2）　作用与阿托品相似,可缓解平滑肌痉挛,扩张微小血管,改善微循环,同时也具
有扩大瞳孔和抑制腺体分泌作用。眼科适用于治疗视网膜病变、视网膜中央动脉栓塞、视神经炎症、视网
膜色素变性、改善眼眶组织微循环等。球后注射,1~3mg,根据病情可隔日或每日一次,也可肌肉或静脉注
射。副作用有口干、面红、视力模糊、瞳孔轻度扩大等。

3. 罂粟碱　是阿片类生物碱,作用与 654-2 相似,解除平滑肌痉挛,改善微循环,虽可使瞳孔扩大,但
不影响调节力。本品除用于治疗视网膜血管痉挛外,还用于治疗外伤、手术所致的眶内血管痉挛、视网膜
中央动脉供血不足等。可作口服、皮下、静脉或肌内注射,每次 30~60mg,每日 3 次。

（二）硬化剂

在血管瘤内注入硬化剂的目的是促进血管内血栓形成,使发生硬化、萎缩或消退。最常用的是 5% 鱼
肝油酸钠,一般情况下第一次注射量较少,0.2~0.5ml,观察数日后可第二次注射,注射前以 2% 普鲁卡因作
瘤体周围浸润麻醉。其他血管硬化剂还有 33% 氯化钠、5% 葡萄糖、20% 水杨酸、50% 奎宁乌拉坦、95%
酒精以及沸水等。

硬化剂的使用方法简单,对无手术指征的病例是较好的疗法,有时也作为手术前的治疗。为手术全
部切除创造条件。硬化剂可使用于海绵状血管瘤,不宜用于蔓状血管瘤,以避免发生远端血管栓塞的危
险。有的笔者应用生物胶耳脑胶在术中将其注射到已暴露清楚的曲张的静脉管腔中,使后者凝固塑形便
于完整将其切除。

四、高渗脱水剂

该类药物常用于治疗青光眼急性发作以及眼内手术前降低眼压等,在眼眶病中常用于急性高眼压,

外伤或手术所致的眶内组织水肿,视神经挫伤等。其药理作用是在限定时间内提高血管内的渗透压,使组织中多余的水分进入血管内,从而达到消除组织水肿的目的。大多数高渗剂体内均不代谢,而从肾脏排泄,注射后血容量增多,故心肾功能不良者慎用。

1. **甘油**　甘油(glycerine)多配成 50% 溶液,口服每次 60~120ml。

2. **甘露醇**　甘露醇(mannitol)临床上多使用 20% 溶液,250~500ml 静脉滴注,在 30~40min 内滴入,半小时后发挥作用,可持续 5~8h。

3. **50% 葡萄糖溶液**　脱水作用同上,但效果不及甘露醇,有糖尿病者禁用。

五、肿瘤的生物免疫治疗

肿瘤生物免疫治疗(immuno-biological cancer therapy)是指采用生物、免疫和靶向治疗的方法激发机体自身的免疫保护机制,从而达到治疗肿瘤或预防复发的作用。如运用细胞因子调动机体自身的免疫力达到抗肿瘤作用;通过主动免疫激发全身性的抗肿瘤效应;采用分子靶向药物进行治疗。

（一）免疫治疗

肿瘤的免疫治疗最早始于 20 世纪初,当时所用的是 Coley 毒素。60 年代开始,由于卡介苗对某些肿瘤的疗效又使人们对肿瘤免疫学治疗产生了兴趣,而发展最快的是近十余年,这是由于免疫技术和其他生物技术的高速发展的结果。肿瘤免疫治疗就是以肿瘤细胞、肿瘤的提取物或肿瘤的某一部分为抗原,给肿瘤患者进行免疫接种,通过所激发的特异的肿瘤免疫反应达到控制肿瘤生长的目的。从理论上看,肿瘤的免疫治疗是一种比较理想的疗法,可以有选择性地攻击肿瘤细胞,而不损及正常细胞。但是肿瘤免疫治疗的作用是有限的,这是由于:①免疫细胞在数量上往往需十倍乃至百倍于肿瘤细胞才能发挥作用,这点在临床上是很难达到的;②不同的肿瘤其免疫原性强弱不等,免疫原性强者疗效较高;③肿瘤的恶性程度不同;④机体的免疫功能是否良好;⑤抗体的产生。所以现阶段的免疫治疗原则仍是在手术切除大块瘤组织或经放疗、化疗、大部分瘤组织得到控制后进行。一般认为免疫治疗可清扫的残余瘤细胞总数在 10^6 个以内,最多不能多于 10^8 个,大致相当于肿瘤大小在 0.1cm 以内。免疫治疗分为主动免疫治疗、被动免疫治疗、过继免疫治疗。

1. **主动免疫治疗**　主动免疫治疗又分为特异免疫治疗和非特异免疫治疗,前者是将单个瘤细胞经 X 线灭活再加佐剂制成"瘤苗"进行免疫,以诱导特异性肿瘤免疫反应,特异性免疫治疗受到该肿瘤免疫原性强弱的限制。非特异性免疫治疗是使用各种细菌菌苗如卡介苗及 OK432,这些菌苗可非特异性地作用于机体的免疫系统,卡介苗主要是活化淋巴因子,激活巨噬细胞和 NK 细胞。同时 OK432 可直接抑制肿瘤细胞。非特异性免疫治疗虽不受肿瘤免疫原性的影响,但治疗的针对性不强。

2. **被动免疫治疗**　传统的被动免疫治疗是应用免疫血清,疗效差。自从单克隆抗体的出现,使被动免疫的疗效有了很大提高,利用杂交瘤技术(hybridoma technique)将抗体生成细胞与骨髓瘤细胞进行融合,把抗体的特异性与瘤细胞的无限增生能力结合起来,从而获得大量单特异性抗体,叫单克隆抗体(monoclonal antibody)。单克隆抗体对肿瘤的作用主要是通过细胞毒作用,其疗效仍不理想,近年来人们利用单抗的专一性,作为治疗的导向工具,在单抗加上化学药物,对肿瘤进行直接治疗,使肿瘤部位药物的有效浓度提高。这种治疗的设计在理论上是较理想的,但在临床上疗效并不显著,其主要原因是抗体所携带的药物分子数量有限,不足以杀灭瘤细胞,因而设计药性强的抗肿瘤药物是必要的。目前研究最多的是白喉菌毒素和蓖麻毒蛋白,这两种毒素对蛋白质合成均有很强的抑制作用,可选择性地杀伤肿瘤细胞,有报告一个药物分子即可杀灭一个肿瘤细胞。

3. **过继免疫治疗**　是将有免疫活性或同种异体的免疫细胞或其产物输给患者,提高患者的免疫力,达到治疗的目的。

（1）细胞毒性 T 细胞:该细胞可介导肿瘤的特异性免疫,从患者外周血中分离出单个 T 细胞,利用杂交瘤技术,并加入 IL-2,可建立肿瘤特异的 CTL 细胞系,再建成 CTL 细胞克隆,用于治疗。

（2）淋巴因子激活的杀伤细胞(LAK 细胞):LAK 细胞是将外周血淋巴细胞分离后,在体外经 IL-2 激活 3~5 天而扩增为具有广谱抗肿瘤作用的杀伤细胞。LAK 细胞是近年来新兴的抗肿瘤细胞,它不但对建系的肿瘤细胞有杀伤作用,同时也可杀伤对抗 NK 细胞的肿瘤细胞,临床上发现 IL-2 对 LAK 的辅助作用较大,LAK 注入机体后仍需有 IL-2 的辅助作用,所以二者共同使用能提高疗效。

(3) 肿瘤浸润淋巴细胞(tumor-infiltrating lymphocytes,TIL):即侵入肿瘤实质的宿主淋巴细胞,是宿主对肿瘤的反应,其中主要是对肿瘤有杀伤作用的细胞毒 T 细胞,TIL 与 LAK 相比有更强的抗肿瘤性,全身输药后,瘤体内有效浓度高,体外激活所需 IL-2 较少。其不足之处是分离 TIL 困难,体外扩增时间较长,易污染。

(4) 细胞因子:细胞因子泛指淋巴细胞分泌的淋巴因子(lymphokine)以及由巨噬细胞分泌的单核因子(monokine),目前发现可提纯的细胞因子有 20 余种,包括 IL-1~12 、IFN-a、CSFs、TNF-a 等,这些细胞因子除了杀伤瘤细胞外,更主要是提高了机体的免疫功能,有效地刺激了骨髓生成粒细胞和巨噬细胞,在临床上应用较多的是 IL-2。

(二) 其他生物治疗

1. CIK 细胞治疗　CIK 细胞是将人外周血单个核细胞在体外与多种细胞因子共同培育后获得的一组特殊细胞,该细胞具有 T 淋巴细胞强大的抗瘤活性,以及自然杀伤细胞(NK 细胞)的特征。CIK 细胞被认为是新一代肿瘤过继性细胞免疫生物治疗的首选细胞。

2. 抗血管生成治疗　肿瘤细胞的分裂、生长、蔓延除遵循其自身的生物学特性,也依赖于周围的生长环境。肿瘤的生长和转移依赖于基质血管状况,这好比种子和土壤的概念,通过改变"土壤"的环境来抑制"种子"生长,是近年来提出治疗肿瘤的新概念。

目前通过抗血管生成治疗肿瘤已经受到广泛关注,以血管内皮细胞为靶向,通过对抗肿瘤血管生成,切断肿瘤的供养,从而遏制肿瘤的生长和转移,具有高效性、特异性等优点。如内皮抑素(endostatin)和血管抑素(an-giostatin)在内的多种抗血管生成药物在抗肿瘤实验研究中取得良好效果。

六、影响免疫功能的药物

免疫反应是机体重要的防御功能,人体内的免疫功能可分为免疫防御、自身稳定和免疫监视,当外界刺激因子侵及自身细胞突变时,机体可通过自身的免疫系统去除外界刺激因子或杀灭突变细胞以达到自身稳定。当机体的免疫功能紊乱时,可产生免疫功能不足,或产生对机体有害的过敏反应。影响免疫功能的药物有两大类,即免疫增强剂和免疫抑制剂,前者是提高巨噬细胞功能,提高 T 细胞转化和功能,促进抗体生成,加强补体功能,后者则相反。临床上常使用的多为免疫抑制剂。

(一) 免疫抑制剂　免疫抑制剂是一类阻碍或抑制免疫反应的药物,临床上可用于治疗自身免疫性疾病、免疫增生病、器官移植排斥反应及某些肿瘤等。

1. 糖皮质激素　肾上腺皮质激素的免疫抑制功能主要是通过抑制巨噬细胞来实现。抑制巨噬细胞进入炎症区,减弱巨噬细胞吞噬功能以及对抗原的处理,同时也影响干扰素的生成。临床上可用于治疗各种免疫性疾病、器官移植及作为某些肿瘤的辅助治疗,在眼眶病中多用于眼眶的非特异性炎症,如肥大性肌炎、甲状腺相关眼眶病变、视神经挫伤以及眼眶手术后眶组织水肿等,常用的有如下药物。

(1) 泼尼松:常用量为 5~10mg,每日 3 次或 30mg 每日 1 次,根据病情可加大剂量,每日可达 60~80mg,但应注意本品的副作用。

(2) 氢化可的松:可口服及静脉注射,作用比泼尼松弱,常用剂量成人 10~30mg/d,氢化可的松的醇型内含乙醇,不宜做球后注射。

(3) 醋酸可的松:临床上多为酯型,在体内转化为氢化可的松而起作用,多用于局部注射,每次 0.5~1ml,每周 1~2 次,肥大性肌炎或甲状腺相关眼眶病变者可作病变附近肌肉的浸润注射。

2. 环磷酰胺　环磷酰胺属于烷化剂的抗肿瘤药物,同时也可抑制 T 细胞和 B 细胞,能非特异地杀伤抗原致敏细胞和免疫母细胞。在眼眶病中对于顽固的免疫性疾病或长期服用糖皮质激素引起较多副作用时可应用本品。成人每日 200mg,小儿 1~3mg/(kg·d)。使用本品应定期复查血象,血细胞减少至 4 000/mm^3 以下时应停用。

苯丁酸氮芥、硫唑嘌呤、甲氨蝶呤、噻替派、环孢霉素 A 等也均为免疫抑制剂。

（二）免疫增强剂

免疫增强剂是通过非特异性活化单核、巨噬细胞或激活促进淋巴细胞增殖,提高机体免疫应答水平,增强免疫力。临床上多用于治疗某些肿瘤和免疫缺陷病。

1. **转移因子** 是由人类淋巴细胞或淋巴组织经冰冻处理,及经透析或葡萄糖层析取得。成分为多核苷酸与多肽链的复合体,可使体内的正常 T 细胞转变为致敏的 T 淋巴细胞,同时又可改善单核细胞与含有 IgG 复合体的结合能力,促进干扰素的释放,提高免疫缺陷病人的迟发超敏反应。临床上用于多种病毒感染、免疫缺陷病及某些肿瘤。本品可用作结膜下注射或病变附近的淋巴结内注射,注射量为 0.5~2ml,每周 2 次,共 3 周,也可用于皮下注射。

2. **左旋咪唑** 能使受抑制的巨噬细胞和 T 细胞功能恢复,提高巨噬细胞移动抑制作用,提高 T 细胞转化率,有利于因化疗药物所抑制的淋巴细胞恢复。临床上多用于治疗原发性免疫缺陷病、慢性肉芽肿、长期化疗和放疗的病人。用法:成人 150~200mg/d,小儿为 2.5mg/（kg·d）。

除此之外,如结核菌素、短小棒状杆菌菌苗、胸腺素、丙种球蛋白、青霉胺和干扰素等均为免疫增强剂。

第二节 物 理 疗 法

物理疗法是现代治疗中不可缺少的一部分,它是一种利用热、电、声、光、磁、冷等物理能量对疾病治疗和预防的方法。由于眼眶病变位置相对较深,在物理治疗法中主要利用的是电疗法。

一、热疗法

热疗法（heat therapy）顾名思义是在眼部加热的疗法,可通过两种方式进行,即传导热和辐射热,前者是将各种热源直接作用于眼部,如热敷等。后者是利用光的照射将热传入,如红外线治疗。

二、光疗法

光疗法（light therapy）是利用可见光谱以外的光线对组织病变照射产生的效应,主要分为红外线疗法和紫外线疗法。

（一）红外线疗法（infrared therapy）

红外线是红色光线以外的不可见光线,波长大于 760nm,红外线治疗的生物效应主要是热,达到改善局部血液循环,促进炎症吸收,消炎和缓解疼痛。在红外线的光谱范围内,波长越短其穿透力越强。700~1 500nm 的红外线,只能穿透皮肤 1~10mm,这个深度在眼眶病的治疗中显然是不足的。

（二）紫外线疗法（ultraviolet therapy）

紫外线是紫色可见光以外的光线,波长 120~400nm,紫外线穿透力不强,但其光化作用较强,具有光合、光分解和催化作用。在临床上多用于治疗眼睑或某些浅表的疾患,眼眶的病变较少使用。

三、电疗法

电疗法是眼眶病中较常用的治疗方法,其基本原理是利用电流将不同电荷的药物导入眶内,达到治疗目的。

（一）直流电疗法

直流电疗法是利用 100V 以下稳定的直流电,将药物离子导入组织内。这种方法称为直流电药物离子透入。

不同药物离子所带的电荷不同,治疗时将所需导入的药物离子放在相同电极之下,利用同性电荷相斥的原理,使药物离子导入组织内,这种治疗方法较局部点药浓度高,作用快。在使用直流电离子透入时应注意的是:①需了解透入的药物离子所带电荷的极性;②必须将需透入的药物离子置于相同极性的电极下。在临床上眶内组织水肿,炎症反应可透入糖皮质激素,眶内瘢痕形成常使用碘离子透入。

（二）高频电疗法

高频电疗法可分为长波电疗法、中波电疗法和超短波电疗法，在眼眶病中常使用的是超短波电疗法。

超短波电疗法是利用高频 30~300MHz/s 电磁振荡，利用其超短波进行治疗，对组织无刺激作用，并可在深部组织产生热能，具有抗炎、消除水肿及镇痛的作用，可用于眶蜂窝织炎的辅助治疗。

四、超声波治疗

超声波是声波的一种，所不同的是振荡频率超过了人耳所能听到的范围，即超过 20 000Hz，由于超声波在组织内产生的热能和机械能对组织影响极小，所以临床上主要是利用超声波进行诊断，介入性超声技术多用于治疗。

所谓介入性超声治疗是指在实时超声的监视或引导下，完成各种穿刺活检、X线造影以及抽吸、插管、注药治疗等操作，以避免某些外科手术，达到治疗的目的。除眼内病变外，眼眶组织为非透明间质，利用超声技术显示病变有重要的价值，眼眶介入性超声技术主要有：①细针抽吸活检，在超声的监视下将细针穿刺于病变内抽吸，进行细胞学检查；②穿切活检，是利用活检针或活检枪，在超声的监视下穿切病变组织进行组织学检查；③介入性治疗，在有组织学诊断或明确的临床诊断前提下，将药物注入病变内，以达到非手术治疗的目的，如眶内的囊性病变可先抽出内容物，再注入酒精等腐蚀性药物以破坏囊壁的细胞。再如某些血管性病变可注入血管硬化剂。影响这种治疗方法的因素较多，如注入药物对周围组织的影响，病变组织对药物的耐受性，以及硬化剂在血管内的滞留时间等。目前，介入性超声应用于眼眶病的治疗在临床上开展尚少。

五、高压氧疗法

超过一个大气压的氧气环境叫作高压氧，患者在特定的环境下吸入高压氧叫作高压氧治疗（hyperbaric oxygen therapy）。在正常情况下人们吸入的氧气通过血液，经毛细血管弥散到组织中去，远离血管床的组织氧浓度较低，这种氧的梯度差即为氧的弥散半径，血氧浓度越高，其弥散半径越大，即组织所摄取的氧量越多。高压氧的治疗机制是人为地提高血氧饱和度，加大氧的弥散半径，使远离血管床的组织能摄取更多的氧气。

高氧浓度的另一个作用是使全身的小动脉和小静脉痉挛，虽然在一定程度上影响了血流量。但由于高压氧的存在，血氧浓度高，使组织仍能摄取高浓度的氧气。同时由于血管收缩，也可不同程度地减轻组织水肿。临床上可用于视神经挫伤、视神经炎等，治疗的同时可配合使用一定量的血管扩张剂，以提高疗效。

第三节　放　射　治　疗

放射治疗已有一百多年的历史，19 世纪末在伦琴发现 X 线和居里夫人发现镭后，它们很快被应用于肿瘤的治疗。现在放射治疗已成为恶性肿瘤治疗的主要方法之一。据统计在恶性肿瘤的治疗中约 70%的病人需要放射治疗，眶内恶性肿瘤常采取放射治疗。

一、射源的种类和照射方法

根据放射源的种类分为：①放射性同位素发出的 α、β、γ 线；② X 线治疗机和各类加速器产生的不同能量的 X 线；③各类加速器产生的电子束、质子束、中子束、负 π 介子束以及其他重粒子。这些放射源以两种基本照射方式进行治疗：①位于体外一定距离，集中照射人体某一部位，称为体外远距离照射，简称外照射。②将放射源密封直接放入被治疗的组织内或放入人体的自然腔内，如舌、鼻咽、食管、宫颈等部位进行照射，眼内肿瘤则采用巩膜外敷贴治疗，称为组织间放疗和腔内治疗，又称近距离治疗（brachytherapy）。此外，口服或静脉注射经血行将放射源带入靶器官，称为内用同位素治疗。如甲状腺功能亢进的治疗。

上述第一类放射源可以作体内、外两种照射;第二、第三类放射源只能作体外照射。体内、外照射有如下特征:①体内照射放射源强度较小(几个毫居里到十个居里);治疗距离较短,约 5mm 到 5cm 之间;②体外照射其放射线的能量大部分被准直器、限速器等屏蔽掉,只有少部分能量达到组织,体内照射则相反,大部分能量被组织吸收;③体外照射,其放射线必须经过皮肤和正常组织才能到达肿瘤,治疗剂量受到皮肤和正常组织耐受量的限制,为得到有效治疗剂量,需要选择不同能量的放射线和采用多野照射技术;④由于距离平方反比定律的影响,离放射源近的组织剂量较高,距放射源远的组织剂量较低,靶区剂量分布的均匀性远比外照射差。由此可见,外放射是一个普遍应用、有效的方法,近距离放射治疗对保护周围正常组织有一定益处。

近年来发展起来的新技术有以下几项:

1. **近距离放射治疗**　是在物理上减少肿瘤周围正常组织剂量的一种方法。最近几年,由于后装设备和技术的发展和完善,近距离放射治疗得到复兴。国内应用高剂量率(HDR)技术,从物理剂量分布上看,HDR 近距离放射治疗近似适形放射治疗,但是有效范围很有限,一般的剂量参考点处在距放射源 1cm 的距离。从生物学上,HDR 近距离放射治疗更接近外放射。

由于眼眶内有角膜、晶状体、视网膜和视神经等重要结构,眶腔体积较小,外照射治疗很难避免对这些结构的放射性损伤,并影响对肿瘤实施有效的放射治疗;由于近距离照射具有放射组织剂量与距离平方成反比的特点,在病变得到最大均匀照射的同时,周围正常组织受到最低剂量的照射,保证敏感器官不超过耐受量。理论上看近距离放射治疗在眼眶肿瘤治疗中是比较适合的,但我们应用近距离照射的后装技术治疗两例泪腺区恶性肿瘤,并未阻止其复发和向颅内蔓延,可能与选择病例的条件有关,此方面尚需研究。

2. **立体定向放射手术(stereo radiation surgery,SRS)**　SRS 发展比较快,γ 刀是用 201 个小 ^{60}Co 源的 γ 射线以球形的方式集中到一个中心,其照射的肿瘤直径一般不超过 3cm,用单次大剂量(≤50Gy)。

"刀"是一个外科概念,高能 γ 射线,经过准直系统,单次高能量聚焦于靶点或病灶区,产生摧毁性或所希望的生物效应,而对周围非病变组织几乎不产生放射性损伤,酷似手术切除病灶,故称其为伽马刀(gamma knife),将这种特殊治疗方法称为放射外科;X 刀也是同样道理,只不过其高能 X 射线通过加速器和治疗床的运动,把能量聚焦到病变上,并可分次照射,提高对肿瘤的治疗效果。用这种方式照射时,没有利用放射治疗的生物学特性:①没有延长疗程以保护正常组织;②绝对的短疗程以大剂量来"烧死"肿瘤细胞;③不考虑再氧合及晚期反应组织的后遗症。

3. **适形放射治疗(conformal radiation therapy,CRT)**　采用多次分割照射,病变内的剂量分布更均匀;为了达到剂量分布的三维适形,必须满足下述必要条件:①在照射方向上,照射野的形状必须与病变(靶区)的形状一致;②要使靶区内及表面的剂量处处相等,必须要求每一个射野内诸点的输出剂量率能按要求的方式进行调整。前一种方式称为经典适形放射治疗(CCRT),同时满足两个条件者称为调强适形放射治疗(intersity modulated radiation therapy,IMRT),后者已成为 21 世纪初放射治疗的主流方法。适形放射治疗的特点,是使放射治疗的剂量分布能适合肿瘤范围,以使肿瘤剂量明显大于周围正常组织。为此,需要有正常解剖结构和肿瘤形态的三维图像,需要用计算机优化剂量分布。

放射外科在原理和技术上与常规放射治疗不同。传统的放射治疗是射线均一地穿过特定区域组织,利用病理细胞比周围正常组织对辐射敏感性高的特点,分阶段多次照射摧毁病变组织细胞,当病变细胞对辐射敏感性低时,要达到治疗作用,对周围组织损伤极为严重。而放射外科以其精确的立体定位和准直系统,使病灶区获得极高的辐射剂量,而向周边部辐射剂量梯度锐减(坏死与正常组织移行区 1mm),周围正常组织几无损伤,故在放射外科时,病变细胞与正常细胞对辐射敏感性的生物学差异显得不甚重要。

二、临床肿瘤照射生物效应的影响因素

临床肿瘤照射的生物效应与肿瘤病灶、宿主情况和采取的射线及照射方式三方面的宏观条件相关。就病灶而言,肿瘤的原位放射敏感性则取决于:①肿瘤细胞本身固有的放射敏感性;②作为一个细胞群体所形成的临床肿瘤对电离辐射的反应性;③肿瘤所处的条件各异的机体内环境。

在生物细胞生长过程中,细胞周期可分为4个主要时相:G_1期(DNA合成前期)、S期(DNA合成期)、G_2期(合成后期或有丝分裂前期)和M期(有丝分裂期),还有不参加周期活动处于真正休眠状态的细胞——G_0期细胞;对放射敏感性,即M期最敏感,S期敏感性最差。肿瘤对放射线的敏感性与肿瘤细胞增殖率及细胞丢失率有明显的关系,凡平均生长速度快,生长比例及细胞更新率高的肿瘤对放射较敏感,人体肿瘤中胚胎性肿瘤和恶性淋巴瘤的细胞丢失率和细胞更新率较高,所以对放射较敏感,平均肿瘤中心剂量为25~40Gy,而间质性肉瘤的敏感性低,其剂量为85Gy,另外肿瘤的放射敏感性还与肿瘤的临床期别、以往的治疗情况、肿瘤的生长部位和形状以及病人的全身情况等有关。高能量的加速器、X或γ刀可使相对不敏感的肿瘤被摧毁,特别是后两者。肿瘤放射分子生物学研究表明,放射治疗不仅可使肿瘤细胞坏死,也可辐射诱发肿瘤细胞的凋亡,即通过射线这个正性触发因子的作用,出现一系列反应基因的表达,从而诱发肿瘤细胞的凋亡,发挥抗肿瘤的作用。放射治疗肿瘤使之发生萎缩的过程中,凋亡起着重要的作用,示踪剂量的辐射可使淋巴瘤细胞发生凋亡。造血细胞对射线诱导的凋亡很敏感,少至1Gy的γ射线就可导致休止的B和T细胞全部凋亡。放疗诱导凋亡的程度因肿瘤不同而异,对有些肿瘤细胞不仅仅是通过损伤DNA使基因失活而起作用,还通过活化凋亡过程杀死肿瘤细胞。放疗诱导凋亡是由$p53$基因调控的。$p53$缺陷小鼠不能被离子辐射诱导凋亡。DNA的损伤无论是在链水平还是碱基水平都足以使$p53$表达水平增高并诱导凋亡。

三、眼眶肿瘤的放射治疗

随着科学技术的发展和对肿瘤的不断深入研究,更加强调对肿瘤的综合治疗,即根据病人的机体状态、肿瘤的病理类型、侵犯范围(分期)和发展趋向,合理地、有计划地综合应用现有的治疗手段,以期较大幅度地提高治愈率和改善病人的生活质量。在国内外,对于头颈部(包括眼眶)肿瘤的治疗,由20世纪60年代的常规手术治疗,到90年代的常规手术+放疗+化疗,再到20世纪末采取化疗+手术+放疗的新趋向,看出已经摆脱单纯手术治疗模式,显示出综合治疗愈来愈重要。肿瘤外科手术强调大范围广泛切除,以求根治肿瘤,而对于头颈部肿瘤特别是眼眶肿瘤的患者,由于重要结构集中,切除范围过大,将影响外形及功能;应用术前放疗,可控制周边肿瘤,改进手术操作,可以保留眶内重要结构;而术后放疗可以防止因保留重要结构而使切除范围不够造成的肿瘤复发,这样可以提高生存率和保存患病器官功能,以保证治疗后的生存质量。

(一)眼眶肿瘤放射治疗适应证

1. 眼眶内复杂的静脉性血管瘤和静脉曲张。

2. 视神经鞘脑膜瘤向视神经管内蔓延,眶内异位脑膜瘤及蝶骨嵴脑膜瘤,手术残留或患者视功能好,或者向颅内蔓延手术危险性大者。

3. 眶后部肿瘤,特别是侵及眶尖或累及视神经者,患者对手术有顾虑或术后瘤体残留者。

4. 恶性肿瘤的综合治疗。

(二)常见眼眶肿瘤的放射治疗

1. 眼眶恶性淋巴瘤 原发淋巴瘤和淋巴瘤累及眼眶少见,国外文献报道约占原发性眼眶恶性肿瘤的10%。在国内更为罕见,中位发病年龄是60岁,50岁以上的病例占80%。一般认为女性多于男性。

尽管绝大多数眼眶恶性淋巴瘤发生在局部,但由于肿瘤的性质,手术不能完全切除,而且可能出现各种并发症,因此,手术的目的是为了获得明确的病理诊断。放射治疗是原发眼眶淋巴瘤传统的局部治疗方法。与其他部位的I期恶性淋巴瘤相似。放疗在肿瘤的局部控制和治愈中是非常有效的。眼眶淋巴瘤的放射治疗计划应根据查体和影像学检查所确定的病变部位和病变范围制定,具有高度个体化。放射最佳剂量应确保肿瘤局部控制而其并发症控制在最低水平。对放射剂量各家报道不一,Reddy等报道给予肿瘤局部放射治疗剂量35~40Gy时为最佳剂量;而Minehan等认为在24~35Gy为宜,低于24Gy局部复发率增加。高于35Gy则发生并发症的风险增加;Chao等认为30Gy为首选剂量。国内侯秀玉报道了眼眶内原发恶性淋巴瘤15例,共17只患眼(10只行手术切除,7只仅行活检)接受放射治疗。结果:3、5、10年生存率分别为100%、90%和75%。1、3、5年局部控制率分别为94.1%、92.3%和92.3%(失随者按局部未控计算）。8 例无瘤生存 1~17 年；5 例疾病进展，其中 1 例为耳前淋巴引流区侵犯，另 4 例为远地转移；死亡 2 例中 1 例死于全身转移，另 1 例死于其他疾病。目前认为，对低度恶性推荐照射剂量为 30~35Gy，而对中、高度恶性为 36~40Gy。

淋巴瘤放射治疗的并发症：早期反应为结膜充血红肿，流泪或泪少，睫毛脱落；晚期反应表现为角膜溃疡，下睑内翻及眼眶轻度萎缩。放射可以诱发白内障。在眼眶淋巴瘤的放射治疗中，未应用晶状体挡铅的病例中，58%~65% 在治疗后 5 年内发生辐射性白内障；应用晶状体挡铅技术后，白内障的发生率为 ≤16%。眼睛干燥感也是常见的放射治疗后并发症，应用人工眼泪可以减轻症状，眼睛干燥的发生与放射剂量有关。在条件许可的情况下，若病灶距泪腺有一定距离时，在放射治疗剂量 >30Gy 后，应保护泪腺。

2. 横纹肌肉瘤　横纹肌肉瘤（rhabdomyosarcoma，RMS）为儿童期最常见的原发性眶内恶性肿瘤，18 岁以下儿童眼眶肿物活检中约占 4%。目前普遍认为，该肿瘤起源于中胚叶未分化的多能间充质细胞，进而分化形成不同阶段的胚胎期横纹肌细胞。本病自出生到 70 岁均可见到，但多发于 10 岁以下儿童，平均发病年龄为 7~8 岁。

对于眼眶横纹肌肉瘤目前主要采用综合治疗的方法，Humpl 等报告了 18 例横纹肌肉瘤患者采取眶内容切除、放射治疗和化疗的综合治疗，年龄 1 个月到 17 岁，5 年生存率为 76%。Mannor 报告了 8 例综合治疗的横纹肌肉瘤儿童，3 年以上生存率为 71%。

放疗是治疗儿童横纹肌肉瘤及某些未分化软组织肉瘤的非常重要的方法，其能够进一步杀灭手术治疗不能切除的残余肿瘤细胞。国内宋国祥提出，术前术后给予化疗的基础上，行放射治疗 60Gy/6~8 周，眶正、侧位野各半。而后每间隔 10 周静脉注射环磷酰胺 2.5mg/（kg·d），共 1~2 年。

目前临床往往根据肿瘤的大小和临床分期等来决定放疗量。对于横纹肌肉瘤，最低量为 4 000cGy。如肿瘤直径 >5cm，放疗量应为 5 000~5 500cGy。Ⅰ期（局部性病变肿瘤完全切除，区域淋巴结未侵犯）术后可不放疗；Ⅱ期（肉眼所见肿瘤完全切除，肿瘤已有局部浸润或区域淋巴结转移）术后给予 4 140cGy 的放射剂量，行常规分割放疗照射；Ⅲ期（肿瘤未完全切除或仅活检取样，肉眼有残留肿瘤）给予 5 040cGy 的放射剂量，行常规分割放疗照射或给予 5 940cGy 的放射剂量高分割照射。

放射治疗应用于眼眶横纹肌肉瘤的治疗后提高了患者的生存率，但传统外照射引起的并发症也严重影响患儿的生存质量。外放射的远期并发症主要有：白内障，面部变形不对称及骨发育不良，干眼，慢性角膜炎，角膜营养不良，斜视，上睑下垂，眼球内陷，视网膜病变和葡萄膜炎，泪小管狭窄，牙缺损，继发肿瘤等。Raney 等报道了 IRS-Ⅲ 的 94 例眼眶 RMS 治疗后的并发症。14% 的患者为了控制肿瘤或治疗并发症而行眶内容摘除术或眼球摘除术。其他的并发症包括白内障（82%），视力下降（70%），眶骨发育不良（59%），干眼（30%），慢性角结膜炎（27%），视网膜病变（6%）。

为减少放疗后并发症的发生率并提高患者放疗后的生存率，学者做了很多研究。Wolden 等利用调强适形放射疗法（intensity-modulated radiotherapy，IMRT）治疗 28 例头颈部横纹肌肉瘤，由于 IMRT 可大大降低肿瘤外重要器官和组织的放射剂量，因此放疗后并发症发生率较传统放疗有所降低。但该疗法必须精确定位，并且对患者体位固定的要求较高。

Hug 等利用质子放射疗法（proton radiation therapy，PRT）治疗的 2 例眼眶横纹肌肉瘤患者，均为活检病理证实，并给予化疗后进行放射治疗，随访 3 年 5 个月和 2.5 年，临床及影像学均未发现病变，视力均为 20/20，晶状体和视交叉均未出现并发症，只出现轻度眼球内陷。有学者认为 PRT 从减少放疗并发症角度来讲优于 IMRT。Kraft 认为质子放疗有下述优点：①剂量分布好；②旁散射少；③穿透性强；④局部剂量高。

3. 泪腺腺样囊性癌　泪腺腺样囊性癌（adenoid cystic carcinoma，ACC）是泪腺恶性上皮性肿瘤中最常见的、恶性度较高的肿瘤，其发病率占泪腺上皮性肿瘤的 25%~30%，复发率达 77.14%。近年来由于放射治疗技术的不断完善，采取手术联合放射治疗的方法，使 ACC 的治疗效果大大提高，明显高于单纯手术或单纯放疗。

笔者曾对 21 例 ACC 患者手术联合放疗的疗效进行观察，10 例随访 3 年无复发，其中 6 例随访 5 年无复发，1 例 10 年以上无复发，平均随访 3 年。放疗采用 ^{60}Co，直线加速器（电子、光子），γ 刀及后装近距离治疗＋外照射,放射野为正位、侧位或斜侧位。

4. 眼眶脑膜瘤　眼眶脑膜瘤是一种良性肿瘤,占眶内肿瘤的 4%~8%,眼眶脑膜瘤虽为良性肿瘤,很少发生恶变,但肿瘤一旦发生便缓慢地进展,可侵犯眶内、眶壁和孔裂,蔓延至邻近结构,如颅腔、鼻窦和颞窝;严重者损伤视力,甚至可危及生命。由于眼眶解剖和功能的特殊性,对于眶后和眶尖部甚至蔓延至颅内的病变,手术治疗可能影响外观和视力,且术后常复发,因此需要寻找更为理想的治疗方法。

笔者曾应用 γ 刀治疗 34 例眼眶视神经脑膜瘤患者,γ 刀放射治疗平均中心剂量 32.22Gy,等剂量曲线范围为 79%~95%,平均随访时间 30 个月。治疗后肿瘤缩小 19 例,消失 2 例,无变化 6 例,增大 3 例,肿瘤控制率为 90.0%(27/30)。治疗后视力提高 12 例,减退 4 例,丧失 3 例,不变 15 例。除 1 例因脑血管疾病死亡外,无死亡病例。治疗后局部水肿的发生率为 26.47%(9/34),一般半年后可逐渐消退。

γ 刀治疗对眼眶脑膜瘤是一种有效的微创治疗方法,并发症少,可保留一部分视力,适用于视神经鞘脑膜瘤向视神经管内蔓延、眶内异位脑膜瘤及蝶骨嵴脑膜瘤。

（三）放疗常见并发症

1. 睫毛脱落,毛发脱落。

2. 睑皮肤红斑或溃疡、萎缩。

3. 结膜出血、角膜炎症反应。

4. 晶状体混浊,潜伏期的长短与照射量有关,一般情况下在 1~2 年内发生。

5. 视网膜血管扩张或网膜出血。

6. 可引起虹膜炎、继发青光眼。

7. 玻璃体积血。

8. 泪腺萎缩。

9. 眶骨发育异常,儿童放疗后眶骨发育迟缓,导致眶萎缩畸形。

临床总结表明:放射治疗是肿瘤治疗的重要手段之一,对于恶性肿瘤它是综合治疗的重要部分,可以减少复发,提高生存率。在几种放疗方法中,^{60}Co 放疗是有效且费用低,30 年前是最主要的方法;加速器利用高能重粒子包括质子、中子及 π 介子等作放射源,提高了肿瘤区(靶区)的组织放射剂量,而对正常组织损伤明显减小,是我们临床应用较多并有效的一种方法。γ 或 X 刀是利用立体定向技术进行放射治疗,施行大剂量照射,达到摧毁病变的目的,起到手术"刀"的作用,目前主要用于颅内小于 3cm 直径病变的治疗;我们用于已向海绵窦蔓延的腺样囊性癌患者,由于病变较大,效果不好,与选择病例不当有关;对于眼眶肿瘤如淋巴瘤、视神经脑膜瘤及眶内血管性病变的治疗效果比较满意,目前应用比较广泛。近距离治疗是利用后装技术,具有放射源后装、微机控制、计算机计算剂量和放射源微型化的特点,放射源为 ^{192}Ir,治疗剂量率一般为 4~12Gy/h;用于配合外照射或手术治疗,使病变区局部高剂量,正常组织损伤小,疗程短的特点;但有 2 例采用此方法未能达到治疗目的而复发;所以对新方法还需进行进一步地观察和研究。

随着科学技术的发展和对肿瘤不断深入的研究,更加强调对肿瘤的综合治疗,即根据病人的机体状态、肿瘤的病理类型、侵犯范围(分期)和发展趋向,合理地、有计划地综合应用现代治疗手段,进一步提高治愈率和改善病人的生存质量。

（唐东润）

第五章

眼眶病手术治疗

第一节 眼眶病手术治疗原则

眼眶内的组织胚层来源多样，几乎包括了身体所有的组织胚层，因此，眼眶疾病的病种繁多。眼眶与颅脑及鼻窦等组织结构相邻，病变位置较深相互关系复杂，而且某些眼眶病又与全身因素有关或是全身疾病的一部分，这些因素使眼眶手术相对复杂。所以，眼眶手术要求手术医师的知识更加全面，不但需要有娴熟的局部解剖和手术技巧，还要具备相关学科的知识以及全身疾病的整体观念。眼眶手术不像眼球手术那样，手术步骤相对恒定，而是需要手术医师根据情况灵活应用。顺利完成一个眼眶手术应包括三个方面，即术前准备、术中操作及术后处理。本节将叙述这些方面的有关原则。

一、术前准备

术前准备（per-operative preparation）是指手术医师在术前对患者的病情、手术设计以及术中可能出现的问题所做出的全面考虑及必要的准备。包括全面熟悉病史、复习解剖、定性定位诊断及合理的手术设计。

（一）病史

熟悉病史是医生作出诊断及制定治疗方案的基础。医生应注意患者每一个细微的症状或体征，有时对手术是有帮助的。如眶顶的病变出现额部感觉异常，可能是病变对眶上神经的侵袭，手术时应特别注意。又如，眶外壁的皮样囊肿患者出现眼突度较前减轻，我们应想到可能因囊肿压迫眶外壁，使眶外壁骨质吸收并与颞窝沟通，囊内容因眶压的关系移向颞窝，使眼突度减少。因此手术中特别注意眶 - 颞窝沟通性囊肿，并及时处理眶骨壁。总之，术前详细分析病史对手术有很大的帮助。

（二）解剖

手术医师娴熟的解剖知识直接影响手术的效果，否则往往是盲目手术且易出现并发症。以下仅叙述与手术有关的几点问题。

1. 眼眶的相邻结构 眶顶的前内方与额窦相邻，其余部分的眶顶与前颅窝相邻，因此，眶顶病变的手术应注意病变与颅内的关系，因病变的压迫或侵袭造成眶顶骨壁破坏，将直接暴露硬脑膜，如果术中不注意可能损伤脑组织。眶内侧经筛骨纸板与筛窦相邻，切除眶 - 筛窦病变时应注意上方的筛骨水平板，否则即损伤嗅神经。眶内侧的手术还应注意保护泪囊。眶外侧壁的重要结构较少，但应注意面神经的额支和颧支自耳前向额部及眶周走行，外侧开眶术的皮肤切口过长可能损伤该神经，一般认为切口不超过3cm 是安全的。

2. 树立眼眶的立体解剖概念 眼眶内重要的血管神经均通过眶尖与颅内相连，眶内病变间杂于这些正常的结构中,而且多使正常的解剖位置发生改变。例如病变在眶前部时位于眼外肌的下部,而在眶后部即可能位于眼外肌的上部。眼眶手术的操作是自眶前向眶深部进行,因此,手术医师在术中要树立眼眶解剖的立体概念,根据病变的位置以及与正常结构的关系进行操作,在自前向后的分离过程中始终注意正常结构与病变的关系,以避免出现并发症。

3. 正常结构及病变的辨认　在熟悉解剖的基础上,手术中还要迅速准确地辨认病变及正常结构。由于病变的长期压迫或病变直接的侵袭,以及术中过度牵拉,眶内的正常结构往往也发生位置、形态或质地上的改变,特别是术野暴露不良时,有时将正常结构误认为病变。如将肿大、淤血的眼外肌误认为静脉性血管瘤,应特别注意。术中影响发现病变的因素有:术前病变定位诊断不准确;定性诊断错误,如将肿大的肌肉诊断为肿瘤;术中分离不充分,肿瘤表面遗留一层正常组织;病变位于拉钩的下方等。

(三) 整体观念

眼眶疾病与全身的关系密切,术前从全身的角度总体分析病情是非常必要的。如患者身体状况是否允许手术的操作时间,术中所要求的体位患者是否可以接受等。此外,手术医师对术中的出血量应作出估计,及时配血。不同疾病出血量不同,有时同一种疾病出血量也不同,如蝶骨嵴脑膜瘤眶内蔓延,其术中的出血量较眶内原发脑膜瘤大得多,术前应有充分的准备。

(四) 定性定位诊断

术前准确的定性定位诊断有利于手术进路的设计及术中操作。定性定位诊断除了临床常规检查,主要依靠影像学检查。目前在临床上使用的影像检查方法较多,包括超声、CT、MRI、ECT、γ- 闪烁显像、MRA、DSA 以及各种造影检查。但大多数眼眶病通过超声、CT 及 MRI 检查即可作出诊断。

超声是以不同组织界面的反射强度为成像依据的,可以清楚地显示病变与正常软组织的关系,同时也可显示病变内部的结构,对于某些眼眶病变的定性诊断有较大的意义。彩色 Doppler 对于显示血管性病变以及显示病变内的血流情况有很大的意义。但是超声有两点不足,一是受到超声波穿透力的限制,对于眶尖部的病变显示不清,二是空间定位欠佳。CT 是以不同的组织密度为成像依据,又可以选择不同的投照角度及层面厚度,所以对于病变的空间位置定位准确,同时又可以显示周围结构及继发改变,有利于全面分析病情。在临床上常常通过超声和 CT 联合应用对眶内病变作出较为准确的定性定位诊断。MRI 的成像参数多,显示病变更加清楚,特别适于眶尖部或可疑眶 - 颅沟通性病变。

某些经影像学检查仍不能确定诊断的病例,可以选择活体组织检查,包括两种方法,一是针吸细胞学检查,一是病变内穿切组织块进行组织病理学检查。但要注意某些肿瘤不适合进行手术前的活检病理检查,如泪腺多形性腺瘤。总之,术前应尽可能作出较为准确的定性定位诊断。

(五) 手术进路

术前应较为详细地制定手术进路,这对于顺利完成手术以及术后有较好的容貌外观有重要意义。手术进路分为:前路开眶、外侧开眶、内外联合开眶、经额开眶,其他术式尚有视神经减压术、眶壁减压术、眶内容切除术及眼眶重建术等。过去曾使用的经皮肤内侧开眶,由于损伤较大、优点不多,现已基本由内侧结膜切口入路代替。常见手术进路的具体方法将在另节讨论,此仅叙述手术进路设计的有关原则。

1. 手术进路选择重要结构少的部位,手术切口选择接近病变的位置。眶内上方肿瘤内上结膜切口或内上皮肤切口;眶下方或外下方肿瘤采用下穹窿结膜切口或皮肤切口,经皮肤切口时应选择睫毛下或眶缘下切口,以防术后明显的瘢痕;肿瘤位于眼眶后段、眶尖或病变边界不清考虑有粘连者多选择外侧开眶术;眶深部的海绵状血管瘤但眶尖无粘连者可选择经结膜前路开眶术;肿瘤位于眶内侧靠近前部者采用内侧结膜切口,接近眶尖者多选择内外联合开眶术;经眉弓切口时应选择眉弓下或眉弓上,忌将切口做于眉中间。

2. 泪腺肿瘤传统观点认为应外侧开眶,但近年认为外侧开眶较难保持骨膜及肿瘤的完整,且术后眶外壁的断裂不利于放射治疗。目前大多数学者采用经眉弓切口的前路开眶术,术中不分离肿瘤,连同骨膜及肿瘤表面少许正常组织一同切除,即所谓非接触性肿瘤切除术。术后根据病情选择放射或其他治疗。

3. 老年人及儿童或有全身病的患者尽量选择简单术式,以缩短手术时间减少并发症。

4. 眶内容切除及其重建术适用于眶内恶性肿瘤、复发性肿瘤、不能控制的疼痛以及无功能眼眶或有严重的外观缺陷者。眶内容切除术应力争保留眼睑以利二期进行眼眶重建手术。

（六）麻醉的选择

1. 局部麻醉　适于成年人,病变位置较浅范围局限者,前路开眶多采用此麻醉方法。

2. 全身麻醉　适用于儿童或病变位置较深、范围广泛者,外侧开眶多采用该方法。

3. 基础联合局部麻醉　儿童或手术配合欠佳的患者,而且手术范围小、手术时间短的病例适于此种麻醉。

二、术中操作

与手术有关的几个应注意的问题

1. 视力问题　术中造成对视神经的直接损伤机会不多,大多是由于对视网膜中央动脉的损伤或术中对视神经过度牵拉所致。在解剖上,多数的视网膜中央动脉是在视神经的下方,距球后 10~15mm 进入视神经。因此,该部位操作时应避免过度分离。术中造成对视神经损伤的另一个原因是牵拉所致,眼眶手术为暴露病变牵拉是必要的,但应尽量避免将视神经向眶内上方牵拉,因为视神经距眶内上方的距离最近,牵拉时很容易将视神经压迫在眶内上方的骨壁之上,造成视神经的损伤。手术中对视神经的牵拉或脑板的压迫,持续时间不宜超过 5 分钟,注意适当放松。

2. 眼眶良性病变的处理原则是在保证眼眶正常功能的情况下切除病变。

3. 眼眶恶性病变的处理原则是在切除病变的基础上尽量保持正常功能。

4. 眼眶手术的分离原则是,有包膜的病变紧贴包膜分离;无包膜的病变避免在病变内分离。

5. 实性病变原则上应一次切除,如确有困难需分次切除时,对于恶性病变应用纱布对周围术野进行保护,避免细胞种植。

6. 囊性病变术中避免破溃,病变较大切除困难时可以将囊内容抽吸,使病变缩小,用组织钳夹取囊壁分离切除。

7. 骨壁处理　眼眶手术中除有些骨壁本身的病变需处理,皮样囊肿或恶性病变的眶骨侵犯也应处理。皮样囊肿应去除骨窝中的上皮组织。外侧开眶术术中游离的骨瓣应及时复位,对于术后准备接受放疗的患者不应复位骨瓣。

8. 意外出血　对于术中的意外出血不要慌忙,首先压迫或钳夹止血,分析原因做相应的处理,如不能尽快结束手术或出血不止,可采取头高位、强力止血药如巴曲酶,必要时可采用药物控制血压。对于血运丰富的肿瘤手术术前核血备血,或术前行 DSA 检查了解供血导血管进行血管的栓塞。

9. 不同肿瘤的切除方式

（1）质地较韧的肿瘤:如海绵状血管瘤、硬化型炎性假瘤、脑膜瘤,组织钳夹持取出。

（2）质地较脆、易复发的肿瘤:如泪腺混合瘤,夹持肿瘤周围骨膜。

（3）质地脆、包膜薄无法夹持的肿瘤:如神经鞘瘤,囊内切除。

（4）囊性病变:如黏液囊肿、皮样或表皮样囊肿,大部分囊壁分离后切开、吸出囊液,然后在直视下切除囊膜。

（5）需整体一次性切除的肿瘤:如泪腺混合瘤、神经鞘瘤。

（6）无法一次全切的肿瘤:如炎性假瘤、粘连严重的海绵状血管瘤和某些恶性肿瘤,可分块切除,尽可能彻底切除。

（7）因各种原因无法全切的或全切将出现严重并发症可部分切除:粘连严重的海绵状血管瘤、炎性假瘤、血管畸形和淋巴管瘤。

三、术后处理

眼眶手术后的处理对于手术效果是非常重要的,多种眼眶手术的术后处理大致相同。常规加压包扎3~5 天。根据需要使用抗生素及激素。

1. 术后体位　局部麻醉术后患者一般情况好可以不限制体位。对于全麻术后传统观念认为应平卧

4小时,随着麻醉技术的提高,术后患者立即清醒,吞咽反射已经恢复,不必让患者强行平卧位。而且平卧体位使头颈部淤血,加重眶部的出血和水肿,不利于手术恢复。所以,全麻术后应根据情况采取适当的体位。

2. **视力监护**　术后在眼垫中置入视力监护灯泡,定期接通电源,以患者的光感表示视力的存在,这种方法简单易行。医生应特别注意患者所述光亮度的变化情况,对于可疑者应立即进行眼部检查,包括可靠的视力、眼底以及必要的电生理检查。随着手术技术的日臻成熟和术中精准的操作,意外视力丧失的发生率逐年下降,视力监护也改为在加压绷带外面照亮来判断患者的视功能。

3. **负压引流**　适用于术中出血较多,术后估计有眶内淤血的患者。负压引流管应在术后48小时内撤除。同样,此方法也随着手术技术的日臻成熟较少使用。

(唐东润)

第二节　眼眶病手术治疗各论

一、结膜切口前路开眶

(一)手术步骤

1. 表面麻醉药物进行表面麻醉后,常规安尔碘局部皮肤消毒,结膜囊冲洗。

2. 2%利多卡因和0.5%布比卡因等量混合液,加0.1%少许肾上腺素行结膜下浸润麻醉及瘤周浸润麻醉。

3. 在肿瘤部位的穹窿结膜处弧形剪开结膜及筋膜囊,向眶内分离暴露眶内脂肪。一般采用下穹窿结膜、内侧结膜,或内上方结膜切口,而较少采用外上穹窿结膜切口,避免对泪腺导管的损伤。

4. 分离脂肪,将肿瘤与正常组织分离,用脑压板将正常组织向两侧牵拉保护起来,切除肿瘤。如为海绵状血管瘤可将脂肪向两侧分离,轻压眼球则肿瘤自行脱出或暴露,分离娩出肿瘤。

5. 探查无残余肿瘤,压迫止血后用5/0丝线连续缝合结膜,加压包扎。

(二)术中注意事项

1. 如病变较广泛,术野较小可先做外眦切开,扩大结膜切口的暴露范围。剪外眦时,先用血管钳夹外眦片刻,防止出血,用直剪刀水平剪开外眦韧带眶外缘,再剪断外眦韧带上支或下支。

2. 注意勿损伤眼外肌,术前可做直肌牵引线,术中可牵拉牵引线鉴别肌肉与病变组织。内上方结膜切口切除内上方病变时注意不要损伤滑车及上斜肌,可用斜视钩探查上斜肌第二腹或用手指探及眶内上方骨性滑车标记,用脑压板将上斜肌向上或向下牵拉保护起来。内下方切口时注意避免损伤下斜肌。

3. 剪开结膜和筋膜后向眶内分离,避免贴眼球分离而破坏Tenon囊造成粘连,影响眼球运动。

4. 如病变靠前至结膜下或侵及结膜,术中必须将结膜切除时,术前应准备健眼结膜或口唇黏膜,以备修补。

5. 如对眶内组织骚扰较大,术毕可暂时连续或褥式缝合睑裂。

(三)术后处理

1. 术后根据需要应用抗生素、激素、止血剂、维生素等药物3~5天。

2. 术后每日常规监测视力。

3. 术后加压包扎3~5天。一般5~6天拆除结膜缝线,7天拆除外眦缝线。

二、皮肤切口前路开眶

眶前部肿瘤,与眼球关系不密切时采用眶缘皮肤切口。根据肿瘤位置不同分为内侧皮肤切口、内上方皮肤切口、上方皮肤切口、外上方皮肤切口、下方皮肤切口。其中外上方皮肤切口、内上方皮肤切口入路是最常用的前路开眶术;眶上方皮肤入路,因其正常结构较多,手术中易损伤,较少采用,但对眶上部较大的肿瘤仍较适宜;内侧皮肤切口和下方皮肤切口因有较明显的皮肤瘢痕,因此内侧皮肤切口多由内侧结膜或外眦切开联合内侧结膜入路所代替,下方皮肤切口多由下穹窿结膜入路或外眦切开联合下穹窿结膜入路代替,当肿瘤较浅或突出眶缘者也可采用睫毛下皮肤切口入路。此处介绍常用的经眉弓皮肤切口前路开眶术。

(一)适应证

1. 眶上方眼球赤道部之前病变。

2. 泪腺区病变,深度不超过 1/2 眶深度。

3. 球后视神经上方、内上方病变。

4. 额筛窦黏液囊肿侵及眼眶。

(二)手术步骤

1. 麻醉　全麻或局麻。常规眼部局部消毒,局麻用 2% 利多卡因和 0.75% 布比卡因等量混合液加少许 0.1% 肾上腺素,行眶缘皮肤切口处皮下、肿瘤周围及眶上裂浸润麻醉。

2. 眉弓下缘处做弧形皮肤切口,内上方切口或自眶上切迹内侧,下达内眦部水平,外上方切口可自眶上缘中部向下达外眦部水平。切开皮肤、皮下组织、轮匝肌至眶隔,止血后置牵张器。

3. 分离皮下组织、轮匝肌后暴露眶缘及眶隔,用尖刀贴眶缘挑切开眶隔,用脑膜剪延长切口与皮肤切口等长。眶隔切开后,眶顶和提上睑肌间的脂肪脱出,其下即有提上睑肌,分离时注意勿损伤。对于骨膜外皮样囊肿,不切开眶隔,沿眶缘切开骨膜用剥离子沿骨膜下间隙,将骨膜与眶壁分离,达病变位置。

4. 根据肿瘤位置将提上睑肌和上直肌向一侧牵拉,用脑压板保护,注意肿瘤与肌肉及视神经的关系,小心分离后将肿瘤摘除。术中应注意寻找提上睑肌和上直肌,必要时可用丝线标记。

对泪腺肿瘤应将肿瘤与骨膜一并切除,且肿瘤表面应带有少量正常组织,以防止肿瘤细胞脱落,减少复发。

5. 探查有无残余肿瘤,提上睑肌及上直肌有无损伤,如提上睑肌或上直肌断裂,如有修复的可能尽量修复。

6. 用 5/0 可吸收缝合线连续或间断缝合骨膜、眶隔、皮下组织,5/0 丝线缝合皮肤及睑裂。

(三)术中注意事项

1. 切口宜选择在眉毛下缘,眉毛中切口易造成瘢痕使眉毛分断或加宽变形。

2. 眉弓皮肤切口易损伤眶上神经,应严格沿眶缘切口,经眶隔入眶,内上方切口尽可能不超过眶上切迹,外上方切口一般内侧端至中线。

3. 提上睑肌损伤是上方皮肤切口入路最常见的并发症。为避免损伤应在分离和切除肿瘤前,用有齿镊抓住提上睑肌腱膜,确定其位置。如有损伤立即修复,无法修复时二期手术矫正。

4. 滑车及上斜肌也是内上方切口易损伤的重要结构。滑车是一软骨结构,位于眶内上方眶缘后 5mm,损伤后较难修复。如整个滑车脱离,可将其重新固定在原位上,如无法修复时可用硅胶条或管代替滑车,用丝线固定于原位,否则术后将出现顽固性复视。术中注意先自眶上缘中部,沿骨壁切开眶隔,再用钝头弯剪挑剪开眶隔,用手指探查肿物与上斜肌的关系,用窄脑压板将上斜肌拉向一侧进行保护。

(四)术后处理

1. 术后根据需要应用抗生素、激素、止血剂、维生素等药物 3~5 天。

2. 术后每日常规监测视力。

3. 术后加压包扎 3~5 天。一般 3~5 天拆除睑裂缝线,7 天拆除皮肤缝线。

三、外侧开眶

外侧开眶(lateral orbitotomy)是治疗眼眶病变特别是球后肿瘤的一种常用手术方法之一,该手术径路缺乏重要功能结构,骨瓣易完成,术野宽广,可探查全部眼眶。

(一)适应证

1. 球后肌锥内肿瘤。

2. 眶尖部肿瘤。

3. 眶外上方位置较深的皮样囊肿或表皮样囊肿。

（二）手术步骤

1. 麻醉　一般采用全麻或强化麻醉加局部麻醉。超过半侧眼部及颜面部常规消毒。

2. 皮肤切口　自外眦角外侧水平切开皮肤，2.5~3cm，切开皮下组织深达骨膜。直剪剪开外眦及外侧制止韧带。泪腺区或眶外上方较深肿瘤，可采用"S"形切口，自眶上缘外侧眉弓下缘起始切开皮肤，沿眶缘切口达外眦时水平转向外侧。此切口不切外眦，并可较好暴露泪腺窝。

3. 分离　自切口向两侧分离暴露骨膜，范围上至眶上缘、下至眶下缘水平，靠近眶缘处分离范围稍大，靠发际处分离范围稍小，避免损伤面神经。置牵张器扩大切口并止血。

4. 切开骨膜及骨瓣　沿眶外缘外 3~5mm 弧形切开骨膜达眶上下缘水平，切口两端各做一横切口，形如"工"形，用骨膜起子将骨膜分离，并沿眶缘向眶内分离，将眶内骨膜与骨壁分开。颞肌与眶颧骨缘处用刀沿骨缘线切开，用剥离子紧贴骨壁将颞肌与眶骨分离。用脑压板分别将眶内容和颞肌筋膜拉向鼻侧和外侧，暴露眶外壁的内、外面，以 Stryker 锯或线锯分别锯开眶外壁上部和眶外壁下部，深 10~12mm，以骨钳折断眶外壁，游离骨瓣。如肿瘤较深，可分离骨折口后唇内、外面骨膜，以骨钳咬除，可得到更大的手术野。

5. 眶内操作　作外直肌和眶缘骨膜标记线。牵拉外直肌根据肿瘤位置在外直肌上缘或下缘自眶缘向眶尖部纵形剪开骨膜，进入第二外科间隙。分离骨与眶内软组织的粘连，可见外直肌呈紫色条索状，在其上缘或下缘剪开肌间膜，进入肌锥内。

眶外上方骨膜外囊肿开眶后不必打开骨膜，直接在骨膜外操作。

6. 肿瘤娩出　以手指探查肿瘤位置，用脑压板将脂肪分开，暴露肿瘤，直视下分离。海绵状血管瘤可用组织钳拖出。神经鞘瘤等囊膜较薄，粘连较多的肿瘤可用纱布将肿瘤与正常组织分开，组织钳试夹囊壁，分离摘除，如囊壁破裂，改为囊内切除，用刮匙通过破裂口将囊内肿瘤组织大部分挖除，再将囊提起，直视下分离眶尖部粘连的肿瘤囊壁。

泪腺肿瘤摘除时连同骨膜一同切除，上端骨膜切口应位于肿瘤的最内上缘，达肿瘤后极部，外下方骨膜切口位于肿瘤外下缘，至肿瘤后极部，用组织钳将肿瘤前端的骨膜提起，分离肿瘤与骨壁间达肿瘤后极部，再将肿瘤与眶内软组织分离，当肿瘤完全游离后，用脑膜剪自肿瘤后极剪断，完整取出肿瘤。

7. 骨瓣复位　肿瘤摘除后，探查无残余肿瘤，压迫止血后用 5/0 可吸收缝线间断缝合眶内骨膜，恢复眶外壁骨瓣。骨瓣复位不佳者，可用钛板钛钉固定或用生物胶粘连固定之，无条件者可用钢丝或丝线固定。

8. 关闭切口　5/0 可吸收缝线缝合眶缘骨膜和皮下组织。5/0 丝线缝合外眦、皮肤及睑裂。放置视力监护灯，加压包扎。

（三）术中注意事项

1. 眶外壁切口不宜过长，尽量不超过 3cm，避免损伤面神经的额支。

2. 外眦剪开时用直剪，垂直眶外缘剪开，术毕时准确对位缝合，防止外眦畸形。

3. 锯骨瓣时上方切口可与眶下缘约呈 45° 夹角，可防止骨瓣复位时向后移位。

4. 术中牵拉眼球和视神经时用力应柔和，3~5min 放松一次，避免过分牵拉压迫导致供血障碍而影响视力或出现视力丧失问题。

5. 睑裂缝合时应在睑缘灰白线处进针，缝线不应裸露于结膜面，以防损伤角膜。

6. 一般不需引流，但当眶内静脉曲张，或眶内弥漫性出血难以充分止血时可放置引流条，根据出血情况，24~48h 撤除。

7. 泪腺肿瘤和其他恶性肿瘤术中应注意有无骨破坏、骨吸收、骨压迹，必要时电灼或切除被侵蚀的骨壁。

（四）术后处理

同前路开眶。

四、内外联合开眶术

单纯外侧开眶暴露视神经外侧病变清楚,术野较宽,但难以充分暴露视神经内侧的病变,强行牵拉视神经势必造成视力丧失等严重并发症,内外联合开眶也是眼眶手术常用术式。

（一）适应证

1. 肌肉圆锥内肿瘤,范围较广并波及视神经内侧,如静脉曲张、静脉性血管瘤、视神经周围炎性假瘤。

2. 视神经内侧的肿瘤。

（二）手术步骤

1. 麻醉采用全麻。

2. 标准外侧开眶术将眶外壁骨瓣游离,于眶骨膜中央剪开骨膜,进入第二外科间隙,并使眼球向外移位。

3. 内侧结膜于泪阜弧形剪开,向眶内分离,用脑压板将眼球及正常软组织向颞窝牵拉,暴露内侧肿瘤。如果肿瘤位于肌锥内可将内直肌 5/0 丝线预置缝线,自附着点剪断肌肉及制止韧带,将内直肌向内牵拉,眼球向颞窝牵拉暴露肌锥内视神经内侧的肿瘤。

4. 压迫止血后,将内直肌重新缝合于附着点,球结膜用 5/0 丝线连续缝合,眶外侧同外侧开眶操作,缝合骨膜,恢复骨瓣,缝合皮下组织,皮肤及睑裂。加压包扎。

（三）术中注意事项

1. 术中不可将眼球过分向外牵拉,以防因眼球供血障碍而影响视力。

2. 内直肌重新缝合于附着点时不要错位,以防术后复视。

3. 其他注意事项同外侧开眶。

（四）术后处理

同前路开眶。

五、眶内容摘除术常规

眶内容摘除术(眶内容剜除术)是治疗恶性肿瘤的必要手段。对于眼眶的恶性和良性病,为了挽救生命,解除疼痛,改进外观,有时需要行眶内容摘除术。

适应证

1. 眼睑、结膜恶性肿瘤向眶内蔓延。

2. 眼内恶性肿瘤眶内蔓延。

3. 眶内原发性恶性肿瘤对放疗或化疗无效。

4. 眶内复发性良性肿瘤,如视神经脑膜瘤,泪腺多形性腺瘤,纤维组织细胞瘤等。

5. 眶内转移癌的姑息疗法。

6. 鼻窦恶性肿瘤侵及眶内化疗或放疗无效者。

7. 其他病变,如炎性假瘤视力丧失,因疼痛无法控制者。

8. 霉菌感染,药物治疗无效或危及生命时。

全眶内容摘除

全眶内容摘除包括眼球、软组织和骨膜。睑皮肤可保存或不保存,需根据病变所累及的范围。

（一）适应证同上。

（二）手术步骤

1. 麻醉　全麻。

2. 切口及分离　外眦切开 1cm,翻转上、下睑,自上睑睑板上缘和下睑睑板下缘的穹窿部,切透结膜及睑板,并使上下切口两端于内眦处相连。沿眶隔前面向眶缘方向分离,连续缝合上、下睑板断层,包裹眼球。

不保留眼睑的眶内容摘除术,可沿眶缘一周切开皮肤,皮下组织,分离至骨膜。也可沿睑缘一周切开皮肤,分离至眶缘做眶内容摘除术。

3. 切开骨膜及眶内分离　　暴露眶缘骨膜,并切开一周,用剥离子沿颞上象限开始剥离,从骨膜下向眶尖分离,剥离鼻上象限并用刀切断较坚韧的滑车。在内外眦紧贴骨壁切断睑内、外侧韧带。鼻侧眶壁较薄,操作要轻柔。最后用剪刀剪开眶上裂部分的组织,使眶内容游离。

4. 摘除眶内容　　用组织钳夹住眶内容组织并向上牵拉,脑膜剪在骨壁和骨膜之间自眶尖内侧或外侧将眶内容摘除。残余瘤组织彻底切除,眶尖及眶上、下裂电凝止血,眶腔填盐水纱布行压迫止血。除去眶内容后看到眶尖部还有少量软组织残留,如非肿瘤组织,可不必继续切除,予以保留。

5. 眶腔植皮及其他处理方法。一种方法为取左股内侧断层皮片 6cm×7cm,植于眶腔骨壁上。皮片与上下睑缘间断缝合。然后眶腔内填凡士林纱条,使皮片和睑皮瓣黏附于眶壁,加压包扎。应用断层皮片有迅速愈合的优点。

另一种简单方法是术终时,将上下睑缘皮肤及睑板切除,做一新创面,上下睑对端缝合。缝合时先做 2~3 对褥式缝合,再间断缝合。也可在睑外侧置一引流条,术后 48 小时取出。

一般眶内容摘除术后,眶腔换药可在 7~10 日后。此时眶腔皮片大部分已成活。早期换药不利皮片生长。眶内容摘除术后早期眶腔有些液性分泌物,每日清理,直到整个眶腔上皮化。

6. 在治疗泪腺恶性肿瘤时,眶内容摘除包括泪腺凹,泪囊受侵时可切除眶内侧壁。鼻窦恶性肿瘤侵及眶内时可再切除上颌骨和筛骨。但切除后的空腔要用组织填塞。

部分眶内容摘除术

保留一部分眶内组织的眶内容摘除称部分眶内容摘除术。

(一) 适应证

1. 保留眼球的部分眶内容摘除　　适于眶后部的肿瘤,尤其是某些复性的良性肿瘤如视神经鞘脑膜瘤,眶尖肿瘤复发时,可仅做眶后部或眶后 1/3 切除。保留眶前部组织包括眼球。切除的范围可从术前 CT 扫描片上确定。

2. 保留眶后部组织的部分眶内容摘除　　眶前部恶性肿瘤如眼睑、结膜恶性肿瘤未侵犯眶后部时,术中可保留部分眶后部软组织。

(二) 手术步骤

1. 麻醉　　全麻或强化加局麻。

2. 保留眶后部组织的部分眶内容摘除术　　过程与全眶内容摘除术基本相同,只是在切除眶内容时,应从眶中部将眶内容摘除,保留后部眶内容部分组织。

3. 保留眶前部组织的部分眶内容摘除术　　一种方法是外眦切开后,从眼球外侧将眶后部组织切除。但最好的进路是外侧开眶后,从外侧将眶后部组织从外侧至内侧切至骨膜。如病变未侵及眶尖部,术中可保留眶尖部分软组织。

六、眼眶爆裂性骨折的修复术常规

(一) 睫毛下进路眶底骨折修复术

1. 适应证

(1) 眶底骨折面积较大,有可能或已发生明显眼球内陷。

(2) 眶底骨折 CT 显示骨折位置有肌肉嵌塞或明显复视。

2. 手术步骤　　术前做双侧牵拉试验,以便计算肌肉运动受限的量。

(1) 麻醉:局麻或全麻。

(2) 切口:皮肤切口在睫毛下 2mm,同下睑成形手术。做一皮肤 - 轮匝肌瓣,向下到眶缘。不要穿破眶隔,因脱出的脂肪影响手术。从泪囊凹水平切开骨膜并延伸至外侧达外眦韧带。

(3) 分离:从全眶底分离骨膜完全暴露骨折位置。用血管钳整理从骨折脱出的组织。在骨折缘处用剥离子充分分离,使疝出组织松解、复位。反复牵拉以确定是否肌肉运动受限,如果有任何运动受限,要确定位于较后的位置有无其他组织嵌塞。确定全部眶底无任何嵌塞组织非常重要。

(4) 填置物:植入物必须足以覆盖眶底缺损,一般在 2.0cm×2.5cm 大小(如 Medpor)。大小适当的植入物覆盖骨折位置时不用固定。不稳定时可用缝线固定或用生物胶固定。

必要时可将周围骨折略加清除,以减轻对周围软组织的夹持。

再一次牵拉试验。如果植入物没有向前活动,则可确定所有嵌塞组织已经被游离。

(5) 缝合:用 5/0 可吸收缝线或 3/0 丝线缝合骨膜,5/0 丝线缝合眼睑皮肤切口。在术中或术后用激素,必要时加抗生素至术后 3 天,根据嵌塞组织松解后残余阻力的情况。糖皮质激素可减少术后组织水肿。

(二) 内壁骨折的修复

1. 适应证　如果患者有眶内壁骨折的体征并有眼球运动受限和复视在 2 周内无明显缓解,应经内侧直接手术。

2. 手术步骤

(1) 麻醉:局麻或全麻。

(2) 切口:术前做牵拉试验以确定存在的肌肉受限程度。做一内眦部鼻侧的 1cm 皮肤切口或行鼻侧结膜切口,切开骨膜,以暴露骨折位置。如果前筛动脉出血,应电灼并切断。

(3) 探查骨折及修复:确定内壁骨折。注意有多少组织陷入筛窦内,自骨折位置轻轻活动软组织,反复牵拉试验受累的组织,眼球外展功能应恢复。直视下见到骨折以保证完全游离嵌塞组织。填置物放在骨缺损处。

(4) 皮下缝合:深部用 5/0 可吸收缝线缝合或不缝合。有皮肤切口皮肤用 5/0 丝线缝合。而结膜切口可用 5/0 丝线缝合之。

术中及术后用激素,减少水肿和纤维化。因为内直肌有外伤性麻痹,一般 6~12 周可恢复。

在内壁骨折联合眶底骨折者可经眶底骨折切口修复内壁,因骨折是延续的。

七、眼眶异物手术处理常规

(一) 眼眶非金属性异物

1. 术前准备

(1) 如有瘘管,做细菌培养及药物敏感试验。

(2) 每日用抗生素冲洗瘘管,探针探查瘘管深度及方向,但不要强行探通。

(3) 影像检查精确定位,主要靠 CT 定位异物及确定深度。

(4) 木质异物在早期 CT 检查时,可显示高密度(炎性包裹)影中有低密度(异物)影,而当经过一段时间后,由于异物吸入组织液或血液,CT 检查时异物与周围软组织密度一样,极易误诊。此时 B 超可在低回声中发现有强回声光斑及声影,对诊断很有价值。

2. 术中准备

(1) 冲洗瘘管。

(2) 注入美蓝后擦去残余染料。

(3) 置入探针,指示瘘管方向及深度。

3. 手术步骤

(1) 麻醉:全麻或局麻。

(2) 切口:尽量采取前路开眶或沿瘘管切开。一般在瘘管附近常有炎症组织或结缔组织,较硬。注意标记正常结构如眼外肌等,以防术中损伤。

(3) 分离并取出异物:沿瘘管方向分离,一般到达瘘管末端时常能发现异物,如无瘘管可在结缔组织块中寻找发现异物。取出异物后要反复探查,有无残留,不要满足一、二块异物的取出。

(4) 瘘管的处理:异物周围常有肉芽组织,要用刮匙清除干净。必要时切除部分或全部结缔组织包裹。瘘管周围的处理同上,可切除或刮除。然后用抗生素及过氧化氢溶液(双氧水)冲洗眶腔。

(5) 缝合切口:用丝线缝合切口,如异物较深可置引流条于眶深部,术后 48~72 小时后取出,术后口服或静脉注射广谱抗生素 3~4 天。

（二）眶内金属异物

1. 适应证

（1）异物距视神经或眼外肌较近，有可能因晚期纤维组织增生引起视力下降或眼外肌运动障碍。

（2）患者或家属要求迫切。

2. 术前诊断

术前异物定位非常重要。

（1）X 线定位：作为初步检查，确定眶内是否存在异物，精确定位比较困难。

（2）B 超定位：一种方便简捷的方法，可以确定异物与眼球的关系，决定手术的方式，但对眶内特别是偏后的异物，引起穿透力问题无法发现，容易漏诊。

（3）CT 定位较准确：因金属异物有伪影会影响位置的判断，故 CT 检查时应采用骨窗即可避免伪影的干扰；随着检查软件的更新，现在已经可以通过计算机处理，将异物伪影去除，提高异物定位的准确性。

3. 手术步骤

（1）麻醉：前路开眶局麻或全麻，外侧开眶可采用全麻。

（2）切口：一般浅层金属异物尽量采取原切口取出，将之扩大，探查异物所在。但多因异物位置深在，伤口所在位置进路狭窄而采用外侧开眶或其他前路开眶。也可按切除眼眶肿瘤选择进路。

（3）发现并取出异物：术中夹取异物，尤其是铅弹类异物时常发生后退而不能夹取，这可能因异物与钳之间夹有眶脂肪且尚未分离至异物所在。此时应进一步扩创，找到异物，用钳夹住后取出。

如异物埋在脂肪内，用手探查时，异物活动较大，不易钳取。可用手指将异物抵到眶壁上固定，再用钳夹住取出。笔者体会，如非必须急诊手术，建议伤后 2 周，待异物周围形成少量纤维包裹再行手术，更便于取出。

术中找不到异物时，应在 X 线透视或电视监视下行异物取出。也要注意术中吸引器误吸出异物的可能。

（4）缝合：按开眶手术常规缝合。

八、甲状腺相关眼病的手术治疗常规

甲状腺相关眼病的处理是非常困难的。病变从简单的眶周饱满、眼睑退缩、水肿，到迅速发展的眼球突出并压迫视神经或严重的暴露的角膜炎和溃疡。

甲状腺相关眼病的治疗根据病变的程度不同而不同。

（一）外侧睑裂缝合术

外侧睑裂缝合术是治疗重度眼球突出时角膜暴露常用的眼睑手术之一。

1. 适应证

（1）明显的暴露性角膜炎，药物治疗无效。

（2）垂直睑裂增加（特别是眼球突出的外侧睑裂处明显增大）。

2. 手术步骤

（1）麻醉：局麻用 2% 利多卡因加 0.5% 布比卡因及少许肾上腺素行外眦部浸润麻醉。

（2）缩短睑裂的程度要先将外眦夹住标记，观察睑裂的闭合大小，距外眦通常为 4~7mm。外眦之间睑缘上皮刮掉，将睑缘劈开，深 5mm。用 5/0 丝线缝合并经下睑睫毛下，然后经过上睑切开区，从睫毛线上穿出。结扎缝线，使上下睑缘对合。

（3）缝合：皮肤间断缝合，缝线 1 周内拆除。

3. 术中注意事项　外眦部睑缘的上皮要刮净，否则影响睑裂融合效果。

（二）永久性眼睑缝合术

1. 适应证　同上，为了保护暴露的角膜免遭穿孔的风险。

2. 手术步骤

（1）麻醉：皮下注射 2% 利多卡因（内加 1∶100 000 肾上腺素）进行麻醉上下眼睑颞侧部。

（2）用无齿镊与睑缘垂直轻轻夹住并固定眼睑，用刀片在灰线处，沿睑板前面切入 2~3mm，分开前后板层。水平切口的长度取决于睑缘粘连的需求量。典型的眼睑颞侧 1/3 的粘合,不但可能提供良好的角膜保护,而且还兼有适当的内侧睑裂开口以利于视物。

当上、下睑板暴露后,用 5/0 可吸收缝线穿过睑板板层。缝针穿过距边缘 3mm 处睑板前表面,在睑板腺开口水平穿出后板层边缘。以同样方式做另外 3 或 4 针缝线。然后用双结扎紧所有缝线。

(3)缝合　前层的边缘用镊子稍向外翻并用 7/0 缝线连续缝合。术后,伤口局部用抗生素眼膏每日 3 次,连用 1 周。上、下睑板在 4~6 天内即愈合在一起,形成牢固的粘连。如需部分或全部打开睑裂,局麻下将眼睑粘连剪开很容易。

(三)外眦缝合术

外眦缝合术也是治疗眼球突出时角膜暴露的手术方法之一。

手术步骤:眼睑缩短量同上,外眦外侧切除欲缩短的皮肤。前睑缘切除并包括睫毛线,并将后面黏膜刮除。后睑缘分别间断缝合,后缝皮肤。有时必须确定皮肤对合而无张力。在切口内侧缝合睑缘以加固之。缝线在一周内拆除,间断缝线在一周后拆除。

(四)上睑回缩的治疗

1. Müller 肌切除术

(1)适应证

1)上睑退缩在 2mm 左右者。

2)上睑退缩在 2mm 以上者,也可试做。

(2)手术步骤

1)麻醉:局麻手术　翻转上睑并置牵引线。用 2% 利多卡因混合等量 0.75% 布比卡因加肾上腺素,注射于上睑板缘及上穹窿的结膜下。注射麻药时应在结膜下可见针的方向,否则可能穿过部分 Müller 肌。

2)切口及分离:在上穹窿结膜外侧做一纵行小切口,眼科剪自切口内将结膜与 Müller 肌分离至内侧。也可用虹膜恢复器分离。一直将其分离至上穹窿。沿上睑板缘剪开结膜,结膜下即为 Müller 肌。再用虹膜恢复器将 Müller 肌与提上睑肌分离至穹窿部。用肌肉镊夹住 Müller 肌后剪下。检查上睑的位置,有无异常或上睑缘弧度不佳。

3)缝合:5/0 丝线连续缝合结膜　用一根缝线固定上睑并向下拉固定在下睑下皮肤,以防肌肉残余重新附着。牵引缝线 24~48 小时后拆除,结膜线 6 天拆除。

2. 提上睑肌和 Müller 肌后徙术

(1)适应证:上睑退缩大于 2mm 者。

(2)手术步骤

1)麻醉:同上。

2)切口:3/0 丝线穿过上睑缘中部牵拉眼睑。上睑重睑皮肤切口,经轮匝肌达上睑板缘。锐分离暴露睑板上缘。提起皮肤上缘自眶隔分离轮匝肌。轻压眼球以确定眶隔,全切开眶隔显示筋膜前脂肪向后牵拉脂肪,显示白色的腱膜。翻转眼睑自上睑板缘切开结膜,暴露 Müller 肌并分离至上穹窿。提上睑肌 Müller 肌复合体在内外侧缘向两侧牵拉。在上睑板缘用直止血钳穿夹持上直肌 - 提上睑肌复合体。自睑板上缘切断。用 6/0 可吸收缝线连续缝合结膜至上睑板缘。向前切开内外角至 Whitnall 韧带,放松肌肉。

3)移植物的置备及应用:用同体移植物填置延长提上睑肌。如果用浸于 95% 酒精保存的巩膜,放于盐水中 10 分钟。然后置于抗生素中以备应用。填置 1.5mm 宽的巩膜可解决 1mm 上睑回缩所需长度,长度相当于提上睑肌的全缘长度。也可用断层自体耳软骨或其他生物材料。

用 5/0 线间断将移植物下缘至上睑板缘缝合。前部提上睑肌复合体缘与移植物上缘缝合。缝合皮肤恢复正常睑纹。牵拉上睑固定于颊部 24 小时。

4)缝合:5/0 丝线缝合皮肤。

3. 提上睑肌延长术　提上睑肌延长术是近年开展的治疗上睑退缩,尤其是明显退缩者的较好手术方法之一。

（1）适应证

1）上睑退缩明显或在 2mm 以上者。

2）上睑退缩在 2mm 以下也可试行此方法。

（2）手术步骤

1）麻醉：翻转上睑，上穹窿结膜下注射 2% 利多卡因，使结膜与提上睑肌复合体（包括 Müller 肌）分离。

2）切口及分离：上睑外侧穹窿结膜纵行剪开一小口，虹膜恢复器自结膜下分离提上睑肌复合体，上至眶上缘附近，下至睑板上缘。睑皮肤重睑线切开皮肤、眼轮匝肌，自轮匝肌下分离，暴露睑板上缘。

3）提上睑肌的测量和延长：自睑板上缘提上睑肌表面向眶上缘分离充分至所需高度。测量睑板上缘提上睑肌的宽度，中央保留部分的提上睑肌占总宽度的 50%，两侧各占 25%。中央部分的高度每 2mm 矫正上睑退缩 1mm，如上睑退缩 4mm，则提上睑肌设计高度为 8mm（即每延长 2mm 的提上睑肌矫正上睑退缩 1mm），以此为梯形并用美蓝标记。两端肌肉用丝线固定缝线后，沿标记线剪断肌肉，将两端 25% 的肌肉缝于中央部分提上睑肌的上端，结扎缝线。术终可立即观察上睑的位置及形状是否满意。

4）缝合：间断缝合皮肤，局部包扎，次日换药。

4. 下睑缩肌及囊睑筋膜后徙术　适用于下睑退缩者。

手术步骤

（1）局麻：2% 利多卡因加少许肾上腺素行下睑皮下及下穹窿浸润麻醉。

（2）翻转下睑于睑板下方做结膜切口，向前下翻穹窿部牵下睑。下睑牵引器向两侧拉，于牵引器和轮匝肌之间分离。找到下睑囊睑筋膜，自睑板下缘切断后，中央置巩膜，延长囊睑筋膜（方法同上睑）。

（3）缝合：5/0 丝线缝合结膜。

（五）眶脂肪切除术

1. 适应证

（1）甲状腺相关眼病眼球突出明显者，尤为单侧突出者。

（2）可作为眶减压的第一步治疗。

（3）不适于眼眶减压或药物治疗有禁忌证的眼球突出，且以脂肪增生为主者。

2. 手术步骤

（1）局麻：2% 利多卡因及等量 0.5% 布比卡因加少许肾上腺素行患眼外眦皮肤、下穹窿结膜及球后浸润麻醉。

（2）切口：外眦水平剪开，并切断外眦韧带下支游离下睑，沿下穹窿剪开球结膜，脑膜剪向眶下深部剪开并分离，进入第二外科间隙。

（3）脂肪切除：轻压眼部使脂肪脱出，用血管钳轻轻将脂肪小叶分次、分块取出。并向眶深部分离，打开外直肌与下直肌间的肌间隔，进入肌锥内，锥内脂肪脱出后亦分次取出。做眶深部脂肪切除时，可做眼外肌牵引缝线，以免损伤。其脂肪切除总量约在 4~6ml 即可。

用同样方法：眼内上方结膜剪开 180°，向球后分离，将内上方眶脂肪切除约 2ml。

（4）缝合切口：5/0 丝线连续缝合球结膜及外眦。

（六）眼眶减压术

眼眶减压术是治疗甲状腺相关眼病严重眼球突出的有效方法之一。对激素治疗无效者可考虑眼眶减压。眼眶减压也适应于眼眶外伤或眶内良性、恶性肿瘤引起的明显眼球突出。

【眼眶减压的选择】

1. **一壁眶减压**　多采用眶底或眶内壁减压，一般可缓解 2mm 左右眼球突出，现在多为二壁眶减压。眶内壁减压尤其是接近内侧视神经孔的减压，对缓解视神经的压力非常有效。

2. **二壁眶减压**　为眶底和眶内壁减压，此术式临床最常用，可解决 4mm 的眼球突出。

3. **三壁眶减压**　二壁眶减压加外壁切除为三壁减压，通常眼球突出的缓解可达 5~6mm。

4. **四壁眶减压**　对严重的眼球突出可采用四壁减压，在三壁减压的基础上切除眶顶达到四壁减压的目的，一般可解决 6mm 以上的眼球突出。

【适应证】

1. 眼外肌肥大在眶尖压迫视神经所引起的视神经病变,视野缺损,视力下降,皮质激素治疗三周无效者。

2. 因眼球突出所致的角膜病变如暴露性角膜炎、角膜溃疡等。

3. 患者不能接受眼球突出所致的外观原因、单眼突出超过 10mm 或双侧眼球突出达 30mm 者。

一壁眶减压

1. 外壁切除眼眶减压术

手术步骤

1)麻醉:全麻或局麻加强化麻醉。

2)切口:如外壁切除联合经穹窿途经眶底切除,切口可开始于外眦角(同外眦切开)扩展至外侧 3cm。同样,如仅做切除眶外壁,切口可开始于外眦外 1.0cm。

3)骨质切除:方法同外侧开眶术,眶外壁切除后,咬除眶外壁后端及部分蝶骨大翼骨壁,保留眶外缘,术后可用钛钉钛板或用钢丝固定眶缘。使脂肪经眶外壁后端突入颞凹,也可切除部分脂肪。

4)缝合:为保持眶脂肪突入的颞窝,颞侧切口缝合仅缝皮下组织和皮肤。术后给地塞米松 5mg 及抗生素。

2. 眶底切除眼眶减压术 眶底切除眼眶减压术是常用的眼眶减压术,且效果肯定。

手术步骤:根据切口的位置可分为经皮肤入路和经结膜入路两种途径。

1)皮肤入路

① 局麻或全麻。

② 切口和分离:眼睑缝合,自外眦至内眦睫毛下 2mm 皮肤切口,钝分离皮肤、轮匝肌,暴露眶下缘。自泪嵴至外眦韧带切开眶下缘的骨膜,分离骨膜暴露眶底。可见隆起的眶下神经管,并预计切除眶底的范围。

③ 切除骨质:切除眶下神经两侧的骨壁包括眶内壁的下部,可先用骨凿或磨钻打开眶底一小孔;然后分离窦内黏膜,再扩大骨孔。眶下管的切除可先用血管钳将之轻轻骨折,然后撬起骨壁,勿伤及眶下神经及血管。

④ 切开骨膜:用钝尖剪沿下直肌两侧切开骨膜,自眶缘向后扩大此切口,达上颌窦后面,轻轻扩大切口使脂肪脱入上颌窦内。也可将脱出的脂肪做部分切除。

⑤ 缝合:骨膜不缝,5/0 丝线间断缝合切口。睑缘缝线保留 24 小时,保护眼球。

2)结膜穹窿入路

① 麻醉:局麻或全麻。

② 切口及分离:此途经联合外眦切开前已述及。外眦切开可扩大术野,方便进入下穹窿。切断外眦韧带下支并完全游离松解下睑。做一结膜全厚切口,暴露眶下缘,切开并分离骨膜,暴露眶底。眶下管易识别,为一光滑骨嵴覆盖,自眶下裂向眶下神经孔走行,在眶下沟两侧切除眶底及内壁的下部。

③ 切除骨质:用锐骨凿或骨膜剥离子从眶下神经血管束表面撬起骨壁。然后向管两侧骨折,切除骨壁及窦黏膜。

④ 切开骨膜:用钝剪沿下直肌两侧切开骨膜,自眶缘向上颌窦后面扩大切口,轻轻使脂肪脱出。

⑤ 缝合:缝合结膜,骨膜不缝合。

3. 眶内壁切除眼眶减压术 眶内壁减压被认为是具有视神经减压效果,尤其是内直肌肥厚压迫视神经。虽然术后眼球内陷和下直肌功能不足用此方法可以避免,但也可能发生内直肌运动受限。

手术步骤

1)麻醉:局麻或全麻。

2)切口和分离:做一 2.0cm 长的弧形皮肤切口,距内眦角 0.5cm。切口向下达上颌骨额突并切至骨膜。翻转骨膜包括内眦韧带及泪囊。用骨膜起子仔细分离筛骨纸板的骨膜达筛前动脉入口。此动脉是解剖标志,因为任何高于此标志的手术都可能进入颅腔。电灼后可继续向后分离骨膜至后筛房;不能超过后筛动脉,因为可损伤视神经。

3）切除骨质:用骨膜起子压筛房即可进入前筛窦。切除泪后嵴和后筛房之间的骨壁。对于视神经减压的病例,切除后筛房的骨壁要超过后筛房的内壁,以减少眶后部的眼外肌增厚对视神经的压迫。

4）切开骨膜:钝剪切开骨膜,始于最前端继续向后达减压的后区,使眶脂肪易于向筛窦内脱入。在不损伤内直肌的基础上轻轻地将脂肪向外牵拉,如需筛窦通向鼻腔,可插入引流。可用大的蚊式钳尖用力通过筛窦的内下壁进入中鼻道。

5）缝合:4/0 丝线间断缝合骨膜,5/0 丝线缝合皮肤。

如果要解决视神经受压问题,应内壁减压尽量靠后,以达到最佳效果。

二壁眶减压 眶底联合眶内壁减压:此术是临床最常用的眶减压方法,且效果较好,临床医生常采用此减压方式。

根据术者的习惯,可采用外眦切开加下穹窿结膜切口,也可采用下睑睫毛下皮肤切口。

手术步骤:

(1) 麻醉:全麻或局麻。

(2) 切口:外眦水平切开 1cm,并剪断外侧制止韧带下支游离下睑,并将下睑向下拉。全层剪开结膜及囊睑筋膜,向眶缘分离,暴露下眶缘。圆刀沿眶下缘全长切开骨膜,剥离子分离整个眶底和鼻侧筛窦下部。脑压板自骨膜下将眶内容向上托起,检查眶底。

(3) 凿除骨质:经较薄的眶底骨可见眶下神经血管束,位于眶下沟管内。用骨凿凿除眶下神经鼻侧及颞侧的骨壁。眶下神经管的骨质可用血管钳或骨钳使之轻轻骨折,然后去除骨质,切除暴露的上颌窦黏膜。

(4) 筛窦的处理:沿眶底向内上剥离即暴露筛窦的下部。用血管钳轻压使筛骨纸板骨折进入筛窦,刮除气房及黏膜。

(5) 眶内骨膜切开:于下直肌两侧及内直肌下方做纵行骨膜切口,或 "H" 切口,使眶内脂肪脱入上颌窦和筛窦。

(6) 缝合:5/0 丝线缝合穹窿结膜和外眦部。骨膜不缝合。眼部加压包扎。

三壁眶减压 指眶底、眶内壁联合眶外壁三壁眶减压。

手术步骤:

(1) 麻醉:全麻。

(2) 切口:按常规外侧开眶切口,分离后暴露眶外缘。沿眶外缘 3~5mm 切开骨膜。向两侧分离后,电锯锯开眶外壁。

也可用冠状切口:沿发际刮掉头发,发际后 10mm 从一耳到另一耳做皮肤冠状切口,沿帽状筋膜向下分离至眶上缘,分离眼球周围骨壁骨膜,滑车和部分颞肌,勿损伤眶上神经。切除眶外壁,保留眶缘,再切除内、下眶壁,然后切开骨膜,使眶脂肪突入周围间隙,缝合切口。

(3) 骨壁切除:骨折眶外壁之后,骨瓣保留以备眶外缘修复之用。然后骨折眶外壁,其后端用咬骨钳咬除直至骨壁变厚。并咬除骨瓣的前端,保留眶外缘。

(4) 骨膜切开:于眶外侧骨膜 "H" 或 "T" 形切开,使眶内脂肪突入颞凹,用细钢丝固定眶外缘。

(5) 眶底和内壁的减压手术步骤同上。

(七) 经鼻内镜下骨性眶减压术

1. 适应证 ①严重眼球突出,睑裂闭合不全导致的暴露性角膜病变;②眼外肌肥大增粗,压迫眶尖部视神经,导致较严重的视神经功能障碍,经糖皮质激素等保守治疗无效,或治疗后好转但需防止复发者;③严重眼球突出(>24mm),或进行性突眼,经激素等保守治疗无效者;④眼球突出在 23mm 以下,出于美容目的而强烈要求行眼眶减压术者,可经谨慎考虑后施行;⑤进行性压迫性视神经病变,排除因其他因素所致者。

2. 禁忌证或相对禁忌证 ①根据甲状腺 ^{131}I 吸收率,血 T_3、T_4、促甲状腺素(TSH)检测等发现甲状腺机能障碍未控制稳定者;②存在严重化脓性鼻窦炎的患者;③存在血液系统疾病未愈者;④病程太长,眶内组织严重纤维化者。

3. 手术操作步骤

（1）麻醉：一般采用全身或局部麻醉,辅以 1% 丁卡因（含 0.01% 盐酸肾上腺素）鼻黏膜表面麻醉及收缩黏膜。

（2）病人取仰卧位,头部抬高 30°,鼻中隔偏曲和慢性鼻窦炎患者先行鼻中隔黏膜下矫正术和内镜下鼻窦手术。0° 鼻内镜下切除钩突,充分行筛蝶窦开放术,确定眶纸板和前颅底位置,其范围为：后部至眶尖,确认视神经管隆突与入眶口；上至筛顶平面；下至下鼻甲上缘。向前显露额隐窝,完整暴露眶纸板,完成筛窦"骨骼化"。

（3）去除大部分筛骨纸板与眶底内侧壁部分骨质,只留下视神经孔前方一较小边缘（通过"骨骼化"的筛窦较容易分离骨膜）。

（4）45° 鼻内镜下从中鼻道施行较大的上颌窦开放术,上颌窦自然口开放范围：向前达鼻泪管后缘,向上至眶底水平,向下扩大至下鼻甲根部,向后平上颌窦后壁。

（5）去除大部分眶底,外侧至眶下神经。眶内壁前方须保留额隐窝,以防术后鼻额管阻塞。

（6）应用小镰状刀上至筛顶,下至眶底,由后向前做数条平行切口切开眶骨膜,用钝性剥离子分开眶骨膜,并切开纤维带,使眶脂肪充分向筛窦、上颌窦腔内疝入,以充分进行眶内侧壁、眶下壁减压。为判断眶内减压程度,可用手指按压眼眶,同时在鼻内镜下仔细观察术野脂肪波动情况。重度突眼者可部分切除疝出眶脂肪。

（7）筛窦腔内用含广谱抗生素的明胶海绵轻轻填塞,中鼻道及鼻腔膨胀海绵填充。

4. 术后处理与随访

（1）全身应用大剂量广谱抗生素预防感染；

（2）术后 24~48h 取出术腔填充物,鼻内镜下术腔换药,清理术前积血及分泌物等,并用生理盐水加妥布霉素冲洗术腔,每日 1~2 次；

（3）术后 1~2 周行眼科检查,并与术前对比；

（4）术后定期清理、冲洗术腔,防止鼻窦腔及眶内感染。术后 1 年复诊,并与术前进行对比分析。

与传统鼻外径路眶减压术比较的优越性：①不必作颜面部、结膜切口；②手术径路直接,更符合机体的生理解剖与功能特点；③直视、良好的照明及放大倍率下操作,对眶内组织损伤小,并发症少,术后反应轻,恢复快；④减压彻底,且可进行眶尖部有效减压,更有利于视神经功能保护；⑤充分开放引流上颌窦、筛窦,有利于术后鼻腔（窦）的引流及通气功能。

（唐东润）

第三节　眼眶病手术麻醉

一、概述

1. 眼眶病手术麻醉的特点

（1）解剖特点：眼眶是锥体形的骨性空腔,眶壁与颅腔及诸鼻窦关系密切,内壁与筛窦,下壁与上颌窦,内上方是额窦,上壁与前颅窝相邻。眶内容物由眼球、视神经、眼外肌、泪腺、血管、神经和脂肪等软组织构成。由于眶内容积有限,加之解剖特点上与耳鼻喉科和神经外科的密切联系,使得眼眶病手术的特点为术野小,暴露困难、直视性差等,从而带来了较高的手术难度。

（2）麻醉要求：关于麻醉,由于上述原因,应做到①病人充分的镇静镇痛；②眼轮匝肌和眼外肌完全的松弛,眼球位于正中位不动,以利于手术操作；③诱导和苏醒的过程平顺；④手术过程无记忆,对循环呼吸干扰轻；⑤术后恢复快、无痛,便于体位治疗,呼吸道易管理。

2. 眼心反射　　是指在压迫、刺激眼球或眼眶,牵拉眼肌引起的由迷走神经中介的心动过缓或心率失常。眼心反射产生的心动过缓个体差异较大,有些病人在心电图上无明显变化,而有些病人心率减慢可

达基础值的 50% 以上,甚至心搏骤停。麻醉中需要注意首次刺激引起的眼心反射最显著,且刺激越强越易发生,无论何种麻醉方式均可发生,小儿和老年人常见。浅麻醉、缺氧或二氧化碳蓄积以及迷走神经张力增高时更易发生。术前应用阿托品对于减轻儿童发生眼心反射发生的程度有一定的作用,对年长者则不明显。球后阻滞有一定的预防作用,但其本身也可引发眼心反射。术中出现眼心反射时应暂停手术操作,加深麻醉,静注阿托品。

3. 眼胃反射　主要表现为恶心呕吐,发生率较高,应注意预防。

二、眼眶手术麻醉

（一）局部麻醉

1. 局部麻醉药物的分类

（1）酯类局麻药:普鲁卡因、丁卡因、氯普鲁卡因。

（2）酰胺类局麻药:利多卡因、甲哌卡因、布比卡因、罗哌卡因。

2. 局部麻醉药的不良反应

（1）高敏反应;

（2）变态反应;

（3）中枢神经毒性反应;

（4）心脏毒性反应。

3. 麻醉方式

（1）表面麻醉;

（2）浸润麻醉;

（3）神经阻滞麻醉,包括球后阻滞、筛前神经阻滞、眶下神经阻滞。

一般简单的手术均可在局部浸润和球后神经阻滞下完成,尤其适用于老年人和危重病人。并且对眶内压影响小,并且术后发生恶心呕吐少。但局麻药引起的不良反应,均应重视预防。

（二）监护性麻醉（monitored anesthesia care, MAC）

1. MAC 的内容　麻醉医生通过给予镇静、镇痛的药物从而提高病人在一些短小手术和刺激性检查时的安全性、舒适性和耐受性。目前,MAC 已经发展为静脉麻醉与区域麻醉相结合的一种独特灵活的麻醉技术。对于一些危重病人,由于给予镇静和镇痛药物的同时会产生不同程度的呼吸和循环抑制,生命体征的监测就有其重要的意义,这是产生 MAC 的原因又是结果。

2. MAC 的实施　只要保证病人安全的前提下,可以根据手术和病人的要求及情况下,以及麻醉医生的临床经验来灵活的选择药物和给予方式,以达到镇静和镇痛的目的。目前临床常用药物主要有两大类:①镇静催眠类,咪达唑仑,异丙酚等;②镇痛药物,阿片类药物及其类似物,氯胺酮等。给药途径同样灵活多样,如经口,经鼻,静脉注射,肌内注射,给药技术可以有间断给药、持续输注,靶控输注和病人自控镇静和镇痛。实施 MAC 同样要强调联合用药的原则,一般为镇痛药和镇静药联合应用。

3. MAC 的注意事项　联合用药过程中,生命体征的监测极为重要,对于每一名麻醉医生来说,永远不要忘记"只有小的手术,绝没有小的麻醉",面对"小"的手术或操作缺乏足够的警惕是 MAC 的实施中所潜在的最大的危险。在 MAC 结束后,麻醉医生应该判断病人是否可以回家或者回病房。其判断标准为:①呼吸和循环功能稳定;②苏醒完全,可以平顺交流;③能自主站立;④对于某些难以达到上述标准的病人,应尽量恢复到或至少接近实施 MAC 前的水平。

（三）全身麻醉

1. 术前评估　主要包括以下内容,全面了解病人的全身状况,眼眶疾病的病情以及并存病;评估病人对手术和麻醉的耐受性;评估围麻醉期可能发生的并发症以及应采取的相应的措施;制定相应的麻醉方案。

（1）一般状况评估:病史采集主要包括:个人史,既往史,麻醉手术史,治疗药物史,过敏史等。体格检查主要包括一般状况,重要系统如呼吸和循环等系统的检查。

(2) 心脑血管状况的评估：主要针对并存的心血管疾病如先天性心脏病、心脏瓣膜病、缺血性心肌病和高血压、各种类型的心律失常等。具体方法有体力活动试验，屏气试验（表5-3-1），起立试验等，目前普遍采用的 Goldman 计分法（表5-3-2），每级计分与心脏病发病率的关系（表5-3-3）。

表 5-3-1　屏气试验的心功能分级以及对麻醉的耐受力

心功能	屏气试验	临床表现	心功能	麻醉耐受力
Ⅰ级	30s 以上	普通体力劳动、负重、快速步行、上下坡不感到心慌气短	正常	良好
Ⅱ级	20~30s	能胜任正常活动，但不能跑步或做较用力的工作，否则心慌气短	较差	麻醉处理恰当仍可耐受
Ⅲ级	10~20s	必须静坐或者卧床休息，轻度体力活动后即出现心慌气短	不全	麻醉前必须充分准备，麻醉过程中应避免加重循环负担
Ⅳ级	小于10s	不能平卧，端坐呼吸，肺底啰音，任何轻微活动即出现心慌气短		手术必须推迟

表 5-3-2　Goldman 计分法

项目	参数	计分
病史	心肌梗死 <6 个月； 年龄 >70 岁	10 5
体检	第三心音；颈静脉怒张等心衰征象； 主动脉瓣狭窄	11 3
心电图	非窦性节律；房性期前收缩； 持续室性期前收缩 >5 次 / 分	7 7
一般内科情况差	动脉血氧分压（PaO_2）<8.0kPa（60mmHg），动脉二氧化碳分压（$PaCO_2$）>6.67kPa（50mmHg），血钾（K）<3mmol/L，尿素氮（BUN）>18mmol/L，肌酐（Cr）>260μmol/L，谷草转氨酶（SGOT）升高，慢性肝病征，及非心脏病因卧床	3
腹内胸外或主动脉外科		3
急诊手术		4
合计		53

表 5-3-3　Goldman 分级及各级病人非心脏手术后并发症及病死率

分级	计分	明显的非致命性并发症发生率	病死率
1	0~5	0.7%	0.2%
2	6~12	5%	2%
3	13~25	11%	2%
4	≥26	22%	56%

(3) 呼吸系统的评估：麻醉医生对病人呼吸状况的正确评估与术后肺部并发症发生率直接相关，麻醉前对急性和慢性呼吸系统疾病或呼吸功能减退的病人进行适当的准备和治疗，可显著减少围麻醉期呼吸系统的并发症。并且眼眶病病人由于个体差异很大，因此并存慢性呼吸系统感染和肺通气换气功能不全者并非罕见，因此对以下情况应格外重视如：呼吸困难（表5-3-4），慢性咳嗽咳痰，上呼吸道感染，哮喘，咯血，吸烟史，长期接触化学性挥发性气体，高龄，怀疑气管移位或者受压，过度肥胖等。

表 5-3-4　呼吸困难程度分级

分级	依据	分级	依据
0	无呼吸困难症状	3	短距离走动即出现呼吸困难
1	能根据需要远走,但易疲劳,不愿步行	4	静息时也出现呼吸困难
2	步行距离有限,走一条或两条街后需要停步休息		

简单评估方法如下:

1）胸部视诊;

2）肺听诊;

3）测胸腔周径:深吸气和深呼气时周径差大于 4cm,提示无严重的肺部疾病和肺功能不全;

4）吹火柴实验:深吸气后可以吹灭距离 15cm 处的火柴,提示肺储备功能好;

5）动脉血气;

6）胸部 X 线检查和肺功能检查,可以提示高危的指标(表 5-3-5)。

表 5-3-5　估计手术后并发肺功能不全的高度危险性指标

肺功能检测项目	参考值	高危险指标
肺活量（VC）	2.44~3.47L	<1.0L
第一秒时间肺活量（FEV1）	2.83L	<0.5L
最大呼气流速（MEFR）	336~288L/min	<100L/min
最大通气量（MVV）	82.5~104L/min	<50L/min
动脉血氧分压（PaO_2）	10~13.3kPa	<7.3kPa
动脉二氧化碳分压（$PaCO_2$）	4.7~6.0kPa	>6.0kPa

（4）内分泌系统:对于合并内分泌系统的病人,应根据不同疾病病生理特点进行评估,这里主要涉及的是糖尿病和甲状腺功能亢进。

1）糖尿病:应了解其分型,所用控制血糖的药物种类和计量,目前血糖控制的水平等。应注意麻醉前应使血糖处于比正常较高的水平,以防止麻醉过程中低血糖所带来的威胁,如病人术前应用的是口服降糖药,术前应改为胰岛素。

2）甲状腺功能亢进:甲亢是眼眶疾病病人中常见的并存疾病,麻醉前应了解病人控制甲亢所用的药物,是否使用 β 受体阻滞剂,目前对甲亢的控制是否达到可以接受择期眼科手术的水平,如血总 T_3（TT_3）、总 T_4（TT_4）、游离 T_3（FT_3）、游离 T_4（FT_4）及超敏感 TSH,是否达到要求,病人的情绪是否稳定,心动过速、多汗、体重减轻是否得到明显改善,基础代谢率是否接近正常等。还应了解病人气管有无受压,如果有,了解受压时间长短和受压程度,并且判断有无气管环软化的可能。评价病人是否有呼吸困难的表现,如有,了解病人于何种体位呼吸最为通畅,从而合理选择麻醉诱导的方式以及气管内插管的方式。

2. 麻醉前准备　麻醉前应根据病情对病人做好各方面的准备工作,总的目的在于提高病人的麻醉耐受力和安全性,保证手术的顺利进行,术后恢复迅速。

麻醉前用药:

（1）目的:①消除病人的恐惧、焦虑和紧张心理。②提高痛阈,增加止疼作用,加强麻醉效果。③减少腺体分泌,尽量避免恶心呕吐,以利于围麻醉期保持呼吸道的通畅。④预防或者减轻各种局麻药的副作用和中毒反应。⑤调整自主神经功能,消除或者减弱一些不利的神经反射活动,尤其是迷走神经。

（2）常用药物:①镇静催眠类如咪达唑仑、地西泮等。②阿片类药物如吗啡、哌替啶等。③止血药注意病人有无血栓类疾病的病史。④抗胆碱药如阿托品、长托宁等。⑤止吐药甲氧氯普胺等。

（3）用药原则:提倡个体化并且根据眼眶病的疾病种类、手术方式要有针对性,因此要根据病人的个人情况拟用的麻醉方法和麻醉药物选择麻醉前用药的种类、剂量、给药途径和时间。

3. 全身麻醉的实施

（1）全身麻醉药物的选择和应用

1）静脉全麻药

a. 氯胺酮：适用于小儿、体弱以及并存哮喘的患者，禁用于并存冠心病、高血压、心力衰竭、颅内压和眼压增高、甲状腺功能亢进、癫痫和精神疾患的患者。用法主要有：静脉注射，每次 1~2mg/kg，约在 1min 内注入，可持续 5~10min。全麻维持，可每次间断追加 0.5~1mg/kg，或用 0.9% 的氯化钠或 5% 的葡萄糖溶液稀释成 0.1% 的氯胺酮溶液静脉滴注。小儿基础麻醉，肌内注射，每次 4~8mg/kg。极量，静脉注射，每分钟 4mg/kg；肌内注射，每次 13mg/kg。应用氯胺酮时应注意，其与阿片类药物配伍用有可能产生呼吸抑制，单独应用是苏醒期有精神症状，合用苯二氮䓬类药物可减少苏醒期的反应，目前临床已很少单独使用。

b. 咪达唑仑：为苯二氮䓬类药物，具有镇静、催眠、抗惊厥及遗忘作用，它是临床麻醉应用中唯一一个具有顺行性遗忘作用的药物。虽无镇痛作用，但可以增强其他麻醉性镇痛药的作用。用法主要为：由于为强镇静药，注射速度宜缓慢，剂量应根据临床需要、病人生理状态、年龄和配伍用药情况而定。麻醉前给药在麻醉诱导前 20~60min 使用，剂量为 0.05~0.075mg/kg 肌内注射，老年患者剂量酌减；全麻诱导常用 5~10mg（0.1~0.15mg/kg）。

c. 丙泊酚：主要用于全身麻醉的诱导和维持，麻醉诱导迅速，过程平稳，苏醒快。丙泊酚有抗惊厥的作用，可用于癫痫的病人。可降低眼压和颅内压，具有脑保护的作用。丙泊酚能抑制咽喉反射，利于气管插管和喉罩的置入。对呼吸和循环都有不同程度的抑制作用。对呼吸的影响主要是明显的呼吸抑制，主要表现为呼吸浅慢潮气量和分钟通气量均减少，脉搏血氧饱和度下降，若与麻醉性镇痛药合用，发生呼吸暂停的可能性增大。对循环的影响主要与计量相关，可使血压下降 20%~30%，对老年人或心功能不全的患者下降更为明显。另外丙泊酚有注射痛，尤其在小儿患者明显，有报道配伍用利多卡因静注可减轻注射痛，现在应用的丙泊酚中 / 长链脂肪乳已明显减少注射痛的发生。用法主要为①麻醉诱导，成人 1.5~2.5mg/kg，对于老年人和全身情况差的患者用量适当减少。儿童，2.5~4.0mg/kg。②麻醉维持，成人：可根据情况每次追加 25~50mg，持续输注为每小时 4.0~12mg/kg；儿童，持续输注为每小时 9~15mg/kg，一个月至三岁之间的患儿需要量有可能会更高。

d. 依托咪酯：主要用于全麻诱导，因其对循环系统影响轻微适用于并存心脏疾患如冠心病、瓣膜病的患者的麻醉诱导，依托咪酯对肝肾功能影响轻微，偶有类过敏反应。禁用于重症糖尿病和高血钾症。用法主要有 0.15~0.3mg/kg，30~60s 内注射完毕。

2）吸入性全麻药

a. 氧化亚氮：20 世纪便应用于临床，因其毒性小，对肝肾无影响，至今依然广泛应用。其 MAC 值为 105，麻醉效能差，吸入 30%~50% 的浓度有镇痛作用，80% 以上有镇静作用，但临床应用中为了避免缺氧浓度应低于 70%。

b. 异氟烷：MAC 值为 1.15，为强效的吸入麻醉药，诱导苏醒快，不引起恶心呕吐，循环稳定，肌松良好，扩张冠脉，对颅内压和眼压无明显的影响。在应用时应注意，由于阻力血管的扩张，经常会出现血压下降的情况，尤其是在术前禁食水时间过长或应用了脱水药物和胃肠道准备的情况下，麻醉后下降更为明显，应与麻醉过深相鉴别，最好是在应进行麻醉前适当补充有效的循环容量。

c. 地氟烷：MAC 值为 0.75，麻醉诱导苏醒快，体内生物转化少，对机体影响小，循环抑制轻微，神经肌肉阻滞作用优于其他吸入麻醉药。

d. 七氟烷：MAC 值为 1.71，为新型强效的吸入麻醉药，可以抑制脑干网状结构的神经元活动，且与剂量相关，4% 的七氟烷，氧气面罩吸入诱导 2 分钟可使病人意识消失，其主要特点为诱导迅速，无刺激味，麻醉深度易于控制。特别适用于小儿麻醉的诱导。还应注意其缺点是遇碱石灰很不稳定，并且可能产生有毒物质，故不宜使用钠石灰的全紧闭麻醉，可用钡石灰或者钙石灰替代。

3）麻醉性镇痛药：目前临床应用较多的是芬太尼及其衍生物。

a. 芬太尼：是人工合成的阿片受体激动剂，其镇痛效能是吗啡的 75~125 倍，并且大剂量不会引起组胺释放，临床上常与静脉全麻药、吸入麻醉药和肌松药一起用于全身麻醉的诱导和维持。芬太尼对呼吸系统有抑制作用,主要表现为呼吸频率减慢,反复大剂量应用会在术后 3~4h 出现延迟的呼吸抑制。芬太尼心血管系统的抑制轻微,一般不影响血压。

b. 舒芬太尼:效价强度约为芬太尼的 5~10 倍,持续时间和脂溶性约为两倍。更易通过血脑屏障。临床应用应根据个体反应和不同的情况来调整计量,需考虑如下因素,患者的年龄,体重,一般情况和同时使用的药物等。剂量同时也取决于手术难度和持续时间。并且在诱导期间可以应用氟哌利多以防止恶心呕吐的发生。具体用法:配伍用其他药物诱导时,0.5~1μg/kg 体重,静注或者滴注,在 2~10min 内完成,追加 0.15~0.7μg/kg 体重。对于甲状腺功能减低,并存肺部疾患,肝或肾功能不全肥胖病人应酌情减量,并且增加术后观察的时间。对于哺乳期的女性应在用药 24h 后方可再次哺乳。对于新生儿、妊娠、已有呼吸抑制,低血容量、低血压、重症肌无力患者应禁用。

c. 瑞芬太尼:效价与芬太尼类似,起效迅速,消除快,真正的短效阿片类药物。消除半衰期为 6min,终末半衰期约为 10min,因此特别适用于静脉持续输注。麻醉诱导,1μg/kg,麻醉维持,与丙泊酚合用时为 0.05~2μg/(kg·min)。临床应用时应注意瑞芬太尼不能单独用于麻醉诱导,重症肌无力、已有呼吸抑制、支气管哮喘的病人禁用,不能与单胺氧化酶抑制剂合用,不能与血制品同一通路给药。

4)骨骼肌松弛药:主要分为去极化肌松药和非去极化肌松药,去极化肌松药主要是琥珀胆碱,非去极化肌松药较常用的有维库溴铵、罗库溴铵、顺阿曲库铵等,非去极化肌松药的用法见表 5-3-6。

表 5-3-6 维库溴铵、罗库溴铵、顺势阿曲库铵的用法

药物名称	插管剂量 /mg·kg⁻¹	满意时间 / 秒	追加剂量 /mg·kg⁻¹	持续输注 /mg·(kg·h)⁻¹
维库溴铵	0.07~015	120	0.02-0.05	0.24~0.96
罗库溴铵	0.6	60	0.15	0.30~0.60
顺阿曲库铵	0.15	120	0.03	0.06~0.12

a. 琥珀胆碱:目前临床上应用唯一去极化肌松药,其优点主要为起效快,作用迅速完善和时效短。但其有较多不良反应和并发症,如恶性高热,过敏反应,严重的高血钾虽不常见但危及生命并且可突然发生而无前驱症状。

b. 维库溴铵:无组胺释放作用,因此适用于心肌缺血和并存心脏疾患的病人。

c. 罗库溴铵:起效快,作用强度为维库溴铵的 1/7,时效为 2/3,此药亦无心血管作用。

d. 顺阿曲库铵:为阿曲库铵 10 个异构体之一,其强度是阿曲库铵的 10 倍,时效是阿曲库铵的 10 倍左右,消除的方式主要是经 Hofmann 水解,代谢不受肝肾功能状态的影响。

(2)气道管理的方式和选择

1)气管内插管

适应证:眶骨骨折等有术中出血经后鼻道流入咽喉部引起误吸风险的手术;特殊体位的手术;术中须进行控制性降压的手术;过度肥胖等危重病人。

禁忌证:急性咽炎、喉炎;急性下呼吸道感染;气管黏膜下血肿,易引起黏膜出血;主动脉瘤压迫或者肿瘤已侵犯气管的病人。

插管前准备:全面评估气道,分析插管的难易程度,做好困难气道的应急预案准备。

插管方法:一般均采用经口气管插管的方法;张口受限、头后仰受限或者其他特殊式术如需要经口腔取黏膜的患者,可采用经鼻气管插管;估计有插管困难的患者也可采用清醒气管插管。

2)喉罩的应用:1981 年第一次设计喉罩,1991 年美国食品及药物管理局(FDA)批准喉罩在美国应用,1997 年插管喉罩诞生,1998 年一次性喉罩诞生,2002 年全球共计有 15 亿人次的喉罩使用。目前有普通喉罩、可弯曲喉罩、插管喉罩、一次性喉罩和双管喉罩等五种可供选择。并且在这五种的基础上经过改进又衍生出一些特殊功能的不同类型的喉罩,如食管引流喉罩就是在双腔喉罩和可弯曲喉罩的基础上发展而来的,可弯曲喉罩改进了上端可封闭食管,并且另外一个管腔可作负压引流,因此适用于眼眶病手术的全身麻醉的气道管理。

在喉罩的应用前必须首先对气道的解剖结构有清晰的了解,喉罩与周围组织解剖关系复杂且相互影响,最重要的解剖区域是口腔和咽腔,因为这是喉罩置入的通路和放置的区域,器官和食管的解剖位置和毗邻关系,因为食管引流喉罩提供了两个不同的管腔通向这两个通路,颈椎的生理状态和有无并存病也在一定程度上影响置入通路的几何学结构和咽部的空间大小,另外,处于或围绕这些区域的特异解剖结构如舌、扁桃体、会厌、食管括约肌、环状软骨及血管和神经等也对喉罩的放置存在不同程度的影响。

喉罩的适应证:喉罩多应用于无呕吐反流风险的全身麻醉病人。

喉罩的禁忌证:①喉部病变如肿瘤,脓肿、血肿、外伤等;②任何原因引起的咽部以下的梗阻;③张口差,甚至不能张开,颈部不能活动;④呼吸道已有大量分泌物或者预计有大量分泌物的患者;⑤饱胃或有反流风险的病人;⑥特殊体位如俯卧位;⑦术中出血有可能流入咽喉部的手术如眶壁骨折的修复术等。

喉罩的置入:任何气道装置的基本原理是快速而有效地建立到达指定位置的气体通路,并对病人的损伤最小,气管内插管便是由这个理念而产生的。对于喉罩的置入并非如喉镜下直视进行气管插管的操作那样简单,如上述所说,喉罩的有效使用需要清晰的周围组织的解剖知识作为基础,本质上来说是一种更复杂的声门上气道管理技术。幸运的是,存在一个相似的生理过程 - 吞咽机制,这一机制可以帮我们更好地了解喉罩的置入技术。所谓吞咽机制可以简单地理解为食团在口咽腔的运动过程中,通过以下动作来防止误吸,①向后推动食管;②食团通过时抬高声门;③声门入口关闭;④会厌遮蔽声门。

操作主要分以下几种:①标准技术包括中位入路,侧位入路和拇指技术;②特殊喉罩的置入;③改变喉罩充气量和形状的;④喉镜引导下的置入技术;⑤翻转或者 Guedel 技术等。

三、围手术期的麻醉监测

(一) 循环功能的监测

1. 心电图

2. 血压

3. 中心静脉压

(二) 呼吸功能监测

1. 脉搏血氧饱和度

2. 呼气末 CO_2 分压

3. 血气分析   ①评价组织的氧供与氧耗;②评价肺通气换气功能;③指导某些呼吸方面的治疗。

(三) 麻醉深度监测

1937 年 Guedel 发表了经典的乙醚麻醉分期,目前临床应用广泛的有 BIS、熵指数和麻醉意识深度指数(CSI)。

1. BIS(脑电双频谱指数)   BIS 是唯一被美国 FDA 认可的麻醉药物对大脑作用的监测仪,是目前商业化麻醉深度检测仪中敏感度和特异度最好的监测仪之一。其信号处理技术使其可抗手术室电干扰,目前已有数个研究证实手术中常规使用 BIS 可以减少麻醉药物(丙泊酚、七氟烷)的用量,提前拔管时间和转出恢复室时间,从而提高麻醉质量和减少麻醉费用。正常值 0~100,100 表示完全清醒。BIS 可以测定麻醉的催眠部分,对几种临床目标和麻醉药物有着很好的敏感度和特异性,特别是丙泊酚产生的催眠状态。在评估病人对指令的反应和对触觉的反应时,BIS 对镇静深度的预测性很高。并且其不受某些麻醉药物在麻醉初期出现的 EEG 假性觉醒现象的影响。BIS 能最大地反映催眠药物对 CNS 的药效作用,并且催眠药物浓度与 BIS 的关系不会因配伍使用阿片类药物而产生变化。因此在临床应用 BIS 监测时应对麻醉的催眠部分和镇痛部分加以区分:即当 BIS 升高但无动反应和无明显血流动力学改变时应加用催眠药,而在 BIS 较低仍有血流动力学改变和体动反应时应增加镇痛药物。除了对麻醉的镇痛成分敏感性较差之外,BIS 的阈值受多种麻醉药联合应用的影响,即不同的麻醉药物的组合应用时可能得到相似的 BIS 数值,但有可能代表着不同的麻醉深度。总之,BIS 监测可为个体病人的麻醉深度监测提供有价值的趋势信息。但是单凭 BIS 去评价麻醉深度和预防麻醉中的知晓也是不恰当的。因此麻醉医生选用 BIS 作为麻醉深度的监测指标和麻醉过程中不良反应(如知晓和回忆等)的监测指标时应综合考虑多方面的因素。

2. 熵指数　正常值为 0~100,有两个参数,即反应熵和状态熵,100 表示清醒,60 为有意义的麻醉深度,40 患者存在意识的可能性很小。

3. 麻醉意识深度指数(CSI)　一种新型的麻醉深度/镇静程度监测指标,其源于自适应神经模糊推论系统,综合 EEG 的四种参数。并且比 BIS 反应稍灵敏。

(四) 体温监测

体温的恒定是维持机体各项生理功能的基本保证,机体通过产热和散热的方式维持中心温度在 36.8~37.2℃。

(五) 肌松监测

肌松药作用于神经肌肉接头,阻滞神经肌肉兴奋的传递,监测神经肌肉兴奋传递功能其意义在于:评定肌松药作用的强度、时效及阻滞性质,指导临床用药,维持术中满意的肌松,判定肌松恢复的状态,减少肌松药的不良反应,科学的数字化的监测神经肌肉传递功能,相较于传统的监测手段如抬头试验、握手试验、睁眼试验等更为直观和科学。临床上常用的刺激方式是四个成串刺激(TOF),当 TOF 的比值 (T_4/T_1)<25%,时,此时的肌松程度可以满足眼眶手术的要求,当 TOF 的比值(T_4/T_1)>75% 或者 90% 时,可以作为拔出气管导管的指征。

四、围手术期的液体治疗

水和电解质平衡是细胞正常代谢,维持脏器功能乃至人体生命所必需的条件,也是药物在病人体内充分发挥药理作用的基础。对于眼眶病的患者,大多由于病变较为局限,对全身影响较小,术前一般不存在水、电解质平衡的紊乱,对于术前的通过正常的饮食即可摄取每日生理需要量,无需在术前进行液体治疗。关于围手术期,只需要针对累计损失量(即术前禁食水所造成的体液的缺乏)、生理需要量和术中失血和血管扩张的补充量。

输血:临床上所说的输血大多是指异体输血,其主要目的是维持组织氧供;维护机体的止血,凝血功能;维持有效的容量负荷。对于眼眶病人的手术来说,绝大多数术中出血量较少达不到输血的指征。但对于一些较为复杂的手术有可能术中失血量大,应有足够的估计。近几年微创手术的蓬勃发展,内镜技术的日趋成熟使得一些眼眶病的治疗方式有所变化,比如经鼻内镜下眼眶手术(鼻内镜下鼻腔泪囊吻合术,鼻内镜下眶壁减压术和鼻内镜下视神经管减压术等)的术中出血量已经明显减少,但术前评估时预计有可能大量出血的病人,还应做好术中输血的准备。

五、控制性降压的应用

由于眼眶病手术的特点为术野小、暴露困难、直视性差的特点,麻醉过程中,改善术野的条件,减少失血,从而提高手术和麻醉的安全性异常重要,其中有效控制性降压技术在眼眶病手术麻醉中的重要性凸显。控制性降压是指采用降压药物或者技术,将收缩压降低至 80~90mmHg,或者将平均动脉压降至 50~65mmHg,并且保证重要的器官组织不会有缺血缺氧的损伤,终止后血压可在短时间内恢复到正常水平,并且不产生永久性的器官损伤。在动脉压形成的过程中,维持压力的主要因素有:心输出量(CO);总的外周血管阻力(TSVR);血液容量以及血管壁的弹性和血液的黏滞度。机体在相对稳定的情况下平均动脉压(MAP)=CO×TSVR,依此来看,保证心输出量基本不变的情况下可以通过降低总的外周血管阻力来降低血压。临床上常用的技术手段主要有静脉降压药物,如硝酸甘油,硝普钠,乌拉地尔,β 受体阻滞剂和钙通道阻滞剂等。利用一些麻醉药物如气体麻醉剂和静脉麻醉药在全身麻醉状态下通过加深麻醉来达到降低血压的目的。但需要注意的是对于某些病人如已并存重要脏器的器质性病变如脑血管病,心、肝、肾功能不全;和一些血管性病变;以及已存在严重的低血容量和贫血的患者应禁忌使用此项技术。

六、眼眶手术术后镇痛

术后自控镇痛(PCA)技术的出现很大程度上克服了传统术后阵痛的一些缺点,如不灵活、依赖性、不及时等,因此此项技术已经成为临床上术后镇痛的主要方式方法。对于眼眶病的手术,一些骨折的修复术和创伤比较大的一些手术如需要外侧开眶或者一些需要植皮的手术,病人自控镇痛技术可以在很大程度上缓解病人的术后疼痛,加快病人的术后恢复进程,提高病人的舒适度。

七、全身麻醉的并发症及防治

(一) 呼吸系统并发症

主要有误吸、喉痉挛和支气管痉挛等。对于眼眶病来说,即便是外伤急诊来就诊,一般也不会危及生命,因此还需术前严格的禁食水,以降低误吸的风险。

1. 对于饱胃病人必须立刻手术的情况下可做以下处理:①置入胃管;②使用 H2 受体拮抗剂;③麻醉采用头高位,压迫环状软骨;④应用止吐药物;⑤完全清醒后再拔出气管导管。

2. 对于喉痉挛,发生后病人可因缺氧和高碳酸血症,出现心动过速,严重者可出现心动过缓甚至心搏骤停。出现以上情况应立即面罩加压给氧,清除各种原因产生的刺激,必要时行气管插管进行控制呼吸。

3. 关于支气管痉挛的患者大多术前并存有如哮喘和慢性支气管炎等,尤其眼眶手术围手术期牵拉眼球或者眼肌均可反射性地引起支气管痉挛,预防措施主要有对于并存慢性呼吸系统疾患的患者,术前应严格禁烟 2 周,若炎症反应的急性期,择期手术应推迟 2~3 周。并且尽量避免应用可诱发支气管痉挛的药物,围手术期发生支气管痉挛可通过加深麻醉,静注糖皮质激素或茶碱类药物,必要时可气管内滴入肾上腺素治疗。

(二) 循环系统并发症

主要有血压的升高或降低,各种心律失常,心肌缺血及心肌梗死等。

1. 麻醉期间的血压波动大多与全身麻醉的深度、手术的刺激、镇痛是否完善、是否有大量失血相关,分析原因对症处理即可,对于有原发性高血压的患者,应力求术前血压平稳,对于一些药物如利血平,术前两周应该经内科医生会诊改用其他药物。

2. 围手术期的心律失常多因为缺氧和二氧化碳蓄积,麻醉过浅,麻醉药物的作用,尤其眼眶手术牵拉眼球或者眼肌等原因引起,应对方法主要是针对原因合理处理如增大通气量、减轻手术刺激、酌情使用抗心律失常药物。

3. 麻醉期间发生的心肌缺血和心肌梗死多数与术前有冠心病,或潜在有冠状动脉供血不足有关。诱发因素主要有:①冠心病病人;②高龄;③有外周血管疾病;④高血压;⑤围手术期有较长一段时间的低血压。对于有此类危险因素的病人术前应改善心肌氧供的平衡,降低氧耗,提高氧供,减轻心脏做功,维持血流动力学稳定,保证满意的冠状动脉灌注压和心舒张期。

(三) 恶性高热

临床上多因吸入强效的全身麻醉药或合并使用琥珀胆碱时而诱发,以肌肉强直、挛缩为特征的骨骼肌高代谢状态,呼出二氧化碳和体温骤然增高、心动过速。并出现肌红蛋白尿等综合征。过去的死亡率极高,达到 70% 以上,现如今由于早发现和丹曲林的应用,使得死亡率已经降到 5% 以下。主要处理方法如下:①停止一切手术和麻醉,纯氧过度通气;② 积极降温;③ 积极纠正代谢性酸中毒;④积极补液和使用利尿剂;⑤大剂量糖皮激素的应用;⑥加强观察和监测及其他生命支持治疗。

八、麻醉后恢复室(PACU)

由于手术结束后数小时内,并不意味着全麻作用的消失和主要生理功能的完全恢复,再加上手术麻醉期间已发生的循环、呼吸、代谢功能改变未彻底纠正,全麻后的麻醉药、肌松药及镇静镇痛药物作用尚未消失,保护性反射尚未恢复,常易发生呼吸道梗阻。通过严密监测,可以避免发生,因此麻醉后恢复室的重要性不言而喻。对于眼眶病的病人来说,由于其手术后为了避免呛咳,造成大出血,大多数需要深麻醉下拔管,或者复苏室拔管,换喉罩,可见麻醉后复苏室对于眼眶病手术的病人,从某种意义上来说更为重要。

患者离开手术室的标准为:①神志清楚,定向能力恢复,平卧时抬头 >5s。②血压、心率不超过术前静息值的 20%,且可维持 30min 以上。③心电图正常,无明显的心律失常和 ST-T 改变。④呼吸道通畅、保护性吞咽、咳嗽反射恢复,通气功能正常。面罩吸氧,脉搏血氧饱和度大于 95%。⑤若在恢复室使用过镇痛镇静类药物,至少观察 30min 以上。目前临床应用较多的是 Steward 苏醒评分(表 5-3-7),苏醒评分达 4 分者可出 PACU。

表 5-3-7　Steward 苏醒评分

指标	标准	评分
清醒程度	完全苏醒	2
	对刺激有反应	1
	对刺激无反应	0
呼吸道通畅程度	可按吩咐咳嗽	2
	不用支持可以维持呼吸道通畅	1
	呼吸道需要予以支持	0
肢体活动度	肢体能做有意识的活动	2
	肢体无意识活动	1
	肢体无活动	0

综上所述,眼眶与鼻腔、颅内以及全身各个系统联系紧密。一些手术中生理反射控制的存在,使眼眶手术的麻醉更具自身特点。麻醉专业需根据眼眶手术操作的深度、位置及出血情况,进行综合评估。为眼眶医生提供安全高效的麻醉保障。

(任宏远)

第二篇

眼眶病各论

第六章

眼眶先天性异常

第一节　颅面畸形

一、颅面骨发育不全

颅面骨发育不全症（Crouzon's syndrome）是一种少见的先天性畸形，主要是颅骨缝闭合过早引起的。首先由 Crouzon 报道此病，又称 Morbus Crouzon 综合征或鹦鹉头样畸形。

本病有家族遗传倾向，为一种常染色体显性遗传病，活产婴儿每年发病率约 1/50 000。患者表现各异，病情轻重不等，多伴并发症，如视力障碍、听力异常、嗅觉减退、鼻塞、打鼾及上气道阻塞等。通过患儿典型面部特征及体征通常可诊断，影像学检查及基因检测有助于进一步明确诊断。婴儿时期即有异常，以后发育过程中，颅面骨缝闭合过早，出现骨骼畸形发育，表现前额部突出，前后嵴突出于前额突，有时到鼻根部；头呈短头畸形，面横径变宽，额缝及人字缝早期骨性愈合，颅底后突，上颌发育不全、较小，眶腔浅，下颌突出。

【临床表现】

（一）临床特点

眼部表现，双眼轴性突出，两眼距离过远，睑裂歪斜，眼球震颤、斜视（图 6-1-1A）；眼底可见有髓神经纤维或视乳头水肿，继发视神经萎缩。视力减退甚至失明。少数病例有泪器畸形、白内障、虹膜缺损、青光眼、暴露性角膜炎等。

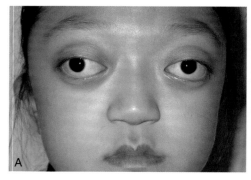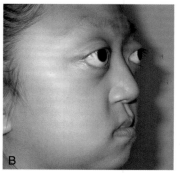

图 6-1-1　颅面骨发育不全症外观像
双眼轴性突出，两眼距离过远，斜视，下颌骨前突、上下齿反咬合、鹦鹉鼻

全身表现,颌凸畸形、上颌骨发育不全、下颌骨前突、上下齿反咬合、牙齿排列不齐、鹦鹉鼻(图6-1-1B),颅骨额缝及人字缝过早愈合,呈短头畸形、额前突,脑积水、头痛、智力发育异常,还出现腭弓高而窄或有腭裂、听力下降、搐搦。

（二）影像学表现

1. **X线表现**　颅骨X线平片可见头颅呈舟状畸形,沿矢状缝骨质密度增高,钙质沉着,严重者看不到骨缝,而冠状缝、人字缝、鳞状缝增宽,甚至分离,如有颅内压增高,可见脑回压迹增多;颅骨X线前后位片上可见眼眶内侧壁变斜,颅前窝变狭窄,蝶鞍大,上颌骨发育不全,眶腔浅。沿冠状缝骨质密度增高,钙质沉着,常有颅骨指压切迹;X线侧位片上额骨后旋,额骨后方的骨突无X线突起阴影表现,后方颅穹窿正常(图6-1-2)。

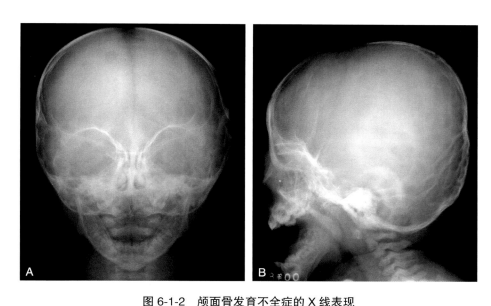

图6-1-2　颅面骨发育不全症的X线表现
A. X线前后位示眼眶内侧壁变斜,颅前窝狭窄,蝶鞍大,上颌骨发育不全,眶腔浅;B. X线侧位示上额骨后旋,额骨后方的骨突无X线突起阴影表现

2. **超声检查**　B型超声检查显示眶腔小,脂肪垫扁平,视乳头水肿。

3. **CT检查**　双侧眼球突出于眶外,眼眶浅,颅底前突(图6-1-3),上颌骨发育不全。有时可见眶骨壁缺失、颅眶沟通。

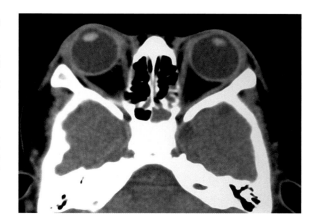

图6-1-3　眼眶CT示双侧眼球突出于眶外,眼眶浅,颅底前突

【诊断】

Crouzon综合征有典型的颅面特征,主要表现为短头、眼眶浅、眼球突出、鹰钩鼻、上颌骨发育不良和下颌相对前突等颅面畸形。手足外观正常。常伴视力障碍、听力异常、鼻塞及上下呼吸道阻塞等。

【鉴别诊断】

小头畸形:小头畸形颅缝也有闭合者,为继发的颅骨闭合症;患儿常无颅内压增高表现,精神智力发育障碍较明显。X线检查骨缝密度可正常,或无脑回压迹增多等颅内高压征象。

【治疗】

治疗无特殊手段,部分可对症进行整形修复手术。

【预后】

国内报道的 Crouzon 综合征多数因青光眼导致视力障碍就诊。眼部损害是由于颅骨缝过早闭合导致颅内压升高、神经牵引、视神经孔缩窄等原因引起视神经萎缩,严重者可致盲。颅底部缝隙融合导致鼻部畸形,如鼻中隔偏曲、后鼻孔、鼻咽部狭窄或闭锁。这些解剖结构异常合并腺样体肥大可引起呼吸阻塞或暂停。文献报道,10% 的患儿可出现抽搐,3% 精神发育缺陷,55% 可出现传导性听力丧失,13% 外耳道闭锁,唇腭裂少见。

二、眶距增宽症

眶距增宽症(orbital hypertelorism)是指眼眶间骨性距离过大的颅面畸形,最早由 Creig 于 1924 年提出并命名。以往认为眶距增宽症是一种独立的颅面部畸形,现已证明两眼眶间骨性距离的增宽只是一种症状,可以出现于多种类型的颅面畸形中,比如 Tessier 0~14 号颅面裂畸形以及 Crouzon 综合征、Apert 综合征等。

【病因】

目前认为,筛房窦的水平方向增宽是眶距增宽症的主要发生机制。筛窦的增宽只限于筛房的前半部分,而一般不涉及筛房的后部及蝶窦部分,此外还有筛板的脱垂。在伴随症状中,视神经夹角变大可导致两眼协同视物能力丧失,而面裂的中鼻部支架结构以及鼻翼软骨的发育不良,则可呈现双重鼻中隔、双鼻尖等症状。

颅面裂导致的眶距增宽症较为严重,可表现为内眦距、外眦距、瞳距过大,同时伴有鼻外形平坦,鼻头低平,鼻尖缺如,鼻背软组织嵴状堆聚,额部、旁正中部的皮肤裂隙,内眦移位等畸形。

颅缝早闭所致的眶距增宽症较轻,一侧颅缝早闭所致畸形的临床表现为单侧的眼眶和眼球的移位。

【诊断】

外观上两眼间距异常分离的状态称为 hypertelorism,然而该词还包含有内眦赘皮、小睑裂等眼睑的问题,以及内眦距过大、双眼外斜视状态等增宽样容貌,但不能反映骨性眼眶的异常分离状态关系。因此,把骨性眼眶距离过远导致的异常眼间距外观定义为眶距增宽症(orbital hypertelorism)。

眼眶骨性间距的宽度随年龄、人种而有差异。正常白种人出生时平均眶距为 16mm,以后逐渐增加,女性至 13 岁,男性至 21 岁左右眶间基本恒定。正常白种成人内眶距平均值为:男 28mm,女 25mm。正常汉族成人的眶距平均值也稍大于白种人,为 25~30mm。尽管我国正常人颅骨标本上的内眶距范围在 18~30mm,但临床上很难确切地测出活体上的骨性内眶距,因而 X 线头颅定位片测定是必不可少的。

基于 X 线头颅定位片测量的眶距增宽症诊断标准:汉族人眶距增宽症诊断标准,穆雄铮等对 150 例正常汉族成人头颅 X 线后前位片测量眼眶内侧壁间距离的研究表明,正常成年男性内眶距范围在 24~35mm,平均为 28.87mm,女性为 23~32mm,平均 27.88mm。汉族正常成人内眦间距男性平均为 35.36mm,女性平均为 34.34mm。因国人眉弓不高,鼻根不深,较白种人缺乏立体感,因而轻度的眼眶或内眦间距离过宽常不会引起人们的注意。根据这个特点,穆雄铮等从临床角度提出汉族人眶距增宽症的分度标准,I 度眶距为 32~36mm,II 度眶距为 36~40mm,III 度眶距 > 40mm。

【治疗】

I 度增宽患者无须进行眼眶截骨矫正手术,可通过矫正内眦畸形或垫高鼻梁即可矫正或改善;II 度以上增宽患者需施行手术矫正。

手术时机选择:目前认为在 4~6 岁时进行手术为最佳时机。

1967 年,Tessier 报道了第一例颅内外联合径路眶距增宽症矫正手术。他在颅外进行眼眶外、下缘和眶壁截骨,同时在颅内直视下进行眼眶上、内缘和眶壁截骨,获得良好的术后效果,患者眶距增宽畸形明显改善,成为颅面外科发展历史中的里程碑。1977 年,张涤生等完成了国内第一例眶距增宽矫正手术,并由此开始了中国颅面外科的发展。

第二节　脑膜膨出、脑膜脑膨出

胚胎发育期因神经管闭合不全发生颅裂,脑膜或脑膜脑组织经此裂突出于颅外称为脑膜或脑膜脑膨出,现统称为脑膜脑膨出(meningoencephalocele)。大多属先天性异常,其发生率各家报道不一,为1/5 000~1/1 000。男性多于女性。按照侵入眼眶的部位可将其分为前部脑膜脑膨出和后部脑膜脑膨出。

【临床表现】

(一)临床特点

眶脑膜膨出和脑膜脑膨出临床上比较少见,多以个案报道。前部脑膜脑膨出临床表现为鼻侧、邻近内眦部光滑的、有波动感的肿物,少数病例发生于双侧。可有鼻泪管阻塞,也有些病例儿童时无症状,直到成年后形成继发性筛窦炎才发现原发病变。后部脑膜脑膨出比前部膨出发病慢,可使眼球向下方移位,眼球上转受限,眶深部可触及搏动性肿物。如果同时出现前后部脑膨出,可见眼球有节律地搏动,搏动的程度与骨缺失的大小有关。这种搏动性眼球突出应与颈动脉-海绵窦瘘及其他眶颅间骨缺失或眶上裂扩大性疾病相鉴别。脑膜脑膨出还可同时伴有无眼球、小眼球、先天性视神经和视盘缺损等疾病,后部脑膜脑膨出可见神经纤维瘤病的体征或外伤、脑手术史。

(二)影像学表现

1. **超声检查**　脑膜膨出可以探查到眶内无回声囊性病变,由于囊肿在超声上具有囊性效应,因此囊肿后界可以显示。超声检查对于眶骨缺失不能肯定。脑膜脑膨出显示至脑膜强回声后不能显示脑组织回声,但可见脑膜回声规律运动。

2. **CT检查**　CT扫描是检查脑膜脑膨出的最好方法,它不但可以发现眶骨缺失,还可以显示眶内软组织病变,并能够确定病变的位置、范围。轻度膨出可见脑膜脑组织占据小部分眼眶,重度者可占据大部分眼眶(图6-2-1)。脑组织均质,相应部位眶骨缺失。

3. **MRI检查**　MRI可以发现眶内或筛窦内软组织病变,形态同CT(图6-2-2A、B),信号同脑组织,在T_1WI和T_2WI上均显示为中等信号强度。MRI对颅骨缺损情况的分辨力不如CT清晰,不能发现眶骨缺失,只能根据无信号的骨影被软组织占据来推测,但对膨出的内容物分辨力较高,可观察蛛网膜下腔、脑实质、脑室的形态(图6-2-2C),明显优于CT,特别是对同时伴有神经和大血管疝出者,MRI的检出对临床治疗方案的实施有特别意义。MRI可精确判断颅外疝出物与脑膜脑组织的关系,尤以冠状和矢状位为佳。

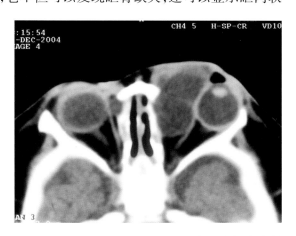

图6-2-1　眼眶CT水平位示左眶内侧中低密度软组织影

【诊断】

患儿出生后即发现鼻外或枕下的肿物,囊性,随年龄逐渐长大,并有搏动感。进一步确定疝出部位需做影像检查。

【鉴别诊断】

皮样囊肿和畸胎瘤都可以先天发病,且都属于囊性疾病,因此需与脑膜脑膨出相鉴别。皮样囊肿和畸胎瘤在CT上都可显示为不均质的低密度占位病变,和脑组织的密度有差异,且皮样囊肿呈环形强化,眶骨的改变主要表现为骨凹陷和骨增生。而脑膜膨出和脑膜脑膨出B超和CDI均有与心跳同步的搏动,在CT上的密度与脑组织相同,均质,眶骨改变则为骨缺失,借此可以鉴别。

【治疗】

联合脑外科手术治疗,术中还纳膨出的脑组织或脑膜组织,修复缺损的颅底骨质(图6-2-3)。

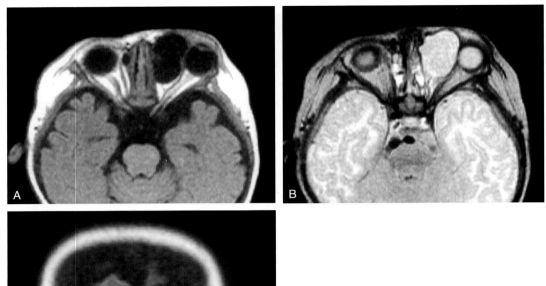

图 6-2-2　脑膜膨出的 MRI 特点
A. 眼眶 MRI 水平位示 T_1WI 肿物低信号,形状欠规则;B. 眼眶 MRI 水平位示左眶内 T_2WI 肿物呈高信号;C. 眼眶 MRI 冠状位示左眶内占位影

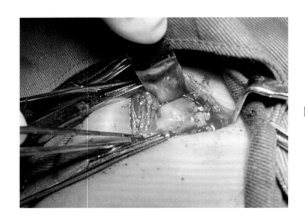

图 6-2-3　手术中看到膨出的脑膜组织

第三节　先天性无眼球、囊肿眼及先天性小眼球合并囊肿

一、先天性无眼球

先天性无眼球临床上罕见。先天性无眼球系原始视泡未从脑泡发生,完全没有眼球组织结构,或者视泡曾经形成,但随即发生变性,遗留残余组织,成为无眼球或极度小眼球。先天性无眼球大多为散发性,仅少数有家族史,通常为同胞发病,不连代,亲代近亲结婚比例较高。因此可能为常染色体隐性遗传,非遗传者的原因为环境因素。

【临床表现】

（一）临床特点

患儿眼睑可以正常或缩短,眼裂窄小,眼窝轻度内陷,扪诊感觉为均匀软组织,不能触及眼球(图 6-3-1)。用开睑器撑开眼睑见结膜囊狭小,无角巩膜组织。

（二）影像学表现

1. **超声检查**　B 超显示无眼球。全身检查未发现异常。

2. **CT 检查**　对于先天性无眼球诊断帮助较大(图 6-3-2),可见眼眶内没有眼球结构,并可发现有无其他异常。

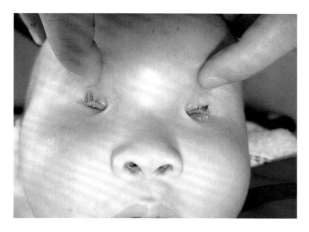

图 6-3-1　先天性无眼球外观像,眼裂狭小　　　图 6-3-2　眼眶 CT 示双侧无眼球,眶腔小

【诊断】

详细的眼部检查可以得到初步诊断,通过影像学检查得到明确诊断。

【治疗】

先天性无眼球症早期可通过眶腔内放置义眼片或膨胀型水凝胶,促进眶腔发育;因眼窝狭窄不能安装合适的义眼,成年患者需行眼窝再造术,改善外观。

二、囊肿眼

先天性囊肿眼是由于原始视泡未发生内陷,因此也未能分化为正常结构而形成眼眶囊性肿物。由于患侧眼眶无真正的眼球,故也称为无眼球合并囊肿,该病准确的发病率不详。

【临床表现】

（一）临床特点

该病可单独发生,也可同时出现其他异常。出生时即可见眶内大小不等的软性、略带蓝色的肿物,可位于眼睑的后面或眶深部,也可突出于睑裂之外。与先天性小眼球合并眼眶囊肿相似,多发生于下睑部位,因此使下睑向前隆起。

（二）影像学表现

1. **超声检查**　B 型超声可探查到眶内囊性占位病变,内回声少而透声强,有可压缩性。未见正常眼球结构。

2. **CT 检查**　可以显示眶腔扩大,眶内不均质占位病变,形状不规则,眼眶内无正常眼球结构。

【诊断】

根据临床检查未发现眼球结构,结合 B 超及 CT 或 MRI 检查仅在眶内看到囊性占位而无眼球结构存在即可确诊。

【鉴别诊断】

该病应与先天性小眼球合并囊肿鉴别。后者超声和 CT 均可显示小眼球的存在,且与小眼球相连的为囊性病变。

【治疗】

手术切除囊肿并放置义眼台,而后佩戴义眼片。对于囊肿眼较小,结膜囊较深者,可直接佩戴义眼片,改善外观。

三、先天性小眼球合并眼眶囊肿

先天性小眼球合并眼眶囊肿是由于眼球胚裂闭合较晚而发生于眼眶的先天性囊性病变,一般情况下囊肿位于眼球之下方,与小眼球的缺损部位相连。其发生是自小眼球先天性缺损部位突出一个含有神经外胚层为壁、液体为内容的肿物。有关该病的发病率国外没有明确的报道,何彦津统计 20 年眼眶肿瘤 2 449 例,先天性小眼球合并眼眶囊肿共 7 例,约占眼眶肿瘤的 0.3%。

【临床表现】

(一)临床特点

先天性小眼球合并眼眶囊肿多单侧发病,双侧者约占 1/3,无性别差别,无明显遗传倾向,其特征性临床表现为眶内有一个囊性病变与畸形的、无功能的小眼球相连。通过眼睑即可见到或触及囊性肿物。而小眼球常被其前面的囊肿或结膜皱褶遮挡,不能被探及。随着囊肿的增大,它可以突出至睑裂之外。由于眼球的缺损部位常常发生于下方,因此与之相连的囊肿也常常位于下睑后面,使下睑隆起,呈青蓝色,透光。

(二)影像学表现

1. 超声检查　A 型超声显示在小眼球以下有一个无回声平段,为囊肿,其后界峰高同于小眼球后壁波峰。B 型超声可以见到畸形的小眼球及与小眼球相连的眼眶囊肿。囊肿多为无回声,透声性强,有可压缩性。彩色多普勒超声显像囊内缺乏血流。

2. CT 检查　典型的 CT 图像为患侧眼球明显小于健侧,与小眼球相连的是一个囊性病变,注射强化剂后病变不被强化,囊壁的密度与邻近的巩膜相同,囊内容的密度与玻璃体相似,有些病例小眼球被囊肿遮蔽,不能显示,眶腔可扩大。有些病例可见小眼球钙化(图 6-3-3)。

3. MRI 检查　形态同 CT,小眼球和囊肿在 T_1WI 为高信号,T_2WI 为高信号(图 6-3-4)。

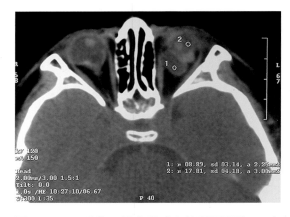

图 6-3-3　双眼先天性小眼球合并眼眶囊肿 CT 水平位示左小眼球及其后方囊肿

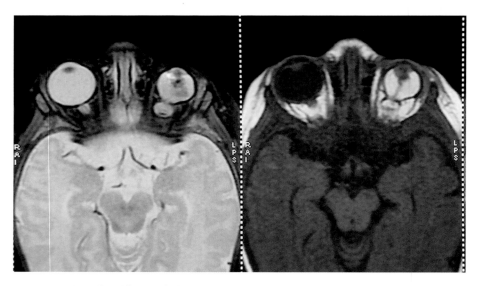

图 6-3-4　左眼先天性小眼球合并眼眶囊肿 MRI 示左小眼球 T_1WI(右图)为高信号,T_2WI(左图)为高信号

【诊断】

临床检查看到典型的小眼球同时伴有或大或小的与眼球相连的囊性肿物。多位于眼眶的下方和眼睑内侧,有时在上睑部隆起。B型超声检查可以看到小眼球及囊性肿物。CT扫描显示眶腔有扩大,可见小眼球及囊性病变。

【鉴别诊断】

应与其他先天性眼眶囊性病变相鉴别。这些病变眼球大小、功能正常。根据其外观、超声和CT检查发现小眼球,鉴别诊断并不困难。

【治疗】

治疗主要为手术切除囊肿,安装义眼以改善外观。

【典型病例】

患儿男,11个月,自幼右眼睑裂闭合。眼部检查:右眼睑裂闭合,下睑皮肤淡蓝色隆起,睑缘轻度外翻,拉开眼睑见结膜囊呈漏斗状,眼球结构窥不清,下睑肿物可随眼球转动而活动(图6-3-5)。左眼未见明显异常。

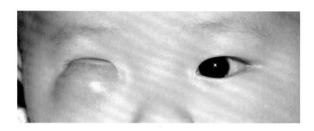

图 6-3-5　右侧先天性小眼球合并眼眶囊肿外观像

眼眶CT示右眼眶腔扩大,眼球萎缩,可见晶状体结构,余眼球结构显影不清,眼球后外部粘连肿物,中低密度,边界清晰,病灶占据眼眶下部并突出于眼眶外,大小约21mm×30mm(图6-3-6)。

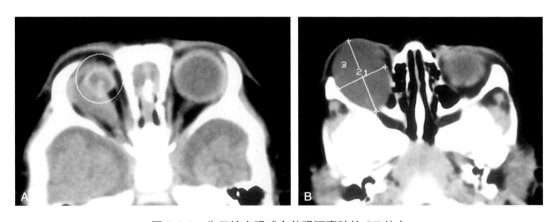

图 6-3-6　先天性小眼球合并眼眶囊肿的CT特点
A. 眼眶CT平扫可见右眼眶萎缩眼球(圆圈);B. 眼眶CT平扫示右眼眶囊肿。

手术行结膜入路,完整摘除右眼眶囊肿及萎缩眼球(图6-3-7),术后病理结果为小眼球伴眼眶囊肿。

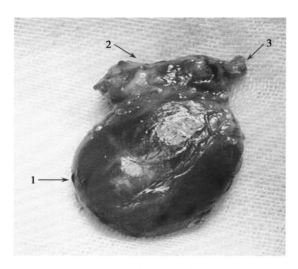

图 6-3-7　为小眼球合并眼眶囊肿大体标本（箭头 1 为囊肿，箭头 2 为萎缩小眼球，箭头 3 为视神经）

（唐东润）

参 考 文 献

1. Johnson D，Wilkie AO.Craniosynostosis［J］.Eur J Hum Genet，2011，19（4）：369-376.

2. Hunt JA.Hobar PC.Common craniofacial anomalies：the facial dysostoses［J］.Plast ReconstrSurg，2002，110（7）：1714-1725.

3. GreigD. Hypertelorism：a hitherto undifferentiated congenitalcraniofacial deformity［J］. Edinburgh Med，1924，31：560-569.

4. 张涤生 . 眶距增宽症的外科治疗［J］. 中华外科杂志，1983，21（1）：32-36.

5. Hansman CF. Growth of interorbital distance and skull thickness as observed in roentgenographic measurements［J］.Radiology，1966，86：87-94.

6. Kawamoto HK. Incidence pathology and classification of orbitalclefts and the pathology of orbital hypertelorism［J］. J Craniofac Surg，1979，23：154-177.

7. 汪良能 . 整形外科学［M］. 北京：人民卫生出版社，1988：1013-1020.

8. 穆雄铮，冯胜之，张涤生，等 . 内眶距测量的初步报告［J］. 口腔颌面外科杂志，1995，5（4）：203-204.

9. Tessier P. Osteotomies in cranio-naso-orbitofacial hypertelorism［J］. Ann ChirPlast，l967，12：273-281.

10. 穆雄铮，张涤生 . 颅面外科的历史和发展［J］. 整形再造外科杂志，2004，1（2）：105-109.

11. 吴涛，杨伟炎，韩东一，等 . 脑膜脑膨出的诊断与外科治疗［J］. 中华耳鼻咽喉科杂志，1999，34（1）：33-35.

12. 樊忠 . 鼻部脑膜膨出症的治疗［J］. 中华耳鼻咽喉科杂志，1978，13（1）：49-50.

13. 肖轼之 . 耳鼻咽喉科学［M］. 3 版 . 北京：人民卫生出版社，1989，135-137.

14. 邢光前，徐其昌，陈智斌 . 外耳道脑膜脑膨出［J］. 中国耳鼻咽喉颅底外科杂志，1998，4（4）：204.

15. Zinreich SJ，Borders JC，Eisele DW，et al. The utility of magnetic resonance imaging in the diagnosis of intranasal meningoencephaloceles［J］.Arch Otolaryngol Head Neck Surg，1992，118（11）：1253-1256.

16. Barkovich AJ，Vandermarck P，Edwards MSB，et al. Congenital nasal masses CT and MR imaging featuresin 16 cases［J］. AJNR，1991，12（1）：105.

第七章

眼眶感染性炎症

眼眶感染性炎症是指细菌、真菌和寄生虫等侵犯眼眶组织引起的感染性炎症,细菌感染最为常见,其次是真菌感染,寄生虫引起的感染相对较为少见。

第一节 细菌性炎症

一、眼眶蜂窝织炎

眶蜂窝织炎是发生于眶内的急性化脓性炎症,可引起永久性视力丧失,并通过颅内蔓延或败血症而危及生命。主要见于儿童,感染途径主要为眼眶周围组织炎症蔓延所致,其次还有血行感染、眼部外伤和眼部手术后并发感染。

【病因】

根据感染部位不同眼眶蜂窝织炎以眶隔为界人为地分为眶隔前蜂窝织炎和眶深部蜂窝织炎,但有时区分眶隔前和眶深部蜂窝织炎确有困难。临床上眶隔前蜂窝织炎发生率是眶深部蜂窝织炎的 5 倍。眼眶蜂窝织炎的主要原因是鼻窦的炎症侵及眶部组织、眼睑的皮肤疖疮、龋齿、蚊虫叮咬、动物咬伤,以及急性泪囊炎和泪腺炎也可引起相应区域的局部蜂窝织炎。败血症和流行性感冒等也可引起眶蜂窝织炎。儿童和成人的常见致病菌不同,儿童一般为流感嗜血杆菌、链球菌和葡萄球菌感染;成人感染通常是葡萄球菌、链球菌和厌氧菌。当眼睑皮肤被叮咬,感染区有气体时,应考虑索状芽孢菌、类杆菌属、厌氧链球菌和厌氧性球菌等产气细菌。眶内异物、细菌性眼内炎及眼部手术感染等都可引起眶深部蜂窝织炎。

【临床表现】

(一)诱因

1. 常以突然发生眼部肿胀、红、疼等就诊,发病前多有感冒、流鼻涕、牙疼等症状。

2. 突发眼球突出,多有鼻窦炎、牙周炎等眶周感染病史,病情未能得到有效控制,常因揉眼、打喷嚏等情况后突然发生。

3. 眼部外伤,尤其是异物伤后,病情突然加重。

(二)发病过程

眼眶蜂窝织炎是发生于眼眶软组织如纤维组织和脂肪组织内的一种急性化脓性炎症,为眼眶特异性炎症类型,可通过外伤、眶周组织炎症蔓延或身体其他部位的感染灶血行播散而致,发病较急,进展较快,短时间可导致眶内弥漫感染,出现眶内组织结构损伤,严重者可波及海绵窦引起海绵窦栓塞,甚至危及生命。

（三）症状

1. 患者可出现发热、不适等全身中毒症状，耳前淋巴结肿大。

2. 短时间可出现患眼红肿、疼痛、视力下降、复视，眼球突出、眶周感觉异常等。

3. 可伴有原发病的症状，如咳嗽、流鼻涕、牙疼等症状。

（四）体征

1. 眼眶软组织红肿、疼痛、上睑下垂、结膜充血水肿、睑裂闭合不全、暴露性角膜炎、眼球运动障碍等急性炎症表现。

2. 眶隔前炎症可无明显眼球突出，眶深部蜂窝织炎可致眼球突出、运动障碍或固定、视力下降、传入性瞳孔神经功能障碍、视网膜静脉扩张迂曲、视网膜水肿及渗出，以及三叉神经眼支支配区感觉减退等。骨膜下脓肿常表现非轴性眼球突出。

3. 患者可有发热不适，部分患者可以扪及耳前淋巴结肿大，周围血液检查可有白细胞增高。

4. B型超声检查在眶蜂窝织炎早期显示病变区为中低回声，因筋膜水肿可出现 T 形征（图 7-1-1），随着病情的发展，病变中部开始坏死，形成脓腔，超声上显示液性暗区，形状不规则，边界不清，在 CDFI 上蜂窝织炎早期因炎症局部血管扩张，血流加速，多显示为丰富的血流信号，而在脓肿形成后出现中央为无回声或低回声区无血流信号，脓肿周围出现少量血流信号，说明炎症正在消退。眼眶 CT 可见眶内脂肪炎性改变，边界不清，呈片状或团状影，眼环增厚，眼外肌、视神经增粗；同时可发现鼻窦炎、牙周炎等眶周感染（图 7-1-2）。

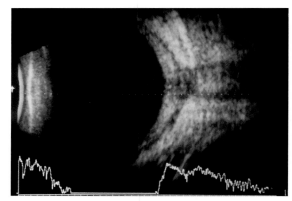

图 7-1-1 B 超显示球壁增厚，筋膜水肿与视神经低回声组成 T 形征

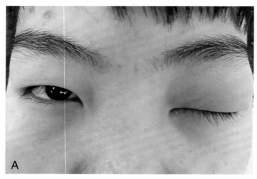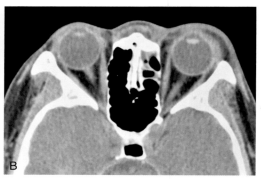

图 7-1-2 眶前蜂窝织炎

A. 左眼眼睑肿胀充血；B. CT 显示左眼眼睑水肿增厚，结膜水肿增厚，眶内结构清晰，同侧筛窦炎

【诊断】

1. 有感冒、鼻窦炎、牙周炎等眶周感染病史，或外伤史。

2. 全身中毒症状，耳前淋巴结肿大，白细胞增高。

3. 眼部肿胀明显，有明显触痛，但不能触及肿物。

4. B型超声检查炎症早期显示病变区为中低回声，因筋膜水肿可出现 T 形征。眼眶 CT 显示眼睑或眶内脂肪炎性浸润，边界不清的片状或团块状影，眼环增厚，眼外肌可增粗，视神经可增粗，鼻窦黏膜增厚或窦腔软组织密度影，不支持眶内软组织占位病变。

【病理】

活检组织显示炎症的病理特征，组织水肿，血管扩张、增多，白细胞增多；部分患者可出现局灶性脂肪坏死,甚至脓肿形成。

【鉴别诊断】

眶蜂窝织炎急性发作及典型的临床表现诊断并不困难,但应与发病快速能引起类似蜂窝织炎表现的横纹肌肉瘤、白血病眼部浸润及眼眶炎性假瘤急性发作等病变相鉴别。

1. 横纹肌肉瘤　多见于 10 岁以下儿童,表现为发生和发展较快的眼球突出和眶部肿物,CT 可发现病变、骨质破坏和眶外蔓延。

2. 白血病眼部浸润　多为急性白血病的眼眶侵犯,周围血可见血细胞增多和幼稚白细胞,骨髓象可发现幼稚白细胞增多。

3. 炎性假瘤　炎症可累及眶内组织与结构,影像学检查可发现泪腺增大、眼外肌、视神经增粗,眶内弥漫或局限性实性病变;但多不伴有眶周感染等病史。

【治疗】

主要应根据患者的病因、流行病学、微生物检测结果、脓肿引流物的细菌培养结果、全身情况和并发症统筹考虑。

(一) 药物治疗

1. 首先应明确病因,采取积极的病因治疗。

2. 足量静脉给予广谱抗生素,根据病情适当使用糖皮质激素,病变部位的分泌物或脓液应在抗生素治疗前或同时进行细菌培养和药物敏感试验,以明确病原体类型和合理选择敏感的抗生素,这将对治疗更有力。

3. 如抗生素效果不好,持续眶压增高,角膜暴露可睑缘缝合保护角膜,或切开外眦等以眶减压保护视功能。

(二) 手术治疗

1. 如鼻窦炎者应鼻窦引流,眶周组织的感染病灶要清创处理,眶内异物应及时取出。

2. 如炎症已化脓局限,形成眶内脓肿,多位于骨膜下间隙和肌锥外间隙,可在波动最明显处切开排脓,并置入橡皮条引流,尤其对眶压增高并危及视力、脑神经功能障碍的更应如此。但禁忌过早手术,防止炎症扩散。

3. 积极处理和预防眼及眼外并发症,除合理应用抗生素和必要的脓肿手术引流外,密切观察全身变化,对症处理,如海绵窦血栓,应按败血症的治疗原则进行抢救,且可降低眶内压,防止视神经、视网膜中央动脉或其他供给血管受压。

【预后】

该病通过积极治疗后多数预后良好,如果延误治疗,或病情未能得到有效控制,可引起视力丧失、波及海绵窦引起海绵窦栓塞,甚至危及生命。

【典型病例】

患者,男性,20 岁,因无明显诱因出现右眼睑肿胀、疼痛伴眼球突出 3 天入院。体格检查:体温正常,一般情况良好,无全身感染病灶。眼科检查:右眼视力 0.1,眼球突出,眼睑高度红肿,皮温高,眶部明显触痛,上睑下垂,眼球向前外方突出,运动受限,结膜充血水肿,眼内未见异常,眶压 T+1;左眼部未见异常。眼球突出度右眼 22mm,左眼 16mm,眶距 101mm。眼眶 CT 显示右眼睑软组织肿胀,眶内见条状或不规则软组织密度影,边界不清,靠近眶内壁病变内可见低密度区,眼球明显前突,右侧额、筛窦及上颌窦密度增高,无骨质破坏。血常规:白细胞 11.12×10^9/L,中性粒细胞比率 69%,中性粒细胞数 9.8×10^9/L。临床诊断:右侧眼眶蜂窝织炎,右侧鼻窦炎。给予全身抗感染以及消肿等治疗,急性炎症控制后行鼻窦炎根治引流术,经治疗眼眶炎症日渐消退,眼球突出逐渐复位,出院后 1 个月复诊右眼恢复正常,炎症未再复发(图 7-1-3)。

二、眶内脓肿

来源于邻近眼眶病灶的细菌蔓延、外伤、全身细菌性感染经血液循环至眶内,如不及时治疗,则可形成眶内脓肿。

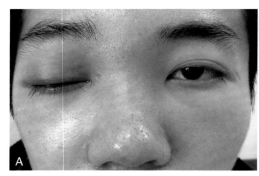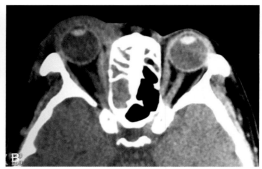

图 7-1-3 右侧眼眶蜂窝组织炎

A. 右眼睑红肿、眼球突出、上睑下垂；B. 眼眶 CT 显示右侧眶内不规则软组织密度影，同侧额、筛窦炎症

【病因】

眶内脓肿一般由细菌感染引起，可以位于肌锥外，也可以位于肌锥内。感染途径有三种：①邻近组织感染直接扩散，如鼻窦感染、牙周炎等眶周感染，鼻窦感染导致眶内脓肿最为多见，也可以由眶蜂窝织炎治疗不彻底引起。②细菌经血液循环至眼眶。③外伤异物存留于眼眶内，尤其是植物性异物。

【临床表现】

（一）诱因

感冒、流鼻涕、牙疼等眶周不适后，或眼部外伤、手术、全身感染病史等情况之后，出现眼部红肿、疼痛、眼球突出等症状。

（二）发病过程

该病发展迅速，短期内可出现从水肿和蜂窝织炎到局部和邻近组织发生脓性破坏和脓肿形成。脓肿可位于眶内各个部位，治疗不当，可造成失明、颅内并发症等严重后果，直至危及生命。

（三）症状

1. 患者可出现发热、不适等全身中毒症状；部分患者可出现头晕、头痛、恶心、呕吐，甚至神志不清等症状。

2. 红肿、疼痛、睑裂变小、结膜充血水肿、视力下降、复视、眼球突出。

3. 可伴有原发病的症状。

（四）体征

1. 睑裂变小、结膜充血水肿、眼球突出、运动受限甚至固定、眶压增高、暴露性角膜炎等。眼底可出现视网膜静脉充盈、静脉阻塞、视乳头水肿等。

2. 全身可伴有发热、白细胞增高、萎靡不振、乏力、淋巴结肿大及其他全身中毒症状。

3. 影像学检查表现为炎症性或脓肿特征。超声可以显示眶内低回声的占位病变，病变内部缺乏血流信号。CT 可以显示鼻窦黏膜增厚，窦腔浑浊，眶腔内有边界不清的软组织团块影伴低密度区，团块影中有些可有气液平，随时间推移，脓肿壁越来越清楚，显示出环形中等密度影，环内为较低密度区。有外伤异物史者，在低密度区内可见异物影。MRI 对植物性异物及脓肿显示更为清晰。

【诊断】

1. 患者可有鼻塞、流鼻涕和全身中毒症状。鼻窦炎、牙周炎等眶周感染病史，或外伤史。

2. 眼痛、眼睑结膜水肿、眼球突出、眼球运动障碍、视功能受损等。

3. 眼眶 CT 可显示眶内形状不规则软组织团块影，间或团块影内有气液平面；脓肿形成时可显示为中等密度的环形或囊性病变，内含较低密度的脓液。

4. 眶内穿刺为脓性液体，或抽吸液培养出细菌，可支持该诊断。

【病理】

活检组织显示炎症的病理特征，组织水肿，血管扩张、增多，白细胞增多等，类似眶蜂窝织炎；慢性眼眶脓肿囊壁为纤维结缔组织伴淋巴细胞、浆细胞浸润，极少数脓肿壁可发生钙化。

【鉴别诊断】

1. 眶蜂窝织炎　有眶周感染、外伤等病史,发热、眼部水肿明显、眼球突出,不能触及肿物,眼眶影像学检查不支持软组织占位,血细胞分析显示白细胞增多。

2. 眼眶血肿　多表现为突发性眼球突出,多有外伤、血管瘤、血液病等病史,部分患者为自发性出血,缺乏眶周感染等病史,穿刺抽吸为血液或暗红色不凝液体。

3. 横纹肌肉瘤　多见于 10 岁以下儿童,表现为发生和发展较快的眼球突出和眶部肿物,CT 可发现病变、骨质破坏和眶外蔓延。

【治疗】

1. 药物治疗　首先应明确病因,采取积极的病因治疗;静脉足量广谱抗生素,或应用经过细菌培养的敏感性抗生素。治疗中应严密观察全身中毒情况。

2. 手术治疗　鼻窦炎或鼻窦脓肿应行鼻窦和脓肿充分引流,如脓肿引起眼球功能障碍或视力受累,眶压高、头疼,则应立即切开引流,同时治疗原发感染灶。眶内异物应及时取出,感染伤口认真清理,清除伤口内污染物。眶内脓肿一旦形成,切开引流可加快炎症消退,挽救视力。

【预后】

该病发病急,进展快,具有急性炎症性特征,甚至合并全身脓毒血症症状,通过积极有效控制,多数预后较好,如控制不佳可发生视力丧失、血栓性静脉炎、海绵窦血栓形成等严重后果,甚至危及生命。

【典型病例】

患儿,男,9 岁,发热伴右眼红肿 20 天,曾全身抗炎治疗 14 天,红痛缓解,停药后红肿反复并加重,出现头痛。检查:精神萎靡,右眼视力无光感,眼睑肿胀充血,眼球突出,眶压 T+3,触痛明显,眼底无法检查。血象:白细胞 14.14×10^9/L,中性粒细胞百分比 93.9%。CT 显示右眼球周、球后、肌锥内多灶性,内密度低,全组鼻窦浑浊。病变 MRI 显示眶内病变 T_1WI 为低信号,T_2WI 为高信号,同侧海绵窦扩张,信号混杂。诊断:眶内脓肿,全组鼻窦炎,海绵窦脓栓,败血症? 行眶内脓肿切开排脓引流,引出大量腥臭脓液,缓解眶压;因全身状况较重转入感染科治疗(图 7-1-4)。

三、眶骨膜下脓肿

眶骨膜下脓肿是指发生于眶骨和骨膜之间的脓肿,多为鼻窦炎的并发症。

【病因】

骨膜下脓肿主要致病因素是鼻窦炎。细菌和炎性产物通过眼眶和窦腔之间薄弱骨板或骨裂直接弥散到骨膜下,因骨膜除了在眶缘、眶尖和眶上、下裂附着紧密外,与眶骨壁的附着疏松,脓液容易将骨膜掀起而形成脓肿。致病菌常为链球菌、葡萄球菌、肺炎双球菌、流感嗜血杆菌和厌氧菌等。

【临床表现】

(一)诱因

1. 患者多有发热、头痛、咳嗽、鼻塞、流鼻涕、乏力等症状。

2. 突然出现眼疼、眼部红肿,结膜充血水肿,复视等眼部症状。

3. 慢性鼻窦炎史基础上有头面部受到撞击。

(二)发病过程

该病多急性发病,发展迅速。当脓肿突破骨膜下时,可引发眶内感染,治疗不当,可造成失明、颅内并发症等严重后果,直至危及生命。

(三)症状

1. 患者可出现发热、不适等上呼吸道感染症状。

2. 患眼肿胀,疼痛,眼睑肿胀,结膜充血水肿,复视等眼部症状。

(四)体征

1. 患眼肿胀,疼痛,眼睑肿胀,结膜充血水肿,眼球突出、移位,眼球运动障碍、睑裂变小等;部分患者可触及局限占位病变。

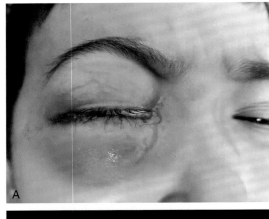

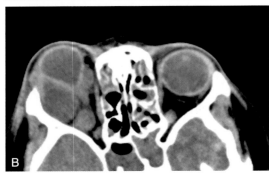

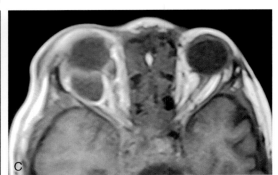

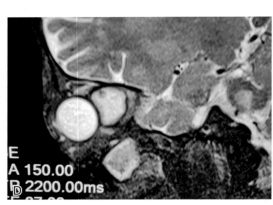

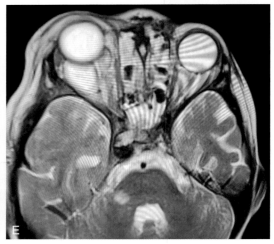

图 7-1-4　眶内脓肿

A. 患者外观见右眼红肿严重；B.CT：眶内低密度占位病变；C~E. MRI 显示 T_1WI 低信号，T_2WI 为高信号，同侧海绵窦扩张，信号混杂，全组鼻窦浑浊

2. 影像学检查 CT 扫描显示眶内半球或扁平占位，病变周边为中等密度弧形条状影，其内为低密度区；此外，可显示邻近病变区域的鼻窦炎等病灶。超声可见带状低回声区，伴有二次反射，病变内部无血流信号。

3. 周围血中白细胞增高，核左移。

4. 脓肿穿刺，可抽吸出脓性液体，脓液涂片可发现细菌等致病菌，部分患者细菌培养阳性。

【诊断】

1. 多儿童发病，患者可有鼻塞、流鼻涕和全身中毒症状。

2. 眼痛、眼睑结膜水肿、眼球突出、向下或向外移位、眼球运动障碍等。

3. 眼眶 CT 可显示眶内沿眶壁半球形或扁平占位，病变周边为中等密度弧形条状影，其内为低密度区，邻近病变区域的鼻窦存在炎症病灶。

4. 眶内穿刺为脓性液体，或抽吸液培养出细菌，可支持该诊断。

【病理】

慢性脓肿壁为纤维结缔组织，其中有淋巴细胞和浆细胞；急性期为急性化脓性炎症表现。

【鉴别诊断】

1. **眼眶血肿**　多表现为突发性眼球突出,多有外伤、血管瘤、血液病等病史,部分患者为自发性出血,缺乏眶周感染等病史,穿刺抽吸为血液或暗红色不凝液体。

2. **眶蜂窝织炎**　有眶周感染、外伤等病史,发热、眼部水肿明显、眼球突出,不能触及肿物,眼眶影像学检查不支持软组织占位,血细胞分析显示白细胞增多。

【治疗】

1. **药物治疗**　首先应明确病因,采取积极的病因治疗;静脉足量广谱抗生素,或应用经过细菌培养的敏感性抗生素。

2. **手术治疗**　鼻窦炎或鼻窦脓肿应行鼻窦和脓肿充分引流;如脓肿引起明显眶压高等应立即穿刺抽吸;感染局限后,或药物治疗无效可手术清除。

【预后】

该病发病急,进展快,具有急性化脓炎症性特点,积极有效控制,多数预后较好,如控制不佳,脓肿突破骨膜,可引起眼眶蜂窝织炎,视力下降甚至丧失,严重甚至血栓性静脉炎、海绵窦血栓形成等。

【典型病例】

患者男性,34岁,眼部红肿、疼痛7天入院。入院前在当地抗生素治疗,不见好转,近5天出现左眼红肿、疼痛及视力下降而转来本院。体格检查:患者神志清楚,活动自如,饮食正常,体温正常。眼科检查:视力右眼1.0,余未见异常;左眼光感,上下眼睑红肿,明显触痛,上睑下垂,眼睑不能睁开,结膜充血水肿,眼球运动明显受限,角膜透明,瞳孔大小正常,眼后节不能检查。眼眶CT显示左眼突出,眼睑及鼻部软组织肥厚,眶顶部上直肌上方软组织密度影,边界清,眼球及上直肌受压移位,眶顶骨质不连续,筛窦、额窦内密度增高。血常规:白细胞$12×10^9$/L,中性粒细胞$10×10^9$/L,中性粒细胞比率70.3%。临床诊断:左眶内骨膜下脓肿,左眶内壁骨折。给予抗生素、糖皮质激素静脉点滴3天,眼睑红肿明显减轻,眼球仍向外移位,考虑脓肿压迫所致,行脓肿切口引流,有大量黄白色脓性物溢出,细菌培养为葡萄球菌感染,选用敏感抗生素继续抗炎治疗,1周后炎症消退,视力恢复至0.4(图7-1-5)。

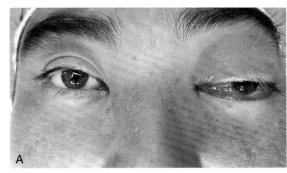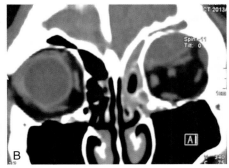

图7-1-5　左侧眶骨膜下脓肿

A.患者左眼急性炎症特征;B.眼眶CT冠状位扫描示左眼眶顶骨膜下均一低密度影,同侧筛窦额窦炎症

四、眶骨髓炎

眶骨髓炎可发生于任何年龄,是一种相对较为少见的眼眶炎症,儿童易患此病。

【病因】　眼眶骨髓炎多由眶壁邻近组织感染引起局部眶骨感染。最常见的原因是鼻窦炎特别是额窦筛窦的炎症蔓延。其次是外伤异物滞留眶壁周围,手术、感冒发热或菌血症也可引起眶骨炎症。常见细菌为金黄色葡萄球菌、链球菌和流感嗜血杆菌。

【临床表现】

(一)诱因

1. 眼睑皮肤瘘管形成,脓液流出。

2. 眼睑皮肤红肿、疼痛等。

3. 全身无感染中毒症状。

（二）发病过程

发病初期阶段有局部皮肤红肿，压痛等蜂窝织炎表现，该病多以急性发病，多种原因导致病情迁延为慢性，与皮肤病变处形成瘘管，病变活跃时脓液经瘘管流出，经抗生素治疗或机体抵抗力强时瘘管愈合，时好时坏，反复发作。

（三）症状

1. 病变初期或活跃期，眼睑皮肤红肿、疼痛，甚至出现类似蜂窝组织炎症状。

2. 眼睑皮肤瘘管反复流脓，时好时坏。

（四）体征

1. 眶上壁为最常见的部位，其次是外侧壁，内壁、下壁较为少见。

2. 病变初期或活跃期出现类似蜂窝织炎症状。

3. 主要表现为眼睑皮肤瘘管形成，表面结痂瘢痕，可有脓液流出。长时间反复发作可导致局部瘢痕形成，导致眼睑畸形，甚至出现睑裂闭合不全。

【诊断】

1. 典型慢性骨髓炎的临床表现为眼睑局部红肿、压痛，瘘管形成反复发作，局部眼睑畸形。

2. 眼眶 CT 显示死骨和其周围低密度脓腔，周围软组织肿胀。

【病理】

骨皮质和骨髓坏死吸收，周围骨髓和皮质出现炎症细胞浸润，纤维细胞增生形成膜分隔化脓腔，病变周围骨细胞增生形成新骨而使边缘硬化，死骨中骨细胞、骨母细胞和破骨细胞消失。

【鉴别诊断】

1. **眶蜂窝织炎**　有眶周感染、外伤等病史，发热、眼部水肿明显、眼球突出，不能触及肿物，眼眶影像学检查不支持软组织占位，血细胞分析显示白细胞增多。

2. **眼眶异物**　有外伤史，尤其是植物性异物，由于异物残留，可出现类似症状。

【治疗】

1. 药物治疗　应用敏感抗生素。

2. 保守治疗不佳，或反复发作时可手术治疗，清除病灶。

【预后】

多数患者预后良好，部分患者因未能有效控制，出现眶蜂窝织炎等。

第二节　真菌性炎症

一、眼眶毛霉菌感染

由毛霉菌属、犁头菌属或根霉菌等引起，它们普遍存在于土壤、空气和发霉的粮食中，咽、鼻和身体任何开口的部位均可培养出该菌，多数有糖尿病、酮症酸中毒等基础疾病，是眼眶较为常见的真菌感染。多数病例感染起源于腭、鼻和鼻窦，特别是筛窦和蝶窦，然后直接侵入眼眶。

【临床表现】

（一）发病过程

毛霉菌感染常进展迅速，对眶内组织破坏极大，单一抗真菌药物治疗不能完全控制感染，需联合手术等治疗，如控制不佳，可向颅内蔓延，甚至危及生命。

（二）症状

1. 患者多有视力下降、面部疼痛、发热、鼻塞、流涕、眶周疼痛等症状。

2. 患者鼻甲、鼻中隔、硬腭、眼睑和面部皮肤坏死和焦痂。

（三）体征

1. 眼外肌麻痹、眼球突出、面部疼痛、感觉降低等眶尖综合征表现。

2. 视神经炎、视网膜炎、视网膜中央动脉阻塞和睫状动脉阻塞。

3. 眼眶影像学检查可显示眼眶中等密度软组织病变，形状不规则，边界不清楚，鼻窦和鼻腔，甚至颅内可发现类似病变。

4. 全身基础疾病，如糖尿病、酮症酸中毒等表现。

【诊断】

1. 患者鼻、硬腭、面部皮肤坏死焦痂形成。

2. 眼部出现眶尖综合征表现。

3. 眼眶影像学检查可显示眼眶中等密度软组织病变，形状不规则，边界不清楚，鼻窦和鼻腔，甚至颅内可发现类似病变。

4. 真菌学检查可发现无分隔分支的菌丝。

【病理】

HE 染色、PAS 染色可显示出菌丝；真菌侵犯血管，可引起血栓形成，组织坏死，坏死组织周围可见肉芽肿性反应。

【鉴别诊断】

1. 眶蜂窝织炎　有眶周感染、外伤等病史，发热、眼部水肿明显、眼球突出，不能触及肿物，眼眶影像学检查不支持软组织占位，血细胞分析显示白细胞增多。

2. 炎性假瘤　炎症可累及眶内组织与结构，影像学检查可发现泪腺增大，眼外肌、视神经增粗，眶内弥漫或局限性实性病变；但多不伴有眶周感染等病史。

【治疗】

治疗毛霉病的关键包括 4 个方面：即早期诊断、尽可能去除潜在的易感因素、适当的外科清创和恰当的抗真菌治疗。在局灶性病变出现侵袭性发展或播散之前可以进行手术切除，因此早期诊断非常重要。纠正或控制易感因素对于改善治疗效果同样重要，如糖尿病酮症酸中毒患者必须要纠正高糖和酸中毒。在治疗时单一的抗真菌治疗有时疗效不确定，因此，手术也是治疗毛霉病的一个可行方案。

（一）药物治疗

1. 治疗全身基础性疾病，如糖尿病、酮症酸中毒等。

2. 抗真菌治疗　目前一般认为两性霉素 B 及其脂质衍生物能够有效地治疗毛霉病，但是不同菌株对两性霉素 B 的敏感性差异大。

3. 5- 氟尿嘧啶有较好的抗真菌作用，与两性霉素 B 联合应用，有较好的协同作用，并且可以减少药物副作用。

（二）手术治疗

病变广泛者可行眶内容摘除；手术治疗鼻窦以及鼻腔真菌感染。

（三）其他治疗

高压氧能够抑制真菌孢子的出芽和菌丝的生长，是毛霉病患者接受正规手术和抗真菌药治疗后的一个非常有用的辅助治疗手段。使用细胞因子，如干扰素 -γ、粒细胞 - 巨噬细胞集落刺激因子能够通过增强巨噬细胞的活性而杀灭毛霉菌。

【预后】

毛霉病通常发生于长期体质虚弱的患者，如血糖控制不佳的糖尿病患者或使用免疫抑制剂的患者，表现为机会性感染，易侵犯血管，引起血栓和周围组织坏死，一旦发生，可严重危害视功能，如不治疗，或治疗不及时会有致命危险。

二、眼眶曲霉病

眼眶曲霉病不是眼眶原发感染，是由口咽和鼻窦的病变直接侵犯的结果。

【临床表现】

（一）早期症状

1. 缓慢进展的眼球突出，是大多数患者的第一体征。

2. 眼睑、鼻根部红肿，肉芽肿样改变。

3. 部分患者可出现鼻塞、流鼻涕等症状。

4. 视力下降，多因疾病损伤和压迫视神经引起。

（二）发病过程

常发生于健康个体，由口咽和鼻窦的病变直接侵犯引起，起病缓慢、隐匿，可在6个月至10年后才出现症状。

（三）症状

早期一般无眼部症状和体征，随后出现渐进性眼球突出；部分患者可伴有鼻部不适，头痛等。

（四）体征

眼睑与鼻根部受累时可出现该部位纤维肉芽肿改变，病变压迫和损害视神经时，可出现视乳头水肿、视神经萎缩，视网膜静脉扩张，视功能损害。少数患者因病情严重，可出现类似眶蜂窝织炎、眼眶脓肿的体征。CT检查无特异性，可帮助确定病变范围及相邻之间关系，部分患者有骨质破坏。

【诊断】

1. 口腔和鼻窦病变，眼眶慢性纤维肉芽病变。

2. 眼眶CT 鼻窦内软组织病变向眼眶内蔓延，眶内密度增高，结构不清。

3. 病变活检可发现分隔菌丝，切除病变组织培养和鼻窦引流物培养可见黄绿色菌落生长。

【病理】

病变以稠密纤维组织为特点，其中可见上皮样细胞、巨细胞、浆细胞、淋巴细胞、单核细胞、嗜酸性粒细胞、结节形成和血管炎；部分患者可出现组织坏死，多形核白细胞浸润。病变中可见分隔菌丝，但无芽孢形成，环六亚甲基四胺银染色菌丝显示好。

【鉴别诊断】

主要是和各种原因引起的眶尖综合征及各种引起眼球突出的疾病进行鉴别。

【治疗】

（一）药物治疗

两性霉素B可作为辅助治疗，制霉菌素和灰黄霉素效果较差，可预防病变向颅内蔓延。

（二）手术治疗

该病以手术治疗为主，应及时切除鼻窦和眼眶病变组织，鼻窦充分引流；在眼眶纤维肉芽肿炎症包绕视神经前，及时切除病变，可挽救视功能进一步损害，甚至视力丧失。

【预后】

病变如不能及时、有效地控制，可引起视力下降，甚至失明，并可向颅内蔓延，引起颅脑病变。

第三节 寄生虫性炎症

一、眼眶包虫病

又名棘球蚴囊肿，是棘球绦虫的幼虫感染人体所引起的疾病，多见于肝、肺，发生在眶内很少见，但在包虫流行区较多见，因此对于生长于牧区的患者，发生于眶内的囊肿应考虑到包虫病的可能。

【临床表现】

（一）发病症状

1. 渐进性眼球突出，在临床中较为常见。

2. 复视，病变发生于眼外肌时可出现眼球运动障碍，引起复视。

3. 眼红、眼疼。

4. 视力下降。

（二）发病过程

病原体为细粒棘球绦虫的卵，被人吞食后到达眼眶，发育成幼虫。该病发病隐匿，进展较慢。

（三）症状

眼球突出、移位，视力下降，部分可出现眼部红肿、疼痛等眶蜂窝织炎症状。

（四）体征

因眶包虫囊缓慢生长，占位效应逐渐明显，出现渐进性眼球突出、移位，压迫视神经后，可出现视盘水肿，视神经萎缩，眼球运动障碍。囊肿破裂后可出现眶内炎性改变；部分患者因较为表浅，可触及病变。影像学检查可发现眶内肿块，部分可出现弧形钙化条状影。

【诊断】

1. 来自牧区，或有牧区、寄生虫流行区域生活史。

2. 单眼缓慢前突，影像检查发现眶内肿块，部分可出现弧形钙化条状影。

【病理】

包虫囊壁由均质无结构的物质组成，壁内衬生发层，腔内含液体和头节，外周有纤维和肉芽肿性组织形成。

【鉴别诊断】

该病主要应与引起眼外肌肥厚等病变相鉴别，当囊壁破裂引起眶内弥漫性病变时，应与眶内蜂窝组织炎或眶内肿瘤相鉴别。

【治疗】

1. 药物治疗　可使用丙硫咪唑治疗，有一定疗效。

2. 手术治疗　开眶手术摘除病变，但手术时不但应注意病变与周围组织的关系，更不能使囊破裂。

【预后】

该病预后相对较好，但手术摘除过程中囊破裂，可导致病变复发。

二、眼眶囊虫病

猪带绦虫的幼虫寄生于人体或猪等组织内，引起猪囊尾蚴病或猪囊虫病。猪囊虫多发于脑、肌肉及皮下组织，偶发于眼眶，占人体全身猪囊虫病的 1% 以下，侵犯眼部时多见眼内，眶内者少见。

【临床表现】

（一）发病症状

1. 渐进性眼球突出，在临床中较为常见。

2. 复视，病变发生于眼外肌时可出现眼球运动障碍，引起复视。

3. 眼红、眼疼。

4. 视力下降。

（二）发病过程

囊尾蚴在体内可存活数年到 20 年，尾蚴经血运至眶内，3~6 个月后出现症状。该病一般发病隐匿，进展缓慢，部分患者可因囊肿破裂等原因出现急性炎症表现。

（三）症状

因眶内慢性炎症出现渐进性眼球突出，视力下降，复视，眼部红肿，结膜充血、水肿。

（四）体征

因病变的占位效应，出现眼球突出；病变出现在眼外肌时，可出现眼球运动障碍；病变位于玻璃体内时，可出现玻璃体混浊，并可在玻璃体内发现幼虫；粪便中可查出绦虫卵、妊娠节片等。超声可发现特征性病变，病变为一暗区，其中有一强光点，持续监测可见强光点自发运动。眼眶 CT 表现为边界清楚软组织块状病变，期内有圆形低密度区，为囊液区，有高密度边界且可伴有钙化。MRI 表现为囊性病变，T_1WI

为低信号,T₂WI 为高信号,囊壁为低信号环。

【诊断】

1. **年龄与性别**　多发于儿童和青年时期,男性多于女性。
2. **流行病学特点**　多可发现患者存在不良卫生与饮食习惯,或存在寄生虫流行区域生活史。
3. **发病部位**　眼眶内发生该病较为少见,但多发生于血液供应较为丰富的眼外肌。
4. **影像检查**　表现为特征性囊性病变。
5. **其他**　诊断时应注意寄生虫的流行基本环节,传染源、传播途径与易感人群。

【病理】

半透明的囊肿包含有不透明的内折的头节,囊肿外面是一层坚韧纤维组织包膜,并有淋巴细胞、浆细胞、嗜酸性粒细胞和巨噬细胞浸润。

【鉴别诊断】

眼眶囊虫病的诊断主要依靠流行病学接触史、眼部表现,以及影像学特征,应与引起眼外肌肥厚等病变相鉴别,当囊壁破裂引起眶内弥漫性病变时,应与眶内蜂窝组织炎或眶内肿瘤相鉴别。

【治疗】

吡喹酮、阿苯达唑可导致囊虫变性和死亡,是目前治疗囊虫病的首选药物,但眼眶囊虫病的治疗,以手术切除效果好,应尽早完全切除含有寄生虫的囊肿。该病如及时治疗,预后相对较好,倘若病变严重,可造成视力丧失,甚至继发脑囊尾蚴病。

猪囊虫自行排出者少见,大多需要术前定位手术取出。

【预后】

该病预后相对较好,但可损伤视功能。

【典型病例】

患者女性,34 岁,云南人,因视物复视半年,左眼眼红 10 天,以"左侧眶内肿物"收入院。眼科检查:左眼视力 0.3,眼球呈下转位,眼球各方向运动均受限,结膜充血明显,角膜透明,前房深度正常,房水清,瞳孔圆,对光反射灵敏,玻璃体透明,眼底:视盘界清,网膜色正常,黄斑中心凹反光可见,眶压 T+1。B 超显示左眼下直肌内有高回声占位,彩超显示左眼下直肌偏内侧可见一圆形透声区,内部可见一强回声光斑,内部未见明显血流信号,眼球壁受累;眼眶 CT 显示下直肌内有一高密度占位性病变,内有低密度区;眼眶 MRI 显示下直肌囊性占位病变,T₁WI 为低信号,T₂WI 为高信号,囊壁为低信号环。临床诊断:左侧眼眶寄生虫病。入院后拟行手术治疗,术日早晨该寄生虫突破结膜,自行脱落,患者左侧眼球运动受限有所改善,组织标本送病理检查,病理诊断:猪囊尾蚴(图 7-3-1)。随访 6 个月,患者左侧眼球运动无明显受限。

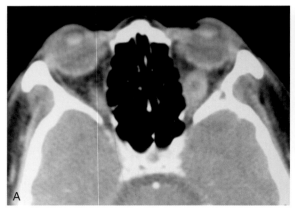
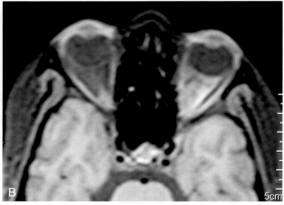

图 7-3-1　眼眶囊尾蚴病

A. 眼眶 CT 显示病变位于左眼下直肌内,其内有低密度区;B. MRI 显示病变 T₁WI 为低信号,囊壁为低信号环

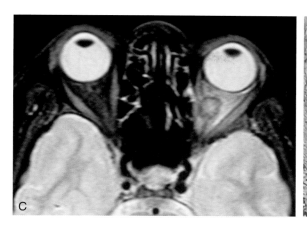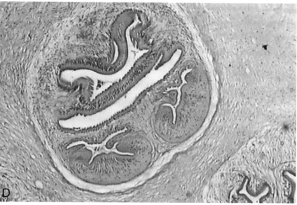

图 7-3-1（续）

C. MRI 显示病变 T₁WI 为低信号，T₂WI 为高信号，囊壁为低信号环；D. 病理：囊虫病 HE×40

（赵　红）

参　考　文　献

1. 裴存文，温力，刘卫国，等 . 垂体瘤术后发生眼内炎眶蜂窝组织炎一例 . 中国实用眼科杂志，2014，32（5）：670-671.

2. 钟晖，陈凌燕，方旺，等 . 儿童重症眼眶蜂窝织炎病因分析 . 临床眼科杂志，2013，21（3）：281-283.

3. 李世洋，肖建和，赵爱红，等 . 高压喷射煤油损伤致眶蜂窝组织炎一例 . 眼外伤职业眼病杂志，2007，29（9）：734-735.

4. 李铃，王川林，刘娇，等 . 假鼻疽伯克霍尔德菌败血症合并眶周脓肿 1 例 . 中国感染控制杂志，2017，6（6）：574-576.

5. 毛彦琪，彭伟 . 眶蜂窝组织炎 34 例临床分析 . 国际眼科杂志，2006，6（1）：238.

6. 梁安裕，袁继龙 . 眶周年轻化手术后非典型肉芽肿和感染的临床思维 . 中国美容整形外科杂志，2017，28（2）：112-114.

7. 刘将，魏祥品，汪业汉 . 筛窦炎致颅眶感染一例 . 中华神经外科杂志，2012，28（9）：951-952.

8. 何春燕，刘红刚，张勇，等 . 头颈部霉菌病 255 例临床病理特点及发病机制探讨 . 诊断病理学杂志，2009，16（5）：326-329.

9. 肖建强，李杰，何凤娟 . 牙源性感染所致重症眶蜂窝组织炎 1 例 . 中医眼耳鼻喉杂志，2017，7（1）：43-44.

10. 赵亮，孙丰源，王丽娜，等 . 眼眶感染性病变 34 例临床分析 . 天津医药 .2018，46（9）：973-977.

11. 赵亮，唐东润，吴桐，等 . 眼眶及眶周脓肿 17 例临床分析 . 中华眼科杂志，2017，53（8）：588-593.

12. Vittorio Sciarretta，Marco Dematt，Paolo Farneti，et al.Management of orbital cellulitis and subperiosteal orbital abscess in pediatric patients：a ten-year review.Int J Pediatr Otorhinolaryngol，2017，96：72-76.

13. Fatima SN，Sarwar F，Khan MS.Nasal septal abscess as a sequela of orbital cellulitis：an uncommon presentation.SAGE Open Med Case Rep，2018，31：6.

14. Thompson LB，Powell SL.Trigeminal trophic syndrome leading to orbital cellulitis. Clin Pract Cases Emerg Med，2018，2（2）：121-124.

15. Asif T，Hasan B，Ukani R，et al. Infective endocarditis presenting as bilateral orbital cellulitis：an unusual case. Cureus，2017，9（6）：e1350.

16. Arora N，Juneja R，Meher R. Complication of an Odontogenic Infection to an Orbital Abscess：The role of a medical fraudster（"Quack"）.Iran J Otorhinolaryngol，2018，30（98）：181-184.

17. Kyari F.Emergency management：orbital cellulitis.Community Eye Health，2018，31（103）：60.

18. Yen CH，Wu SY，Liao YL.Klebsiellapneumoniae Orbital Cellulitis：clinical manifestations and outcomes in a Tertiary Medical Center in Taiwan. J Ophthalmol，2018，2018：4237573.

19. Hamed-Azzam S，AlHashash I，Briscoe D，et al. Common Orbital Infections~State of the Art~Part I. J Ophthalmic Vis Res，2018，13（2）：175-182.

20. Hamed-Azzam S，AlHashash I，Briscoe D，et al. Rare Orbital Infections~State of the Art~Part II. J Ophthalmic Vis Res，2018，13（2）：183-190.

21. Bae KH，Cho NC，You IC，et al.Orbital Cellulitis from an Orbital Compressed Air and Diesel Explosion Injury. Korean J Ophthalmol，2018，32（2）：158-159.

22. Alsalamah AK, Alkatan HM, Al-Faky YH. Acute dacryocystitis complicated by orbital cellulitis and loss of vision: A case report and review of the literature. Int J Surg Case Rep, 2018, 50: 130-134.

23. Doyon C, Goodyear É. Case report of the family transmission of *Streptococcus pyogenes* orbital cellulitis. Am J Ophthalmol Case Rep, 2017, 6: 52-54.

24. Constantin F, Niculescu PA, Petre O, et al. Orbital cellulitis and brain abscess-rare complications of maxillo-spheno-ethmoidal rhinosinusitis. Rom J Ophthalmol, 2017, 61 (2): 133-136.

25. Oh LJ, Dunn H, Cherepanoff S, et al. Orbital Cellulitis and Secondary Angle Closure: A Rare Presentation of Choroidal Melanoma. Ocul Oncol Pathol, 2018, 4 (2): 130-133.

26. Das A, Gupta A, Naina HVK. Orbital cellulitis as the initial presentation of Langerhans cell histiocytosis in an adult patient. Am J Hematol, 2017, 92 (6): 591-592.

27. Nayak N, Satpathy G, Prasad S, et al. Clinical implications of microbial biofilms in chronic rhinosinusitis and orbital cellulitis. BMC Ophthalmol, 2016, 16 (1): 165.

第八章

眼眶非感染性炎症

眼眶非感染性炎症（non-infective orbital inflammation）是一类病情复杂、分类繁多的病变，临床上并不少见。此类病变可为眼眶局部病变或全身性病变在眼眶的局部表现，其中大多数病变的发病机制仍不明确，多数学者认为与某些全身自身免疫性病变或局部免疫功能紊乱有关。根据临床病理学特点，眼眶非感染性炎症分为特异性炎症和非特异性炎症。特异性眼眶炎症又可分为肉芽肿性或非肉芽肿性炎症，通常具有具体的局部和全身临床表现、特殊的组织学形态和明确病因，主要包括类肉瘤病、Wegener 肉芽肿病、某些血管炎、特发性眼眶硬化性炎症、皮样囊肿破裂后伴有的肉芽肿性炎症反应、脂肪肉芽肿或眶内异物性肉芽肿等。非特异性眼眶炎症又称为特发性眼眶炎性假瘤，属于非肉芽肿性炎症，且缺乏特异性组织学形态和明确的病因。随着医疗诊断技术不断提高和对眼眶特异性炎症病因及临床表现认识的不断提高，有些原先诊断为特发性眼眶炎性假瘤的病变已经归入淋巴组织性病变或特异性炎症，因此在实际工作中对非特异性眼眶炎症（眼眶炎性假瘤）的诊断日趋减少。

第一节　特发性眼眶炎性综合征

特发性眼眶炎性综合征（idiopathic orbital inflammatory syndrome，IOIS）的发病原因目前还不十分明确，多数学者认为可能与自身免疫或细胞介导的免疫性疾病有关。此类病变可发生于眼眶或海绵窦，主要包括特发性眼眶炎性假瘤、特发性眼眶硬化性炎症、疼痛性眼外肌麻痹、眶尖综合征、眶上裂综合征。

一、特发性眼眶炎性假瘤

特发性眼眶炎性假瘤（idiopathic orbital inflammatory pseudotumor，IOIP）又称为非感染性非特异性炎症（nonspecific noninfectious inflammations），指由多种炎性细胞浸润和不同程度纤维化组成的非特异性炎性病变，且除外其他明确的局部或全身的病因。本病临床表现类似肿瘤，但病变实质属于炎症，因此又称为眼眶炎性假瘤。本病病因目前还不十分清楚，多数学者认为属于自身免疫性疾病。

【临床表现】

（一）临床特点

本病主要发生于青壮年，也可发生于老人或儿童，单眼或双眼发病，男女性发病率相等，无种族差异性。根据病史和临床表现，本病可分为急性、亚急性、慢性和复发性四期。炎性病变可以局限在眼眶内单一组织，如泪腺、眼外肌、巩膜、滑车、眶脂肪或视神经周围，亦可呈弥漫性病变、累及眼眶内多种组织。大多数患者的临床表现取决于炎症部位和炎症的进展程度。

1. **急性炎性假瘤**　一般在几小时到几天内突然发作，患者表现有眼睑肿胀，球结膜或眼外直肌止端处结膜充血水肿,眼周疼痛或不适,眼球运动障碍、突眼、上睑下垂、复视或视力减退等症状(图 8-1-1)。临床表现通常与炎性病变部位有关,如泪腺炎常表现有上睑外侧皮肤红肿、上睑呈 S 形肿胀;巩膜周围炎和视神经周围炎常引起眼周围疼痛、视神经增粗和视力下降;眼外肌炎可导致复视、眼球运动障碍和眼球运动时疼痛;眼眶脂肪炎或多条眼外肌肿大可表现轴性眼球突出。急性期由于突然眶压增高,视神经周围炎,眶尖综合征,球壁受压后屈光改变等原因导致视力下降。

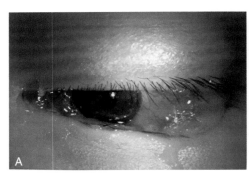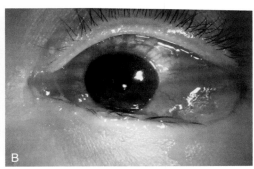

图 8-1-1　特发性眼眶炎性假瘤急性期
A. 上眼睑红肿和球结膜肿胀;B. 球结膜高度充血,颞侧球结膜明显肿胀

2. 亚急性炎性假瘤　患者常在数周至数月出现症状和体征,眼球逐渐前突,眼睑和结膜充血及水肿不如急性期明显。一些急性期病变因治疗不及时可发展为亚急性,但很少有暴发性发作。

3. 慢性炎性假瘤　病史一般较长,数月或数年,无急性发作史,患者表现有逐渐发展的眼球突出、复视、眼球活动障碍或视力下降,无明显眼睑肿胀或结膜充血。如果肿物位于眼眶前部,可在眶周扪及质地较硬的肿块。有些患者可由于急性或亚急性期病变迁延而至。

4. 复发性炎性假瘤　大多数为已治愈的眼眶炎性假瘤患者,因免疫功能下降或其他原因引起病变重新发作。有些患者接受糖皮质激素治疗后病变逐渐消失,当糖皮质激素减量过快或突然停药后,可出现病变复发。反复复发的病变常转变为慢性炎症,伴有广泛纤维化,甚至对眼眶结构产生严重破坏。

(二)影像学表现

急性炎性假瘤发病较急,伴有较明显的炎症表现、眼睑肿胀、结膜充血和眼球突出等体征,一般容易诊断。但多数亚急性或慢性炎性假瘤的临床体征不典型,单凭临床症状诊断有相当困难,需要眼超声、CT 或 MRI 等相关的辅助检查。CT 检查通常作为定位诊断,可以辅助确定病变部位和累及范围。MRI 检查的特点通常符合眼眶实体性肿瘤的特征,在炎性假瘤早期由于组织中大量炎性细胞增生,其 T_1WI 呈低信号、T_2WI 为高信号,且明显强化;病变后期由于炎性假瘤中大量纤维化,T_1WI 和 T_2WI 均表现为低信号,且不被强化或仅有轻度强化。彩超检查一般可以探及病变内丰富的血流信号,如病变进入慢性期,则血流信号减少。

目前国内外大多数学者根据病变受累的部位,将眼眶炎性假瘤分为 5 种临床类型,即泪腺炎型、肌炎型、巩膜周围炎和视神经周围炎型、弥漫性眼眶炎症型和炎性肿块型。

1. 泪腺炎型　炎症主要累及泪腺,部分病变可同时存在眼眶其他组织的炎症。

(1)眼超声波检查:B 超显示泪腺肿大、边界清楚、内回声较少,声衰减不明显。彩色多普勒超声检查:可以将患侧的泪腺和正常侧的泪腺进行清晰对比,显示出患侧泪腺相对增大,通常为局限性或弥漫性,回声相对正常侧低,血流丰富,泪腺内部没有异常的血流信号。CT 检查:显示眶部和睑部泪腺呈扁平形或梭形肿大,边界比较清楚,其形状类似于正常泪腺,密度较高、增强明显;泪腺窝骨质一般无增生或破坏(图 8-1-2)。

(2)MRI 检查:显示眼眶外上方扁平形或梭形肿大,边界清楚、大多数 T_1WI 呈低信号、T_2WI 为高信号,且明显强化。慢性期病变 T_1WI 和 T_2WI 呈中低等信号。

2. 肌炎型　眼超声波检查由于肌纤维内有大量炎性细胞浸润,通常显示肿大的肌肉边界欠清楚、内回声较少。

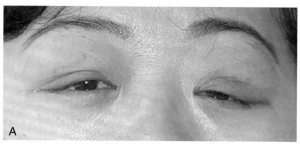
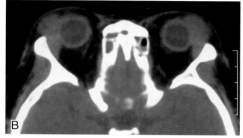

图 8-1-2　双眼特发性眼眶炎性假瘤,泪腺炎型

A.患者面部外观图显示双眼上睑肿胀,上睑下垂;B.CT图显示双眼眶部泪腺梭形肿大,呈高密度影,无明显骨质破坏

（1）CT 检查:显示一条或多条眼外肌肿大,以多条肌肉受累最多见,其特点为肌腹、肌腱及肌肉附着点均肿大(图 8-1-3)。由于炎症通常累及肌肉周围的软组织,因此肿大的眼外肌边缘不规则或不清楚。如果多条肌肉肿大可使眶尖部组织受压,引起视乳头水肿与视神经萎缩。

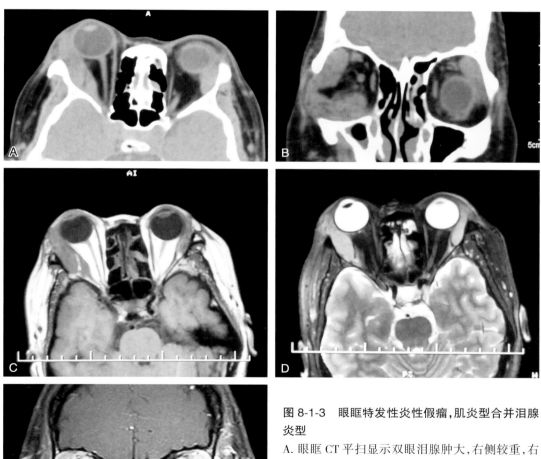

图 8-1-3　眼眶特发性炎性假瘤,肌炎型合并泪腺炎型

A. 眼眶 CT 平扫显示双眼泪腺肿大,右侧较重,右眼球突出明显,右眼外直肌形态异常并与泪腺边界显示欠佳;B. 眼眶 CT 冠扫示双眼泪腺肿大,右眼下直肌异常粗大,边界不清晰;C. MRI 平扫 T_1WI 显示右侧泪腺肿大及外直肌异常增粗,呈中等信号;D. MRI 平扫 T_2WI+脂肪抑制显示病变泪腺及眼外肌呈中高信号;E. MRI T_1 增强显示病变泪腺及眼外肌增强明显,内部强化欠均匀

（2）MRI 检查：一般显示病变肌肉在 T_1WI 呈等信号，在 T_2WI 呈等信号，内含不均匀中高信号。如病变进入慢性期，T_1 及 T_2 均可呈现中低信号。

3. 巩膜周围炎和视神经周围炎型 炎症累及巩膜周围的筋膜、Tenon 囊或视神经鞘膜周围。

（1）眼 B 超检查：可显示视神经增粗，常合并眼球筋膜水肿。

（2）CT 检查：显示眼球后壁局部增厚肿块，边界不清楚，周边存在条索状阴影。如病变位置靠前，可表现为视神经前段增粗和球后肿块（图 8-1-4 A、B）。如炎症累及视神经，则表现为视神经增粗，边界不清。

（3）MRI 检查：显示增粗的视神经与周围组织均存在病灶，T_1WI 呈中信号、T_2WI 呈低信号（图 8-1-4C~F）。

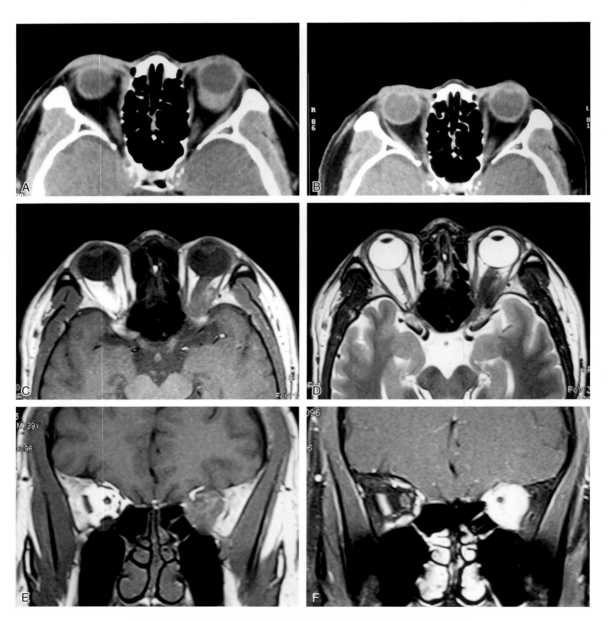

图 8-1-4 特发性眼眶炎性假瘤，巩膜周围炎型和视神经周围炎型

A、B. 特发性眼眶炎性假瘤，巩膜周围炎型，A 为 CT 显示左眼球后部中高密度肿物，B 为患者行放疗 3 个月后复查，左眼肿物基本消失；C~F. 特发性眼眶炎性假瘤，视神经周围炎型，左眼视神经增粗，周围可见弥散状病灶，T_1WI（C）呈等信号，T_2WI（D）呈低信号，病变靠近眶尖部视神经及眼外肌显示不清（E），增强 + 脂肪抑制显示视神经周围病灶强化明显（F）

4. 弥漫性眼眶炎症型　炎症累及眼眶内多种组织,包括眶内软组织、眼外肌、眶脂肪和视神经等,挤压眼球向前突出。

（1）眼 B 超检查:仅能显示病变前界,内回声较少。

（2）CT 检查:显示眼眶内弥漫状软组织密度病变,甚至充满眶腔,眼外肌及视神经显示不清(图 8-1-5),有时伴有眼外肌肿大或视神经增粗。部分病例的炎症范围广泛,可蔓延至颅内、鼻窦或口腔颌面部。

（3）MRI 检查:多数表现为 T_1WI 和 T_2WI 呈中等信号;如病变内纤维组织成分较多,可表现为长 T_1 和短 T_2 信号。

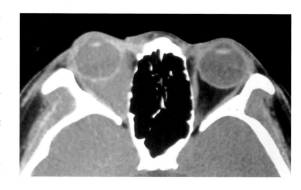

图 8-1-5　特发性眼眶炎性假瘤,CT 显示右眼眶内弥漫性病变

5. 炎性肿块型　此型主要见于慢性炎性假瘤,眼眶内有局限性肿块形成。眶前部炎性假瘤一般可触及,质地较硬,有压痛,常合并眼睑和结膜水肿。

（1）眼超声波检查:病变边界不清楚,内回声多少不一,常伴有眼球筋膜囊水肿。

（2）CT 检查:显示眼眶内局限性软组织肿块影,有些病变位于肌圆锥内或包绕视神经,密度较高、形状不规则、边界不清楚。

（3）MRI 检查:通常显示 T_1WI 和 T_2WI 呈中等信号,如病变内纤维组织成分较多,T_2WI 常为低信号。

【诊断】

（一）临床特点

特发性眼眶炎性假瘤是一个排除性诊断,临床工作中首先应通过患者临床特点和影像学特点,排除其他局部或全身病因引起的炎症性病变。尽管不同类型炎性假瘤的临床表现和影像学特点有一定规律性,但不同病例或不同类型之间常有变化,因此缺乏特异性。有些病例临床和影像学特点可类似于眼眶其他病变,临床诊断比较困难。

（二）糖皮质激素治疗试验

大多数特发性眼眶炎性假瘤对全身应用糖皮质激素比较敏感,用药后其临床症状明显缓解曾被作为本病诊断依据之一。但有些炎性假瘤对糖皮质激素反应并不明显,尤其伴有大量纤维化的硬化性炎性假瘤。但近年来越来越多的学者注意到某些淋巴瘤在使用糖皮质激素后亦可使临床症状有所改善,从而延误了对这些疾病的早期诊断和治疗。因此糖皮质激素治疗试验不能作为眼眶炎性假瘤的诊断依据,仅能作为参考。

（三）细针穿刺活检

对于病情反复发作,药物治疗效果不佳,在不能接受手术风险或无手术条件的患者,可对位置靠前的炎性假瘤肿块进行眼眶穿刺活检,针头对准病变部位,吸出或穿切出部分组织,进行细胞学或活组织病理检查。但必须注意眼眶穿刺的组织一般较少,对于诊断眼眶炎性假瘤的实际价值很有限,尤其是伴有大量纤维化的慢性炎性假瘤。

（四）病理活检

大多数眼眶炎性假瘤对糖皮质激素治疗有明显反应,用药后患者的临床体征逐渐好转,影像学图像随着治疗也发生相应改变。如果经过合理的检查和治疗后患者临床体征和影像学表现仍无明显好转,通常要考虑到临床诊断是否正确,是否需要进行病理活检,并根据病理诊断进行下一步治疗。有些临床诊断比较困难,依靠患者的临床表现、CT 或 MRI 检查后仍不能作出诊断的病例,必要时可行开眶手术切取部分肿物组织进行病理学检查。对于怀疑为泪腺炎型和肿块型炎性假瘤,术中发现表面有较完整纤维性包裹的肿物,应当一次性完整切除。大多数眼眶炎性假瘤通过常规病理学检查能获得比较准确的诊断,为进一步治疗提供依据,同时排除其他病变,避免延误治疗。但有些病例要慎重活检,包括:①临床表现为眼眶炎症、且病史较长和对糖皮质激素治疗反应较好;②临床和影像学检查考虑为单纯肌炎型炎性假瘤;③眶尖部肿物。

【病理】

眼眶特发性炎性假瘤的病理特点为病变组织中有数量不等的慢性炎性细胞浸润,主要是淋巴细胞、浆细胞和少量嗜酸性粒细胞,伴有不同程度的纤维细胞增生和纤维化。病理学改变与病变组织和病变不同阶段有关。急性、亚急性炎症的病理特点为病变组织水肿,有不同数量的中性粒细胞、淋巴细胞、浆细胞或嗜酸性粒细胞浸润。慢性期炎症的特点是组织水肿减轻,炎性病变中出现不同程度成纤维细胞增生、纤维化或淋巴滤泡形成。泪腺炎型炎性假瘤还表现为泪腺腺泡萎缩,腺泡间质中有不同程度的炎性细胞浸润和胶原纤维增生;有些病变中伴有小灶状淋巴组织增生或大小不一的淋巴滤泡。肌炎型炎性假瘤的特点为肌纤维间质中有弥漫性淋巴细胞、浆细胞浸润和纤维化。弥漫性炎性假瘤表现为眶内软组织中大量炎性细胞浸润和不同程度纤维化,可广泛累及眼眶脂肪组织和眼外肌。病变后期炎性细胞和成纤维细胞数量减少,胶原纤维大量增生,称为硬化性炎性假瘤(图8-1-6)。

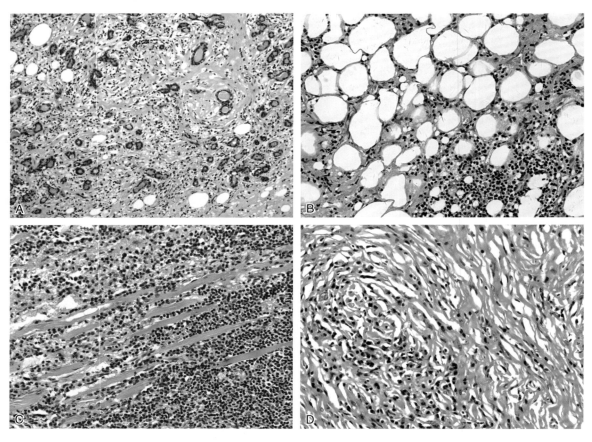

图 8-1-6 特发性眼眶炎性假瘤病理图

A. 泪腺炎型,泪腺间质中有弥漫性淋巴细胞浸润,腺泡间纤维组织增生,HE×100;B. 炎性细胞累及眼眶脂肪组织,HE×100;C. 肌炎型,横纹肌纤维间大量淋巴细胞浸润,HE×100;D. 纤维硬化性炎性假瘤,病变中伴有大量纤维细胞增生和纤维化,炎性细胞减少,HE×100

【鉴别诊断】

特发性眼眶炎性假瘤需要和很多种特异性眼眶炎症、眼眶肿瘤或病变相鉴别。

(一)肌炎型眼眶炎性假瘤

应注意和甲状腺相关性眼病和其他眼外肌肿瘤相鉴别。

1. 甲状腺相关性眼病常累及双眼和多条眼外肌,其特点为眼外肌梭形肿大,肌腱不受影响,肌肉附着点逐渐变细;且多同时伴有上睑退缩与迟落、甲状腺功能异常等。肌炎型眼眶炎性假瘤常显示眼外肌肌腹和肌腱弥漫性肿大，且眼外肌周围组织常有浸润。单一眼外肌肿大通常属于眼眶炎性假瘤或其他病变，而不是甲状腺相关性眼病。

2. 颈内动脉-海绵窦瘘影响眼上静脉回流，引起以眼眶与眼球淤血为特征的症状，临床症状有球结膜小血管呈现典型的"螺旋状"扩张，患者可听到异常吹风样杂音，影像学上显示患眼4条直肌均粗大，伴有眼上静脉扩张，彩色多普勒显示眼上静脉血流动脉化，脑血管造影显示特征性的异常血管改变。

3. 另外还应与发生于眼外肌的肿瘤相鉴别，如淋巴细胞性肿瘤、转移性肿瘤或眼外肌淀粉样变性等，这些病变通常不伴有疼痛或眼部炎症的表现，很少表现为急性发作。

（二）泪腺炎型眼眶炎性假瘤

主要应与泪腺上皮性肿瘤、淋巴组织增生性病变和恶性淋巴瘤鉴别。

1. 泪腺上皮性肿瘤大多数是多形性腺瘤，临床无眼部炎性表现，主要是眼球突出及下移位，超声检查示病变回声多，分布均匀，由于肿瘤压迫可引起泪腺窝扩大；CT检查显示肿瘤通常呈圆形或类圆形，表面可有小结节状隆起。恶性泪腺上皮性肿瘤可伴有骨破坏，肿瘤沿眶骨膜侵蚀性生长，超声波检查泪腺腺样囊性癌表现内部回声不均，声衰减较明显，病变内血流信号丰富。

2. 泪腺淋巴组织增生性病变包括多种类型，如IgG4相关性眼病（过去称为良性淋巴上皮病变、Mikulicz病）、Castleman病、Kimura病、Sjögren综合征、类肉瘤病等。这些病变具有比较明确的临床和病理学特点，有些病变伴有全身性病变或外周血象的改变，可以辅助临床诊断。如IgG4相关性眼病常表现有单侧或双侧泪腺持续性增大，伴有单侧或双侧腮腺或/和颌下腺增大，血清IgG4水平增高等特点。

3. 另外一个需要鉴别的病变是泪腺淋巴上皮癌，其属于恶性肿瘤，早期通常表现有眼睑红肿和泪腺肿大的临床体征，容易误诊为泪腺炎型炎性假瘤。

（三）弥漫性眼眶炎症型

此型主要应与特发性眼眶硬化性炎症、血管炎、淋巴瘤、多种软组织肿瘤、某些特异性眼眶炎症或感染如眶蜂窝织炎相鉴别。弥漫性眼眶炎症的临床诊断比较困难，辅助影像学检查的特异性不高，因此大多数需要病理学检查确定诊断。

（四）巩膜周围炎和视神经周围炎型

主要应与后部坏死性巩膜炎和视神经肿瘤相鉴别。视神经肿瘤在成人主要是视神经鞘脑膜瘤，在儿童主要是视神经胶质瘤。视神经鞘脑膜瘤临床表现为眼球突出及渐进性视力下降，影像学表现为视神经增粗，如视神经均匀增粗，则边界清晰；如视神经不均匀增粗，则表现为与视神经相连的肿块或局部视神经增粗。典型的CT或MRI增强可见"车轨征"，即视神经鞘膜的密度增高或强化明显，而视神经未见明显强化。视神经胶质瘤主要表现为眼球突出，视力下降出现较晚，CT检查可见视神经梭形肿大，MRI检查可见视神经发生的肿物，在T_1加权像呈均匀等信号，在T_2加权像可出现均匀高信号或不均匀高中低混杂信号等多种变化。视神经周围炎表现为急性视力下降，可伴有眼球疼痛、眼红等炎症表现，超声可探及球后筋膜水肿，CT及MRI检查视神经粗大，但边界欠清晰，与周围组织关系不清。

（五）炎性肿块型

此型炎性假瘤主要发生在眼眶软组织内，超声波检查显示病变不规则，边界不清楚，内回声可多可少，常伴有眼球筋膜囊水肿。CT和MRI检查炎性肿块型炎性假瘤常表现为眼眶内形态各异的结节状肿物，尤其眼眶深部或眶尖部炎性假瘤诊断比较困难，应与眼眶多种软组织肿瘤相鉴别。

【治疗】

特发性眼眶炎性假瘤的病因及发病机制目前还不十分明确，许多学者认为大多数病变与免疫功能或免疫性疾病有关。由于不同类型和不同时期的病变变化很大，临床治疗应根据每个患者的具体情况而选择不同的治疗措施。目前的治疗仅为对症治疗，治疗方法主要包括药物治疗、放射治疗和手术治疗等。

（一）药物治疗

1. **糖皮质激素类药物**　糖皮质激素有广谱抗炎和抑制免疫的作用，目前临床上已广泛应用于治疗特发性眼眶炎性假瘤。给药方式包括口服、静脉滴注、冲击疗法和眶周注射。

（1）口服：急性期炎性假瘤首选糖皮质激素治疗，一般用量是口服泼尼松60~80mg/d，每天早餐后顿服,连续一周,后再维持 3~5 周。有些学者报道对糖皮质激素抵抗的患者,剂量可增加用至 100~120mg/d,持续数周以后逐渐减量。也有些学者认为泪腺炎型炎性假瘤一般使用口服中等剂量泼尼松(40mg/d)后逐渐减量,大多数经 1~3 个月后病情可缓解。糖皮质激素治疗对急性期炎性假瘤疗效比较明显,用药几日后可使炎症迅速消退,疼痛消失、眼球突出和视力迅速好转。维持数周或数月,可使部分炎性假瘤治愈。糖皮质激素对炎性肿块型或伴有明显纤维化的炎性假瘤疗效不明显。有些炎性假瘤患者停药后或减量过程中病变复发,可以重新将药物增加到能控制炎症的治疗量,然后改用维持量和逐渐减量,但应限制在 3 个月以内,不能长期、大剂量使用糖皮质激素治疗。长期大剂量口服糖皮质激素不良反应较多,可出现许多并发症,包括库欣综合征外观、体重增加、白内障、青光眼、诱发和加重糖尿病、高血压、骨质疏松、消化性溃疡、肾上腺抑制、机会性感染和精神异常等。因此,临床用药时应权衡利弊、谨慎选择,尽量减少糖皮质激素不良反应的发生。

(2)静脉滴注:对于急性期炎性假瘤应首选大剂量激素冲击治疗,以强化治疗效果并减少药物并发症。目前推荐甲基泼尼松龙静脉冲击治疗,剂量为 500~1 000mg/d,连用 3 天,然后改为口服泼尼松龙,可使症状迅速缓解,然后糖皮质激素逐渐减量。有些病例同时可辅以非激素类抗炎药物进行治疗。

(3)眶周注射:对于局限性的炎性假瘤病灶,可采用眶内注射糖皮质激素治疗。Leibovitch 等报道 10 例眼眶前部炎性假瘤的患者经眶周注射曲安奈德 20~40mg,每 4 周注射 1 次,结果显示 8 例完全治愈,1 例症状改善,无明显不良反应。赵素焱等报道 10 例单侧泪腺炎,取曲安奈德混悬液 20mg 0.5ml 加 2% 利多卡因 0.5ml 注射于眶外上缘泪腺组织内,结果显示 10 例中有 5 例痊愈,3 例好转。这些结果显示对于不愿接受或全身情况不允许大剂量糖皮质激素治疗的患者,眶周局部注射曲安奈德是治疗炎性假瘤的一种有效方法,尤其对于初次发病的患者效果比较好。Skam 等报道 1 例经口服糖皮质激素无效后,应用曲安奈德 40mg 联合地塞米松 20mg 眶周注射治疗,有明显效果。但要注意眶内注射技术的掌握、进针部位的选择以及糖皮质激素剂量。有关文献报道眶周注射糖皮质激素可引起一些相对少见的局部并发症,如眼睑皮下组织坏死、皮下脂肪萎缩、青光眼等。目前有关眶周注射糖皮质激素治疗炎性假瘤的报道多数为个案或少数病例的报道,其长期的临床效果和对局部组织的反应仍需要进一步大样本的临床观察。

2. 免疫抑制剂 免疫抑制剂主要用于对糖皮质激素和局部放射治疗不敏感、病变反复复发的患者,以减少糖皮质激素的用量并缓解临床症状。近年来免疫抑制剂治疗眶内炎性假瘤的病例报道逐渐增多,常用的免疫抑制剂有环磷酰胺、环胞素和甲氨蝶呤等,给药途径包括静脉滴注、口服和眶内注射。有些学者报道环磷酰胺和苯丁酸氮芥用于曾对糖皮质激素治疗敏感、而后又复发的病例,能延长缓解期并减轻对糖皮质激素的依赖,减少复发。Paris 等报道了 5 例难治性眶内炎性假瘤患者使用糖皮质激素联合环磷酰胺/苯丁酸氮芥治疗后有明显疗效,且无不良反应发生。Smith 等报道 7 例对糖皮质激素疗效较差的患者,加用甲氨蝶呤口服,剂量从初始的 1 周 7.5mg,根据患者对药物的反应及不良反应的情况,逐渐增加到每周 15mg,直到最后每周 25mg;其结果显示 4 例有效。国内外有些报道显示环孢素对难治性眶内炎性假瘤有一定疗效。但上述报道大多数为个案报道,其确切疗效还有待更多证据的支持和进一步观察。

3. 生物制剂 生物制剂常为单克隆抗体,可以加强机体部分免疫系统。近年来一些学者报道对于糖皮质激素、免疫抑制剂或局部放疗失败后的难治病例,采用生物治疗后获得一定疗效,对难治性炎性假瘤病例又多了一种治疗选择。近年来国内外有较多文献报道英夫利昔单克隆抗体可作为难治性眶内炎性假瘤的治疗药物。Garrity 报道 7 例肌炎型炎性假瘤,经糖皮质激素、免疫抑制剂和局部放疗治疗失败后,采用英夫利昔(infliximab)单抗治疗后反应良好,患者症状有所改善;随访 15.7 个月,没有副作用。有些学者报道对英夫利昔单抗联合其他药物治疗可提高对难治性病例的疗效。Adams 等报道 2 例经糖皮质激素和免疫抑制剂治疗效果不佳的眶内炎性假瘤患者经阿达木单克隆抗体治疗后有较好效果。

文献中有关免疫球蛋白用于治疗眶内炎性假瘤的报道比较少见,主要用于难治性肌炎型眶内炎性假瘤,其主要作用是中和体内的抗体,抑制淋巴细胞功能和细胞因子生成。Nakatani 等对糖皮质激素治疗效果不好和反复复发的难治性肌炎型炎性假瘤,静脉给予大剂量免疫球蛋白 400mg/(kg·d),连续 5 天后症状好转,观察 1 年无复发。Symon 等报道 1 例难治性肌炎型炎性假瘤,经口服泼尼松龙 60mg 症状无改善,继而应用硫唑嘌呤等药物,病情继续恶化,随后应用 2 520cGy 放疗治疗,症状仍未见好转;然后采用静脉注射免疫球蛋白,总剂量为 2g/kg,分成 4 天,1 次 8 小时,治疗结束时疼痛和眼球突出等症状迅速缓解。随后每 28 天 1 个疗程,共 6 个疗程后,患者症状明显改善,CT 显示肌肉受累程度明显降低。

虽然单克隆抗体类药物和免疫球蛋白的临床应用为眶内炎性假瘤的治疗提供了新的思路和方法,一些报道显示有一定效果,但目前文献中报道的大多数为个案病例,有关长期疗效需进一步长期和大样本的临床观察。而且此类药物价格昂贵,临床应用受到一定限制。

（二）局部放射治疗

局部放射治疗主要用于对接受糖皮质激素治疗后无明显效果、复发性炎性假瘤或有糖皮质激素治疗禁忌证的患者,文献报道大约有 64%~75% 接受放射治疗的患者反应较好,其剂量为 20Gy。一般讲,病程短、急性期、无纤维化的患者效果较好;青年患者、女性、以血管炎为主和伴有纤维化的炎性假瘤反应较差。Oreutt 等报道 22 例 24 个眼眶部进行放射治疗的病例,放射剂量为 25Gy,每周 5 天,总疗程为 16 天;结果显示 11 例完全治愈,7 例部分治愈,6 例无效,有效率为 75%。局部放射治疗有发生眼部并发症的潜在危险,包括晶状体混浊、放射性血管病、干眼、视网膜或视神经病变。

（三）手术治疗

手术治疗主要用于对糖皮质激素治疗效果不明显的肿块型炎性假瘤和怀疑为其他类型眼眶内肿物的病例。对于病史较长、不能消退的眼眶内局限性肿块应考虑手术切除,以便明确病变性质,同时可以减少眼球突度和眼球移位程度。手术治疗对局限性或肿块型病变有利于一次性清除病灶,术后加用全身糖皮质激素或眶部放射治疗可减少糖皮质激素用量及其并发症,提高治疗效果。有些学者认为弥漫性或视神经周围病变首选以活检为好,不宜采用手术切除,因为该部位的手术常会导致邻近眶内肌肉神经的损伤或视力减退。对泪腺部肿块型病变,尤其肿物表面包膜完整者,应一次性完整切除,避免局部切除活检。

【预后】

眼眶特发性炎性假瘤的病因比较复杂,不同患者对治疗的反应不一。糖皮质激素治疗对大多数患者有不同程度的疗效,可减轻或缓解眼部临床症状。有些患者对糖皮质激素依赖性较强,药物减量或停药后病变复发。有些急性或亚急性炎性假瘤由于治疗不彻底可转变为慢性。一般讲,慢性期炎性假瘤、弥漫性炎性假瘤和反复复发的病例治疗比较困难,对糖皮质激素、免疫抑制剂、生物制剂、放射治疗和手术治疗的效果均不理想。长期反复复发可引起严重的并发症、视力下降和眼眶组织严重破坏。

【典型病例】

患者女,60 岁,双眼突出 3 年,右眼视力下降 3 个月。眼部检查:右眼裸眼视力 0.3,眼压 21mmHg,眼球突出,结膜充血水肿,泪阜结膜突出睑裂,角膜透明,前节余项和眼底检查正常,眶压(+++),眼眶外上方泪腺区可触及类圆形肿物,质韧,边界欠清,眼球稍向内下方移位,眼球各方向运动受限,眼球突出度 20mm-16mm,眶距 102mm。左眼裸眼视力 0.6,眼压 23mmHg,结膜充血水肿,眼前节及眼底未见明显异常,眶压(+),眼眶外上方泪腺区可触及类圆形肿物,质韧,边界欠清,大小较右侧小,第一眼位正,眼球各方向运动受限。

彩色多普勒示双眼球颞侧探及低回声灶,右侧大小约 30mm × 32mm × 29mm,左侧大小约 25mm × 26mm × 23mm,边界欠清,内回声不均,CDFI 可见较丰富血流信号。眼眶 CT 示双眼眶大团高密度影,包绕眼球,与上直肌、外直肌及泪腺分界不清,双眼突出,双眼视神经受压移位。眼眶 MRI 示双侧眼球后肌锥内、外间隙可见条状等 T_1 混杂长 T_2 信号影,内信号不均,可见迂曲小血管信号影,占据整个眼球后方,并与眼球后方及双侧泪腺分界不清,推压双侧上直肌及视神经向内侧移位,双侧外直肌向下移位,并向双侧眶尖处延伸。增强 MRI 示双侧眼球病变部位增强后可见明显均匀强化。

患者行甲基泼尼松龙激素冲击治疗 500mg/d × 3 天,治疗两个疗程,治疗后双眼视力均达 1.0,结膜充血水肿明显消退,眶压正常,眼球各方向运动基本到位,眼球突出度 13mm-102mm-11mm（图 8-1-7）。

二、特发性眼眶硬化性炎症

特发性眼眶硬化性炎症（idiopathic sclerosing orbit inflammation）属于眶内非特异性炎症的一种特殊类型,比较少见,主要是以大量成熟的胶原纤维增生和少量炎性细胞浸润为主的缓慢进展的眼眶纤维化性病变。本病病因不清,可能与自身免疫性疾病有关。有些患者伴有特发性腹膜后纤维化、木样甲状腺炎

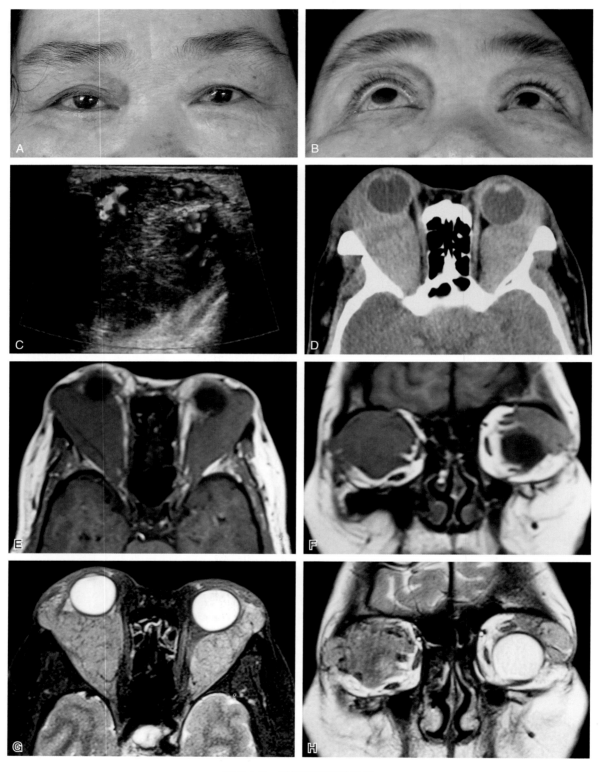

图 8-1-7　双侧眼眶炎性假瘤

A. 患者正面外观像；B. 患者仰头位外观像，右眼明显突出；C. 彩色多普勒图像显示病变内回声较少，分布不均，可见丰富血流信号；D. 眼眶 CT 图像显示双眼眶大团高密度影，包绕眼球，与上直肌、外直肌及泪腺分界不清；E、F. 眼眶横轴位和冠状位 MRI T_1 加权像呈中低信号；G. 眼眶横轴位 MRI T_2 加权像压脂后信号稍增高；H. 眼眶冠状位 MRI T_2 加权像呈中高信号

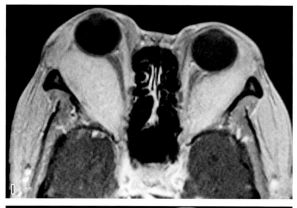

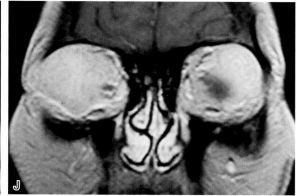

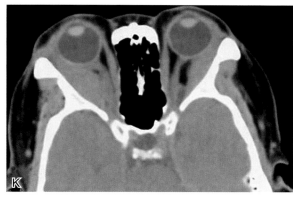

图 8-1-7（续）

I、J. 眼眶横轴位和冠状位 MRI 增强显示病变明显均匀强化；K. 患者治疗 2 周后复查眼眶 CT 显示双眼眶内病变明显减小，右眼球突出减轻

或硬化性胆管炎。

【临床表现】

（一）临床特点

本病好发于中青年，少数病例亦可发生于儿童或老年人，无明显性别差异。单侧或双侧眶内均可发病，可累及眶内任何部位，最常见于泪腺和眶尖部。大多数患者病史较短，病变发展较快，表现为眼球突出、眶内肿物、眼球活动受限、眶周疼痛，伴有眼睑结膜充血水肿、视力下降或眼外肌麻痹。有些患者亦可表现为慢性病变过程，眶周疼痛、眼球突出、眼球活动受限、视力减退或丧失。有些文献报道双侧眼眶病变可累及海绵窦，随着病变发展，可导致眼球固定和视力丧失。

（二）影像学表现

1. **眼 B 超检查** 显示眼眶内低回声病变、形态不规则、无压缩性。

2. **CT 检查** 显示眼眶内弥漫性密度软组织影，边缘不规则，通常遮盖了邻近的泪腺、眼外肌、视神经或其他眼眶组织结构。有些病变可累及海绵窦、甚至向颅内蔓延。

3. **MRI 检查** 眼眶内弥漫性软组织影，多数 T_1WI 呈中等信号，T_2WI 呈中低信号。

【诊断】

1. 患者眼球突出、眼球后方阻力增大和眶周疼痛。

2. 根据影像学特点，如 B 超、CT、MRI 检查等。

3. 有些病变伴有腹膜后纤维化、纵隔纤维化、硬化性胆管炎或木样甲状腺肿。

4. 无明确局部或全身病因或诱因，排除其他眶内占位性病变。

【病理】

病理特点为病变由大量成熟的胶原纤维弥漫性增生，其间有少量的淋巴细胞、浆细胞、中性粒细胞浸润和成纤维细胞增生。有些胶原纤维增生围绕在泪腺或小血管周围。病变中大量纤维化而无明显的炎性细胞浸润和成纤维细胞增生是本病诊断要点，纤维化一般出现的较早，这种纤维化不是从急性或慢性病变演变而来，而是一个独特的病理发展过程，病变后期可累及整个眼眶组织。目前一些研究表明这种眼眶硬化性病变可能属于一种原发性免疫性疾病,其形态学和免疫组织化学检查的结果都与腹膜后纤维化相似。

【鉴别诊断】

本病主要应与眼眶炎性假瘤纤维化鉴别,后者通常是在炎症基础上的逐渐纤维化,伴有较多的炎性细胞和成纤维细胞增生。临床诊断中还要与其他类型眼眶内非感染性炎症鉴别,包括 IgG4 相关性眼病、Wegener 肉芽肿、类肉瘤病、结核性肉芽肿、甲状腺相关性眼病、鼻窦病变等。另外还要与原发性或转移性肿瘤等加以鉴别。

【治疗】

本病治疗比较困难,尽管有些病变对糖皮质激素治疗有些效果、但减量或停药后病变复发,大多数患者对糖皮质激素或放射治疗的效果不好。如果眼眶弥漫性病变已发生纤维化,治疗非常困难,因此有些学者建议应及时进行活检,早期诊断和早期使用糖皮质激素联合其他作用于 T 细胞(环孢素)和 B 细胞(根据年龄使用甲氨蝶呤、环磷酰胺和硫唑嘌呤)的药物,可以使部分病变终止发展或减轻对眼球活动和视力的损害程度。对这种疾病的治疗需要联合免疫科和化疗科的医生共同完成。文献中有关治疗的药物是:

第一线药物:全身单独服用糖皮质激素或硫唑嘌呤和糖皮质激素。此组药物抑制 T 淋巴细胞,毒性相对小,容易控制,用药时要注意观察外周血中淋巴细胞数目变化。

第二线药物:环孢素和糖皮质激素,其作用为干扰 T 淋巴细胞识别 HLA-Ⅱ类抗原和抗原存在的细胞,干扰克隆扩增。环孢素治疗其他局限性或全身性免疫性疾病有一定效果,控制好用药水平可减少肾功能损害和高血压等并发症。有些学者报道环磷酰胺对细胞免疫和体液免疫均有抑制作用,可用来治疗本病。这些药物具有较明显副作用,用药过程中要密切观察。Hsuan 等报道早期应用二线药物可控制病变发展。

Sahlin 等报道对经活检证实为眼眶特发性硬化性炎症的患者,及时用单克隆抗肿瘤坏死因子 a 抗体(infliximab)和甲氨蝶呤治疗,然后改用维持量,有较好治疗效果。

手术治疗:眼眶前部或边界清楚的局限性病变可选择手术切除;对于弥漫性病变、眼眶组织严重纤维化、压迫视神经、眼球突出或对多种药物治疗无效者可考虑手术切除视神经以外的病变组织,但手术后容易反复复发,预后较差。

【预后】

本病是一种独特的、与自身免疫相关的病变,大多数病变发展较快,可导致眼眶组织弥漫性纤维化,预后较差。目前本病病因和有效的治疗药物还不明确,早期使用糖皮质激素结合其他免疫抑制剂治疗可能会使一部分病变终止发展或病情得到部分缓解。大多数病变由于眼眶组织广泛、进行性纤维组织增生,导致视力丧失和眼球突出。有些病变可能会进一步向颅内蔓延和引起骨质破坏。

【典型病例】

患者男,70 岁,右眼肿胀 3 年余,曾口服泼尼松治疗稍有好转,但效果不佳,否认全身肿瘤病史。眼部检查:右眼裸眼视力 0.5,眼球突出,眼睑肿胀,眶压(+++),上睑可触及不规则肿物,质韧,边界不清,第一眼位正,眼球下转不足,余方向尚可,前节及眼底检查未见明显异常,眼球突出度 13mm-10mm,眶距104mm。左眼裸眼视力 0.5,眼部检查正常。

眼眶 CT 示右眼眶上方可见不规则软组织密度影,内密度不均匀,与上直肌关系密切,边界不清,眼上静脉增粗。眼眶 MRI 示右眶上方可见不规则病变,T_1WI 呈中低信号,T_2WI 呈中低信号,压脂后信号稍增高(图 8-1-8)。

此类型炎性假瘤对激素不敏感,反复发作,肿物局限于眶上部,行右眼眉弓下皮肤入路的前路开眶,大部分切除肿物。

三、疼痛性眼外肌麻痹

疼痛性眼外肌麻痹(painful external ophthalmoplegia)又称为 Tolosa-Hunt 综合征,是一种少见的由海绵窦、眶上裂或眶尖的非特异性肉芽肿性炎症引起的痛性眼外肌麻痹。Tolosa 于 1954 年首先报道 1 例剧烈眼眶周围疼痛伴眼肌麻痹患者。1961 年 Hunt 等报道了 6 例眼眶周围疼痛及同侧动眼、滑车和三叉神经

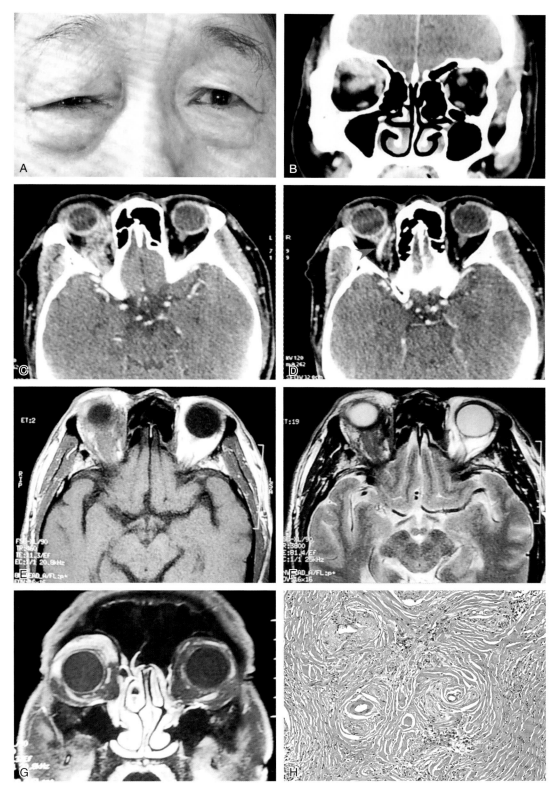

图 8-1-8　特发性眼眶硬化性炎症

患者外观像显示右眼上睑下垂,眶上方可触及不规则肿物(A);眼眶 CT 冠扫(B)示右眼眶上方可见不规则软组织密度影,边界不清,与上直肌关系密切,增强 CT 示病变未见明显强化(C),可见眼上静脉增粗并显影(D,箭头);眼眶 MRI 示右眶上方可见不规则病变,边界不清,T₁(E)及 T₂(F)加权像均呈中低信号,T₁ 加权像压脂后(G)病变信号增高;病理结果(H)示肿物主要由弥漫性增生的纤维组织组成,胶原纤维粗大或围绕血管周围,仅有少量淋巴细胞、浆细胞浸润,HE×100

第 1 支损害的患者,并命名为痛性眼外肌麻痹。本病病因目前还不明确,一般认为是海绵窦、眶上裂或眶尖部的非特异性肉芽肿性炎症,可能为一种变态反应,与病毒、免疫缺陷、巨细胞性血管炎、胶原组织病变等有关。

【临床表现】

(一)临床特点

本病可发生在任何年龄,最常见于 50 岁左右,儿童少见,无性别和种族差异。大多数为单眼发病,约有 5% 患者为双侧同时发病。大多数为急性、亚急性起病,表现为一侧眼眶周围或球后疼痛,呈持续性针刺样疼痛或胀痛。随后出现眼外肌麻痹、上睑下垂、眼球运动障碍或复视。大多数是在眼眶疼痛 2 周内出现眼外肌麻痹,有些患者可同时发生,以提上睑肌、内直肌居多。累及脑神经的数量 1~4 支不等,大多数以动眼神经损伤为主,第Ⅲ、Ⅳ、Ⅵ对脑神经同时受累较多见,少数患者伴有视神经损伤。有些患者表现有眼睑结膜肿胀、瞳孔缩小、视网膜静脉扩张、眶周皮肤和角膜知觉减退等症状。

(二)影像学表现

X 线检查显示眶上裂硬化和狭窄、颈动脉造影可显示颈动脉管腔狭窄。CT 检查显示眼眶后段扁平的高密度占位影,并可沿眼眶壁经眶上裂向颅内发展,侵及海绵窦。平扫 CT 多表现为一侧海绵窦增大,致两侧海绵窦不对称,局部可见等密度的软组织肿块。MRI 检查可显示眶尖或眶上裂扁平或不规则形状的软组织占位影,蔓延到海绵窦,信号增强。病变范围可同时累及邻近硬脑膜或中颅窝硬脑膜增厚。有些学者报道 CT、MRI 增强扫描时,正常双侧海绵窦均应明显强化,Tolosa-Hunt 综合征患者健侧海绵窦强化区局限于海绵窦,而患侧海绵窦强化区明显增大,即病变内肉芽组织呈明显强化,强化程度低于动脉瘤及脑膜瘤,与其相连的眶尖病灶呈斑片样或结节状明显强化,受累硬脑膜增厚、明显强化。利用数字减影血管造影可显示颈内动脉虹吸段处有团状阴影,并可排除动脉瘤等血管性病变。但这些影像学表现通常缺乏特异性,应当结合临床表现和动脉造影,注意排除其他海绵窦以外的病变,包括眼眶感染性病变、转移性肿瘤和鼻窦肿瘤侵犯等病变。

【诊断】

1988 年,国际头痛学会提出了疼痛性眼外肌麻痹的诊断标准:①未经治疗的持续性或发作性眶周疼痛,平均持续 8 周;②同时或随后 2 周出现的第Ⅲ、Ⅳ、Ⅵ对脑神经单组或多组麻痹;③糖皮质激素治疗后72 小时内疼痛缓解;④由神经影像学和动脉造影排除其他原因的病变。

1. 本病诊断主要依靠特异性临床表现,患者有明确的眼眶或眶周疼痛,之后不久出现眼外肌麻痹、试用大剂量糖皮质激素治疗 1~3 天内疼痛和眼外肌麻痹症状明显好转;并结合影像学检查排除其他病变。

2. 症状持续数天或数周,可自发性缓解或症状消失,间隔数月或数年后可复发。

3. 影像学表现常缺乏特异性,应当结合神经影像学和动脉造影排除其他原因的病变。

4. 血液检查　有些文献报道部分患者可出现血沉加快、类风湿因子阳性、抗核抗体阳性、外周血中性粒细胞或嗜酸性粒细胞增高、脑脊液中白细胞和蛋白升高等体征,糖皮质激素治疗后转为正常。

【病理】

有关疼痛性眼外肌麻痹的病理学资料很少,一些相关病理资料显示为海绵窦非特异性肉芽肿性炎症,病变内有数量不等的淋巴细胞、浆细胞浸润,较多的毛细血管和成纤维细胞,少量单核细胞、类上皮细胞和多核巨噬细胞。有些报道显示硬脑膜增厚、海绵窦内颈动脉变细,动脉内、外膜炎,动脉管腔不规则狭窄,脑神经供应血管闭塞、神经缺血等改变。

【鉴别诊断】

疼痛性眼外肌麻痹是一种临床症状,临床有多种疾病可出现类似症状,怀疑为疼痛性眼外肌麻痹患者在使用糖皮质激素治疗前后进行 MRI 影像比较对诊断和鉴别诊断有很大帮助。但应当注意有些眼眶恶性肿瘤或淋巴瘤激素治疗后亦可能有些短暂效果,如果真菌感染性病变,使用激素治疗后会使病情加重。

1. 眼肌麻痹性偏头痛　多数有偏头痛病史,表现为反复剧烈头痛后出现眼肌麻痹,主要以第Ⅲ对脑神经为主,其他神经较少受累。

2. 糖尿病性眼肌麻痹　患者多有糖尿病史,常累及眼外肌,偶有头痛及眼眶痛。

3. 动脉瘤　好发于交通动脉起始部,可表现为头痛或眼眶痛,病变可累及第Ⅲ、Ⅳ、Ⅴ对脑神经而引起眼肌麻痹,鉴别诊断主要靠 MRI、DSA 等检查。

4. 邻近区域的肿瘤亦可累及海绵窦,引起相应的症状,如眶尖部肿瘤、转移癌、颅咽管肿瘤、眼眶炎症、颅脑外伤和颅内感染等。

【治疗】

本病对糖皮质激素治疗非常敏感,一般使用泼尼松 40~60mg/d,口服 2 周,然后逐渐减量。亦可使用地塞米松 10~15mg/d,静脉滴入,连续 2 周,然后减量改为口服 3 周。大多数患者经糖皮质激素治疗后疼痛和眼外肌麻痹症状,视功能能得到改善。有些复发的患者可再用激素治疗。使用糖皮质激素治疗时应注意合适的剂量和维持时间,警惕激素的副作用。

【典型病例】

男,71 岁。左眶额区疼痛,上睑下垂 5 天,复视 3 天。

检查:视力双眼 0.6。左眼:上睑下垂,上举无力。角膜反射迟钝,瞳孔直径 3mm,对光反应均灵敏。眼位轻度外斜,眼球运动除外展之外各方向均受限(图 8-1-9)。眼底未见明显异常。经皮质类固醇治疗额部痛感有所缓解。

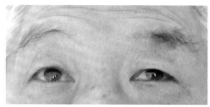
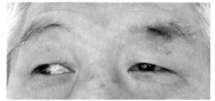
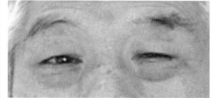
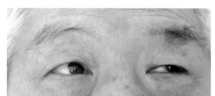
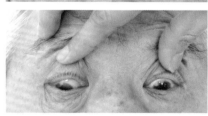

图 8-1-9　示痛性眼外肌麻痹患者左眼上睑下垂,左眼球运动障碍

眼眶 CT 检查眶内及颅内未见明显异常(图 8-1-10),眼眶 MRI 检查眼眶大致正常,在 T₁ 强化 + 脂肪抑制图像可见左侧海绵窦信号增高,提示左海绵窦病变(图 8-1-11)。

诊断:痛性眼肌麻痹(Tolosa-Hunt 综合征)

治疗:给予地塞米松 15mg/d,静滴 7 天,改口服泼尼松 30mg/d,渐减量。治疗 2 周后患者眼部疼痛及眼球运动障碍明显好转(图 8-1-12)。

四、眶上裂综合征

眶上裂为蝶骨大、小翼之间的骨裂,位于眼眶后

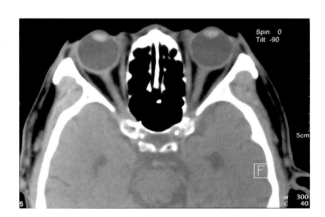

图 8-1-10　眼眶 CT 平扫检查未见明显异常

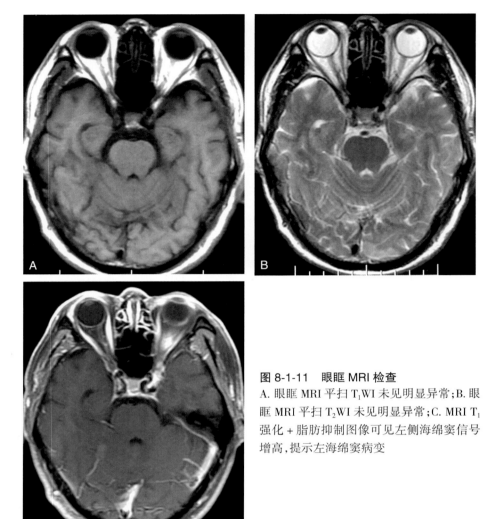

图 8-1-11　眼眶 MRI 检查
A. 眼眶 MRI 平扫 T_1WI 未见明显异常；B. 眼眶 MRI 平扫 T_2WI 未见明显异常；C. MRI T_1 强化 + 脂肪抑制图像可见左侧海绵窦信号增高,提示左海绵窦病变

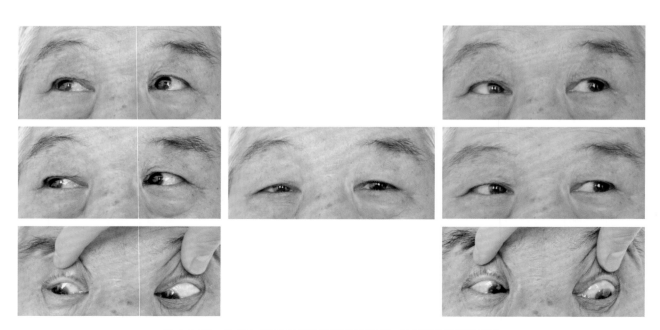

图 8-1-12　治疗 2 周后患者的眼部疼痛及眼球运动障碍明显好转

部,为眶尖部和海绵窦前部之间的一个重要通道,内侧与视神经管毗邻。眶上裂区范围小,结构多,第Ⅲ、Ⅳ、Ⅵ脑神经及第Ⅴ脑神经的眼支、眼上静脉、脑膜中动脉的眶支和交感神经等均穿过此裂。因此,任何累及眶上裂的眼眶病变都可引起一系列脑神经的功能障碍,形成眶上裂综合征(Rochon-Duvigneaud 综合征)。

【病因】

引起眶上裂综合征的主要原因包括眼眶非特异性炎症、感染性病变、血管性病变、肿瘤性疾病、眼眶外伤或医源性疾病等。多种眼眶内特异性或非特异性炎症均可波及或压迫眶上裂。某些鼻窦炎症或眼眶软组织炎症亦可通过眶上裂脑膜、海绵窦,中枢神经系统的感染波及至眶上裂。除此之外,外伤性颧骨骨折、眼眶内出血、眼眶肿瘤或颅内肿瘤均可累及或压迫眶上裂,引起眶上裂综合征。

【临床表现】

主要表现为第Ⅲ、Ⅳ、Ⅵ脑神经麻痹及眼眶静脉回流障碍的临床体征,但不伴有视神经受损的症状。患者通常表现有上睑下垂、瞳孔散大,对光反应减弱或消失、眼球向正前方突出或眼球运动障碍。由于第Ⅴ脑神经第 1 支麻痹,可出现额面部皮肤、结膜和角膜感觉减退或消失,有些患者可发生神经麻痹性角膜炎。由于动眼神经进入眶上裂后分为上、下两支,因此有时仅表现为部分眼肌麻痹。

【诊断】

主要依靠临床病史,临床表现,体征和影像学检查,CT 和 MRI 检查可比较全面地了解眼眶病变部位、眶尖部病变形态、周围组织的改变和与海绵窦关系,尤其高分辨率 CT 和三维重建技术对眶上裂综合征的诊断有很大帮助。要特别注意许多疾病都可出现眶上裂综合征的临床体征,在作出非特异性炎症侵及眶上裂的诊断之前,必须要与其他多种疾病进行鉴别。有些眼眶非特异性炎症或特异性炎症可表现有血清学或免疫学异常。眶上裂综合征与眶尖综合征的区别为后者伴有视神经损害和视力下降。

【治疗】

眶上裂综合征的治疗主要是针对病因进行治疗。

五、眶尖综合征

眶尖部蝶骨小翼有一圆孔,称为视神经孔,其与眶上裂的内侧仅隔较薄的蝶骨小翼后根,视神经管由此孔向后内侧,略向上方通入颅腔。视神经孔或视神经管内有视神经、眼动脉和来自交感神经的几个分支由此通过。此处受累主要表现为视力受损。因此,眶上裂综合征加上视功能受损即称为眶尖综合征,又名 Rollet 综合征或眶上裂视神经孔综合征。该综合征是指经过眶上裂及视神经孔的神经、血管损伤后出现的临床征象。

【病因】

眶尖综合征是由于多种眼眶内炎症、血管炎、外伤、出血、眼眶或颅内肿瘤等病变累及眶尖,引起Ⅱ、Ⅲ、Ⅳ、Ⅵ脑神经及第Ⅴ脑神经的眼支受损而表现出相应的一组眼征。一些文献报道,眶尖综合征多发生于颅部及眶部外伤后,颅骨或眶骨骨折,累及眶上裂或视神经孔可引起眶尖综合征的表现。其次多发生于眼眶内占位性病变。少数眼眶非特异性炎症以及感染性疾病波及眶尖部,可表现有眶尖综合征的临床表现。有文献报道鼻窦和眼眶手术过程中直接或间接损伤眶尖结构和视神经的血液供应,术后可出现眶尖综合征的体征。鼻窦和中枢神经系统肿瘤亦可波及眶尖部,如鼻咽癌、转移癌、垂体腺瘤和脑膜瘤等出现眶尖综合征的病例均有报道。

【临床表现】

眶尖综合征是指由于某种病变侵犯眶尖,引起经过眶上裂及视神经孔的神经、血管损伤后出现的临床征象。由于病变引起动眼、滑车、展神经麻痹,可出现眼球固定向正前方、上睑下垂、眼球突出、复视、瞳孔散大、对光反射迟钝或消失等。有些眼眶内炎症患者可伴有眼眶深部疼痛。三叉神经眼支麻痹可致额部、上眼睑、鼻背部感觉迟钝或消失,角膜反射消失。视神经受累者可引起视力障碍或消失、视神经萎缩,视网膜静脉充血或视乳头水肿。

【诊断】

眶尖综合征的诊断标准为眶上裂综合征合并视神经损伤。临床诊断主要依据病史、临床症状、体征、

B超、CT、MRI和病理活检等辅助检查。眼眶内感染性和非特异性炎症的诊断还要依靠血清学或免疫学检查。怀疑为眼眶血管性病变者可以做磁共振血管造影和全脑血管造影。对于眼眶或颅骨外伤者,CT检查可以清晰显示眶尖区域有无骨折和异物存留,尤其高分辨率CT(HRCT)检查技术、横轴位和直接冠状位扫描和层厚1.5mm,有助于对视神经管骨折的诊断。

【治疗】

本病治疗主要是针对不同的病因进行治疗。若治疗及时得当,其上睑和眼球运动功能及视功能损害多数会有不同程度的改善。有文献报道侵袭性鼻-眶-颅底曲霉菌病的早期表现为眶尖综合征,因此对伴免疫功能低下的患者,如影像学检查发现有鼻窦-眶尖-海绵窦颅底区域的病变,需考虑侵袭性真菌病,应尽早行经鼻内镜探查,以明确诊断。

第二节　眼球筋膜炎

眼球筋膜炎是指眼球周围的筋膜囊发炎,典型临床表现为眼睑肿胀、球结膜高度水肿、轻度眼球突出、眼球运动受限、眼部有压痛,但无体温增高与白细胞增高等现象。

一、浆液性筋膜炎

【病因】

浆液性筋膜炎病因不明,一般认为与免疫功能紊乱有关,属于眼球周围筋膜免疫过敏性疾病。

【临床表现】

多数患者发病急,病变进展较快,单眼或双眼发病,表现为眼睑充血肿胀,上睑下垂,结膜充血水肿,眼眶周围疼痛。随着病情发展,眼眶软组织水肿,眼球活动受限,眼球向前突出;有些患者伴有视网膜、视乳头水肿和视力下降。一般无体温增高与白细胞增高等现象。

【诊断】

①患者眼眶疼痛、结膜充血水肿,伴有眼球突出;②眼B超检查显示眼球壁较宽的强回声光带外有细的弧形无回声区,与视神经的无回声区形成T字形;③CT检查显示后部眼环增厚,后壁边界欠清楚,视神经前段增粗;④MRI检查T_1WI显示后部增厚的巩膜壁为中等信号,伴有水肿时后部巩膜壁在T_2WI呈高信号。对于球结膜高度水肿伴疼痛而常规检查无异常的眼表疾病,应该考虑眼球筋膜炎的可能性。

【病理】

主要表现为眼球周围筋膜组织水肿增厚,筋膜囊厚度增加,血管充血扩张,血管壁周围有炎性细胞浸润。有些病变中可见到结缔组织纤维溶解变性,局灶性坏死,坏死区周围伴有淋巴细胞、浆细胞、嗜酸性粒细胞和中性粒细胞浸润。病变后期伴有胶原纤维增生。

【治疗】

一般采用糖皮质激素治疗,病情重者用地塞米松10~20mg/d静脉滴注,1周后改用泼尼松口服,并逐渐减量停药,维持量给药3个月左右。病情较轻者可采用糖皮质激素球后或球周注射。糖皮质激素治疗效果不佳的病例,可选用环磷酰胺、环孢素等免疫抑制剂等药物治疗。

二、结节性筋膜炎

结节性筋膜炎由Knowaler等于1955年首次报道,又称假肉瘤性筋膜炎,是一种自限性、由良性成纤维细胞和肌成纤维细胞增生组成的瘤样病变。大多数病例发生于皮下浅筋膜,上肢前臂曲侧和头颈部,部分病例可位于深部肌肉组织内。有关眼部结节性筋膜炎的文献报道非常少见,Font和Zimmerman曾报道10例眼附属器结节性筋膜炎,分别发生于眼睑、眉弓部、结膜下、角巩膜缘或眼眶周围组织,多发生于儿童或青少年。

【病因】

本病病因尚不清楚,既非炎性疾病,亦非真性肿瘤,部分病例可能与免疫、损伤或感染有一定的关系,损伤可导致成纤维细胞增生而形成病变。其本质是成纤维细胞和肌成纤维细胞增生,有些病例是一种自限性的反应过程。近年一些研究发现结节性筋膜炎中存在 *MYH9-USP6* 融合性基因,提示本病可能属于一种瞬时性或一过性瘤变。

【临床表现】

本病可发生于任何年龄,多发生于青年或中年人,儿童或老年人罕见。文献报道中多数患者病史较短、肿物生长较快。眼部病变多位于眼眶前部、眼睑、Tenon 囊或巩膜表面,早期呈结节状,一般无明显疼痛。眼眶周围表浅性病变可触摸到皮下结节性肿物,有些患者伴有轻度疼痛。眼眶深部结节性筋膜炎比较少见,患者可表现有眼球突出或眼球运动障碍,病变可侵及眼外肌或眶脂肪,如累及眶顶部可压迫视神经。

【诊断】

眼眶结节性筋膜炎通常缺乏明确的临床特征,临床诊断比较困难,主要依靠病理诊断。最近文献报道,结节性筋膜炎中存在 *MYH9-USP6* 融合性基因,*MYH9* 位于 22q12.3-q13,*USP6* 位于 17p13,*USP6* 仅在正常细胞中有限性表达,但不见于某些容易与结节性筋膜炎相混淆的肿瘤性病变中,具有较高的敏感性和特异性。因此采用 Fish 检测 *USP6* 基因有助于结节性筋膜炎的诊断和鉴别诊断。

【病理】

多数病变边界比较清晰,但无明显包膜,有些病变边缘常呈蟹足样伸入邻近脂肪或肌肉组织内。显微镜下病变主要由增生的肌成纤维细胞和成纤维细胞组成,呈不规则的条束状或交织状排列(图 8-2-1)。成纤维细胞和肌成纤维细胞的形态基本一致,呈梭形或胖梭形,胞质淡染,核染色质较细,可见小核仁。病变内可见少数核分裂象,但不见病理性核分裂象。大多数病变中肌成纤维细胞排列比较疏松,有些间质呈黏液样或可见微囊性腔隙。眼眶深部病变中增生的肌成纤维细胞可伸延到眶内脂肪或眼外肌内。超微结构检查这些梭形细胞具有成纤维细胞和肌成纤维细胞分化特征,胞质内含有大量扩张的粗

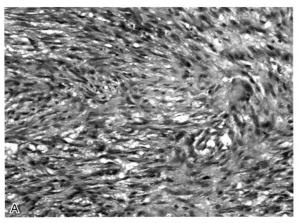
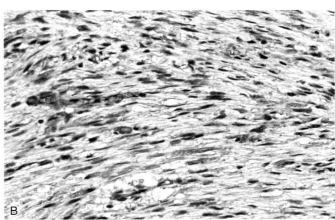
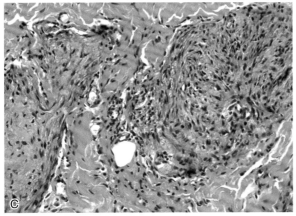

图 8-2-1　结节性筋膜炎

A. 肿物主要由交织状或束状排列的成纤维细胞和肌纤维母细胞组成,HE×200;B. 免疫组织化学染色部分细胞表达平滑肌肌动蛋白(SMA),EnVision×200;C. 增生的纤维细胞向邻近软组织浸润性生长,HE×200

面内质网,可见微丝或致密体等结构。免疫组织化学染色,病变中的梭形或胖梭形细胞通常表达平滑肌肌动蛋白(Actin)和波形蛋白,有些细胞表达 calponin 或 CD10,多数不表达 desmin、CD34、AE1/AE3 或 S-100。

【鉴别诊断】

巩膜表面的结节性筋膜炎要注意与表层巩膜炎鉴别,后者通常伴有某些全身炎性病变,病变局部有明显充血水肿,一般采用保守治疗。临床上眼眶内病变主要应与皮样囊肿、眼眶非特异性炎症、横纹肌肉瘤等鉴别。病理诊断中主要应与诸多种类的梭形细胞性肿瘤鉴别,包括肌成纤维细胞瘤、低度恶性肌成纤维细胞肿瘤、黏液样纤维肉瘤、纤维组织细胞瘤、侵袭性纤维瘤病等。结节性筋膜炎容易误诊为肌成纤维细胞瘤或低度恶性肌成纤维细胞肿瘤,后者通常体积较大,瘤细胞向邻近组织浸润性生长,瘤细胞有轻度异型性,Fish 检测显示无 *USP6* 基因易位。

【治疗和预后】

首选治疗是手术完整切除。对于眼眶深部病变或眶顶部病变切除术中,要尽量避免损伤眼外肌和视神经。Gupta 和 Compton 分别报道 1 例发生于眼眶顶部结节性筋膜炎,在施行肿物大部分切除后,仍获得了较好疗效,患者眼部症状得到明显好转。有些学者还报道糖皮质激素局部注射后,病变可自发性消退。结节性筋膜炎属于良性肿瘤样病变,手术切除后很少复发,一般不需要进一步治疗。对术后复发病例,应结合病史,重新核对初次手术病理切片,避免误诊。

第三节　泪腺炎症

一、急性泪腺炎

【病因】

急性泪腺炎是指因特发性炎症或感染而引起的泪腺在短期内发炎肿胀。临床上大多数急性泪腺炎属于特发性泪腺炎症的急性发作,比较常见;而由于外源性或血源性感染所致的急性泪腺炎比较少见。细菌性感染可发生于局部皮肤丹毒、周围软组织疖肿、面部化脓性炎症或眼部外伤后,常见病原菌为金黄色葡萄球菌、链球菌等。有些急性泪腺炎亦可来自血源性细菌感染所致。病毒性感染常见于流行性腮腺炎病毒、唾液腺病毒、柯萨奇病毒、Echo 病毒和带状疱疹病毒等。有些真菌感染亦可引起急性泪腺炎,常见于酵母菌病、组织胞浆菌病、放线菌病等。

【临床表现】

(一) 临床特点

主要发生于成年人,单侧或双侧发病。典型表现为局部疼痛、流泪、上睑颞侧和睑部泪腺区充血或红肿,上睑肿胀呈 S 形,局部压痛,外上方球结膜充血水肿(图 8-3-1)。触之泪腺增大或眼眶外上缘扪及肿块,边界不清。细菌性感染的临床表现通常较重,出现体温增高、白细胞计数增高或耳前淋巴结肿大等全身症状。特发性急性泪腺炎的临床症状一般较轻,可伴有某些免疫性疾病或免疫功能异常,通常无明显全身感染性疾病的体征。

(二) 影像学检查

1. 眼 B 超检查　显示泪腺增大,边界不清,内回声不均匀,可伴有眼球筋膜水肿。

2. CT 检查　见眶部泪腺扁平状或椭圆形增大,边界不清,可合并邻近眼外肌增粗或眼环增厚,周围眼眶骨质无明显破坏。

3. MRI 检查　显示眼球外侧泪腺肿大,T_1WI 和 T_2WI 均呈中信号。

【诊断】

①发病较急,眼睑外上方皮肤红肿、压痛、局部球结膜充血水肿,眼眶外上方可扪及肿块,眼球向下方移位;②影像学检查显示泪腺明显增大,边界不清,眼眶骨质无破坏。有些急性感染所致的泪腺炎局部反应较重和伴有发热、白细胞增高等体征。

【病理】

急性泪腺炎的主要特点为泪腺腺泡或小叶间组织水肿,有数量不等的淋巴细胞或单核细胞浸润(图 8-3-1)。因细菌感染引起的急性泪腺炎可伴有大量中性粒细胞浸润或脓肿形成。

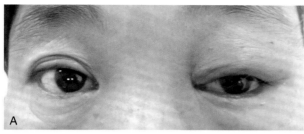
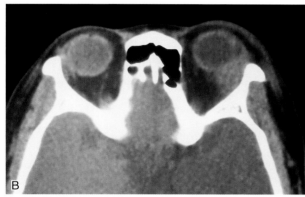
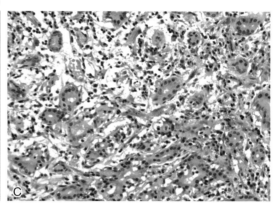

图 8-3-1　急性泪腺炎
A. 左眼眼睑肿胀,眼球轻突出,结膜水肿;B. CT 示左眼泪腺肿大,边界不清;C. 病理图像显示泪腺腺泡间质水肿,有少量炎性细胞浸润,HE × 100

【鉴别诊断】

大多数急性泪腺炎为特发性、无明确的病因,属于泪腺炎型炎性假瘤的早期表现,应注意与感染性急性泪腺炎鉴别,后者局部红肿较重,通常伴有发热、白细胞增高或全身感染性体征。本病与眼眶蜂窝织炎的鉴别为后者通常有皮肤外伤或感染,眼眶深部软组织炎症明显,重者可出现眼球突出或眼球运动障碍。另外要注意与某些泪腺恶性肿瘤的鉴别,如泪腺淋巴上皮癌早期临床表现为眼睑红肿,容易误诊为泪腺炎。泪腺恶性肿瘤通常伴有邻近骨质破坏,对可疑病变应进行病理活检。

【治疗】

主要是针对病因治疗。细菌感染所致的急性泪腺炎主要是进行抗感染治疗,采用敏感的抗生素口服或静脉滴注。急性特发性泪腺炎可采用抗生素和糖皮质激素治疗,多数可控制病情发展,但有些病例停药后容易复发。合理使用糖皮质激素和抗生素非常重要,激素减量不要太快,应采取逐渐停药。对于反复复发和转为慢性炎症的病变可选择手术切除。

二、Sjögren 综合征

Sjögren 综合征是一种以慢性唾液腺炎、干燥性角结膜炎和口干症为主要临床表现,病因不明的自身免疫性疾病,有些患者可合并有类风湿性关节炎或全身性红斑狼疮等系统性疾病,少数可发生恶性淋巴瘤或巨球蛋白血症。临床上 Sjögren 综合征分为原发性和继发性两种类型,前者只表现为因唾液腺和泪腺等外分泌腺功能障碍引起的干燥综合征的临床表现;后者除干燥综合征表现外,合并其他自身免疫性疾病。

【病因】

本病病因不明,可能为常染色体隐性遗传,一些个体具有 HLA-DR3 基因遗传因素。一般认为是遗传因素(主要是组织相容性抗原性复合物,MHC)和某些病毒感染(EB 病毒、巨细胞病毒等)多种因素作用所致,性激素亦可能参与本病发生。有些学者认为本病与免疫功能失调有关,导致泪腺和唾液腺等靶器官组织中浆细胞和 B 淋巴细胞明显增多及免疫球蛋白分泌增多。

【临床表现】

本病多发生于 40 岁以上的中年女性,为男性患者的 4~5 倍。大多数为双眼发病,表现为泪腺和唾液腺肿大、口干、眼干、结膜充血水肿、畏光、角膜上皮脱落、丝状角膜炎、角膜溃疡、眼睑红肿或眼内异物感(干燥性角结膜炎的体征)。由于泪腺炎症和泪液分泌减少,患者可出现无泪或少泪症状。双侧泪腺呈弥漫性增大,边界不清,表面光滑,无或有轻度压痛。唾液腺肿大以腮腺最为常见,多为双侧。大多数患者同时伴有类风湿性关节炎,少数患者可伴有系统性红斑狼疮、结节性多动脉炎、多发性肌炎或硬皮病等自身免疫性疾病。实验室检查,多数患者类风湿因子阳性、抗核抗体阳性、可检测到抗 SS-A(抗 Ro)抗体和抗 SS-B(抗 La)抗体,血清 IgG4 水平不增高。

【诊断】

临床主要诊断依据为双侧泪腺和唾液腺弥漫性肿大或间歇性肿胀,反复增大或缩小,伴有干燥性角结膜炎的临床体征。多数患者有口干、眼干和关节疼痛的临床表现。必要时可选择唇腺或泪腺活检。

【病理】

泪腺弥漫性增大或呈结节状,表面比较光滑。镜下主要特点为泪腺腺泡间和小叶内弥漫性淋巴细胞、浆细胞浸润,伴淋巴滤泡增生。早期淋巴细胞浸润分布在泪腺腺泡之间,将腺泡分开;随着病变发展可导致泪腺腺泡破坏和萎缩,被大量的淋巴细胞、浆细胞浸润和淋巴滤泡所代替,腺小叶内通常无纤维组织增生。有些病变内可见小叶内导管上皮增生,形成实性上皮团块,即上皮肌上皮岛,上皮团块内可见红染的无定形物质。免疫组织化学染色,病变早期浸润的细胞主要以 T 淋巴细胞为主,尤其 CD4 阳性 T 淋巴细胞多见;病变后期 B 淋巴细胞浸润增多(图 8-3-2)。

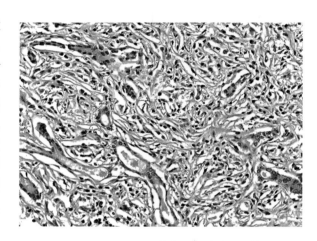

图 8-3-2　Sjögren 综合征泪腺病理图像

泪腺腺泡或导管上皮萎缩,间质中弥漫性淋巴细胞浆细胞浸润,HE × 200

【鉴别诊断】

本病临床上需要与 IgG4 相关性眼病(Mikulicz 病,良性淋巴上皮病变)和泪腺淋巴组织增生、淋巴瘤等鉴别。Sjögren 综合征和 IgG4 相关性眼病的临床表现有时很类似,但后者通常无明显眼干、口干和干燥性角结膜炎的体征,病变组织除淋巴细胞、浆细胞增生外,常伴有席纹状纤维化,免疫组化染色显示 IgG4 阳性细胞增多,IgG4+/IgG+ >40%。Sjögren 综合征发生淋巴瘤的风险较大,因此本病还应与多种类型的泪腺淋巴组织增生或淋巴瘤鉴别。

【治疗】

目前主要是采用全身或局部糖皮质激素治疗,对早期病变有明显疗效。对泪腺分泌不足引起的干燥性角结膜炎症状可局部使用人工泪液和抗生素眼药水,减少眼部刺激症状和预防感染。有学者报道使用环孢素 A 治疗原发性病变,每日 5mg/kg,疗程半年,可缓解眼干和口干症状。如果患者发生严重的角膜溃疡或睑球粘连,治疗比较困难。

三、良性淋巴上皮病变

目前越来越多的学者认为以往诊断的良性淋巴上皮病变(benign lymphoepithelial lesion,又称为 Mikulicz 病)属于 IgG4 相关性疾病,提出统一用 IgG4 相关性眼病来描述 Mikulicz 病中的泪腺改变,近年来开始逐渐被大家接受。这两个病变在临床表现和病理形态上存在很大交叉,尽管两者之间还有许多问题需要在以后研究中逐渐明确(见第六节　IgG4 相关性眼病)。

第四节　眼眶肉芽肿性炎症

一、Wegener 肉芽肿

Wegener 肉芽肿是以坏死性肉芽肿和血管炎为特征的肉芽肿性炎症,可分为全身性与局部性病变。全身性 Wegener 肉芽肿为多系统病变,主要累及上呼吸道、鼻窦、肺和肾脏。局部性 Wegener 肉芽肿通常局限于一个解剖学部位而未累及多系统,主要发生在上呼吸道和鼻窦,但多数病变最终累及肾脏。本病是一个致死性疾病,肾衰是患者死亡的主要原因。

【病因】

目前对本病病因还不十分明确,多数学者认为是一种细胞介导的免疫性疾病,抗中性粒细胞胞质抗体(antinetrophil cytoplasmic antibody,ANCA)的水平与发病和疾病的严重程度密切相关,推测坏死性血管炎和内皮损伤是对中性粒细胞颗粒蛋白炎症和免疫反应相互作用的结果从而引起肉芽肿性血管炎。文献报道8%~16%患者首诊表现为眼部病变,28%~87%的患者最终将累及眼部组织。眼部病变包括结膜炎、巩膜炎、角膜溃疡、视网膜血管炎、视神经或眼眶病变。眼眶 Wegener 肉芽肿病多是由于鼻窦病变的直接扩散,好发于中年,通常伴有鼻窦炎性病变。

【临床表现】

1. 全身表现　病变主要累及上呼吸道、肺、鼻窦和肾脏,患者表现有全身不适、发热、乏力、消瘦、鼻黏膜增厚、鼻黏膜溃疡、口腔溃疡、咳嗽、呼吸困难、肺内多灶性阴影、肾脏蛋白尿或血尿等体征。临床症状通常与病变累及器官有关,首诊症状可以表现为某一个系统或多个系统的病变体征。

2. 眼部表现　眼部病变多数是由鼻窦或上呼吸道的病变蔓延导致,主要累及眼前节和眼眶。病变可累及单眼或双眼,主要包括结膜炎、巩膜炎、角巩膜溃疡、葡萄膜炎、视网膜血管炎、视神经和眼眶病变等,以坏死性角巩膜炎、周边部角膜溃疡和眼眶肉芽肿性炎症最为常见。角结膜缘溃疡类似于蚕食性角膜溃疡,其边缘呈穿凿样,逐渐向角膜中央蔓延和引起角膜穿孔。眼眶病变主要表现为眼球突出、眼痛、眼球运动障碍和眼睑红肿,病变发展较快,多数伴有鼻窦病变(图 8-4-1)。如果累及泪道可引起溢泪。

3. 影像学检查　CT 检查可显示大多数眼眶病变伴有鼻窦内密度较高的肿块影,鼻窦进行性狭窄闭塞、骨壁破坏、眼眶病变呈弥漫性不规则高密度肿块影。MRI 检查:鼻窦或眼眶内软组织影,T_1WI 呈低信号,T_2WI 呈明显强化。非增强、非脂肪抑制 T_1 像可以较清楚地分辨病变和正常组织结构。在 T_1 脂肪抑制像病变组织强化。

【诊断】

1. 患者伴有全身性病变,表现为上、下呼吸道坏死性肉芽肿性炎症、血管炎和肾小球肾炎。上呼吸道症状常是 Wegener 肉芽肿的首发和主要症状,胸部 X 片和 CT 检查显示肺部结节状病灶阴影。但有部分患者首诊于眼科或仅表现有眼部症状。

2. 坏死性巩膜炎、角巩膜缘匐行性溃疡和眼球突出为最常见的特征性病变,眼眶病变常累及泪腺和眼肌,伴有眼球运动受限和发展迅速的眼球突出。眼部其他表现为眼睑红肿、结膜炎、葡萄膜炎、视网膜炎、泪道阻塞流泪和视神经病变等。

3. 影像学检查(详见临床表现)。

4. 实验室检查:抗中性粒细胞胞浆抗体(anti-neutrophil cytoplasmic antibody,ANCA)是诊断 Wegener 肉芽肿的敏感指标。有典型临床表现的患者,其胞浆型 ANCA 特异性很高,有文献报道阳性率可达98%。但应当注意有少数局限性 Wegener 肉芽肿表现为 ANCA 阴性。巨噬细胞移动抑制因子(MIF)在患者血浆中水平明显升高,可以作为一项诊断和检测指标。其他一些改变包括白细胞数目增高、轻至中度贫血、血沉增快、类风湿因子阳性、C 反应蛋白轻度升高,肝功能、肾功能异常等可为诊断该病提供参考,但不是特异性指标。

5. 本病最终诊断依靠于病理学检查,对可疑病变应局部取做活检。有些学者认为活检并非总能看到

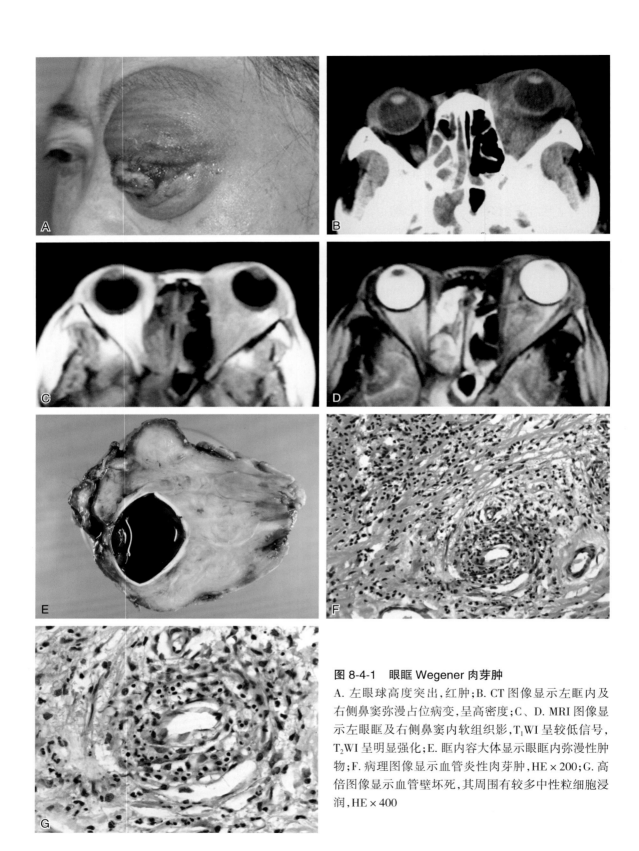

图 8-4-1　眼眶 Wegener 肉芽肿

A. 左眼球高度突出,红肿;B. CT 图像显示左眶内及右侧鼻窦弥漫占位病变,呈高密度;C、D. MRI 图像显示左眼眶及右侧鼻窦内软组织影,T₁WI 呈较低信号,T₂WI 呈明显强化;E. 眶内容大体显示眼眶内弥漫性肿物;F. 病理图像显示血管炎性肉芽肿,HE×200;G. 高倍图像显示血管壁坏死,其周围有较多中性粒细胞浸润,HE×400

典型的病理学改变,对于具有典型临床特征和 ANCA 水平增高的患者并不一定要有病理学检查。但活检对于 Wegener 肉芽肿与其他肿瘤性病变的鉴别诊断仍有重要意义。

【病理】

典型的 Wegener 肉芽肿病理改变为坏死性肉芽肿和血管炎。眼眶内病变表现为弥漫性、坏死性肉芽肿性炎症和血管炎,血管炎主要累及中小血管。病变中常可见到地图样坏死。炎性肉芽肿中有多种类型的炎性细胞浸润,主要是中性粒细胞、淋巴细胞、浆细胞、类上皮样细胞和巨噬细胞,偶见嗜酸性粒细胞(见图 8-4-1)。中性粒细胞可形成微脓肿或围绕在坏死的血管周围。炎性细胞浸润血管壁,有时可见血管壁纤维素样坏死。炎症病变可广泛累及眼眶内脂肪组织,有些慢性病例可发生纤维化。本病发展迅速,对临床可疑病例应做相关的全身检查或取做病理活检。

【治疗】

本病治疗主要是内科治疗,通常使用免疫抑制剂和糖皮质激素联合治疗,最常用的药物是环磷酰胺和泼尼松。近年来,一些学者使用肿瘤坏死因子多克隆抗胸腺细胞球蛋白或单克隆抗 T 细胞抗体治疗,结果显示有一定疗效,尤其对于难治性的病例。有些学者报道利妥昔单抗不但可以缓解症状,同时可以减少糖皮质激素及免疫抑制剂的使用,从而减少不良反应的发生。

对于相关的眼部病变可给予药物或手术干预,以减轻眼部并发症或视力损害。手术切除一般用于眼眶内局限性病变或为了缓解眼部的症状及并发症。坏死性角巩膜炎可局部使用糖皮质激素。有文献报道,Wegener 肉芽肿经免疫抑制剂治疗后可发生巨细胞病毒性视网膜炎,继而引起增殖性玻璃体视网膜病变和牵拉性视网膜脱离。对于首诊于眼科的患者,临床医生应注意早期诊断和与其他眼眶病变的鉴别,避免贻误治疗。

【预后】

近年来一些文献报道早期诊断和经糖皮质激素及免疫抑制剂治疗,可明显改善预后。有些患者在停用免疫抑制剂后病变复发。对于长期应用免疫抑制剂和糖皮质激素的患者,容易出现药物毒性反应、继发感染和恶性肿瘤。眼部病变如果得不到及时有效的治疗,通常会引起严重的眼部并发症、角膜穿孔或视力丧失。本病是一种多系统受累而复杂的致死性疾病,全身性 Wegener 肉芽肿发展迅速,预后较差,有些晚期病变的治疗效果较差,多数死于呼吸衰竭或肾衰。

二、类肉瘤病

类肉瘤病(sarcoidosis)又称为结节病,是一种原因不明、多器官受累的非干酪样坏死性肉芽肿。

【病因】

本病确切病因不清,多数人认为类肉瘤病属于自身免疫性疾病。抗原提呈细胞(antigen presenting cell,APC)识别和吞噬特定的抗原,并将抗原提呈给 CD4⁺T 细胞,引起细胞免疫反应并释放细胞因子,如肿瘤坏死因子、干扰素、白介素 -2 和巨噬细胞炎症蛋白等,继而引起相应器官形成炎症性肉芽肿。近年一些研究证实类肉瘤病是由基因易患性个体暴露于未明确的病原体导致;一项 meta 分析表明,26.4% 的类肉瘤病患者的病理组织中可检测到结核分枝杆菌,比正常人高出 9~19 倍。另外一些学者推测类肉瘤病可能非某单一致病基因导致,而是由许多编码细胞因子、趋化因子的多基因联合作用,不同种族可能存在不同的致病基因和致病原,类肉瘤病的家族聚集现象也比较明显。

【临床表现】

(一)临床特点

类肉瘤病主要发生于成年人,少数可见于儿童或老年人。发病率与地理位置、种族、性别、年龄等有关,好发于美国黑人、爱尔兰、挪威、瑞典和日本人。本病临床表现多样化,任何器官均可受累,但以肺、肺门淋巴结、皮肤、眼部受累最常见。一些文献报道 25%~50% 的类肉瘤病患者可累及眼部组织,包括眼睑、泪腺、眼眶、结膜、角膜、葡萄膜、视神经、视网膜等组织;其中最多见的部位是葡萄膜、泪腺和眼眶。

类肉瘤病累及泪腺者通常表现为双侧或单侧泪腺肿大,眼睑肿胀、眼周可触及肿块、流泪、眼部不适、眼球突出、眼睑下垂等症状。有些眼眶病变可发生于泪腺以外的部位(图 8-4-2)。另外葡萄膜也是类肉

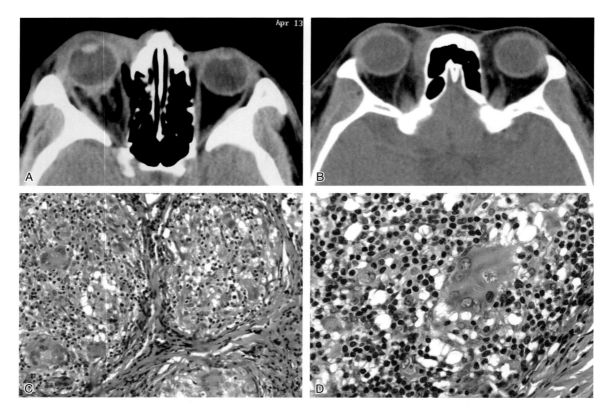

图 8-4-2　眼眶类肉瘤病

A. CT 横轴位显示右眼球周不规则软组织密度影；B. CT 横轴位显示右眼眶内侧中等密度占位性病变，边界较清晰；C. 炎性病变中有大量境界比较清楚，主要由类上皮细胞、多核巨噬细胞组成肉芽肿性结节，无干酪样坏死，HE×200；D. 多核巨噬细胞内可见星状体，HE×400

瘤病容易累及的部位，患者表现有前部或后部葡萄膜炎的体征。眼睑或结膜病变通常表现为眼睑皮下或球结膜表面结节状肿物。文献报道有 12% 的类肉瘤病累及神经系统，表现为视神经疾病和面神经麻痹等。

（二）影像学表现

1. B 超　显示眼眶内低回声占位影，内回声均匀、无明显压缩性。

2. 眼部 CT 检查　主要表现为泪腺肿大或眼眶内中等密度的实质性占位影，CT 值与眼外肌相近，边界较清晰，多为类圆形，可呈分叶状，无眶骨破坏。

【诊断】

1. 实验室检查　大多数患者血清中血管紧张素转化酶（angiotensin converting enzyme，ACE）或血清溶菌酶水平明显增高。临床上较常用的是检测血清中 ACE 水平。有些患者出现高血钙、高尿钙症，碱性磷酸酶增高或血浆免疫球蛋白增高。免疫学检查，大多数患者 Kveim 试验呈阳性。皮肤结核菌素试验阴性。

2. 对于怀疑类肉瘤病的患者应做胸部 X 线或 CT 检查，可显示双侧肺门淋巴结对称性肿大，伴或不伴有肺内结节状或片状阴影。

3. 影像学检查（详见临床表现）。

4. 眼眶内肿物或局部组织活检显示非干酪样坏死性肉芽肿性炎症，符合类肉瘤病的病理特点。有文献报道经支气管镜检查发现支气管黏膜结节样病变者，局部活检诊断类肉瘤病的阳性率可达 80% 以上。

【病理】

眼眶病变多发生于泪腺，肿物常呈不规则结节状，无完整包膜，质地较硬。类肉瘤病的基本病变是形成非干酪样坏死性上皮样细胞结节，结节边界清楚，由类上皮细胞、单核细胞、淋巴细胞和多核巨噬细胞组成；结节内无干酪样坏死（见图 8-4-2）。多核巨噬细胞的胞质内可见到两种包涵体，即星形体和 Schaumann 小体；星形体为胞浆内的透明区中含有强嗜酸性染色的放射状小体；Schaumann 小体是球形同心层状结构，为含有钙和铁的蛋白质。

【鉴别诊断】

1. 眼眶结核病　对怀疑为类肉瘤病的患者首先要通过相关的全身检查、影像学和血清学检查排除结核病。

2. 眼眶炎性假瘤　炎性假瘤和类肉瘤病的影像学特点比较类似，但前者常伴有局部红肿疼痛、压痛等，患者血清中 ACE 水平一般不增高。类肉瘤病的炎症表现比较轻微，术中可见肿块与周围组织的粘连相对较轻。

3. 注意排除其他细菌、寄生虫或真菌性感染性病变。

4. 有些患者无全身类肉瘤病的临床体征，仅表现为眶部泪腺或眼眶内局限性病变，此种情况下宜诊断为类肉瘤病样肉芽肿。有人报道全身类肉瘤病的临床体征可发生于眼眶病变诊断若干年后。

【治疗】

眼眶局限性病变可手术切除，大多数肿物边界比较清楚，容易切除。对病变比较广泛或伴有全身病变者需使用糖皮质激素治疗，通常给予泼尼松 40mg/d，服用 2 周后逐渐减量，每周减量 5mg，维持量 15mg，一般需维持治疗 6~9 个月。糖皮质激素治疗的关键是停药要慢，否则病情容易反复。治疗过程中应密切观察药物副作用和疗效，如 ACE 活性增高或其他实验室检查结果提示病情活动时，应调整剂量或改变治疗方案。对糖皮质激素治疗无效或不能耐受其副作用者，可考虑使用环磷酰胺、甲氨蝶呤、硫唑嘌呤和环孢素 A 等。类肉瘤病的预后一般较好，多数情况下能够治愈。

三、皮样囊肿伴肉芽肿性反应

【病因】

皮样囊肿是眼眶比较常见的病变，大多数发生于眼眶前部外上方，囊肿壁比较完整，囊内充满油脂性内容物。部分囊肿由于病史较长或囊肿体积较大的原因，囊肿壁通常变薄或发生自发性破裂，囊肿内油脂性物质外溢后可引起囊壁周围或邻近软组织慢性肉芽肿性炎症。

【临床表现】

大多数患者发病比较缓慢，无明显临床症状。眼眶深部皮样囊肿临床表现出现较晚，常伴有无痛性、缓慢进行性眼球突出和眼球移位。有些患者可表现有眼睑红肿，眼眶周围间歇性炎症；位于眼眶深部皮样囊肿可表现有类似眼眶蜂窝织炎的症状，局部红肿疼痛。

影像学检查：眼 B 超显示圆形或类圆形肿物，内回声依内容物成分不同表现各异；彩色多普勒超声检查显示肿物内缺乏血流信号。CT 检查非常重要，显示囊肿多位于骨膜下，囊壁与眼眶骨膜融合一起，周围骨质有压迫性骨凹或骨缺损，囊内容多呈负 CT 值区，囊壁显示有不规则增厚。MRI 检查由于囊肿内有大量油脂性物质，其 T_1WI 和 T_2WI 均表现为高信号；有些囊肿内容物呈分层状，油脂性物质浮在上方。

【诊断】

1. 皮样囊肿多发生于眼眶外上方，眶缘或眶前部可触及圆形或类圆形、表面光滑、质地硬或软的包块、有波动感、与骨膜粘连不能推动、边界比较清楚。有些患者表现有眼睑局部红肿、程度不同的触痛。眼眶深部皮样囊肿壁破裂后可表现有局限性眼眶蜂窝织炎症状。

2. 影像学检查（详见临床表现）。

【病理】

大体观察皮样囊肿呈圆形或椭圆形，囊壁光滑，囊内充满油脂性物质，有些囊肿内含有毛发。如果囊肿壁自发性破裂，囊壁变得不光滑，与周围粘连或囊肿壁增厚。显微镜下检查，典型的皮样囊肿壁衬覆有复层鳞状上皮细胞，囊壁内可见毛囊、皮脂腺等附属器。病史较长或体积较大的囊肿可发生自发性破裂，囊壁上皮细胞不完整、变薄或消失，囊壁周围伴有不同程度的慢性肉芽肿性炎症反应，其间有大量巨噬细胞和多核巨噬细胞（图 8-4-3）。

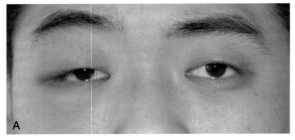

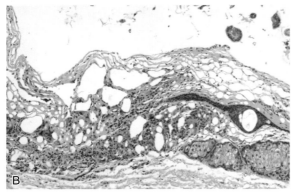

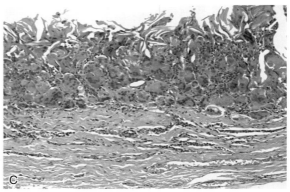

图 8-4-3　皮样囊肿破裂后引起邻近组织慢性炎性肉芽肿

A. 患者外眼图显示右眼上睑皮肤红肿;B. 病理检查证实皮样囊肿,囊壁上皮大部分消失,可见囊壁周围残留的毛囊皮脂腺和囊内含有多数毛发,囊壁周围伴有慢性肉芽肿性炎症,HE×100;C. 有些部位囊壁表面有大量多核巨噬细胞,HE×100

【治疗和预后】

皮样囊肿壁破裂后引发慢性肉芽肿性炎症的病例并不少见,但并不一定都表现有临床症状。对于出现眼睑红肿、眼眶急性或慢性炎症的患者可首先选择糖皮质激素治疗,待炎症消退后,再行皮样囊肿切除手术。有些囊肿壁与周围软组织粘连较紧,应谨慎分离囊壁,将其完整切除,并避免损伤周围组织。但要注意如果残留部分囊壁,尤其位于眼眶外壁骨缝处或延伸到颞窝部的囊壁处理不干净,可能会由于囊内容物溢入眼眶引起炎症反应或术后复发。

四、眼眶脂肪肉芽肿

眶周或眼眶内脂肪肉芽肿(periorbital and orbital lipogranuloma)是一种比较少见的软组织肉芽肿性炎症,国内外文献中曾被称为石蜡瘤、石蜡肉芽肿、脂性肉芽肿、油性肉芽肿或油膏性肉芽肿等。本病病理特点为在慢性肉芽肿性病变的背景中含有大量圆形的油脂样腔隙。

【病因】

文献中报道的大多数病例发生于鼻眼整形和鼻内镜手术后,由于术中损伤眼眶内壁、术中使用含有石蜡或油膏的材料作为止血填塞物,这些油性脂滴可沿出血部位进入眼睑皮下或眶周组织,引起局部异物性肉芽肿性炎症。近年一些学者报道自体颗粒脂肪注射前额部后亦可引发眶周脂肪肉芽肿。另外有报道视网膜玻璃体手术中注入眼内的硅油溢出到眼球壁外,亦可引起邻近眼眶组织的异物性肉芽肿性炎症,其间含有多数硅油腔隙。眼眶皮样囊肿破裂后,囊肿内容物的溢出亦可引起局部脂肪肉芽肿。特发性眼眶脂肪肉芽肿非常少见,其可能与某些疾病或外伤引起的眼眶脂肪组织变性坏死、类脂性物质溢出到细胞外间隙所引起的炎性反应有关。

【临床表现】

大多数发生于曾施行过自体颗粒脂肪面部注射或鼻内镜手术后的患者,后者通常发生于眼睑或眶周血肿消退后 3~4 周,但亦有报道发生于鼻内镜术后数个月或数年后。主要表现为眼眶内或眶周软组织肿块,眶缘部可触及皮下结节状肿物,边界不清,眼睑肿胀、充血。眼眶内病变可表现有眼球突出或眼球运动障碍。

影像学表现:

CT 检查显示眶周或眼眶内软组织占位影,边界不清,其与邻近眼外肌组织密度相似,其内含有多发性脂性小泡。

MRI 检查显示局限性不规则的软组织占位性病变,呈等 T_1 和等 T_2 信号影。

【诊断】

患者有鼻腔鼻窦手术史或前额部自体颗粒脂肪注射史,眼睑肿胀、眶缘边界不清的肿块应考虑到眼眶脂肪肉芽肿可能。活检组织表现为慢性肉芽肿性病变,含有多数油滴样腔隙、类上皮样细胞和多核巨噬细胞是主要诊断依据。

【病理】

主要特点为慢性炎性肉芽肿性病变中含有大量大小不一、圆形的油脂样腔隙,其周围含有数量不等的组织细胞、多核巨噬细胞。有些特发性脂肪肉芽肿表现为眼眶脂肪细胞变性,其周围有大量淋巴细胞、多核巨噬细胞、单核细胞浸润,有时可见嗜酸性粒细胞(图 8-4-4)。免疫组织化学染色,组织细胞对 CD68 呈阳性表达。

【治疗】

本病主要是选择手术完整切除,一般预后较好,很少复发。近年有学者报道对 21 例因自体颗粒脂肪注射到前额后引发的眶周脂肪肉芽肿,采用曲安奈德或泼尼松龙局部注射,其中 15 例病变消退,5 例病变部分消退,仅有 1 例无明显治疗效果。

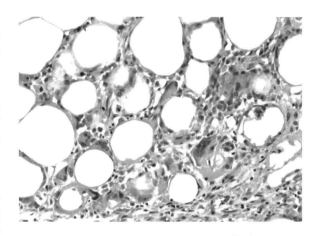

图 8-4-4　眼眶内特发性脂肪肉芽肿
慢性肉芽肿性病变中含有大量油脂样腔隙和多核巨噬细胞浸润,HE × 200

五、胆固醇肉芽肿

眼眶胆固醇性肉芽肿(cholesterol granuloma)非常少见,是指由含有大量胆固醇结晶和巨噬细胞组成的肉芽肿。

【病因】

大多数学者认为眼眶胆固醇性肉芽肿与局部外伤或局部骨发育异常引起的组织出血有关。由于出血导致红细胞膜破坏,红细胞内血红蛋白析出或脂肪变性,胆固醇从脂蛋白中析出、沉淀结晶,导致异物巨噬细胞反应,形成胆固醇肉芽肿。有少数眼眶病变是由于鼻窦或邻近组织胆固醇性肉芽肿的蔓延所致。

【临床表现】

文献中报道的病例均好发于中年男性,发病年龄为 25~68 岁,平均 40 岁。病史可从数周至数月,好发于眼眶外上方或泪腺窝上方的眶额骨。临床主要表现为眼球突出和眼球向内下方移位,眶周疼痛、复视、视力下降或眼睑肿胀(图 8-4-5)。

影像学表现:

CT 检查显示眼眶外上方呈囊性、边界清楚的软组织肿块影,其与脑组织密度相似,伴有眶骨额骨的缺损。病变常呈膨胀性发展,并进一步侵蚀邻近眶骨和侵及眼眶、额窦、泪窝(图 8-4-5)。

MRI 检查,多数病变 T_1WI 和 T_2WI 均呈高信号影,其内混杂点片状低信号影。

【诊断】

本病比较少见,临床诊断比较困难,主要依靠病理诊断。大多数病变发生于成年人,男性多见,表现为眼球突出和眼球向内下方移位。CT 检查显示眼眶外上方囊性、边界清楚的软组织肿物,呈膨胀性生长、伴有眶骨或额骨病变。如果手术中发现肿物呈囊性,囊内含有棕黄色黏液样物质和质地较脆的污黄色实性组织,且伴有邻近骨破坏可考虑为此病。

【病理】

肿物表面常有较薄的囊壁,囊内容物呈黄绿色豆渣样。镜下主要是由大量单核细胞、多核巨噬细胞

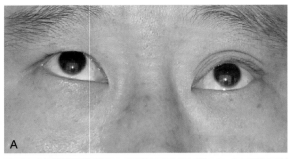

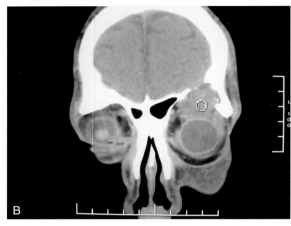

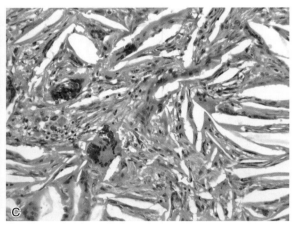

图 8-4-5　眼眶胆固醇性肉芽肿

A. 患者外眼图显示左眼向上翻转受限；B. CT 图像显示左眼眶内上方不规则占位性病变，侵及眶上壁，呈虫蚀样改变；C. 病理图像显示慢性肉芽肿性病变中含有大量结晶状胆固醇裂隙和棕黄色胆酸盐结晶，胆固醇裂隙边缘有多核巨噬细胞浸润，HE×200

组成的肉芽肿性炎症，其间有大量胆固醇结晶裂隙或棕黄色的胆酸盐结晶，有时可见到被破坏的骨板碎块或呈灶状分布的泡沫状巨噬细胞（见图 8-4-5）。

【鉴别诊断】

本病主要应与其他伴有骨侵蚀性病变鉴别，包括泪腺癌、动脉瘤性骨囊肿、皮样囊肿、骨化性纤维瘤、朗格汉斯组织细胞增生症、额窦黏液囊肿和转移癌等。泪腺癌或转移癌通常伴有明显的疼痛和不规则骨破坏。动脉瘤性骨囊肿可伴有骨破坏，但多发生于年轻人或儿童，常伴有出血。皮样囊肿可伴有骨壁凹陷或边缘骨增生，但一般不引起疼痛。了解上述病变的临床和影像学特征可能对术前鉴别诊断有很大帮助。病理学诊断中，如果眶内肿物是一个缺乏鳞状上皮细胞或呼吸道黏膜上皮衬覆的囊性病变，囊内含有显著的炎性细胞、血细胞分解产物、多核巨噬细胞和胆固醇结晶，应当考虑到本病。

【治疗】

主要是采用手术完整地切除肿物，根据肿物的位置，选择眉弓切口、前路开眶术或外侧开眶术，较充分地暴露手术视野有利于将病变完全切除，并且将邻近骨边缘残留的病变刮除干净。大多数病变手术切除后不复发。有些病变范围较大，且伴有骨畸形，需要在病变完全切除后进行整形手术。手术应尽可能将病变完全切除，避免肿物复发。

第五节　眼眶血管炎

血管炎是指以血管损害或以血管为中心的炎症反应，这组疾病包含了很多种系统性、与非特异性炎症有关的病变。从病理学角度，血管炎可分为感染性和免疫性，有些病变的病因仍然不明确。目前区分不同类型血管炎主要依据于临床体征和受累器官及组织的病理学特点，但有些血管炎的分类非常困难。临床上大多数血管炎与免疫系统有关，典型病变表现为血管内皮损害、血管壁坏死、血管壁周围纤维素样沉积物和组织坏死。眼眶血管炎性病变主要包括 Wegener 肉芽肿、结节性多动脉炎、巨细胞动脉炎、超敏性脉管炎和与某些结缔组织疾病相关的炎症。血管炎是一组特殊的病变，除了要与眼眶非特异性炎症的鉴别外，必须注意到血管炎与多种炎性病变和全身疾病的重要关系，有些血管炎可能会危及生命或带来严重后果。

一、结节性多动脉炎

结节性多动脉炎(polyarteritis nodosa,PAN)是一种以中小动脉的节段性炎症与坏死为特征的非肉芽肿性血管炎。本病主要侵犯中小肌性动脉,呈节段性分布,容易发生于动脉分叉处,并向远端扩散。近年来随着对血管炎研究的深入和诊断技术的进步,有些过去被诊断为PAN的其他系统性坏死性血管炎被划分为特异性血管炎。2012年Chapel hill系统性血管炎统一命名研讨会将PAN定义为:一种累及中小动脉的坏死性血管炎,不累及微小动脉、毛细血管以及静脉,无肾小球肾炎改变,与ANCA无关。因此在系统性血管炎中PAN并不常见。

【病因】

本病病因还不十分明确,目前一些学者认为其可能与多种免疫性疾病有关,如类风湿性关节炎或干燥综合征。有研究认为与遗传或常染色体隐性遗传基因CECRl突变缺失有关。感染在PAN的发病中是一个重要的原因,目前研究发现主要与病毒感染有关,其中最引起关注的是乙型肝炎病毒(HBV)。文献中可见丙型肝炎病毒(HCV)、艾滋病病毒(HIV)、巨细胞病毒和细小病毒B19感染可诱发PAN的相关报道。

【临床表现】

本病好发于男性,多见于20~40岁。大多数患者有系统性病变,表现多种多样,可出现发热、体重减轻、关节痛、肌肉痛等非特异性症状,以及因炎症动脉狭窄、堵塞或微动脉瘤破裂出血导致相应的器官或组织缺血或出血,甚至出现危及生命的急性并发症。最常受累的器官和组织是皮肤、外周神经、肾脏和胃肠道。眼部受累比较少见,可表现为视网膜坏死、浅层巩膜炎、巩膜炎、角膜溃疡或眼眶非特异性炎症,后者是由于眼眶内血管炎症和结缔组织坏死所致,其多见于系统性疾病发生之前。累及视神经可引起视力下降或缺血性视神经病变。

影像学表现:CT和MRI检查,较大血管受累者可见血管呈灶性、节段性分布,受累血管壁水肿等。血管造影可发现动脉瘤,PAN典型病变显示动脉囊状或纺锤样微动脉瘤(直径1~5mm),并常和狭窄、闭塞、扩张并存,多种表现同时存在于同一动脉时,形成串珠样改变。病理活检,中小动脉壁活检可见中性粒细胞和单核细胞浸润以及灶性坏死性血管炎。

【诊断】

因眼眶PAN发病率很低,且通常是多年后才出现全身症状,又缺乏特异性的实验室指标,临床诊断非常困难。中青年患者出现不明原因发热、舒张压升高、腹痛时应考虑PAN可能性。原因不明的周围神经炎亦应警惕PAN。实验室检查一般无特异性,可与其他血管炎相似,出现红细胞沉降率、C反应蛋白(CRP)增高,慢性贫血和白细胞增高,偶见嗜酸性粒细胞增多。HBV、HCV等慢性病毒血清学检查对诊断病毒相关性PAN及治疗非常有用。ANCA通常为阴性。肾脏损害时可出现蛋白尿、血尿和管型尿等。

【病理】

结节性多动脉炎的血管病变呈节段性改变,主要出现在血管分叉处,表现为血管壁周围大量炎症细胞浸润,以淋巴细胞为主。活动性病变中常见纤维素样坏死和中性粒细胞浸润。血管炎性损伤可引起内皮细胞增生和血管壁纤维化,继而出现受累血管腔狭窄或堵塞,严重的血管壁受损可导致微血管瘤形成。不同炎症阶段的病理表现可同时并存,一般无肉芽肿性炎症的特点。

【治疗】

糖皮质激素是治疗的首选药物,必要时联合使用免疫抑制剂。对于胃肠道穿孔、内脏破裂、缺血或出血等严重并发症,有可能需要外科手术治疗。治疗方案选择时,需要考虑何种器官或组织受累以及疾病进展程度。对于轻症患者,国外推荐只需要激素治疗,用量为每天1mg/kg,当疾病缓解后逐步减量。当激素减量至15~20mg/d,若疾病复发,可考虑加用免疫抑制剂。当疾病快速恶化时,可尝试甲基泼尼松龙冲击治疗(1 000mg/d,共3天)。重要器官受累者可考虑免疫抑制剂与激素合用,首选的免疫抑制剂为环磷酰胺(CTX)。虽然PAN很少累及眼眶,但由于其累及重要脏器时往往会危及生命,临床上应特别注意与眼眶非特异性炎症的鉴别。自从应用糖皮质激素和环磷酰胺治疗 PAN 后,患者的 5 年生存率显著提高,可达 80%,但应当注意治疗中可发生潜在机会性感染。未经治疗的 PAN 的预后极差,文献中报道 5 年生存率仅有 13%。常见死亡原因为心、肾或其他重要器官衰竭,胃肠道并发症或动脉瘤破裂等。

二、巨细胞动脉炎

巨细胞动脉炎(giant cell arteritis,GCA)又称为颞动脉炎或肉芽肿性血管炎,是一种全身性血管炎,影响到中型或大型动脉,主要累及颞浅动脉和眼动脉,前者又称为颞动脉炎。本病如不及时诊断,延误治疗可导致永久性视力丧失和脑卒中等严重并发症。

【病因】

目前对 GCA 的病因仍不十分明确,多数学者认为是一种免疫性疾病,遗传因素可能与其发病有关。有些学者认为本病是一个 T 细胞依赖性疾病,血管壁内 T 细胞、巨噬细胞活化所引起的炎症反应可能是其发病的主要原因。某些细菌、病毒(如疱疹病毒、副流感病毒、巨细胞病毒或衣原体等)可能是 GCA 发病的触发因素。

【临床表现】

本病主要发生于 50 岁以上,女性多见。局部症状主要为头痛、下颌运动不良,咀嚼困难、眩晕、听力减退和视力减退等症状。头痛是最常见的初始症状,可一侧或两侧发病,其疼痛的区域常见于颞部。眼部症状主要表现为单眼或双眼视物模糊、一过性或永久性视力丧失、偏盲及复视,后者可因动眼神经、滑车神经及展神经麻痹引起的眼球运动障碍所致。视力障碍的主要原因是眼动脉的睫状后动脉分支受累而导致缺血性视神经病变,其发生率为 6%~15%;少见原因为视网膜中央动脉阻塞。因为颞动脉距离眼眶最近,因此眼眶巨细胞动脉炎可经颞动脉活检加以证实。患者可伴有发热、畏寒、出汗,颞动脉有压痛和搏动减弱,疲倦、食欲不振、肌肉疼痛症状。大血管炎的症状主要影响到锁骨下和腋动脉,引起主动脉弓综合征、上肢跛行和血压不对称或动脉瘤形成。

【诊断】

目前多数学者采用 1990 年美国风湿病学会制定诊断标准,其有效地将 GCA 从其他血管炎区别开来:①发病年龄≥50 岁;②新近发生的头痛;③颞动脉硬而粗大,并有压痛,波动减弱;④第 1 小时红细胞沉降率 >50mm;⑤颞动脉活检显示血管炎,表现为单核细胞为主的浸润或肉芽肿性炎症,常有多核巨噬细胞。满足其 5 项标准中的 3 项即可诊断为 GCA。眼部患者视力突然丧失、视乳头苍白、水肿或出现眼眶非特异性炎症,且伴有上述全身体征时应考虑到 GCA。应用彩色多普勒检查可直接观察到颞动脉、眶动脉或眼动脉有无血流和血流受阻程度。荧光素眼底血管造影可发现大片状脉络膜充盈迟缓区,可用于鉴别动脉炎性或非动脉炎性前部缺血性视神经病变。

【病理】

巨细胞动脉炎主要特点是非坏死性肉芽肿性血管炎,淋巴细胞、单核细胞弥漫性浸润动脉全层。纤维素样坏死少见,而内膜下纤维组织增生常见,继而导致血管腔变细或管腔闭塞。本病另外 1 个特点为局部肉芽肿形成,其内可见活化的 T 细胞、巨噬细胞和多核巨噬细胞,后者常沿着破坏的弹力膜分布。

【治疗】

本病对糖皮质激素敏感,早期、足量应用可预防视力丧失。治疗不及时可导致视力丧失。一旦确诊或高度怀疑本病者,在等待颞动脉活检报告的同时,应立即应用糖皮质激素。本病是一种全身性的血管病变,可引起全身及眼部的严重并发症,甚至死亡。糖皮质激素治疗虽然有效,但长期应用可出现各种副作用,应当予以注意。

第六节　容易和眼眶非特异性炎症相混淆的病变

一、淀粉样变性

淀粉样变性(amyloidosis)是一种少见的疾病,其特点是淀粉样蛋白在组织内沉积导致器官结构和功能改变。

【病因】

淀粉样变性分为原发性和继发性两大类,原发性淀粉样变性通常累及全身多处器官和组织,通常以免疫球蛋白轻链型淀粉样变性(immunoglobulin light chain amyloidosis,AL)最为常见。AL型淀粉样变性本质上来源于骨髓内克隆性浆细胞产生的免疫球蛋白(Ig),其发病机制与浆细胞增殖性疾病或多发性骨髓瘤有关。继发性淀粉样变性比较少见,可继发于某些炎症或伴发于某些免疫性疾病。有些学者发现部分患者有家族倾向,可能与遗传有关。眼部淀粉样变性比较少见,大多数为局限性病变,好发于眼睑、结膜和眼眶,但部分病例可能与多发性骨髓瘤有关或为全身性病变的一部分。

【临床表现】

眼眶淀粉样变性可发生于任何年龄,但多见于中青年,双侧对称性分布,也可单侧发病。淀粉样变性物质可影响到眼睑、结膜下、泪腺、眶内脂肪或眼外肌,表现为眼睑肥厚、上睑下垂、皮肤表面有蜡黄色结节、睑结膜或穹窿部结膜下轻度隆起的浅黄色斑块状肿物、泪腺肿大、眼外肌增厚、眼球运动障碍、眼球突出等症状,其临床表现依受累部位与病变大小而不同。有些病变首先表现为眼球穹窿部结膜下或眼睑病变,随着病变发展逐渐侵及眼眶内。继发性淀粉样变性可发生于慢性炎症,多见于睑结膜下,表现为轻度隆起的黄白色肿物。但大多数眼睑和眼眶淀粉样变性与全身病变有关。

影像学检查:局限性眼眶淀粉样变性可位于眼眶前部或深部软组织内,通常显示眼眶内边界不清的不规则软组织占位影,部分病变可见斑点状钙化(图 8-6-1)。眼 B 超和 CT 检查可以确定病变位置和范围。MRI 检查显示泪腺区或眼眶内实性占位性病变,病变形状不规则,呈等 T_1 等 T_2 信号;增强扫描呈中、轻度强化,信号似炎症表现。

【诊断】

1. 伴有眼睑皮肤肥厚、皮肤蜡黄色结节、睑结膜或穹窿部结膜下黄白色斑块状肿物。

2. 影像学表现(详见临床表现)。

3. 淀粉样变性主要依靠病理学诊断。应注意的是,淀粉样变性分为系统性和局限性 2 种类型,两者的治疗和预后存在很大差异。因此对于病理确诊为淀粉样变性的患者,应进行相关的全身检查。多发性骨髓瘤可合并 AL 型淀粉样变性,主要诊断特征为高钙血症、肾功能衰竭、贫血及溶骨性病变。AL 型淀粉样变性以单克隆 Ig 轻链升高为特征,存在潜在浆细胞克隆、淀粉样蛋白沉积,主要依据临床表现、实验室检查、活组织病理学检查等进行诊断,同时应注意与遗传性、老年性、继发性淀粉样变性及单克隆丙种球蛋白血症进行鉴别。

【病理】

眼眶内肿物大体标本呈蜡黄色,边界不清,可累及眼外肌。病理特点为眼眶病变组织中和血管壁周围沉积有大量无定形、均匀、嗜酸性红染的变性物质,刚果红染色呈砖红色,偏振光显微镜下呈特征性苹果绿色双折光。有些淀粉样变性物质周围存在少量淋巴细胞、浆细胞或巨噬细胞浸润。电镜下显示淀粉样物质为无周期、无分支的细纤维。

由于淀粉样物质中的蛋白成分有多种类型,其与治疗措施的选择密切相关,因此辨别病变前体蛋白的类型非常重要。近年来一些新兴技术能够以较高的可信度与准确性进行病变前体蛋白的分类,从而指导临床治疗方案的选择。文献报道免疫荧光染色法比免疫组化有更高的检出率,有多种抗体可以协助鉴别淀粉样物质中轻链的类型。激光显微切割术联用质谱分析法检测嗜刚果红沉积物,能够对 98% 的病例进行准确分型。此外,通过 DNA 测序法可以直接得出病变的基因学证据,对淀粉样变性中遗传变异型的

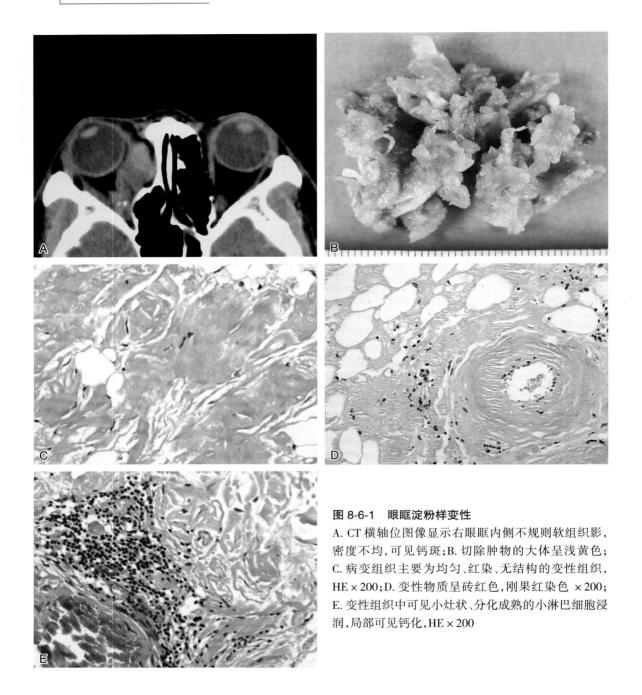

图 8-6-1　眼眶淀粉样变性
A. CT 横轴位图像显示右眼眶内侧不规则软组织影，密度不均，可见钙斑；B. 切除肿物的大体呈浅黄色；C. 病变组织主要为均匀、红染、无结构的变性组织，HE×200；D. 变性物质呈砖红色，刚果红染色×200；E. 变性组织中可见小灶状、分化成熟的小淋巴细胞浸润，局部可见钙化，HE×200

患者应对其家族成员进行筛查并加强随访。

【治疗和预后】

眼部淀粉样变性的原因有多种因素，对于确诊为淀粉样变性的患者，首先要判断是系统性还是局限性淀粉样变性。在诊断和治疗过程中要注意区分原发性淀粉样变性、继发性淀粉样变性、多发性骨髓瘤合并 AL 型淀粉样变性、遗传性或家族性淀粉样变性，以给予正确治疗和减少误诊。眼部淀粉样变性应根据病变部位和有无全身性病变进行个体化治疗，眼睑、眼眶或结膜下局限性病变可选择手术切除，但很难彻底切除干净。本病的预后主要与病变类型有关，治疗后应定期随诊。

二、IgG4 相关性眼病

IgG4 相关性疾病（IgG4-related disease，IgG4-RD）是最近几年才被认识的一种疾病，是一种系统性疾病，以血清中 IgG4 水平升高，组织和器官中大量 IgG4 阳性细胞弥漫性浸润，席纹状纤维化及闭塞性静脉炎为特征。IgG4-RD 可以累及全身多个器官和系统，常见受累器官除胰腺外，还好发于唾液腺、泪腺和腹膜后；但不一定各部位同时发病，很多病例常在几年或更长时间内才先后发病。若 IgG4-RD 出现眼部症状时，则称为 IgG4 相关性眼病（IgG4 relative ocular disease，IgG4-ROD），泪腺是最常受累的部位，其主要临床特点是双侧泪腺增大伴眶下神经增粗、多条眼外肌肿大和压迫性视神经病变。文献中报道很少数 IgG4-ROD 可以发生在眶内软组织、巩膜、葡萄膜和眼附属器。

【病因】

IgG4-ROD 的确切病因和发病机制目前仍不十分清楚。多数学者认为本病发生发展是与多种因素有关，包括遗传易感性、自身免疫因素、过敏因素或 IgG4 分子的独特作用。文献中报道的病例大多数发生在亚洲，日本 IgG4-ROD 的发病率占眼眶淋巴细胞性病变的第二位（21.6%），仅次于眼眶 MALT 淋巴瘤（39.8%）。

【临床表现】

IgG4 相关性眼病（IgG4-ROD）可以累及眼部多种组织，包括泪腺、眼外肌、视神经或结膜。本病好发于中老年人，无明显性别差异。大多数患者双侧发病，表现为眼睑肿胀伴有眼球突出，有些患者可有视物模糊、复视或溢泪等症状。泪腺病变最为常见，通常表现为双侧泪腺的无痛性肿大、眼眶外上缘触及肿物、眼球突出，无明显疼痛（图 8-6-2）。有些患者伴有眼外肌病变，表现为多条眼外肌的肿大，但大部分患者的眼球运动并不受限，且眼外肌肿大无明显规律。有些学者发现三叉神经的眶下神经增粗是本病一个明显的临床特征（图 8-6-3），但多数患者通常无眶下神经感觉障碍的体征。有些患者可表现有压迫性视神经病变的体征，其可能由于眶下神经增粗后在眶尖处压迫视神经、视神经周围肿物压迫或眼外肌炎症反应波及眶尖部所致。CT 和 MRI 检查可发现双侧泪腺弥漫性肿大或受累组织呈肿块状，眼外肌增粗，视神经鞘膜增厚。有些患者伴有唾液腺、胰腺、淋巴结或其他器官的 IgG-RD、哮喘或过敏性鼻炎。

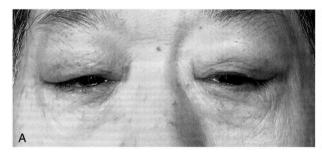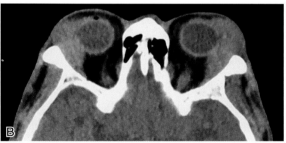

图 8-6-2　IgG4 相关性眼病

A. 双眼上睑外上方肿胀；B. CT 显示双眼泪腺明显增大，边界较清，密度均匀

实验室检查：大多数患者血清 IgG4 浓度增高（>135mg/dl），有些患者可伴有 IgG、IgE、抗核抗体、抗中性粒细胞胞浆抗体、C 反应蛋白、类风湿因子异常，嗜酸性粒细胞计数增高、高丙种球蛋白血症或红细胞沉降率增高。

【诊断】

目前国际上诊断 IgG4-RD 主要依据于 2012 年日本各学界联合发表的综合分类标准。IgG4 阳性 /IgG 阳性细胞比例 >40% 是诊断 IgG4-RD 的必要条件，但不能作为充分条件，还要充分结合组织病理学特征。多数学者认为诊断 IgG4-RD 主要依赖其组织病理学特征，次要标准是其组织内的 IgG4 阳性细胞计数及 IgG4 阳性 /IgG 阳性细胞比例。另外诊断中要特别注意与肿瘤或其他类似疾病的鉴别诊断，包括干燥综合征、原发性硬化性胆管炎、Castleman 病、继发性腹膜后纤维化、类肉瘤病、Wegener 肉芽肿等病变。

目前国际上尚没有统一的 IgG4 相关性眼病（IgG4-ROD）诊断标准。2015 年日本 IgG4-ROD 研究人员

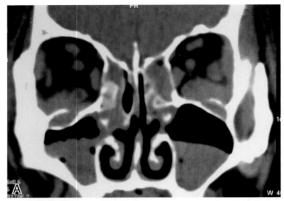

图 8-6-3 IgG4 相关性眼病

A. 眼眶 CT 冠扫可见双眼下直肌粗大,眶下方中等密度肿物沿骨壁生长,边界不清,眶下神经增粗;
B. 眼眶 MRI T₁ 加权像可见病变呈中等信号;C. 眼眶 MRI T₂ 加权像可见病变呈中低信号

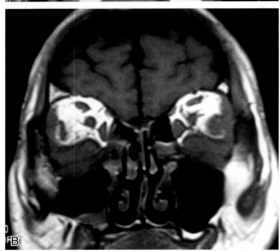

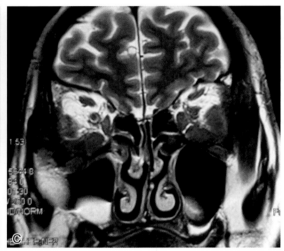

提出的最新的诊断标准为:①影像学检查发现双眼泪腺增大;②IgG4 阳性浆细胞 /IgG 阳性浆细胞≥40% 或 IgG4 阳性浆细胞 >50 个 / 高倍视野;③血清 IgG4 水平增高(≥135mg/dl)。应当注意临床上确实有些患者血清学 IgG4 水平正常或低于 135mg/dl。目前没有公认的标准去界定病变组织中 IgG4 阳性浆细胞的数量,但是比较多的报道要求 >30 个 / 高倍视野。CT 和 MRI 等影像学检查显示双侧泪腺弥漫性对称性肿大或眶内组织肿块状浸润,有些患者伴有眼外肌肿大或眶下神经增粗,唾液腺肿大或其他免疫性疾病。一些学者建议对于单一部位发病的 IgG4-RD 病例,最佳方法为通过全身 ¹⁸F- 去氧葡萄糖正子摄影(PDG-PET)或者 ⁶⁷Ga 扫描探测其他部位有无病变。

【病理】

病变组织中大量分化成熟的淋巴细胞浆细胞增生,有成熟的淋巴滤泡形成,滤泡间区浆细胞增生比较显著,伴有席纹状纤维化和闭塞性静脉炎是 IgG4-RD 的组织病理学特点(图 8-6-4)。IgG-ROD 通常以大量淋巴细胞浆细胞增生和纤维化为主,大部分病变中缺乏闭塞性静脉炎的特点。免疫组织化学染色:B 细胞和 T 细胞标记符合淋巴组织增生的特点,IgG4 阳性浆细胞数量 >50 个 / 高倍视野,IgG4 阳性浆细胞 / IgG 阳性浆细胞 >40%。

【鉴别诊断】

眼部 IgG4-ROD 主要应与黏膜相关淋巴组织结外边缘区 B 细胞淋巴瘤、反应性淋巴组织增生、眼眶炎性假瘤等鉴别。

1. 与黏膜相关淋巴组织结外边缘区 B 细胞淋巴瘤(MALT 淋巴瘤)的鉴别 大多数淋巴瘤中 IgG4 阳性的浆细胞表达较低,但文献中报道有些 MALT 淋巴瘤合并 IgG4-RD,表现为 IgG4 阳性细胞增多和血清 IgG4 水平增高。Aihara 等报道 1 014 例眼附属器淋巴组织增生性疾病中,有 44 例(4.3%)MALT 淋巴瘤伴发 IgG4-RD。一些学者报道眼附属器淋巴瘤起源于 IgG4 相关的硬化性泪腺炎,因此对眼部 MALT

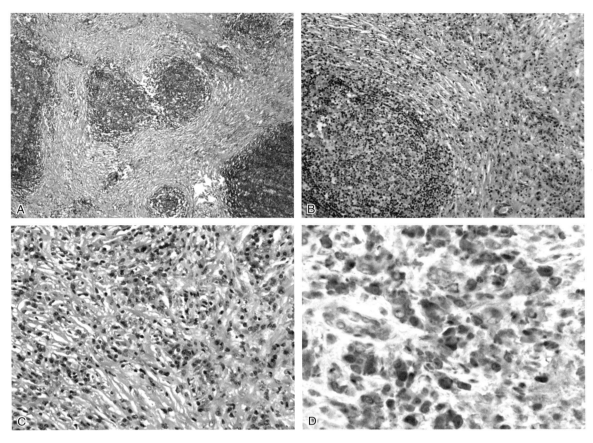

图 8-6-4 眼眶泪腺 IgG4 相关性眼病的病理图像
A. 低倍镜下可见滤泡状淋巴组织增生,其间有大量席纹状纤维化,HE×25;B. 病变组织中大量成熟的淋巴细胞
和浆细胞增生,伴有淋巴滤泡,HE×100;C. 淋巴滤泡间区有较多成熟的浆细胞增生,并伴有纤维增生,HE×200;
D. 免疫组织化学染色显示淋巴滤泡间区有较多的 IgG4 染色阳性的浆细胞,EnVision×400

淋巴瘤行常规 IgG4 和 IgG 染色,除外 IgG4-ROD。分子生物学检查有助于两者鉴别,基因重排显示 MAIT 淋巴瘤呈单克隆性,而 IgG4-RD 呈多克隆性。

2. **与良性淋巴上皮病变(Mikuliczs 病)的鉴别** 1888 年,Mikuliczs-Radecki 首次报道 1 例称之为 Mikuliczs 病的病例。1953 年,Morgan 和 Castleman 发现 Mikuliczs 病的组织学改变与干燥综合征相似,提出 Mikuliczs 病是干燥综合征的一个亚型,但之后的研究证实干燥综合征和 Mikuliczs 病其实是两种完全不同的疾病。Yamamoto 等 2005 年研究发现泪腺 Mikuliczs 病是一种 IgG4 相关性疾病,当患者出现传统的泪腺 Mikuliczs 病症状时,均需排除 IgG4 相关性疾病。鉴于两者在组织学形态上存在较大的交叉,鉴别诊断的依据主要靠免疫组织化学染色、IgG4 阳性浆细胞计数和血清学 IgG4 浓度结果来判定。2011 年,Gayer 和 Deshpande 等提出统一用 IgG4 相关性泪腺炎来描述 Mikuliczs 病中的泪腺改变,并在近年来开始逐渐被大家接受。但两者之间还有许多问题需要在以后研究中逐渐明确。

3. **与泪腺炎型眼眶炎性假瘤的鉴别** 泪腺炎型眼眶炎性假瘤又称为慢性非特异性泪腺炎,可单侧或双侧发病,表现有眼睑红肿、眼周疼痛,而 IgG4-ROD 通常无明显的炎性病变体征,有助于与炎性假瘤的鉴别。但确有一些炎性假瘤缺乏急性炎症发作的病史,其临床表现、影像学检查和组织学变化与 IgG4-ROD 基本一致,两者鉴别主要依靠于病理活检。泪腺型炎性假瘤的病理特点为泪腺腺泡或小叶间弥散性淋巴细胞浆细胞浸润,可有少量淋巴滤泡形成和不同程度纤维化,与 IgG4-ROD 的主要区别为免疫组织化学染色仅有少量 IgG4 阳性浆细胞,血清学检查 IgG4 水平无明显增高。

【治疗】
目前,IgG4-RD 和 IgG4-ROD 的治疗均没有统一的治疗标准。糖皮质激素是临床治疗的首选药物,大多数 IgG4 相关性眼病患者对糖皮质激素的治疗反应比较敏感,但是长期应用可出现一系列不良反应,且在糖皮质激素减量阶段容易复发。应当注意尽管大多数 IgG4-ROD 患者经糖皮质激素治疗后可明显减轻临床症状,但仍有一部分患者对激素治疗反应不敏感、激素减量期间复发或对激素不耐受情况。近年有些相关文献报道,对一些激素治疗不敏感或复发病例,免疫抑制剂和利妥昔单抗治疗有利于减轻患者症状和减少复发,而且发现利妥昔单抗可以明显降低血清 IgG4 的水平。关于 IgG4-ROD 的标准化治疗方案,仍需进一步研究统一规范。

三、Kimura 病

Kimura 病最初是由我国金显宅医师于 1937 年首先报道,以嗜酸性粒细胞增生性淋巴肉芽肿(eosinphilic hyperplastic lymphogranuloma)命名。1948 年日本木村哲二报道相似病变,称之为木村病(Kimura病),并一直延续至今。本病主要发生于东亚地区,好发于头颈部皮下,但亦可发生在腹股沟、胸壁、四肢或眼眶。在以往的西方文献中通常把 Kimura 病与血管淋巴组织增生伴嗜酸性粒细胞增多症(angiolymphoid hyperplasia with eosinophilia,ALHE)混用或者认为两者是同一病变的不同阶段。80 年代以后随着病例的积累和诊断技术的进步,多数学者发现它们是 2 个不同性质的疾病,具有明显的临床和病理学区别。ALHE 是一种良性血管瘤性病变,近年的文献和书籍都采用上皮样血管瘤这个诊断代替了 ALHE,而且有些学者认为过去诊断的某些 ALHE 病例可能属于 Kimura 病。

【病因】

本病病因目前还不完全清楚,普遍认为可能是一种变态反应性疾病或自身免疫性疾病,属于良性淋巴组织增生性病变的一种类型。

【临床表现】

本病多发生于男性青壮年,单侧或双侧眼眶发病,以单侧眼眶发病多见,病史可数月至数年或更长。本病好发于眼眶前部和外上方,临床表现类似于眼眶炎性假瘤,表现为泪腺肿大、无症状性眼球突出、眼睑局部充血肿胀、上睑下垂,有些病例可见结膜外直肌止点部位充血肿胀,但无明显眼痛、头痛等症状。少数患者可有眼球运动障碍或复视等症状。部分患者伴有区域淋巴结肿大、外周血中嗜酸性粒细胞数目增多,血清中 IgE 检测也常超过正常范围。有些患者伴有哮喘,结核病或 Loeffer 综合征。

影像学表现:彩色多普勒超声检查显示泪腺区和眼眶内占位性病变、边界欠清,内部可见血流信号。CT 检查:大多数表现为眼眶上方或外上方不规则的占位性病变,界限不清,密度均匀或不均匀,泪腺增大并显示高密度影,但无骨质破坏(图 8-6-5)。有些病变可累及深部眼眶组织、外直肌或上直肌肥厚或呈梭形增粗,类似于眼眶炎性假瘤。

【诊断】

本病主要依靠病理学诊断。单侧或双侧泪腺肿大或眼眶前部外上方肿物、外周血中嗜酸性粒细胞数目增多和 IgE 水平增高应考虑本病。

【病理】

主要特点为在淋巴组织增生性病变中,有大小不一的淋巴滤泡、大量毛细血管增生和嗜酸性粒细胞浸润,后者通常形成小灶状浸润或嗜伊红色微脓疡状。病变中增生的血管通常为毛细血管,管径较小,衬覆有扁平或轻度肿胀的内皮细胞,很类似于淋巴结副皮质区内的毛细血管后微静脉。有些淋巴滤泡内可见纤细的无定形的嗜酸性物质,其多为免疫球蛋白,IgE 抗体染色显示阳性。有些病变伴有不同程度纤维化,泪腺腺泡上皮萎缩和眶内脂肪组织变性。

【鉴别诊断】

1. **上皮样血管瘤** 好发于 20~40 岁女性、多数为局限性肿物且体积较小、病变主要由毛细血管或中等大的血管组成,血管内壁衬覆有呈墓碑状突向管腔的血管内皮细胞、嗜酸性粒细胞浸润的数目不如 Kimura 病明显,极少有嗜酸性微脓疡形成。

2. **眼眶淋巴组织增生** 病变主要为成熟的淋巴细胞、浆细胞增生,通常不伴有大量嗜酸性粒细胞浸润和外周血嗜酸性粒细胞增高。

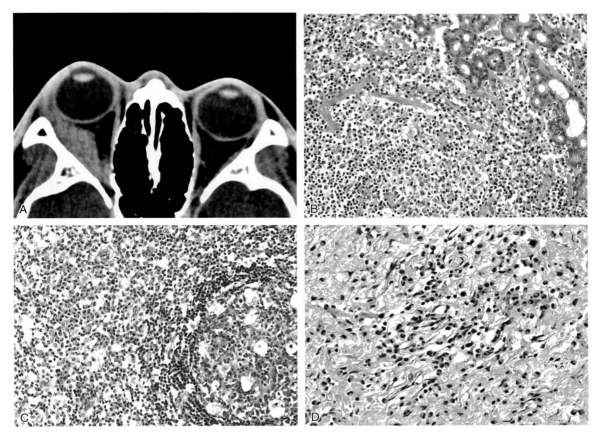

图 8-6-5　眼眶嗜酸性淋巴肉芽肿

A. 眼眶横轴位 CT 扫描显示右侧外直肌呈梭形增厚,肌腱部位对眼球有包绕,泪腺增大,眼睑软组织肿胀;B. 泪腺腺泡间淋巴组织增生,其间有大量毛细血管增生和嗜酸性粒细胞浸润,HE×200;C. 增生的淋巴组织中可见分化成熟的淋巴滤泡,滤泡间区有大量嗜酸性粒细胞浸润,HE×200;D. 病变累及眼眶软组织,HE×200

　　3. 眼眶炎性假瘤　病变中可伴有少量散在的嗜酸性粒细胞浸润,但其数目远没有 Kimura 病明显,且通常伴有不同程度的纤维化。

　　4. 眼眶寄生虫性感染　患者有感染寄生虫的病史或体征,病灶比较局限、炎性病灶中可找见虫体或坏死的虫体碎片、炎性细胞和嗜酸性粒细胞多围绕在虫体周围、且通常含有中性粒细胞和多核巨噬细胞浸润。

　　5. 眼眶朗格汉斯细胞组织细胞增生症　通常伴有疼痛、头颅骨溶骨性破坏或某些全身病变,病变中的细胞主要为朗格汉斯细胞增生,免疫组织化学染色,瘤细胞对 CD1a、S-100 和 Langerin 呈阳性表达。

【治疗】

　　病变早期可采用糖皮质激素治疗,有一定疗效,肿物有不同程度消退,但停药后可复发。对于体积较大的病变主要是选择手术切除,完整切除后一般可治愈,仅有少数病例术后复发。有些病变范围较大或累及深部眶内组织,肿物边界不清,手术很难彻底切除。文献中报道对多发性或复发性病例可采用糖皮质激素、免疫抑制剂、化疗或局部放射治疗。

(林锦镛)

参 考 文 献

1. 宋国祥. 眼眶病学. 2 版. 北京:人民卫生出版社,2010:119-148.
2. 张虹,宋国祥,何彦津. 眼眶炎性假瘤 271 例临床分析. 中华眼科杂志,2002,38(8):484-486.

3. Ferreira TA, Saraiva P, Genders SW, et al. CT and MR imaging of orbital inflammation. Neuroradiology, 2018, 60(12): 1253-1266.

4. Prabhu RS, Kandula S, Liebman L, et al. Association of clinical response and longterm outcome among patients with biopsied orbital pseudotumor receiving modern radiation therapy. Int J Radiat Oncol Biol Phys, 2013, 85(3): 643-649.

5. Espinoza GM. Orbital inflammatory pseudotumors: Etiology, differential diagnosis, and management. Curt Rheumatol Rep, 2010, 12(6): 443-447.

6. Pemberton JD, Fay A. Idiopathic sclerosing orbital inflammation: a review of demographics, clinical presentation, imaging, pathology, treatment, and outcome. Ophthal Plast Reconstr Surg, 2012, 28(1): 79-83.

7. Berry-Brincat A, Rose GE. Idiopathic orbital inflammation: a new dimension with the discovery of immunoglobulin G4-related disease. Curr Opin Ophthalmol, 2012, 23(5): 415-419.

8. 王萍, 李养军, 张少波. 大剂量甲强龙联合小剂量甲氨蝶呤治疗特发性眼眶炎性假瘤疗效分析. 眼科新进展, 2015, 35(10): 977-979.

9. 李静. 特发性眼眶炎性假瘤的治疗进展. 中华实验眼科杂志, 2012, 30(6): 571-576.

10. 赵素焱, 闵燕. 曲安奈德局部注射治疗泪腺炎(附10例临床观察). 中国实用眼科杂志, 2006, 24(11): 1199-1201.

11. 孙莉, 陆肇曾, 叶纹. 63例Tolosa—Hunt综合征临床分析. 中国实用眼科杂志, 2009, 26(7): 713-715.

12. 魏世辉, 周欢粉. 浅析眶上裂综合征和眶尖综合征. 中国实用眼科杂志, 2008, 26(1): 5-6.

13. 谢英, 罗灵, 黄一飞. Wegerner肉芽肿研究进展及眼部表现. 国际眼科杂志, 2006, 6(4): 869-871.

14. 赵燕燕, 魏世辉, 黄厚斌. 眼部Wegener肉芽肿12例临床分析. 国际眼科杂志, 2008, 8(3): 550-552.

15. Sa HS, Kim YD, Woo KI, et al. Periorbital lipogranuloma: a previously unknown complication of autologous fat injections for facial augmentation. Br J Ophthalmol, 2011, 95(9): 1259-1263.

16. Yang BT, Liu YJ, WangYZ, et al. CT and MR imaging findings of periorbital lipogranuloma developing after endoscopic sinus surgery. AJNR Am J Neuroradiol, 2012, 33(11): 2140-2143.

17. Yan JH, Cai Y, Liu RJ, et al. Cholesterol Granuloma of the Orbit. The Journal of Craniofacial Surgery, 2015, 26(2): 124-126.

18. Garcia RG, Romero LR. Cholesterol granuloma of the orbit. Otolaryngol Head Neck Surg, 2010, 142(2): 292-293.

19. 魏世辉, 李红阳. 提高对IgG4相关性眼病的认识. 中华眼科杂志, 2015, 51(12): 881-882.

20. Sa HS, Lee JH, Woo KI, et al. IgG4-related disease in idiopathic sclerosing orbital inflammation. Br J Ophthalmol, 2015, 99(11): 1493-1497.

21. Umehara H, Okazaki K, Masaki Y. Comprehensive diagnostic criteria for IgG4-related disease (IgG4-RD). Mod Rheumatol, 2011. 2012, 22(1): 21-30.

22. Khosroshahi A, Wallace ZS, Crowe JL, et al. International consensus guidance statement on the management and treatment of IgG4-related disease. Arthritis Rheumatol, 2015, 67(7): 1688-1699.

23. Mittal R, Ganguly A, Rath S, et al. IgG4-related orbital inflammation presenting as bilateral proptosis in a child. Eye, 2014, 28(10): 1264-1266.

24. Yu WK, Kao SC, Yang CF, et al. Ocular adnexal IgG4-related disease: clinical features, outcome, and factors associated with response to systemic steroids. Jpn J Ophthalmol, 2015, 59(1): 8-13.

25. Goto H, Takahira M, Azumi A, et al. Japanese Study Group for IgG4-Related Ophthalmic Disease. Diagnostic criteria for IgG4-related ophthalmic disease. Jpn J Ophthalmol, 2015, 59(1): 1-7.

26. Go H, Kim JE, Kim YA, et al. Ocular adnexal IgG4-related disease: comparative analysis with mucosa-associated lymphoid tissue lymphoma and other chronic inflammatory conditions. Histopathology, 2012, 60(2): 296-312.

第九章

眼眶囊肿

第一节 先天和发育性囊肿

一、表皮样囊肿和皮样囊肿

表皮样囊肿和皮样囊肿属于先天性囊肿,多见于胚胎时期表皮外胚层组织与中胚层组织没有分开,而形成的囊性迷芽瘤,属于发育性囊肿。常发生于眼眶的骨缝处,因囊肿生长造成压迫性骨质改变。表皮样囊肿和皮样囊肿的临床表现类似,主要通过病理学鉴别。表皮样囊肿以角化复层鳞状上皮衬里,内有大量角质、脂质、变性上皮细胞或血液的囊腔为特征,皮样囊肿的囊壁除复层鳞状上皮之外还有分化较好的皮肤附件结构。

【病因】

表皮样囊肿和皮样囊肿的发病部位与胚胎发育时期表皮外胚层细胞残留密切相关,主要位于胚胎裂隙融合处。

该囊肿发生在眼眶及眶周的常见位置为:①位于额颧缝或额颞缝的外上眉弓或外上眼睑及其邻近颞窝处,占约 70%;②位于额筛缝、眶鼻裂或泪囊沟的内眦上或内眦下皮下部位等,约占 25%;③囊肿有时可沟通眼眶内与颞窝,形成呈哑铃状囊肿,经一骨管与眶内相连,囊肿一端在眶外,一端在眶内;④某些囊肿(特别是那些含有胆固醇者)同额窦或筛窦相连通,因而推测它们的发生同异位鼻窦上皮(经历鳞状组织化生)有关。

【临床表现】

(一)发病及病程

表皮样囊肿、皮样囊肿出生时即存在,生长缓慢,发病时间与囊肿的位置深浅有关。位置表浅的囊肿大多见于 5 岁以前,在眶周触诊可发现肿物;眶深部的囊肿缓慢生长,常在青少年或成年人出现眼球突出等症状后才就诊。大部分囊肿为出生时或青壮年时期偶然发现,缓慢进行性发展,也有因囊肿感染、出血、破溃而急性发病就诊的报道。

(二)症状体征

1. 肿物的占位效应 发生在眼眶的皮样囊肿和表皮样囊肿常位于眶前内上或前外上区,亦可位于眶缘、颞窝、眼睑等部位。大多数位置表浅者可通过触诊发现皮下肿物,呈类圆形,表面光滑,无明显压痛,有时囊肿基底部与骨膜相粘连,而不可推动。发生在眶内者仅能触及囊肿前端或因位置较深而触诊不明显,但可引起眼球突出,眼球移位。有时因眼球运动障碍而发生复视。

2. 继发改变 囊肿偶可因外力自发破溃,引起囊内容物外溢,可呈现类似眶蜂窝织炎的急性炎症反应。大多数囊肿缓慢生长,囊内容物中的角化物、皮脂等物质大量积聚,会刺激周围组织形成慢性炎症反应,纤维组织包裹。

部分囊肿形成与皮肤表面沟通的瘘管,也可因囊肿破溃,囊内容物的炎症刺激下形成局部肉芽肿及皮肤瘘管,特征性表现为皮肤瘘口可挤出浓稠膏状物,继发感染会伴有恶臭,外观上应与"粉刺"相鉴别。由于反复排出一定囊内容物,减少囊肿体积,患儿眼球突出可能发展减缓,但长期与外界沟通容易造成局部感染,迁延不愈,如瘘管不能切除完整也可能造成手术后囊肿残留。

（三）影像学检查

1. 超声检查 表皮样囊肿和皮样囊肿的超声检查特点为病变内部回声为囊性而非实性。一般表现为均匀的低回声,囊壁边界显示清晰,后界回声增强。也可因囊肿内脂质、毛发及角化物混杂,形成不均匀混杂回声。囊肿内无血管组织,彩色多普勒超声显示内部无血流信号,有时囊壁上可见细小血流信号,这是与其他实体性肿瘤重要的鉴别点。

2. CT 扫描 由于皮样囊肿和表皮样囊肿在形成过程中会产生不同程度的占位效应和骨质压迫性改变,CT 具有较高的定性及定位诊断价值。

病变多位于蝶骨大、小翼骨缝及额颧缝附近;呈半圆、椭圆或哑铃形;大部分边界清楚,周围有一高密度环,此环为囊壁,少数因继发炎症反应边界不清;囊内容物大多为脂质,CT 值为负值(图 9-1-1);囊内容物如为囊壁皮肤角化物、毛发或继发感染时,CT 密度增高,可为中等密度。囊肿膨胀性生长,可压迫眶壁骨质凹陷,也可刺激骨膜增生,使骨凹陷边缘形成骨嵴;有时可见囊肿穿过眶壁有骨孔形成,且多位于眶顶和眶外侧壁(图 9-1-2),囊肿呈哑铃状,一部分在眶内,通过骨孔与眶外部分交通。

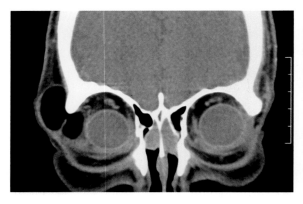

图 9-1-1 右眼眶囊肿在 CT 上显示为类圆形或哑铃形,囊内为低密度物质

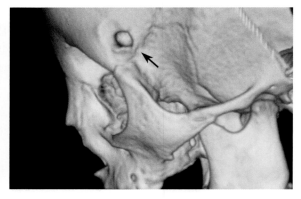

图 9-1-2 示囊肿在额骨上的侵蚀凹陷部位(箭头)

3. MRI MRI 检查显示囊肿的位置、形状与 CT 表现相似,但显示骨质改变不如 CT。囊肿内容物在 MRI 上有特征性表现,根据其成分不同而出现多种的信号强度变化。以脂性成分为主者,在 T_1WI 和 T_2WI 均为高信号,并且其高信号可被脂肪抑制;含有大量角蛋白、黏液者,在 T_1WI 呈中低信号,T_2WI 呈高信号;如囊内多种物质混杂,在 T_2WI 上显示不均匀高、中、低混杂信号(图 9-1-3);有时可见内部分层,上层多为油脂,短 T_1、等 T_2 信号,下层成分混杂,信号不均。

【诊断】

眼眶表皮样囊肿或皮样囊肿临床表现相似,症状和体征无特异性,通过直接触诊,结合超声、CT 等影像学检查的典型特点可作出诊断。

【病理】

大体标本囊肿呈圆形或椭圆形,位于眶缘、眶内、额颞部,并有光滑的囊壁,囊内容物为黏稠脂质状。皮样囊肿囊壁较厚,呈灰白色,内含有油样的脂质和少数毛发。

显微镜下的表现是诊断和鉴别的重点。

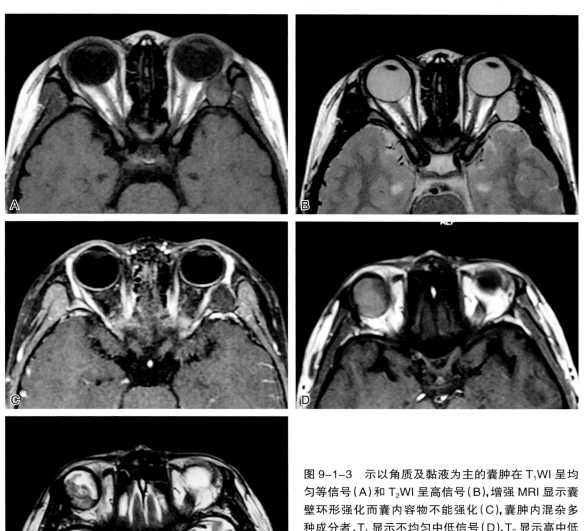

图 9-1-3 示以角质及黏液为主的囊肿在 T_1WI 呈均匀等信号（A）和 T_2WI 呈高信号（B），增强 MRI 显示囊壁环形强化而囊内容物不能强化（C），囊肿内混杂多种成分者，T_1 显示不均匀中低信号（D），T_2 显示高中低混杂信号（E）

表皮样囊肿由稀薄的角化复层鳞状上皮衬里并有典型的脱屑角质填充于囊腔内，囊内容物还有脂质、变性上皮细胞、血液等，囊壁内没有附件结构。在一些病例，表皮样囊肿含有大量胆固醇，故又称为胆脂瘤（cholesteatoma）。有些作者提出对那些含有上皮成分的囊肿称为表皮样囊肿或胆脂瘤；对那些不能辨别上皮成分的囊肿称为胆固醇肉芽肿，胆固醇的蓄积在两种情况存在是一迟发表现，与病变病因无关。

皮样囊肿由角化复层鳞状上皮衬里，在某些情况下，囊肿由立方形上皮（含高脚杯细胞）衬里，这种囊肿被认为由结膜上皮分化而来。皮样囊肿的内部含有大量脂质。并且，皮样囊肿的最重要特征是含有皮肤附属物，例如囊壁和囊腔内毛发和皮脂腺的存在。

【鉴别诊断】

1. **畸胎瘤** 由来自多个胚层的分化较成熟的多种组织成分构成的良性肿物。出生即有，常见于新生儿、婴儿时期，成人偶可见到。畸胎瘤多为实质性，可同时存在大小不等的囊腔，内含多胚层组织的结构如毛发、牙齿、软骨、平滑肌、脂肪、支气管或肠壁等。

2. **黏液囊肿** 是由于炎症、外伤阻塞鼻窦开口处，使之引流不畅，黏液聚集膨胀而形成的囊性病变。

囊肿增大时,可以通过眶壁进入眼眶产生眼部症状和体征。为后天性囊肿,主要见于成人、眼眶外伤患者。临床症状体征与皮样囊肿或表皮样囊肿类似。通过 CT 检查确诊,多见于额窦,其次筛窦,影像上可见其窦腔扩大,窦内密度增高。窦壁与眼眶之间骨壁消失,病变侵入眶内,病变边界清楚,眶内结构移位,囊内密度随病程而增高。病理检查囊肿内容物多呈淡黄色、棕褐色黏稠液体,有时呈血性,内含胆固醇,其囊壁在显微镜下见由假复层纤毛柱状上皮构成,囊壁伴有炎细胞浸渍。

【治疗】

皮样囊肿或表皮样囊肿需要手术治疗。

眼眶外上方囊肿最好通过眉弓下切口前路开眶切除,位置较深的囊肿需要做外侧开眶术。暴露囊壁后尽量完整切除囊肿,一般囊肿与骨膜及骨缝隙处会有粘连,应直视下小心分离,摘除囊肿后,检查基底部是否有囊膜残留,并对附着位置电烧灼,其他处理方法还可用石炭酸或碘酊烧灼。囊肿侵蚀形成的骨嵴和隧道,应尽可能去除,确保所有骨内的囊壁组织被清除。眶壁骨质缺损较大时,可考虑应用钛网或钛板修复。

【典型病例】

患儿男,2 岁,自幼发现右眼睑外侧局部红肿,挤压有分泌物。多次予抗生素治疗,但仍反复发作。

眼部检查:右眼上睑外侧局部隆起约黄豆大小,表面痂皮,挤压可见黄白色牙膏状分泌物(图 9-1-4),上睑皮肤红肿,轻度上睑下垂,眼球突出,眶压(+),眼球各方向运动基本到位,其余眼部检查基本正常。

眼眶 CT 检查示:右眼眶外直肌外侧可见一中等密度占位性病变,形状不规则,边界不清,眶外壁局部骨质连续性中断,可见管状软组织密度影将肿物与皮肤相连(图 9-1-5)。

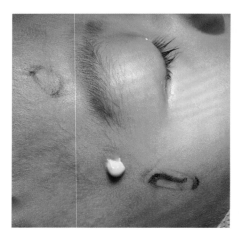 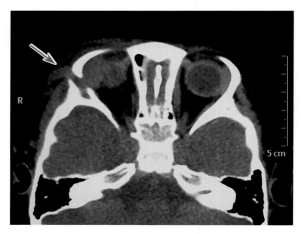

图 9-1-4　图示皮肤瘘口可挤压出黄白色膏状分泌物　　　　图 9-1-5　眼眶 CT 示病变形态及边界不规则,眶外壁局部骨质不连续,肿物与皮肤间有管状物相连(箭头)

入院诊断:眼眶先天性囊肿,考虑皮样囊肿或表皮样囊肿可能较大,应鉴别眶蜂窝织炎和皮脂腺囊肿。由于皮肤瘘管的存在,囊肿形成局部炎症反应,可能造成囊壁被炎症肉芽组织包裹,手术完整分离难度增大,容易残留囊壁组织,并且有炎症反应扩散等可能。术前给予抗炎消肿药物对症治疗,并行手术清除囊肿。

手术选择外眦部横切口,暴露眶外缘,切开骨膜,分离颞肌后进入颞窝,可见囊肿位于颞窝内,向内破坏眶缘后蝶骨大翼与眶内沟通,向外通过瘘管与皮肤相连。手术在直视下分离囊壁,清除残留囊壁,刮除病变骨质(图 9-1-6),注射染色剂标记皮肤瘘管组织(图 9-1-7),一并切除。

术后病理结果:①眼眶表皮样囊肿,囊壁及囊内呈急性化脓性炎症伴肉芽组织增生;②被覆鳞状上皮管状结构符合瘘管。

二、畸胎瘤

畸胎瘤(teratoma)是由来自三个胚层的分化较成熟的多种组织成分构成的肿物,多为良性,有作者认

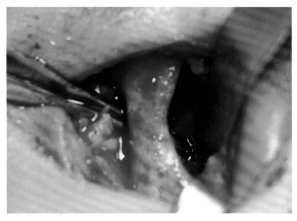

图 9-1-6 示手术清除病变骨质后眶外壁缺失,眶缘完整

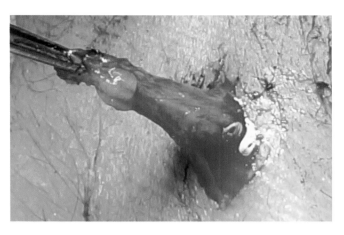

图 9-1-7 沿皮肤瘘口切除皮肤及皮下组织瘘管

为畸胎瘤属于迷离瘤。发生部位与体腔的中轴或中线旁区相关,多见于骶尾部、纵隔、腹膜后、卵巢、睾丸部位。出生即有,常见于新生儿、婴儿时期,成人偶可见到。畸胎瘤多为实质性,可同时存在大小不等的囊腔,内含外、中或内胚层组织的衍生物如毛发、牙齿、软骨、平滑肌、脂肪、支气管或肠壁等。可存在半透明胚胎肠腔样结构,其因分泌黏液致肿瘤迅速增大。

眼眶畸胎瘤极少见,文献多为个例报告。眼眶畸胎瘤以肿瘤存有两个或两个以上胚层为诊断标准,多数病例均单侧性,偶有报告为双侧性。

【临床表现】

畸胎瘤根据发病部位可出现不同程度的眼球突出或移位,肿瘤呈黄白色,囊性部分触之较软,易透光,实性部分触之较坚硬。

眼部超声检查显示一个半囊性、多囊性软组织肿块,边界清楚,不均质,大部分患者腔内有灶性钙斑存在。较大的眼眶畸胎瘤可通过眶骨扩展入鼻窦或颅内。

【治疗】

根据肿瘤大小、范围和部位手术治疗。

【预后】

眼眶畸胎瘤是良性病变,全身预后常常良好。但有复发和发生恶性变可能,术后应定期密切随访。

第二节 炎 性 囊 肿

一、黏液囊肿

鼻窦黏液囊肿(mucocele)是指鼻窦开口完全阻塞,内部分泌物聚积,窦腔膨大,窦壁变薄。黏液囊肿继发感染则称为黏液脓肿(mucopyocele)。囊性病变增大时,可以侵蚀和通过眶壁进入眼眶形成鼻眶沟通性黏液囊肿。

【病因】

发病原因可能为先天性自然窦口狭小或多种原因所致的窦口阻塞,最常见的为鼻窦慢性炎症,变态反应性水肿及息肉等引起。另外,累及鼻额管的骨折、先前的鼻窦手术等亦可产生窦口阻塞而引起继发性黏液囊肿。还有,可能小囊肿原发在鼻窦黏膜内,来源于杯状细胞,当囊肿增大,最终使鼻窦关闭,形成囊肿。

黏液囊肿发生在额窦内最多见,其次为筛窦,发生在上颌窦和蝶窦者较少。额窦、筛窦与眼眶相邻,鼻窦黏液囊肿不断生长,造成眶壁骨质缺损,进入眼眶、颅内,引起相应症状和体征。先天性黏液囊肿可发生于泪囊区,与鼻窦不相关。

【临床表现】

（一）发病及病程

黏液囊肿多发生在有慢性鼻窦炎病史的患者,也可见于鼻额部外伤的患者。囊肿逐渐生长,病程缓慢。部分囊肿可继发感染,形成脓肿,或炎症扩散形成眶蜂窝织炎,病情进展迅速。

（二）症状体征

额窦黏液囊肿主要造成进行性眼球突出及外下方眼球移位,有时还伴有慢性头痛。触诊可发现眶内上方表面光滑,压之有一定弹性的肿块。可有眼球内上转动受限。

筛窦黏液囊肿容易造成眼球外移位,检查内眦区可发现光滑及有弹性的肿物,也可因眼球内转受限而发生复视。有时造成泪囊和鼻泪管受压阻塞而发生泪溢。位置靠后的筛窦黏液囊肿可挤压视神经,造成渐进性视力下降。

来自蝶窦的黏液囊肿早期症状较为隐匿。蝶窦黏液囊肿可向前扩展,并通过后组筛窦进入眼眶。常引起头痛及与眼运动麻痹有关的症状和体征,眼球突出一般不明显。多数病例直到出现视神经压迫并引起视力下降后才被发现。

少数上颌窦黏液囊肿可致眶下壁骨破坏、眼球突出和眼球移位,且可致颊部隆起,鼻腔外侧壁向内移位,硬腭向下突起,常伴有鼻塞,鼻溢和嗅觉减退等。

（三）影像学检查

1. 超声检查　鼻窦来源的黏液囊肿的超声检查为低回声囊性病变,彩色多普勒超声检查病变内部无血流信号。因大部分病变位于鼻窦内,因此超声不能充分显示病变范围,仅位于眶内部分的囊肿通过超声可发现。

2. CT 扫描　鼻窦黏液囊肿在 CT 上一般为低密度或中低密度的病变,也可表现为中高密度囊肿,是由于黏液中蛋白含量及水分不同而致。囊肿的边界清晰,形态规则,多呈类圆形,周围骨质因受压迫可表现出骨质吸收,因囊肿刺激可使骨质不同程度增生,表现为圆钝膨大,与骨侵蚀有别。增强扫描后部分病例可见囊壁呈环形强化,而囊内容物无强化。

CT 上的骨质缺失提示囊肿的范围较大,沟通鼻腔与眼眶或颅内。例如额窦黏液囊肿在 CT 上显示额窦的前、后壁骨质缺损;下壁缺损后黏液囊肿突向眼眶,压迫眼球下移位(图 9-2-1);后壁缺损时囊肿向颅内延伸。筛窦黏液囊肿造成眶内、上壁骨质变薄或骨质缺损,囊肿可突入到眼眶内(图 9-2-2)。蝶窦黏液囊肿可进入蝶筛隐窝或后组筛窦。上颌窦黏液囊肿早期使窦壁骨质变薄,增大后向内侧破坏上颌窦内壁进入鼻腔,向上破坏眶下壁进入眼眶,向后破坏上颌窦后壁进入翼腭窝。少数黏液囊肿侵蚀破坏骨质,形成不规则的骨嵴,并且生长范围较大,在颅内、鼻窦、翼腭窝、颞下窝和眼眶等部位形成边界和形状不规则的病变,治疗较为困难。

3. MRI　鼻窦黏液囊肿内的蛋白质成分会随着发病时间、内容物成分存在一定差异。当所含蛋白质

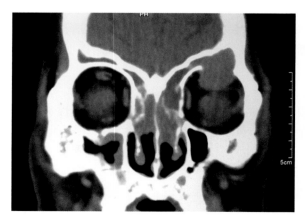

图 9-2-1　示额窦黏液囊肿侵入眼眶

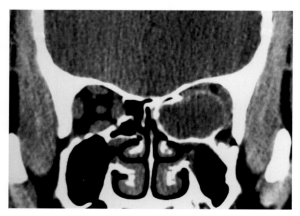

图 9-2-2　示筛窦黏液囊肿侵入眼眶

浓度较低,囊液内基本为水,T_1WI 呈低信号,T_2WI 呈高信号;随着蛋白质的浓度增高,T_1、T_2 弛豫时间逐渐缩短,T_1WI 呈高信号,T_2WI 呈低信号。如果蛋白质浓度继续升高,水分减少,则 T_1 又重新延长,T_2 变短,在 T_1WI 和 T_2WI 均为低信号(图 9-2-3)。增强扫描后,囊肿周边的黏膜明显强化而中央无强化,环形强化带外还有一圈明显低信号为窦壁骨质。

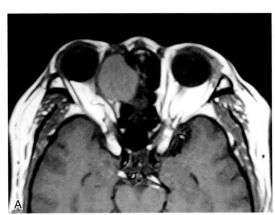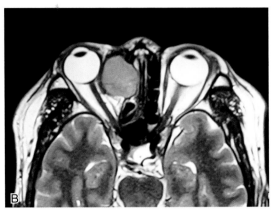

图 9-2-3 筛窦黏液囊肿的 MRI 特点 T_1 加权像(A)中低信号,T_2 加权像(B)中低信号

【诊断】

额窦、筛窦黏液囊肿根据典型眼球突出的方向,结合 CT 等影像学检查的病变位置及特点即可作出正确诊断。

【病理】

囊肿包膜即鼻窦黏膜,常因受压而变薄,也有因慢性炎症而纤维化者。正常的假复层纤毛柱状上皮下可见炎性浸润,有时呈息肉样,可见腺体呈囊性扩大,囊肿内容物多呈淡黄色、棕褐色或暗绿色的黏稠液体,有时呈血性,内含胆固醇。囊肿缓慢发展,逐渐增大,窦壁骨质受压变薄。

【治疗】

鼻窦黏液囊肿或黏液脓肿主要需要手术治疗。大部分囊肿与眼眶相沟通,可行前路开眶手术摘除囊肿,便于清除隐匿于眼眶骨缝或骨嵴处的囊壁;经鼻内镜下的黏液囊肿摘除术,具有鼻窦开放引流便捷,手术视野清晰,无面部皮肤瘢痕的优点,但很难彻底清除沟通至眼眶内的囊肿。对于蝶窦黏液囊肿产生压迫性视神经病变,应尽早应用鼻窦镜手术处理。对于上颌窦黏液囊肿,其前壁和内侧壁视野暴露不够充分,可结合外路手术,清除彻底。上颌窦黏液囊肿传统上以 Caldwell-Lne 窦造口术除去这些黏膜,在上齿痕切迹用圆凿或骨凿打开前壁清除窦内容,并放置引流。鼻内镜手术可有效引流囊内容,但不易去除眶内囊肿的骨性突起,致使不能有效缓解眼球突出,遇此情况,还应眶内入路去除骨脊。

侵犯至眼眶内囊肿的囊壁要完全切除,囊肿内的黏液要彻底吸出,保障鼻窦的引流口要足够通畅。囊肿底部的骨嵴上的黏膜也要完全刮除,以防止病变黏膜残留,造成囊肿复发。需要注意由于较大的鼻窦黏液囊肿常造成局部骨质缺失,囊壁与硬脑膜、眶骨膜等周围组织粘连,或与颅底及眶尖结构相邻,若分离时处理不慎,有可能造成脑脊液鼻漏、颅内感染、眶内感染、眼外肌损伤或失明等严重并发症。对于存在颅内或眶内感染风险的病例,围手术期要给予广谱抗生素预防感染。

【预后】

鼻窦黏液囊肿手术后眼球突出和移位可逐渐消失。一般视力预后良好,长期蝶窦黏液囊肿对视神经的压迫可造成视力下降及视神经萎缩。残留在眶内的囊壁或鼻窦引流不通畅可造成术后复发。

【典型病例1】

患者男,68 岁,体检发现右筛窦肿物 3 个月。眼部检查:右眼视力 0.8,眼压 19mmHg,眼部检查基本正常。

患者眼眶 CT 检查可见右侧筛窦类圆形肿物,突向右眼眶内,边界清晰,肿物大小约 24mm×17mm,中等密度,右眶内壁压迫性骨质吸收,内直肌受压移位(图 9-2-4)。手术行鼻内镜下筛窦开放引流术,取出部分囊壁,术后病理结果为黏液囊肿。术后眼球各方向运动可。

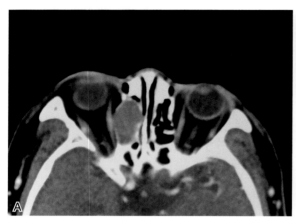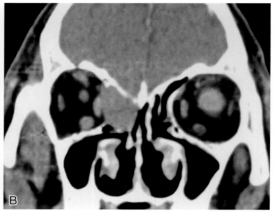

图 9-2-4　患者眼眶 CT 检查特点
A. 眼眶 CT 检查平扫可见右侧筛窦肿物;B. 眼眶 CT 检查冠扫可见右侧筛窦肿物

【典型病例 2】

患者女,77 岁,右侧头痛半年。眼部检查:右眼矫正视力 1.0,眼压 18mmHg,右眼眶上方可触及一波动性肿块,质软不可推动,眶压 +,眼位呈下转位,眼球上转不足,余方向运动可。左眼检查基本正常。

患者眼眶 CT 检查可见右额窦、右侧筛窦内不规则肿物,病变自眶上方突入眶内,右眼眶上壁、右侧筛窦上壁骨质不规则,右侧上直肌受压(图 9-2-5)。手术行鼻内镜联合前路开眶术式,鼻内镜下摘除筛窦囊肿。术后病理结果为黏液囊肿。术后右眼矫正视力 1.0,眼球上转不到位,其余方向运动基本正常。

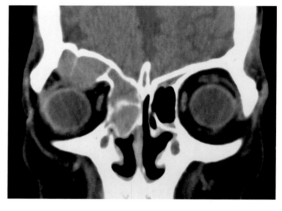

图 9-2-5　患者眼眶 CT 冠扫右额窦、右侧筛窦及右眶上方不规则肿物,邻近骨质不连续

二、皮脂腺囊肿

原发眼眶皮脂腺囊肿(sebaceous cysts)是一种先天性囊肿。皮脂腺囊肿多见于眼睑,常位于眉毛等毛囊较多的区域。其发生机制与皮样囊肿相似,但组织学来源与皮样囊肿又有区别,因此仍将皮脂腺囊肿单独进行阐述。

皮脂腺囊肿虽为先天性囊肿,但发展缓慢,在青春发育期增长明显,因此就诊者多为青少年。

【临床表现】

多以眶缘肿物而就诊。当囊肿较大并且位置较深时,伴有眼球向肿物对侧突出。多在眶上缘扪及软性肿物,活动,少数有波动感,无压痛,与皮样囊肿不同的是皮脂腺囊肿多与皮肤有粘连。部分皮脂腺囊肿发生钙化。

病变较大时 CT 扫描显示圆形或类圆形占位病变,内密度低。周围囊壁呈高密度环影。相应部位眶骨有骨凹陷。

【诊断】

根据发病年龄、发展缓慢的特点,好发部位及扪诊触及软性肿物,可作出先天性囊肿的诊断,但不易与皮样囊肿或表皮样囊肿区别。病理检查仍是最后依据。

【病理】

大体见囊壁完整,灰白色,囊壁厚薄不一,内容为胶样液或脂样液。显微镜下见囊壁内衬为鳞状上皮,囊壁主要为分化成熟的皮脂腺,其他皮肤附件极少。如囊肿破裂囊内液有溢出时,囊壁及其周围组织可见异物肉芽肿样反应,即有炎性细胞浸润及较多的吞噬细胞,吞噬脂质后则呈泡沫状细胞。

【治疗】

手术切除应完整取出,在肿物不易完整取出时,可先将囊内液用注射器抽吸后,再将囊壁切除,残留囊壁易引起复发。完整切除囊肿预后好。

第三节　血　　肿

血肿(hematocele)是一种由血液或血性产物组成的肿块,也有作者称血囊肿(hematic cyst)。这里所称之血肿是指一种自发性血液蓄积,而不是先前眼眶病变内的出血(例如皮样囊肿、淋巴管瘤、静脉曲张或毛细血管瘤等发生的瘤内出血)。血肿可发生于任何年龄。男性较多见,也许是因为外伤可能多发生于男性。左右眼眶无明显差别。

【病因】

眼眶血肿的原因很多,可分为自发性和外伤性血肿两类。自发性血肿大多没有明显的原因,是眼眶内血管的自发破裂,有时可因长时间低头、剧烈呕吐、情绪波动等因素诱发,或者是伴有血友病、白血病等疾病;外伤性血肿具有眼眶外伤史,比较容易诊断。

【临床表现】

(一)发病及分类

眼眶血肿按位置分为骨膜下血肿和眶内血肿。根据发病的缓急可分为急性出血和迟缓性出血。根据出血后的时间分为急性血肿、亚急性血肿和慢性血肿。

(二)症状体征

取决于血肿发生的部位、快慢和血肿大小等。

缓慢发生的小血肿不引起任何症状,但大部分眼眶血肿表现为进行性单侧眼球突出和眼球向下或向外侧移位,发作相当突然,可有眼球上转或内转受限,可于眶缘下扪及肿块。典型的眶内血肿可有眼睑瘀斑和轴性眼球突出,而骨膜下血肿多发生眼球向下移位。眶深部血肿则易引起视力下降和眼球受压如脉络膜皱褶、视乳头水肿和萎缩等。

(三)影像学检查

眼眶血肿在 B 型超声图上可显示为含液性低回声或中低回声病变,因血肿内无血管组织,故 CDFI 无血流信号。超声检查如发现液性占位病变后,可穿刺。新鲜出血多形成血凝块不易抽出。一周后的眶内出血,可抽出陈旧性液化血液,既有诊断意义,又有减低眶内压力的治疗作用。

CT 检查主要提示病变位置及范围,骨膜下血肿显示一个边界清楚锐利、低密度均质肿块影,常常表现在眶上部或眶内有宽基底与眶壁相毗连并使眶内容移位,不被增强。眶内血肿具有不规则形态和清晰边界,可压迫视神经、眼外肌等重要结构。

眼眶血肿的 MRI 信号与颅脑硬膜外血肿的演变过程相同。病灶具有典型的血肿信号特征及演变规律,发病 1~3 天,T_1WI 呈等信号,T_2WI 呈明显的低信号;发病 4~10 天,T_1WI 上病灶内部出现高信号区,T_2WI 上仍呈低信号;发病 11~20 天,T_1WI 呈均匀或不均匀高信号,T_2WI 上呈均匀高信号;发病 21 天至 2 个月,T_1WI 和 T_2WI 上均呈高、低混杂信号表现。

【诊断】

根据眶内血肿的发病特点、外伤史、典型临床表现及影像学检查,大多数比较容易诊断。无明显外伤史的自发性血肿,造成急性眼球突出,因发病时间短,无明显炎症表现,也基本可以诊断。需要在儿童和成人鉴别横纹肌肉瘤、眶蜂窝织炎、特发性眼眶炎症,在老年患者鉴别转移性肿瘤、淋巴瘤或者其他恶性病变。

【病理】

病理组织学表现为薄的纤维囊壁内有从新鲜红细胞到已形成泥浆样、纤维化、黄色血黄素沉积和胆固醇结晶形成等不同阶段的血内容物的占位性病变。长期存在的病例需同胆固醇肉芽肿相鉴别。

【治疗】

眶内少量出血和小血肿,无明显症状和体征,可自行吸收。出血量较多,血肿形成,眶压明显增高或影响视力者,应积极治疗。可给予全身止血药物止血、糖皮质激素和高渗剂等减轻眶部组织水肿,部分患者经积极对症治疗后出血停止,症状明显减轻,且视力无受损的患者可不必穿刺和开眶手术,如眶压急剧增高、威胁视力或视力丧失者,应紧急处理。

1. 穿刺抽吸积血　根据影像学显示血肿的部位,或直接在超声引导下穿刺抽吸积血。一般采用 8~9 号针头,20ml 注射器,以免针头内径太小或阻塞,不能抽吸出黏稠的积血。可多点抽吸,但应避免造成新的出血。穿刺成功后适当加压包扎。

2. 血肿切开引流　对眶内较大的血肿或血凝块形成,穿刺抽吸困难;视功能和眼底检查有视神经压迫表现,应及时切开引流或开眶减压。术后应加压迫绷带数天,以防再出血,必要时可放置引流条。

全身疾病的治疗:如果伴有血友病、白血病等疾病,要积极治疗全身病,应在全身情况稳定或血液检查基本正常时进行眼部治疗。

【预后】

若眼眶血肿早期诊断和及时处理,随着眶内高压的缓解,视力迅速恢复后预后通常良好。

【典型病例】

患者女,43 岁,左眼眼球突出 1 个月。既往左眶周撞击伤史。眼部检查:左眼矫正视力 1.0,眼压 18mmHg,眼前节正常,眼底检查正常,左眼球突出 3mm (图 9-3-1),眶压 +,未触及明显肿物,眼球外转、上转不足,余方向运动基本到位。右眼矫正视力 1.0,眼部检查正常。

眼眶 CT 示左眼眶肌锥内卵圆形病变,中等密度,边界清晰,挤压视神经明显内上移位,肿物向眶深部延伸,突入眶上裂,眶上裂扩大。眼部彩超检查示左眼眶

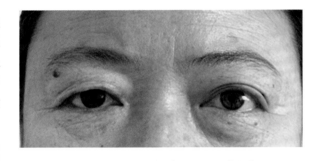

图 9-3-1　患者外观像,左眼眼球突出

深部卵圆形肿物呈混合性回声包块,位于视神经颞下方,视神经受压移位,大小约 28mm × 21mm × 20.3mm 大小,边界清晰,CDFI 显示病变内未见明显血流信号。眼眶 MRI T_1 加权像呈高信号,T_2 加权像呈低中高混杂信号,脂肪抑制病变呈高信号(图 9-3-2)。

术前先行左眶内血肿穿刺抽吸,抽出血性液体(图 9-3-3),手术行结膜入路前路开眶,术中见紫红色囊壁,质韧,完整摘除囊壁,术后病理结果血肿。术后患者左眼矫正视力 1.0,眼球运动良好,未见明显手术并发症。

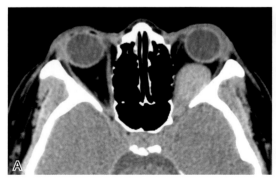
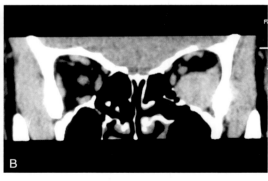

图 9-3-2　左眼眶血肿影像学表现

A~C. 眼眶 CT 平扫、冠扫、矢状位重建示左眼眶内椭圆形肿物,伴眶上裂扩大

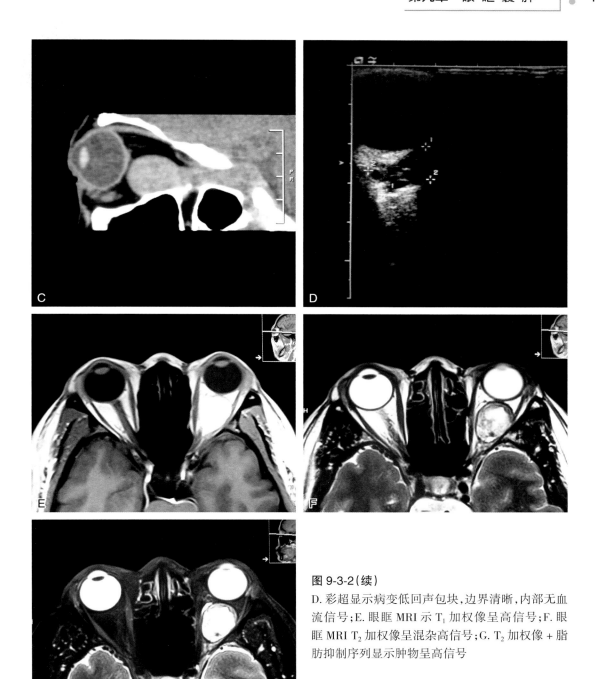

图 9-3-2（续）

D. 彩超显示病变低回声包块，边界清晰，内部无血流信号；E. 眼眶 MRI 示 T_1 加权像呈高信号；F. 眼眶 MRI T_2 加权像呈混杂高信号；G. T_2 加权像＋脂肪抑制序列显示肿物呈高信号

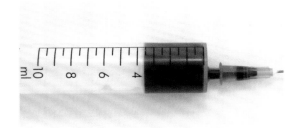

图 9-3-3　眼眶血肿穿刺抽出血性液体

（简天明　唐东润）

参 考 文 献

1. Siah WF, Al-Muhaylib AA, Rajak S, et al. Clinical outcomes of ruptured periorbital and orbital dermoid cysts. Ophthalmic Plastic and Reconstructive Surgery, 2017, 33(4):264-267.

2. Knani L, Gatfaoui F, Krifa F, et al.Orbital dermoid cysts:Clinical spectrum and outcome. Journal Francais D Ophtalmologie, 2015, 38(10):950-954.

3. Sadeghi Y, Oberic A, Hamedani M. Different locations of dermoid cysts in the orbital region. Klinische Monatsblatter Fur Augenheilkunde, 2015, 232(4):489-492.

4. Kudo K, Tsutsumi S, Suga Y, et al. Orbital dermoid cyst with intratumoral inflammatory hemorrhage. Neurologia Medico-Chirurgica, 2008, 48(8):359-362.

5. Sagoo MS, Shields CL, Marr BP, et al.Orbital conjunctival dermoid cyst with oncocytic differentiation. Ophthalmic Plastic and Reconstructive Surgery, 2008, 24(1):69-71.

6. Yen KG, T Yen M.Current trends in the surgical management of orbital dermoid cysts among pediatric ophthalmologists. Journal of Pediatric Ophthalmology & Strabismus, 2006, 43(6):337-340.

7. Lee B, Chen Y, Rajak S, et al. Intradiploic epidermoid cyst of the orbital roof:a case report. Clinical and Experimental Ophthalmology, 2016, 44:111.

8. Ahmed RA, Eltanamly RM.Orbital epidermoid cysts:a diagnosis to consider. Journal of Ophthalmology, 2014.

9. Milbratz GH, Borges FP, Cintra MB, et al. Orbital Invasion by Squamous Cell Carcinoma Arising in Multiple Epidermoid Cysts. Ophthalmic Plastic and Reconstructive Surgery, 2012, 28(6):E144.

10. Veselinovic D, Krasic D, Stefanovic I, et al. Orbital dermoid and epidermoid cysts:case study. Srpski Arhiv Za Celokupno Lekarstvo, 2010, 138(11-12):755-759.

11. 王宏, 吕剑, 边远. 眼眶皮样囊肿的 MRI 表现. 中国医学影像技术, 2002, 18(11):1161-1163.

12. 王毅, 赵海萍, 朱慧, 等. 眼眶复发性皮样囊肿的临床特征与治疗. 中华眼科杂志, 2010, 46(4):295-298.

13. 吴平凡, 吴坚, 陈林林. 面颊部皮样囊肿伴皮瘘 1 例报道. 口腔颌面外科杂志, 2016, 26(1):69-71.

14. 张虹, 宋国祥. 眼眶皮样囊肿 125 例影像学诊断分析. 眼科研究, 2003, 21(2):178-180.

15. 赵立全, 魏锐利, 朱煌, 等. 眼眶皮样囊肿临床分析. 中国实用眼科杂志, 2005, 23(4):387-390.

16. Majno G, Gabbiani G, Hirschel BJ. Contraction of granulation tissue in vitro:similarity to smooth muscle. Science, 1971, 173(3996):548-550.

17. 余洪猛, 郑春泉, 王德辉.Draf Ⅰ～Ⅲ型鼻内额窦引流术. 临床耳鼻咽喉头颈外科杂志, 2007, 21(14):664-667.

18. 周兵, 韩德民, 张罗, 等. 额窦引流通道的影像学检查及解剖研究. 耳鼻咽喉 - 头颈外科, 2001, 8(4):233-236.

19. 李玉皓, 宋国祥. 眼眶畸胎瘤一例. 中华眼科杂志, 2002, 38(7):411.

20. 刘立民. 眼眶血肿的临床和影像学分析. 国际眼科杂志, 2011, 11(7):1232-1233.

21. 周萍, 郭良云, 李沿江. 眼眶巨大畸胎瘤超声表现 1 例. 中国超声医学杂志, 2014, 30(6):571-572.

第十章

血管性病变

理解血管性病变首先要了解血管的形成,血管的形成从单一的内皮细胞增殖成团开始,进而内皮细胞围绕成管道,固定在周围的网状纤维鞘上,鞘外附有不连贯的血管外皮细胞,形成毛细血管,血管外皮细胞是一种未分化的细胞,可能发展为血管平滑肌和结缔组织,最终形成成熟血管的连续发展过程。成熟的血管壁一旦包括内膜、中膜和外膜,便形成动脉和静脉。根据管腔的大小和管壁成分,分为小、中、大动脉和静脉。以前我们往往根据疾病分类学定义眼眶的血管病变,但是随着研究的进一步加深,这些疾病的解剖和病理基础也越来越清楚。从发病机制看,血管的胚胎发育和解剖决定了疾病的类型和发展。一般来说,血管性的病变主要包括血管的畸形和血管的肿瘤。为了进一步了解这些血管性病变,就要清楚血管肿瘤与血管畸形的区别,新生物出生时并不存在,而是伴或不伴有进化过程的增生结果。相反,尽管畸形生长隐匿,并随着整个机体的生长融合,但它是先天存在的。新生物在细胞水平上以内皮细胞增生为特征。并且,可以转移到体外环境继续生长。血流动力学方面,他们有与正常血管系统相连的输入输出管腔。而畸形有扁平的内皮细胞,在体外不能生长,有发育不全血管的亚层。影像学方面,新生物边缘清晰,可分叶,实质染色。而畸形弥漫分布,无实质染色,或呈斑状染色,与扩张的不规则增大的血管相连,局部有钙化。对相邻骨骼结构的影响也有差异,新生物产生占位效应(扩张相邻骨骼结构和使软组织移位),或浸润骨骼和软组织。而畸形通过融合,使骨骼和软组织产生扭曲、增生和破坏,并改变他们的血流动力学。

第一节　血　管　畸　形

血管畸形(vascular malformation)是先天或发育时期非正常血管形成的血管性肿物,是由血管构成或者血管异常引流构成的血管性肿物,而不是真正的新生物。此种畸形可以是动脉、静脉、淋巴管、毛细血管或这些成分的组合。考虑到临床上最重要的是各种血管病变的血流动力学本质,这决定了病变的表现和治疗方案。血流动力学可以理解为病变的输入输出血流的关系和相互影响,这对某些病变非常有用。了解每个病例的血流动力学的本质是处理这些血管病变的基础。所以我们采用了国际眼眶病学会按血流动力学对眼眶血管畸形分类的方法。这种分类有助于根据血流情况进行鉴别诊断,对病变的症状、体征以及治疗很有帮助。

血管畸形根据血流动力学进行分类:①1 型——无血流(独立的血流动力学)。无血流病变,与血管系统几乎不发生联系,包括淋巴管瘤和血管淋巴管瘤;②2 型——静脉血流。静脉血流病变,分为扩张性(静脉曲张)和非扩张性(静脉性血管瘤)两型。③3 型——动脉血流。动脉血流病变,动静脉畸形,血流直接从动脉端通过畸形血管流入静脉端,包括动静脉畸形和海绵状血管瘤,两者都是动脉血流通过病变区直接流入静脉,但前者高流量,后者为低流量。

一、1型——无血流

根据血流动力学特点此型被称为淋巴管畸形或者混合性静脉淋巴管畸形。我们通常称为淋巴管瘤和血管淋巴管瘤。淋巴管瘤(lymphangioma)是一种由大小不等的衬以单层内皮细胞的淋巴管道组成的肿块。伴有小静脉成分的称为血管淋巴管瘤(hemangiolymphangioma),因血管与淋巴管同源于脉管组织,故也称脉管瘤。考虑到传统概念,为方便国内医生阅读,本文统称为淋巴管瘤。

正常人出生以后眼眶内本无淋巴管,所以有些学者认为此瘤可能是胚胎时淋巴管未能与淋巴系统沟通,发生发育异常而形成的错构瘤。也有人认为是炎性纤维化阻塞淋巴管,形成淋巴管扩张。淋巴管瘤多发生于头颈、纵隔和腹膜后部,结膜下淋巴管丰富,也常见淋巴管瘤,发生于眼眶者比较少见。

【临床表现】

(一)主诉

患者就诊原因主要为出生后即发现眼球突出、眼球移位和眼睑肿大,结膜可有透明状水泡样病变,缓慢进展,常有眼睑和结膜下出血或眼睑皮下淤血,也有部分患者伴有不同程度的上睑下垂。

(二)发病及病程

淋巴管瘤增长缓慢,出生时即已存在,多在儿童时期有明显症状,无自发消退倾向。

(三)症状和体征

典型的浅表性淋巴管瘤是位于结膜或眼睑的肉眼可见的病变,包括多发清晰的透明状囊性结构,或由黄变或部分血液充盈囊构成的混合物。浅表性的淋巴管瘤易引起出血。发生于球结膜的有许多透明的瘤样淋巴管及乳头样突出,甚至累及穹窿部占据角膜及全部结膜。淋巴管瘤如果侵犯眼睑,可见上睑软性肥大,上睑膨隆而透光。也常有颜面或额部皮下淋巴管瘤蔓延至眼睑及眶浅层,缺乏明显边界并下垂,遮盖眼球及结膜,扪之如面团样弥漫性肿物。

如果淋巴管瘤发生于眶前部或眶后部,可以出现眼球突出及眼球的移位,淋巴管瘤内常发生出血,形成血囊肿,致使眼球突出程度突然增加,或呈间歇性眼球突出,这种间歇性眼球突出缺乏体位性,应与眶内静脉性肿瘤鉴别。肿瘤向前发展可扪及肿块,圆形或分叶状,表面光滑,可以推动。发生于眶深部的肿瘤,主要表现进展性眼球突出。

(四)影像学表现

1. B超检查 根据淋巴管瘤不同的病理组织学特征,表现也不同,囊性淋巴管瘤显示为成片的无回声区,透声性强,无回声或低回声区内常有间隔;分叶状的肿瘤可见眶脂肪内散在多个低回声区;海绵状淋巴管瘤回声多而强,边界不清;毛细管型显示为低回声区。一般所见淋巴管瘤多含有多种成分,具有囊状区、低回声区和强回声区。彩色多普勒超声可见淋巴管瘤管道内无血流信号,淋巴管瘤间质内存在血管,彩色多普勒超声显示肿瘤内有条状红蓝血流信号,但大多不丰富。

2. CT扫描 可见眼球周围及眶内不规则或分叶状软组织影可以伴有眼外肌和视神经增粗,发病时间较长者可以伴有肿瘤周边骨质吸收眶腔增大,肿物密度取决于淋巴管瘤内淋巴管腔内容物,如果管腔内为淋巴液或者出血,富含有蛋白质,淋巴管腔的间质为纤维结缔组织,这两种成分均高于眶脂肪的密度,则病变为高密度影,如果内为清澈的淋巴液,类似于玻璃体,则密度较低,大部分情况肿物内同时具有高和低密度混杂区。

3. MRI检查 根据病变结构和囊内容,信号强度不同。淋巴管瘤瘤体内容物如蛋白质较少如同玻璃体,T_1WI 显示为低信号,T_2WI 为高信号;液体内蛋白质多者,T_1WI 为中信号强度,T_2WI 显示为中信号。如果瘤内出血形成血囊肿,则根据不同时间 T_1WI 和 T_2WI 显示不同强度信号。MRI可敏感地显示血红蛋白裂解过程,判断出血时间。

【诊断】

根据患者典型的临床表现:自出生后出现的缓慢进展的眼睑软性水肿肥大伴有不同程度的上睑下垂及眼球突出,并伴有透明水泡状结膜典型表现,结合影像学检查可以明确诊断。

【病理】

肉眼观察:淋巴管瘤是一种无包膜浸润性肿物,瘤体呈海绵状、蜂房状或囊状,内含清澄液体,偶见陈旧性血囊肿。在血管淋巴管瘤(又称脉管瘤)中既有紫红色较为成熟的静脉,又有含清亮液体的淋巴管。因淋巴管菲薄,手术分离时常发生破裂、皱缩。显微镜下可见管径大小不等,形状不一,由扩张而被单层扁平内皮细胞衬里的管道汇集而成。管内缺乏血细胞,根据管径大小,病理学家常根据管腔的大小和形状可分为毛细管状、海绵状和囊状淋巴管瘤。但在一个病理标本中往往含有多个成分。淋巴管瘤内的出血,周围衬有内皮细胞,形成血囊肿,而一般软组织的出血,周围为纤维组织构成的假囊膜,缺乏内皮或上皮细胞内衬,称为血肿。

【鉴别诊断】

1. 横纹肌肉瘤 本病发病年龄与淋巴管瘤相似,但是临床表现不同,横纹肌肉瘤几乎全部发生于眶内,可见于任何部位,眶上部多见。肿瘤发展迅速,眼球突出,发病急,伴有眼眶红肿等炎症表现,病情进展迅速,多伴有全身症状,而且多种影像学检查也可以鉴别,术后病理学检查可以明确诊断。

2. 毛细血管瘤 发病年龄与淋巴管瘤相似,但是常伴有头颈、口腔及身体其他部位同类病变,而且毛细血管瘤具有特征性的彩色多普勒超声表现,彩色多普勒血流显像显示肿瘤内具有丰富的弥漫的红蓝彩色血流。

【治疗】

(一) 药物治疗

药物治疗多考虑瘤内注射,注射的药物有平阳霉素、糖皮质激素、无水乙醇等,但需注意注射后并发症,笔者曾有一例患者注射糖皮质激素后皮肤出现脱色素表现,近年来有学者主张,瘤内注射链球菌制剂OK-432可明显缩小肿瘤体积,并且副作用较小。

(二) 手术治疗

对于表浅的淋巴管瘤,比如局限眼球表面或穹窿部结膜下的病变,以手术切除为宜。但是如果肿瘤呈弥漫性生长,范围较大,缺乏包膜,呈分叶状生长,手术切除难以彻底。如果病变累及大范围的眼睑,手术切除应该考虑眼睑功能及外观,必要时需与整形科医生合作,在保证眼睑正常功能和美观的情况下尽量大范围切除病变,并且注意术中尽量电凝封闭淋巴管断面,术后加压包扎,以免淋巴液渗漏。如果术后淋巴液渗漏于手术床,穿刺及加压包扎后愈合良好。

(三) 其他治疗

冷冻、激光(二氧化碳激光,YAG 激光)照射。但常遗留瘢痕,且易复发。曾有学者利用二氧化碳激光切除病变,可防止出血和发生淋巴液瘘,可能是一种理想的手术方法。

【预后】

病变较小且较局限的淋巴管瘤可以完整切除,但是广泛的结膜下病变手术切除存在结膜粘连和切除不完全、复发问题。病变如果侵犯眼睑或侵及眼睑周围及眼眶浅层,手术切除无法彻底,术后往往复发和遗留眼睑畸形或者眼睑功能障碍。眶内血管淋巴管瘤常有出血,引起突然的眶压增高,甚至视力丧失。

二、2 型——静脉血流

(一) 静脉曲张(扩张性静脉血管畸形)

眼眶静脉曲张(orbital varix)是发生于眼眶内的静脉畸形性扩张,分为原发性与继发性两种,本文所述为前者。原发性静脉曲张原因不明,可能是先天存在的静脉管道,出生后与体循环接通,颈内静脉压增高时充满血液,形成眶静脉曲张。根据血流动力学特点分类,属于扩张性静脉血管畸形,本文虽采用血管性病变新的分类方法,但是疾病名称仍沿用传统习惯称呼。

【临床表现】

1. 主诉 患者就诊的主要原因为一侧体位性眼球突出,即头下垂至胸部以下即发生眼球突出,如在低头时或者除低头外任何引起颈内静脉压升高的原因,均可引起眼球突出,如擤鼻、鼓气、咳嗽、大哭、便秘、用力呼吸、负重物等均可使眼球突出。直立或者去除诱因后,眼球突出缓解,有时病程较长者眼球出现内陷,同时患者伴有眶区胀痛、恶心呕吐、严重者可以出现眼睑下垂、眼球固定及视力丧失,部分患者也可以发现结膜可见成片鲜红色或紫红色血管湖或血管丛或者眼睑皮肤偶见迂曲扩张的静脉来就诊。

2. 发病及病程 多发生于成年人,无明显性别倾向,常常单侧眼眶发病。缓慢起病,多年除体位性眼球突出,多无明显临床进展。但是也可伴发急性出血,出现急性高眶压导致的一系列急性发病症状。

3. 症状和体征 眼眶静脉曲张分为浅表、深部、混合或复杂性。浅表病变为肉眼可见、色暗、弯曲的结膜或眼睑病变,透过结膜可见成片鲜红色或紫红色血管湖或血管丛,多位于内眦或下穹窿部,眼睑皮肤偶见迂曲扩张的静脉,扩张的静脉丛具有一定的体位性或者间歇性并伴有眼睑的肿胀。

深部病变表现体位性或者间歇性眼球突出,即低头或者弯腰而出现的眼球突出,除了体位等直接引起的颈内静脉压升高外,由于胸压或腹压增高影响上腔静脉,间接促使颈内静脉压力增高,也可引起眼球突出,如以手指压迫同侧颈内静脉、擤鼻、鼓气、咳嗽、大哭、大笑、便秘、用力呼吸、负重物等。病程较长时往往伴有由于经常性静脉扩张导致的眶内脂肪的吸收或者萎缩而出现的直立时的眼球内陷,部分也可以出现用力或弯腰引起的扩张性疼痛。血液充满畸形静脉,引起头痛、恶心呕吐、上睑下垂、眼球固定、一时性视力丧失等急性高眶压症状。颈内静脉高压解除后,眼球位置恢复,症状消除。眼球突出的程度和急性高眶压症状轻重不同,重者眼球可脱出于睑裂之外,轻者只有 2~3mm 的突出。突出程度与压迫颈静脉的强度和低头时间有关,压力越大、持续时间越长,则眼球突出越严重,眶压增高症状也越明显。畸形静脉管壁甚薄,可发生自发性出血,表现为无明显诱因的突发眼球突出,与体位无关,持续存在不能缓解,同时伴有视力锐减或丧失、眼球固定、眼睑不能上举、恶心呕吐,其发生原因为畸形血管内自发出血或畸形血管栓塞,管腔内血流不能回到体静脉内,并形成血凝块。

混合性病变直接在表面可见,并且 Valsalva 试验引起明显的眼球突出,伴或不伴有眼球凹陷。复杂性病变通常广泛累及眶周组织和头皮,可有颅内血管畸形的表现,为复杂性脑静脉畸形的一部分。此外,复杂性病变可有其他部位的静脉畸形。婴幼儿时期发生的体位性眼球突出,扩张的眼上静脉经常压迫眶上裂,使眶上裂扩大,颅腔与眶腔沟通,引起眼球搏动。无论在眼球内陷还是突出状态,均可见眼球搏动,这是由颅内脑搏动经扩大的眶上裂传递到眼眶结构,从而带动眼球搏动。

4. 影像学表现

(1) B 型超声:平卧探查多为正常所见或脂肪范围缩小,压迫颈内静脉,在眼球突出的同时可见眼球后脂肪内出现各种形状的眶内无回声区,这些无回声区表示充满血液的畸形静脉。随着加压时间延长,无回声区扩大,直至异常静脉全部充血,首先出现无回声区的部位,也就是与体静脉联系的导血管的位置,手术切除畸形血管时,此处出血较多,应予以栓塞。单一的无回声区表示为单囊状静脉曲张,如许多个小片无回声区,表示多囊或蜂窝状静脉曲张,了解这些情况对选择治疗方案有很大帮助。用探头直接压迫眼球,当所加压力超过颈内静脉压时,无回声区消失,超声图像又恢复正常。近半数病变内有强回声及声影(静脉石)。

(2) 彩色多普勒血流显像是可以检测运动界面的一种影像技术,可以提供血流动态信息。红色表示血流自眶尖部(颅内)向前流动,蓝色表示畸形血管内的血流受到探头压迫向眶尖部(颅内)流动。检查方法如同 B 型超声检查一样,检查前颈部预置加压臂袋,以便驱使血液向畸形血管内流动。开始时当畸形静脉内无血流流动时,不能发现彩色血流信号。当助手压迫颈内静脉,在眶腔畸形血管充血时,可见成片的红色血流,直至充血完全彩色消失。在除去颈内静脉压力时,用探头压迫眼球,在眼球突出消失的同时,可见成片的蓝色血流,标记最早出现红色血流和最后蓝色血流消失的位置,就是畸形静脉与体循环沟通的导血管。静脉曲张的导出血管有时多条,显示所有沟通血管,对于手术治疗特别重要。如在视神经下方,表示导血管为眼下静脉;眼上静脉作为导血管,则无回声区首先出现在视神经的外上方。手术治疗只要栓塞这一血管,就可能消除静脉曲张的症状和体征。

(3) CT 扫描:CT 能准确显示畸形血管的位置和范围。平卧扫描因眼眶未处于充血状态,往往不能显示,或仅显示小片软组织密度影,或不能完全显示病理血管,捏鼻鼓气、卧位或颈部绕血压表臂带,加压至 40mmHg,待患侧眼球突出之后再进行扫描,便能显示病变全貌。畸形血管位置、形状和范围可分多种类型,病变仅位于眶内一小部分,位置和形状不定;在肌肉圆锥内,多为囊性;位于周围间隙,沿内侧眶壁或外侧眶壁分布,多为环囊状或蜂窝状;分叶状分布于眶腔及眼睑、颞窝、筛窦等处。仔细观察图像有时在眶尖部尚能发现导血管,发现导血管对于手术治疗有很大价值。眶内静脉曲张经常发现静脉石,静脉石可作为手术标志,当血管破裂、畸形血管收缩而不能被发现时,可以静脉石作为病理血管的指示。儿童时期开始患病者,正值颅面骨发育时期,因屡屡眶上裂区和眶内压力增高,CT 可发现眶上裂加宽及眶容积增大。

(4) MRI 检查:如同 CT 可准确显示畸形血管的位置和范围,在畸形静脉充血时,MRI 检查可发现眶内异常信号区,信号强度同于大多数肿瘤,T_1WI 显示为中信号,T_2WI 为高信号。病变向颞、颅蔓延时,T_2WI 图像特别有价值,因滞留于血管内的血液呈静止状态,信号强度高于周围结构,所以 MRI 检查眶静脉曲张的价值在于揭示病变眶外的蔓延部分,此点 MRI 优于 CT 和超声。

(5) 眶静脉造影:眶静脉造影对于眶静脉曲张的诊断特别重要,不但显示病变位置、范围和形状,而且描绘出畸形血管的广泛联系。术前用头皮针穿刺额静脉,注射 45% 泛影葡胺 8ml,注射时以患者拇指压迫咀嚼肌止点前缘,止血带缠绕发际,塑棒压迫鼻背使交通静脉支闭锁,注射的对比剂只准许向眼上静脉流动,并到畸形血管内。如畸形血管与眼上静脉不沟通则不能显影,最好方法是直接穿刺至病变内注射造影剂,可显示畸形血管与眶外联系。

(6) DSA:眼眶静脉曲张内的血流属静脉血,一般 DSA 不能显示。如畸形静脉血管充血后注射较大剂量的造影剂,动脉期可见眼动脉推挤移位,静脉期有可能部分畸形静脉显示造影剂。

【诊断】

眼眶静脉曲张具有典型的临床表现,即体位性或者间歇性的眼球突出和眼球内陷,发生于结膜和眼睑等眶前的病变可伴有明显的扩张的静脉丛和血管池,临床定性诊断不难。但定位诊断不够精确,眶外蔓延就不易发现,所以结合多种影像学检查就非常重要,可以证实病变范围及与周围血管的联系。

【病理】

眼眶静脉曲张的病理血管可为一条,也可是多条,管壁薄有较大的弹性,少有纤维结缔组织围绕。就其形态而言可有:①囊状血管扩张,位于眶脂肪内,一端连于导血管,另一侧是盲端,状如紫葡萄样,随着腔内血液增多,压力加大,血囊肿扩大,管壁更薄,易于破裂;②一条或数条血管扩张缠绕成块状,内有大的血窦,血管壁也易破裂;③畸形静脉高度扩张,致使肌锥内脂肪全部或大部吸收,血管壁很薄,贴附在眶壁、视神经、眼外肌和神经血管等功能结构表面,肌肉圆锥成一个潜在的腔隙,充血时腔内充满血液,使功能结构伸直。还有一类位于肌锥之外,贫血时是一大范围潜在间隙,可自眶上部经外侧至下部,或占据眶内侧,向前至结膜下,人体直立时仅表现眼球内陷,压迫颈内静脉(相当于低头体位),则潜在间隙充血扩张,甚至可见结膜下有成片的血管湖;④另有一种形式的静脉曲张主要表现为许多蜂窝状管腔,腔壁有内皮细胞及纤维束支持,充血时腔隙扩张,在临床上也表现为体位性眼球突出,病理医师有时将此类诊断为静脉性或海绵状血管瘤。总之,眶内有囊状、条状、块状、蜂窝状静脉畸形。这些畸形血管可限于眶内,也可经眶上裂与海绵窦连接,或通过眶下裂延伸至翼静脉丛,向前与眼睑或结膜下沟通。

静脉曲张的组织学改变,血管腔大而壁甚薄,血管内皮细胞和平滑肌纤维疏松,较大血管有弹力纤维存在,呈间断性,以适应血管扩张。老化的畸形血管壁可增厚,玻璃样变。这种血流缓慢的畸形血管容易形成血栓,管腔内多有血栓形成。血栓机化沉着钙质,最终形成静脉石。血管之间存在不等量的纤维组织,内有慢性炎性细胞浸润。

【鉴别诊断】

1. **眶壁缺失**　在先天性眶壁缺失,低头、弯腰或压迫颈内静脉,致使颅内压增高,脑和脑膜疝入眶内,引起体位性眼球突出。由于眶壁缺失多发生于神经纤维瘤病,伴有眼球搏动,B 型超声不能发现无回声区,与静脉曲张鉴别无困难。

2. **眶内囊肿**　眶内浆液性囊肿,B 型超声显示无回声区,但缺乏体位性,临床和超声均能与静脉曲张鉴别。

【治疗】

浅层眼眶静脉曲张治疗可以采用冷冻、激光治疗即可获得疗效;必要时手术切除也比较容易,对于位于深层尤其是眶尖部者治疗比较困难,直接手术切除,出血较多,易引起严重并发症,且易复发。一般认为,大多数静脉曲张临床症状不明显,进展缓慢,除了自发出血和血栓形成可引起视力丧失外,多数并无严重后果,临床上可以保守治疗和临床观察。即在不影响生活、工作和外观时可观察,避免引起眼球突出的各种因素,预防病变进展。平时生活中避免低头、弯腰、用力以及各种引起颈内静脉压升高和眼球突出的诱因。手术适应证通常为疼痛、美容或进行性扩大以及急性眶内出血或者血栓形成造成高眶压威胁视力。

1. 手术治疗   由于畸形血管壁薄、缠在一起易于破裂,导致大量出血,使直接手术很困难,手术需要准备输血及控制性低血压麻醉、术中抬高头位、静脉输入止血药物和各种止血技能,包括分离、结扎或钳夹异常血管。一般采用结扎、钳夹后切除,或暴露出血导血管腔以钨丝明胶海绵线团栓塞,轻轻按摩至海绵窦前端。有学者使用 n- 丁基 -2- 氰丙烯酸盐、脂质和钽粉的混合物栓塞血管畸形,形成不透射性斑块,这样就可在相对不出血的情况下切除肿瘤,我们也曾经在外侧开眶或经颅入路的手术中暴露畸形血管,直接穿刺,注入神经外科用于脑膜修补的生物胶,此胶遇血凝固后,使病变铸型,然后切除胶状肿物。也有一些学者术前要设法减少这些病变的血管化,包括用热电干燥法和逆行静脉导管术行病变内栓塞,以及使用铂微螺栓栓塞法。对于眼球内陷明显,且患者要求整容者,可在骨膜外适量填补自体软骨、自体脂肪瓣或羟基磷灰石、水凝胶等填充材料,可矫正部分内陷。

2. 其他治疗

(1) 血管内介入治疗:介入治疗利用影像设备(血管造影机、透视机、CT、MRI、B 型超声)在透视和影像显示的引导下对病灶局部进行相应治疗是一种创伤最小的治疗方法,不必直接暴露病灶的情况下进行有效的治疗。通常在邻近病灶的皮肤上做直径几毫米的微小通道,或经人体原有的管道,将介入的导管或器具送到病变区。介入治疗其特点是创伤小、简便、安全、有效、并发症少和住院时间明显缩短。眼眶静脉曲张血管内介入是使用 1~2mm 粗的穿刺针穿入股静脉,插入导管,在数字减影血管造影机屏幕上显示导管在静脉管腔的行进情况,选择性进入需治疗的静脉中,通常导管经股静脉—下腔静脉—上腔静脉—颈内静脉—岩下窦—海绵窦,由此造影找到并进入眶内畸形血管。用稀释的神经血管介入用胶或弹簧圈进行栓塞。一般眼球内陷者用前者,眼球内陷不明显者用弹簧圈。笔者与神经介入科专家合作已开始应用这一方法,认为治疗效果好,病人痛苦少,但操作复杂,费用较高。

近些年对栓塞物的研究发展较快。栓塞材料有固体和液体之分,固体包括:微型弹簧圈、弹簧圈、微球、颗粒栓子等。液体包括:氰基丙烯酸正丁酯(NBCA),其凝固速度快是其优点,但是手术操作困难,微导管粘连血管壁,容易出现严重并发症,并且有神经毒性作用。以二甲基甲砜(DMSO)为溶剂的 Onyx 非黏附性液体栓塞材料,有较好的栓塞作用,不粘管,但是 DMSO 具有血管毒性,其强腐蚀性,使血管坏死,使其周围组织损伤。在治疗的患者中有出现额颞部皮肤坏死和眶内组织发生损伤形成瘢痕粘连等情况。

(2) 放射治疗:由于眼眶静脉曲张手术治疗的难度较大,术中出血多,并发症多而严重,复发率高。从 20 世纪 90 年代即开始不断探索各种治疗方法,其中放射治疗就是治疗方法之一。在临床上,借鉴神经外科利用伽马刀治疗颅内血管畸形的经验,应用于眼眶静脉曲张的治疗。其放射治疗是利用放射线的电离辐射作用,对畸形血管团内皮细胞产生电离损伤,激发炎症反应,成纤维细胞增生,致使畸形血管团闭锁。但是由于静脉曲张的管腔内血液是流动的,射线能量大部分被移除,因此,放射部位应准确定位在血管壁,又由于静脉曲张的管壁很薄,疗效受到影响。伽马刀自 20 世纪 80 年代问世以来,其治疗领域已由最初的治疗功能性疾病逐渐扩大到各类颅脑疾病,眼眶病变的放射治疗也逐步开展。在治疗前影像检查与治疗过程中定位均采取病变充盈状态并保持一致,放射治疗靶点选择在曲张静脉近眶尖端为佳,即与体静脉主要交通部位,可同时照射病侧海绵窦静脉,不需要全容积照射,剂量一般选择在 15~18Gy。治疗与定位时体位保持一致至关重要,这是治疗是否成功的关键。经伽马刀治疗后观察,病变完全消失达 60% 以上,压迫颈内静脉后行超声复查,显示为无回声区消失,与 MRI、CT 检查结果相一致。治疗后个别患者出现结膜水肿、头痛、恶心呕吐,少见出现视力下降。伽马刀治疗眼眶静脉曲张,要求定位时的体位与照射时的体位高度一致,否则眼球遭受大剂量射线照射,将引起严重并发症。

【预后】

静脉曲张为扩张性静脉血管畸形,比较严重的并发症就是因自发出血或者血栓引起的视力丧失,多数患者并无严重后果。患者平时主要是由于反复出现的眼球突出和内陷影响外观以及由于平时生活中要尽量避免用力、低头及弯腰等一系列会影响颈内静脉压力的行为而影响生活质量。

【典型病例】

患者女,72 岁,主因低头后右眼球突出 5 年,伴眼胀,无明显头晕、视力下降等异常。眼部检查:右眼矫正视力 0.8,眼压 19mmHg,眼底视盘界清,色可,黄斑反光可见,动静脉形态正常,直立右眼球内陷 2mm,低头后右眼球突出 5mm,眶压正常,眼球各方向运动基本到位。其余眼部检查基本正常。患者眼眶 CT 检查可见右眼眶内不规则团块状肿物,边界稍清晰,肿物大小约 42mm×41mm×39mm,中等密度,病变主要位于肌锥内间隙,与上直肌、外直肌、内直肌关系不清,视神经显示不佳,病变包绕视神经,与外直肌、上直肌关系密切。侵犯眶顶、眶外侧壁造成颅脑沟通(图 10-1-1)。

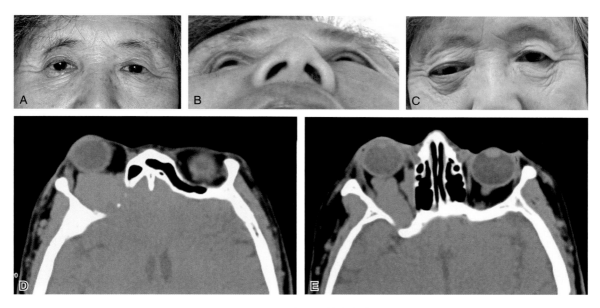

图 10-1-1　右眼眶静脉曲张

A. 患者直立位右眼球内陷外观像;B.示患者仰视 45°右眼球内陷对比正常左眼;C.示低头后患者右眼球突出明显;D. 眼眶 CT 示右眼眶肿物破坏眶壁骨质;E. 眼眶 CT 示右眼眶病变包绕视神经

（二）静脉性血管瘤（非扩张性静脉血管畸形）

静脉性血管瘤（venous hemangioma）多发生于幼年至青年时期,由多量扩张的小静脉和纤维组织构成,是一种主要由不规则形的中等到大的静脉型血管构成的良性病变,根据血流动力学特点属于非扩张性静脉血管畸形。

【临床表现】

1. **主诉**　患者就诊主要原因为慢性进展性的单侧眼球突出伴有一定的体位性,部分患者有一定程度的眼球移位,也有一些患者以眶前触及肿物或者眼睑和结膜处出现暗红色肿物就诊,一部分患者以眶内肿瘤自发出血而导致眼睑淤血及结膜下出血就诊,少数患者以急性高眶压致视力下降甚至丧失就诊。

2. **发病及病程**　静脉性血管瘤的病因不明,多发生于儿童和青年时期,发病年龄较毛细血管瘤晚,而较海绵状血管瘤早。统计结果表明儿童眼眶肿瘤中静脉性血管瘤的发病率居第一位。本病有一定的性别倾向,女性多于男性,但双眼眶发病率无明显差异。本病病程较长,手术后且容易复发。

3. **症状和体征**　静脉性血管瘤多发生于儿童和青年时期,临床表现为单侧慢性进展性眼球突出,病变多位于眶内上象限,故多伴有眼球外下方移位;病变累及眶前部可扪及肿物,表面光滑或凹凸不平,质地较软,无压痛,可压入眶内,边界不清,低头或者颈内静脉压力增高时肿物增大,眼球突出加重,站立时眼球突出度虽减轻,但仍比对侧眼隆起。本病的初期,也可呈现间歇性眼球突出,即球后出血时,眼球突出,血液弥散吸收后眼球复位,以后逐渐发展为一侧性眼球突出。部分患者眼睑或结膜下可见紫红色的团块隆起,压迫缩小,压迫同侧颈内静脉,巩膜表面的结膜异常血管迅速扩大,形成片状或囊状。压迫解除后血管退缩。可以伴有身体其他部位的皮下或黏膜下静脉性血管瘤,如口腔的颊黏膜下或硬腭黏膜下,颊部深层和额颞部。

静脉性血管瘤常有自发性出血,从而引起反复的眶内出血,当肿瘤出血形成血肿可以出现急性高眶压,表现为眼球突出度突然增加,甚至脱出睑裂外伴有球结膜的充血和水肿,可以出现头痛、眼痛、呕吐等一系列症状。出血位于眶尖部形成血肿,凝血块压迫视神经引起视力丧失,如肿瘤较大长期压迫视神经,也可以出现视力下降及视神经萎缩。

4. 影像学表现

(1) B 型超声:有特异的图像,特征如下,形状不规则和边界不清楚或不圆滑的占位性病变;多位于眶内上方;病变内回声多少不等,不均匀,可见多个管状或片状的无回声区;这些无回声区代表扩张的静脉或肿瘤内的陈旧性血囊肿,常有强回声斑点后伴声影(静脉石)。有明显可压缩性,用探头压迫眼球无回声区闭锁或变形,闭锁区表示扩张的血管或血窦,变形区表示血囊肿。

(2) 彩色多普勒超声:静脉性血管瘤瘤体内以扩张小静脉及其窦腔所组成,且血流速度缓慢,低于彩色血流显示阈值,故可不显示彩色血流信号,少部分显示背离探头蓝色血流,脉冲多普勒显示低速静脉血流。

(3) CT 扫描:CT 显示肿瘤更为清晰,为形状不规则、边界不清或不圆滑的占位病变,内密度均质或不均质,病变常沿眼球壁扩展,病变密度与眼环相近,因此呈铸形外观,部分可见高密度的一个或者多个静脉石,肿瘤可向后蔓延,通过眶上裂至颅中窝,但 CT 平片难以显示,对比剂强化后可被发现。肿瘤的继发改变常见眶腔普遍扩大和眼球突出。

(4) MRI 检查:MRI 所显示肿瘤的位置、形状、边界和范围与 CT 相同,T_1WI 信号强度中等,低于眶内脂肪,接近于眼外肌和视神经。T_2WI 信号强度增高,为高信号,明显高于眶内脂肪。MRI 在显示肿瘤的颅内蔓延方面优于超声和 CT,可以显示颅内病变的位置和范围,CT 平片很难分辨与正常脑组织密度接近的肿瘤,超声不能显示眼眶以外的病变。如肿瘤内出血形成血囊肿,血红素分离出三价铁,三价铁有顺磁作用,因此出血区 T_1WI 和 T_2WI 均呈高信号强度。

【诊断】

根据典型的临床表现:单侧缓慢进展性眼球突出,具有一定体位性,发生于眶前的可以触及软性肿物并且眼睑及结膜可见暗红色肿块,结合明显的年龄倾向,多发于儿童时期以及反复眶内出血的病史。定性诊断多无困难,但是进一步定位诊断则需要结合多种影像学检查。

【病理】

手术标本为无包膜的紫红色肿块,可以与周围肌肉及视神经广泛粘连,肿物内有较大的紫黑色血腔。这种血腔可有多个,且互相不沟通,呈紫葡萄状。肿物的供血和引流血管均为静脉,血流缓慢,易发生血栓。切开标本可见紫黑色积血血栓和静脉石。镜检无包膜,肿物主要由管径大小不等的静脉及成片的纤维组织构成。静脉管壁厚薄不一,管腔囊状扩大,在薄壁血管区呈窦状,也常发现血管内皮细胞集聚,仅有少许毛细血管。管腔间的纤维间质丰富,纤维细胞纵横交错,构成肿瘤的主体。间质内常有散在成片的红细胞和淋巴细胞、异物巨噬细胞及成片的脂肪细胞,边缘常见横纹肌。

【鉴别诊断】

1. 横纹肌肉瘤 多发生于儿童时期,病程发展快,可见于任何部位,多见于眶上部,B 型超声内部缺乏管腔状无回声区;多普勒超声均显示丰富的彩色血流和动脉性频谱;而静脉性血管瘤可见管状无回声区,且可压迫闭锁,无或少有彩色血流,为静脉性频谱。

2. 炎性假瘤 二者 CT 显示相似,均可以与眼球呈铸形生长,但炎性假瘤少见于儿童,B 超显示病变为低回声区,缺乏管状的低回声区。彩色多普勒超声检查多显示炎性假瘤内部丰富的动脉血流。

3. 静脉曲张 部分患者眼球突出伴有体位性,因此临床容易误诊为静脉曲张,但后者端坐时眼球内陷,而静脉性血管瘤端坐时眼球仍然突出。而且静脉性血管瘤多见于儿童,静脉曲张多见于成年人,静脉曲张的特征性彩色多普勒血流显像特点有助于鉴别诊断。

【治疗】

静脉性血管瘤是由比较成熟的小静脉和纤维组织构成,药物治疗不敏感,手术切除是较好的治疗方法。

1. **手术治疗** 发生于眶前的静脉性血管瘤一般采用前路开眶,皮肤或结膜切口。手术的难点主要是正常解剖结构的辨认,比如与提上睑肌、上斜肌、内直肌和眶上神经的关系,然后进行钝性分离。对于眶内较深的肿瘤应采取外侧开眶,如肿瘤已侵犯眼外肌或包围视神经等重要结构,则只能大部分切除。对于急性眶内出血时急性眶压增高,视力可完全丧失,视力丧失可发生在出血后即刻或数小时之内。这种出血引起的视力丧失需及时处理,否则将永久失明。应在超声引导下,穿刺抽吸,将血液吸出,减少眶尖部压力。如抽吸不充分,继续出血,或已凝成血块,视力未恢复,应急症手术,清除血块,止血,放置引流条。

2. **其他治疗** 对于部分无法完全切除或者邻近重要结构的眶内静脉性血管瘤,放射治疗和伽马刀治疗可供参考。一部分静脉性血管瘤也可以采取局部注射平阳霉素、无水乙醇、糖皮质激素等硬化剂,也有一定疗效。

【预后】

患者一般预后较好,较少影响视力,但如肿瘤较大或急性自发性出血压迫视神经可以出现视力下降及急性眶压升高的临床表现,长期压迫出现视神经萎缩,而且长期反复的眶内出血可以影响患者生活质量。

【典型病例】

1. **眼眶静脉性血管瘤** 患者男,21 岁,右眼渐进性眼球突出 5 年,无明显体位性改变。眼部检查:右眼矫正视力 1.0,眼压 15mmHg,眼底视盘界清,色可,黄斑反光可见,后极部视网膜皱褶,静脉迂曲,右眼球突出 8mm,眶压 ++,眼球各方向运动基本到位。其余眼部检查基本正常。眼眶 CT 检查可见右眼眶内不规则团块状肿物,边界欠清晰,肿物大小约 31mm×30mm×29mm,中等密度,内部可见数个钙化影,病变主要位于肌锥内间隙,挤压眼球后界,病变与上直肌、外直肌、内直肌关系不清,视神经显示不佳。MRI 检查可见右眼眶内团块状不规则病变,T$_1$WI 呈短信号,T$_2$WI 呈稍长信号,团块内可见粗大流空血管影,病变包绕视神经,与外直肌、上直肌关系密切,增强后病变明显强化。彩色多普勒超声检查可见病变呈中等回声,分布欠均匀,病变内部血流信号较少,周边可见部分血流信号。手术行外侧开眶入路眼眶肿瘤摘除术,术中可见肿物呈暗红色,累及上直肌及外直肌异常增粗,肿物包绕视神经并挤压视神经向下移位,完整摘除肿物。术后右眼矫正视力 1.0,眼球外转不到位,其余方向运动基本正常(图 10-1-2)。

2. **眼外肌内静脉性血管瘤** 患者女,60 岁,主因左眼球突出伴上睑下垂 2 个月。眼部检查:左眼视力 0.8,眼压 20mmHg,上睑下垂遮盖瞳孔 1/2,前节及后节检查未见异常,眼球突出 6mm,眶压 +,眼球外转不到位,其余各方向运动基本到位。其余眼部检查基本正常。眼眶 CT 检查可见左眼眶外侧梭形肿物,边界清晰,肿物大小约 29mm×11mm×15mm,密度欠均匀,病变与外直肌中后端关系密切,视神经显示清晰。MRI 检查可见左侧外直肌走行区域内卵圆形团块影,外直肌肌腹解剖结构消失,肿物边界清晰,大小

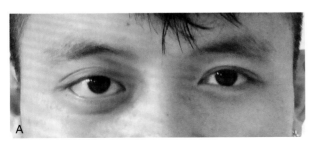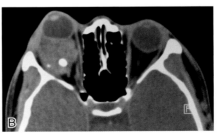

图 10-1-2 右眼眶静脉性血管瘤

A. 患者右眼球突出外观像;B. 眼眶 CT 平扫示右眼眶内团块状不规则病变,中等密度,内可见数个钙化灶

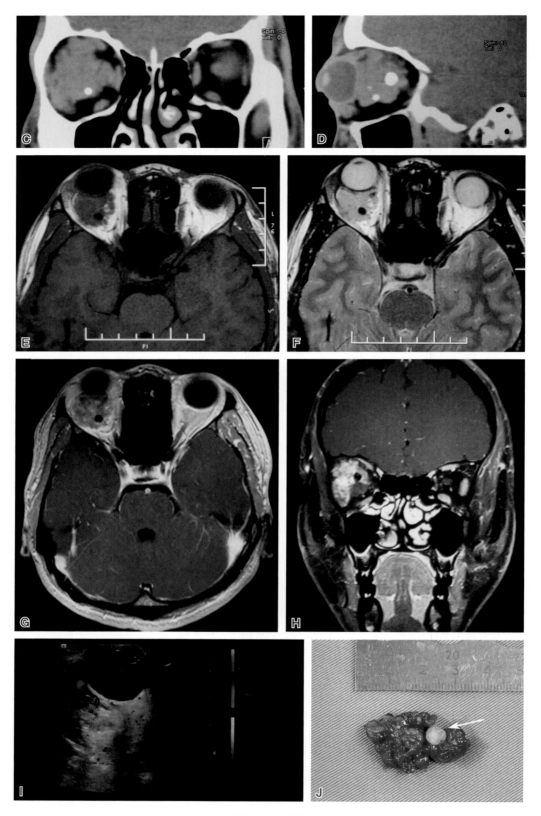

图 10-1-2(续)

C. 眼眶 CT 冠扫示右眼眶内病变与视神经、外直肌关系不清;D. 眼眶 CT 矢状位重建显示病变内多个钙化灶;E. 眼眶 MRI T_1 加权像示病变呈短信号;F. 眼眶 MRI T_2 加权像示病变呈稍长信号;G. 眼眶 MRI 增强像;H. 眼眶 MRI 增强 + 脂肪抑制图像,病变明显强化;I. 彩色超声多普勒显示病变内部血流信号;J. 眼眶静脉性血管瘤大体标本,箭头示肿瘤内最大的钙化石约 15mm×15mm×32mm，T₁ 加权像呈等信号，其内信号欠均匀，动态增强显示肿物明显强化，内部强化略不均匀，强化曲线呈上升平台形。彩超检查示肿物内回声较强，分布均匀，未见明显血流信号。手术行外侧开眶眼眶肿瘤摘除术，术中发现外直肌腹部灰红色类圆形肿物，表面包膜光滑，向外下方压迫外直肌，剥离肿物包膜，肿物后极与肌肉粘连，完整分离，检查外直肌大体完整，瞳孔光反射存在（图 10-1-3）。

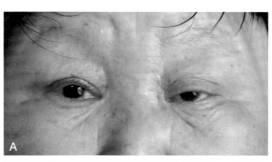

图 10-1-3 左眶眼外肌内静脉性血管瘤
A. 患者左眼球突出外观像；B. 眼眶 CT 平扫示左眼眶外侧梭形肿物，边界清楚，中等密度；C. 眼眶 CT 冠扫示病变与外直肌关系显示不清；D. 眼眶 MRI T₁ 加权像示病变呈等信号，其内信号欠均匀；E. 眼眶 MRI T₂ 加权像示病变呈等信号，其内信号欠均匀；F. 眼眶 MRI T₂ 脂肪抑制序列显示病变呈中高信号，内有部分高信号；G. 眼眶 MRI 冠扫 T₁ 加权像

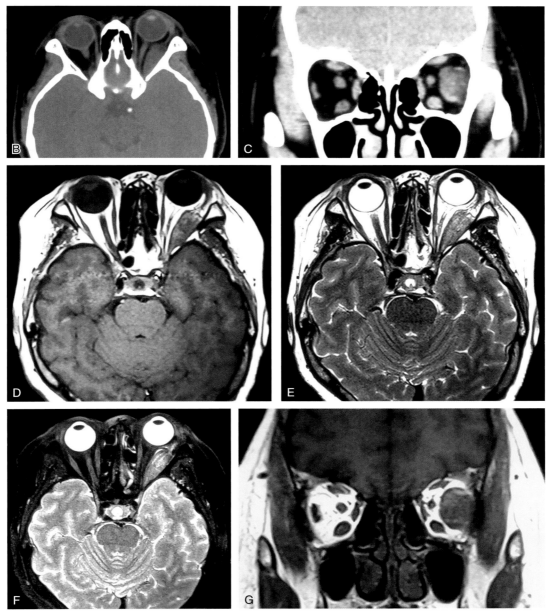

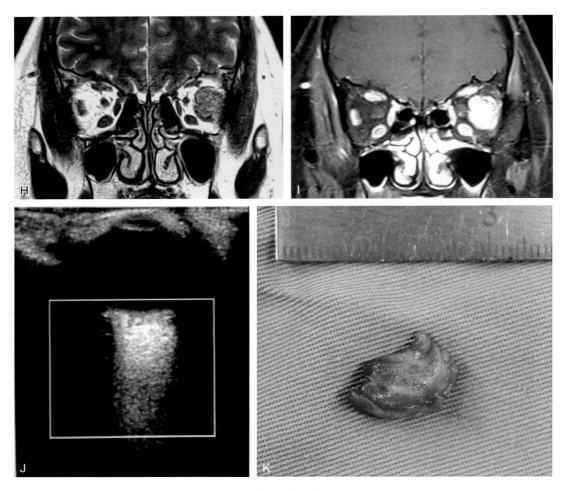

图 10-1-3（续）

H. 眼眶 MRI 冠扫 T₂ 加权像；I. 眼眶 MRI 增强 + 脂肪抑制图像显示病变明显强化；J. 彩色超声多普勒显示病变内部未见明显血流信号；K. 肿瘤大体标本

三、3 型——动脉血流

（一）动静脉血管瘤

动静脉血管瘤（arteriovenous aneurysm）是一组动、静脉管道直接吻合形成的血管团块，动、静脉间不通过毛细血管直接交通为其特征。根据血流动力学特点，属于动静脉血管畸形（arteriovenous malformation），是高流量动脉血注入畸形血管，通过正常静脉通道流出，产生动脉化，形成的主要原因是胚胎时期血管形成缺陷造成的先天性动、静脉畸形吻合，因而，它们通过眼眶系统的短路从系统中分流出血液，而不进入正常的血管通道。临床上，表现为搏动性眼球突出，偶发出血或栓塞，本病常常伴发眼内和颅内其他部位的动静脉畸形。

【临床表现】

1. **主诉**　患者主要就诊的原因是眼球突出，伴有眼睑肿胀及耳鸣杂音，发生于眶前部病变者，多以上、下眼睑及结膜紫红色肿物并且局部皮肤发热，有搏动感、震颤及血管杂音就诊。发生于眶内的患者多以眼球突出，眼睑同时隆起，突出范围大于眼眶，波及眶周围的额及颜面部，有搏动和血管杂音就诊。

2. **症状和体征**　本病既有占位效应，又有血管畸形性质，可孤立地发生在眼眶，也可同时发生在眼内、眶内、颅内等处。孤立的眶内动静脉血管畸形并不多见，动静脉血管畸形可发生于眶内任何部位，发生于眶前区者多波及眼睑和邻近颜面部。在早期，眼睑不规则隆起，可呈分叶状，紫红色。也可表现在内眦局部,呈边界不清的红色隆起,局部皮肤发热,有搏动感、震颤及血管杂音,眼球突出不明显,眦前部病变病程长,发展较慢者,上、下眼睑及结膜均被侵及,为紫红色肿物,表面皮肤粗糙,破溃,可引起大出血。畸形血管发生于眼球之后,主要症状为眼球突出,并伴有搏动及杂音,因球后动静脉直接交通,眶内静脉压升高,影响液体回流,致使眼睑和结膜水肿,结膜水肿可突出于睑裂之外,结膜血管怒张,眼底可见静脉迂曲扩张,少数病例血管畸形也侵及眼底,眼底血管高度迂曲扩张,动、静脉吻合,很难分辨血管性质,血色均同于动脉,严重者继发青光眼、眼外肌麻痹、复视、视力下降。颅内伴有动静脉血管畸形可引起头痛、癫痫以及进行性神经功能障碍。畸形血管破裂,大量脑出血,颅内压急剧增高,突然头痛、恶心、呕吐、意识丧失,甚至引起脑疝死亡。也有后遗偏瘫、半身感觉障碍、失语等神经缺失症状。脑出血反复发生,如不及时治疗,预后不良。

3. 影像学表现

(1) B 型超声:显示病变形状不规则、边界不清楚或分叶状,可占据眶睑大部,内回声很少,可见管道及无回声区和低回声区,声衰减不显著,压迫眼球,病变变形、变小、无回声区甚至消失,在病变集中区域,也可显示为占位病变,边界清楚,内回声稀疏,透声性强,具可压缩性。在病变边缘部有时可探及弯曲的无回声管状暗区,表示异常扩张的畸形血管。

(2) 彩色多普勒显像是诊断动静脉血管畸形有利的工具。在形状不规则、边界不清楚的全病变区内,充满大小不等的红蓝血流,融合成团块,由于动静脉直接连接,血流速度太快,红蓝色亮丽为白色,搏动闪烁,利用脉冲多普勒检查,这些血流均显示为高速低阻动脉血流频谱。对于红蓝血流显示不满意的病例,利用能量图可见病变内的弥漫血流。

(3) CT 检查:CT 虽然不能表达畸形血管的血流动力学改变,但对于病变位置、范围、形状以及颅内情况的显示优于超声检查。发生于眶前部病变 CT 显示病变可围绕眼球分布,且与巩膜边界不清,肿瘤与眼球如同铸造样。发生于眶内的病变,CT 显示眶内动静脉血管畸形的形态多种多样,可显示为形状不规则的块状,也可显示为不整齐的管状丛,病变形状不规则、边界不整齐或充满眼眶的高密度块影,有时可以在视神经和上直肌之间显示粗大的眼上静脉,部分可见眶腔扩大,眶上、下裂扩大,表示长期眶内压增高或向颅内蔓延。对于自幼发生,就诊较晚的,显示病变占据全眶,遮蔽重要结构,眶腔扩大,眶壁增厚。眶内血管畸形,往往伴有颅内同样病变,CT 检查可充分显示各部位畸形血管,颅内有血管畸形者在一张 CT 片可显示眶、颅病变,均为形状不规则、边界不整齐的高密度影。增强 CT 病变显示更为明显,高度强化,有时可显示眶内大的畸形血管。三维 CT 血管造影(three dimension-computed tomography angiography,3D-CTA)因其无创、检查快速、方便、经济等优点在临床上应用日益广泛。

(4) MRI 检查:动静脉血管畸形的动脉直接与静脉吻合,血液流动快,磁共振成像受流动效应影响,在病变区 T_1WI 和 T_2WI 均缺乏信号,或仅显示血管间软组织影,如颅内也存在血管畸形,可显示类同的异常信号区。MRA 类似于 CTA,是无创、方便的检查方法,在临床应用得到公认。

(5) DSA 检查:选择性数字减影血管造影是本病最可靠的诊断方法,可提供病变范围、供血及导出血管等与治疗有关的重要信息,既显示病变又可揭示供应血管,对于治疗也有很大价值。眼眶血管 DSA,应选择两侧颈内和颈外动脉,必要时包括椎动脉(大脑后动脉),以便全面地发现病变及其与供应血管的关系。眶内血管畸形往往由颈内和颈外动脉两个系统供血,但有主有次。由颈内动脉供血者病变区为迂曲缠结的血管团块,眼动脉明显增粗,同时可见眼上静脉扩张。由颈外动脉供血为主者,上颌动脉的终末支眶下动脉或眼眶周围动脉异常扩张,病理血管呈团块状或分叶状,有的血管畸形主要由眼动脉供血,有的由颈外动脉的上颌动脉支通过眶下动脉供应。大部分病例眶内畸形血管由粗大的眼动脉供血,同时也由颈外动脉双重供血。如颅内存在血管畸形,选择性颈内动脉造影亦可显示。3D-DSA 能提供更多信息,其无创检查,临床应用更具有重要的价值。

(6) γ 线显像检查:动静脉血管畸形内有丰富的流动的血液,静脉注射 ^{99m}Tc(锝),同时进行眶区闪烁摄影,可显示放射核集聚。

【诊断】

根据临床表现,有搏动性眼球突出,血管杂音,紫红色肿物,结膜血管怒张、水肿,眼底畸形血管,常伴有颅脑症状等,诊断并不困难,但对于眶深部动静脉血管畸形则需影像技术显示。

【病理】

标本一般为紫红色团块,可见管腔大小不同的血管,无包膜。镜下,这些血管管径大小和管壁厚薄不等,动脉和静脉混合。如管壁均较厚,则动、静脉很难鉴别,血管壁内弹力层不完全。在畸形血管之间大量纤维组织及毛细血管增生,构成纤维及畸形血管肿块。因此肿瘤系畸形血管构成,易发生血管栓塞和新、旧出血。因侵犯周围组织,标本中常发现正常眼外肌和脂肪组织混杂在畸形血管间。

【治疗】

眼眶动静脉血管畸形治疗比较困难,应首先栓塞供应动脉,在侧支循环尚未形成前,予以切除。治疗方法应该分两步进行:①栓塞供血血管;②切除血管畸形。眶内空间较小,重要结构多,动静脉血管瘤与正常结构边界不清,甚至交错排列,切除和分离肿瘤将引起大量出血,很难切除病变而保存正常功能。因此在手术切除病变之前,行 DSA 栓塞主要供血动脉,肿物体积明显缩小,然后再将畸形血管团块分离切除,有可能达到彻底治愈的目的。但血管栓塞和肿物切除相距时间不宜过久,否则形成多量侧支循环,手术时出血仍然很多。一般血管栓塞后两周内进行第二次手术为宜。

眶前部病变可以造成皮肤表面粗糙,甚至破溃,可引起大出血,应采取紧急措施,结扎活跃出血血管,加压包扎,然后考虑彻底治疗。睑球结膜均为紫红色血管性肿物侵犯者,治疗比较困难。皮肤热感、搏动,甚至在肿物周围可扪及数支明显搏动的血管,这些血管在手术切除时应先予以结扎,以减少手术过程中的出血。睑球结膜均为紫红色血管性肿物侵犯者,治疗比较困难。

动静脉血管瘤在颅内发生率高,其治疗方法对眼眶有所借鉴。神经外科目前治疗方式包括手术切除、介入栓塞、放射治疗及多种方法联合应用,其中借鉴颅内动静脉血管瘤的治疗,近来应用伽马刀治疗颅内动静脉血管畸形,也可试用于眶内病变,但眶内病变比较分散,重要结构多,应注意防止并发症。也可利用放射介入血管技术治疗高流量动静脉畸形。当病变位于眼眶内,可选择性将导管置于后睫状血管和中央视网膜血管的远端,诱发利多卡因试验,选择性栓塞后切除。

【典型病例】

患者男,21 岁,主因"右眼部红色肿物 10 余年"入院。既往 6 年前曾于外院行右眼睑肿物切除术,术后病理为"血管畸形"。眼部检查:右眼视力 1.0,眼压 14mmHg,上睑、眉弓及额颞部紫红色肿物隆起,局部皮温较高,伴搏动感,上睑下垂遮盖 4/5 角膜,结膜轻充血,前节及后节检查正常,眼球各方向运动基本到位。眼眶 CT 检查可见右眼眶前部及额颞部弥漫状软组织密度肿物,无法分辨眼睑各层结构,局部组织增厚隆起,压迫眼球下移位。经动脉介入造影检查病变存在右侧颈内、颈外动脉分支异常供血(图 10-1-4)。

(二) 海绵状血管瘤

海绵状血管瘤(cavernous hemangioma)因肿瘤内有较大的血管窦腔,大体标本切面呈海绵状而得名,肿瘤实质为血管窦及纤维间隔,纤维间隔至表面形成完整的包膜。海绵状血管瘤被认为是血管错构瘤,但在某些方面更像低流量动静脉血管畸形;它们拥有直接的相对较小的动脉输入和输出。海绵状血管瘤在组织学和血流动力学上属于低流量动脉端的错构瘤畸形,是成年人最常见的原发于眶内的肿瘤。

【临床表现】

1. **主诉**　患者主诉主要是缓慢进展的非侵入占位效应,即常发现持续多年的眼球突出或者一侧眼缓慢、渐进性眼球突出,体积非常大或位于肌锥内的肿瘤会压迫视神经、出现复视或眼眶疼痛。

2. **发病及病程**　海绵状血管瘤是眼眶内最常见的肿瘤,发生于成年人,偶见发生于儿童,有性别倾向,多发生于女性。常发生于一侧眼眶,偶见两侧眼眶,或一侧眶内多个肿瘤。病史呈缓慢性进展,一般不会见到突发的炎症或出血表现。

3. **症状和体征**　海绵状血管瘤临床表现多为缓慢、渐进性眼球突出,早期缺乏其他症状和体征,患者本人不易察觉,就诊时眼球突出多已明显,甚至眼球脱出眶外。因病变多位于球后,眼球突出方向多为轴性向前。肿瘤以细小血管与体循环联系,肿瘤内血液流动缓慢且有包膜,因而眼球突出度不受体位影

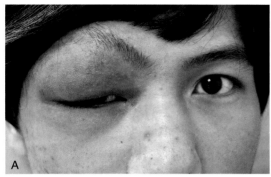

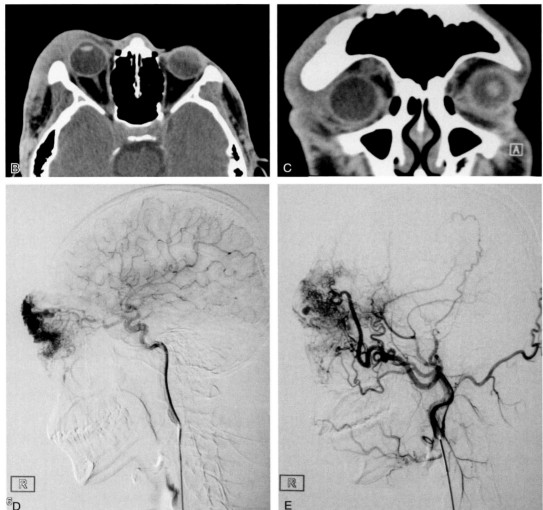

图 10-1-4 右眶动静脉血管瘤
A. 患者右侧眼部红色肿物外观;B. 眼眶 CT 平扫示右眼眶前部及额颞部软组织肿物;C. 眼眶 CT 冠扫右眼眶肿物造成局部软组织结构不清,眶缘部骨质增生,压迫眼球下移位;D. 动脉造影显示病变存在颈内动脉供血;E. 动脉造影显示病变存在颈外动脉供血

响。此点与毛细血管瘤和静脉血管瘤不同,后两种肿瘤低头时体积增大,眼球突出度增加。肿瘤位于眼球赤道部之前或眶尖部小肿瘤,往往不引起眼球突出,前者出现眼球移位,后者早期视力减退和原发性视神经萎缩。海绵状血管瘤可以引起视力减退,约占全部病例的一半以上,肿瘤位于眼球之后压迫后极部,眼轴缩短,引起远视和散光,脉络膜、视网膜皱褶和水肿、变性,原发于眶尖部的肿瘤,压迫视神经均可引起视力减退。接触于眼球的肿瘤,检眼镜可发现眼底压迫征,如后极部隆起,脉络膜皱褶,视网膜水肿,放射状纹理或黄斑变性,这些征象是由于直接压迫或影响局部血循环所引起的。原发于眶尖部的肿瘤,压迫视神经早期即有视力减退,有时误诊为球后视神经炎或原发性视神经萎缩。由于眼球突出并不明显,视力完全丧失才来就诊者也有之。也有一些眶尖部小肿瘤既不引起眶压增高,也不能扪及肿物,也没有

压迫视神经,只有影像学检查才能发现病变,不少眶尖部小肿瘤都是由于其他原因做 CT 或 MRI 检查时偶然发现。位于眶中段的肿瘤,初期视力保持正常,除非体积较大,压迫视神经或眼球,晚期才发现视力减退。有些肿瘤压迫眼球导致眼轴缩短,手术摘除肿瘤后,远视仍不能矫正而影响视力。眶后部海绵状血管瘤,眼睑及结膜多属正常,或暴露性角膜炎,充血水肿。位于前部的肿瘤常引起眼睑隆起,皮肤或结膜透见紫蓝色,结膜本身多无任何改变。位于眶前部或周围间隙的肿瘤,将手指探至眼球与眶壁之间,可扪及肿物,中等硬度,稍具弹性或囊性感,表面光滑,边界清楚,可推动,有漂浮感。眶深部肿瘤不能扪及,以手指向后压迫眼球有弹性阻力。

海绵状血管瘤呈慢性扩张性增长,不浸润眼外肌,早期不影响眼球运动神经及眼外肌功能,晚期因肿瘤机械性阻碍,眼球向肿瘤方向转动受限。

4. 影像学表现

(1) B 型超声:海绵状血管瘤具有独特的声像图,这是由肿瘤本身的组织结构所决定的。病变呈类圆形或椭圆形,边界清楚、圆滑,有肿瘤晕(在肿瘤表面环绕一低回声环),内回声多而强,且分布均匀,中等强度声衰减。以探头压迫眼球,可见肿瘤轴径缩短,即压迫变形。由于静脉窦腔内充满血液,超声在每个窦壁和腔内的血液界面均形成强反射,在回声图上形成强而均匀的点状回声,肿瘤的内回声多且分布均匀,是特异性超声征。

(2) 彩色多普勒超声:眼眶海绵状血管瘤是一种特殊构造的血管畸形。纤细的供血动脉在肿物内直接与窦状静脉连接,血流自细小的动脉至宽大的静脉内,流动甚为缓慢,由于肿瘤内血流缓慢,有时彩色多普勒血流显像检查缺乏血流信号。彩色多普勒血流显像压迫实验对于海绵状血管瘤的诊断有特异性。在未显示血流信号时,以探头压迫眼球,此时肿瘤受压,血液流动,肿瘤内出现红蓝血流信号,加压停止后血流信号消失,压迫解除过程血流信号重新出现,但与加压时颜色相反,即加压时的红色信号在解除压力时变为蓝色信号。这表示海绵状血管瘤内血液流动太慢,压迫肿瘤使血流加快,即出现血流信号,解除压力时,向前流动的血又回流,所以出现方向相反的信号。阳性结果为海绵状血管瘤特有的多普勒超声特点。

(3) CT 检查:CT 准确提示肿瘤的存在,确定空间位置,肿瘤数目和肿瘤引起的继发改变。一般多采用水平位扫描,可明确肿瘤位置,大小,形状,数目,与视神经和眼外肌的关系。由于眶腔内大部被低密度脂肪占据,肿瘤直径达到 3mm 即可能被显示。海绵状血管瘤多位于肌锥内,视神经外侧,视神经往往被挤压移位,冠状层面更便于对视神经位置的判断。肿瘤多呈类圆形或椭圆形,少数呈肾形或哑铃状,偶见形状不规则者,边界清楚,圆滑,内密度均质,密度稍高于邻近软组织,CT 值一般大于 +55HU。海绵状血管瘤大部分病例眶尖部保留一个三角形透明区,此点在选择手术进路时有重要意义,透明三角区表明眶尖存有脂肪,肿瘤粘连很轻,不需要分离即可取出;起源于眶尖部的肿瘤则缺少透明三角区,表示粘连较重,不易取出,需外侧开眶才能顺利摘除。海绵状血管瘤的造影剂增强是特征性的,所谓渐进性强化。一般注射造影剂后 20 秒在肿瘤内出现一或多个高密度斑点,随时间延长斑点逐渐扩大,直至一致性增强,约需 20~60 分钟。

(4) MRI 检查:可准确地显示肿瘤位置、范围、边界和与周围结构的关系。至关重要的是显示肿瘤与视神经的关系,在这方面 MRI 优于 CT。使用 SE 脉冲序列,肿瘤在 T_1WI 为中等强度信号,信号强度低于脂肪,与眼外肌相似,比玻璃体高;T_2WI 肿瘤为高信号,注射 Gd-DTP 后可见信号强度明显增高。海绵状血管瘤信号强度几乎是一致的,T_1WI 为中等强度信号,T_2WI 为高信号。在 MRI,T_1WI 和 T_2WI 上脂肪均为高信号,有利于判断肿瘤与周围结构的关系,只要有一薄层脂肪分布在肿瘤周围就表明与周围结构无明显粘连,此点可作为选择手术进路参考。在揭示肿瘤的空间位置和与其他结构的关系方面,MRI 明显优于超声;在观察渐进性强化方面优于 CT。MRI 钆造影中,病变早期中央斑片状增强,晚期全部均质充盈(20~60 分钟)。这些特性体现出病变起源于动脉。直接血管造影可见数个小的肿瘤内聚集区,在动脉晚期出现,持续到静脉期。肿瘤主体部分不显影,眼动脉及其分支移位或伸长但不扩张。直接注射证实病变内管道交错,但很少有局部栓塞。这些病变有非常小的动脉输入、非常缓慢的血流以及微小静脉的输出通道。

【诊断】

海绵状血管瘤位于眶内,有囊,进展缓慢,症状、体征及影像表现在良性肿瘤中具有代表性。但不能确定肿瘤的类型,需要结合影像学检查明确诊断。

【病理】

海绵状血管瘤标本多呈类圆形或肾形,紫红色,有完整的包膜。组织病理学显示海绵状血管瘤的包膜是血管窦间纤维结缔组织向外延续形成的内有大量内皮衬里的管腔组成,血管壁和基质内富含疏松分布的平滑肌。瘤的主要成分由大小不等、形状各异的血管窦构成。窦壁内衬以薄而扁平的内皮细胞,间质为不等量的纤维组织,常有玻璃样变。有的区域缺乏间质,邻近窦腔的内皮细胞相贴连。也有的区域间质黏液化或脂肪细胞堆集,甚至在间质内出现平滑肌束。偶见间质内含有淋巴细胞,浆细胞和巨噬细胞。电镜下可见内皮细胞之外有基底膜及一至五层分化较好的平滑肌细胞,说明海绵状血管瘤与静脉性血管瘤在组织学上已有类似之处。

【鉴别诊断】

1. **神经鞘瘤**　肿瘤多位于眶上部,B超图内回声少而弱,透声性强,部分病例肿瘤内有液性无回声区。彩色多普勒超声在肿瘤内可见丰富的彩色血流,脉冲多普勒检查可见动脉频谱。CT扫描发现特殊形状的高密度块影,如长条状、葫芦状、串珠状,或经眶上裂向颅内蔓延,以致眶上裂扩大,外沿后翘,以及肿瘤内有低密度区,注射强化剂后增强值一般不超过20HU,发生于眶尖部者MRI常发现经眶上裂向颅内蔓延,而海绵状血管瘤一般不超过眶壁边界,均可作为诊断根据。动态增强MRI可通过肿瘤被强化的不同方式鉴别海绵状血管瘤和神经鞘瘤。

2. **泪腺多形性腺瘤**　位于泪腺窝内,其他肿瘤很少发生在此区,B超显示肿瘤内回声中等,肿瘤压迫眼球使之变形。CT发现泪腺区肿物呈类圆形,均质,一致性增强,有骨凹陷。而海绵状血管瘤几乎不发生于泪腺窝内。

3. **血管外皮瘤**　B超显示肿瘤内回声多而强,类似海绵状血管瘤,但不可压缩,彩色多普勒超声显示瘤体内丰富的红蓝血流信号,条带状,而海绵状血管瘤多缺乏血流。

4. **脑膜瘤**　多有视力减退、视乳头水肿、继发视神经萎缩和视神经睫状血管。B型超声探查肿瘤绕视神经增长,内回声少而衰减著,不可压缩。CT示视神经管状、梭形增粗或圆锥形肿物,有轨迹征。MRI可发现肿瘤起自视神经鞘向管内或颅内蔓延,在肿瘤未穿破硬脑膜进至眶脂肪之前,T_1WI和T_2WI均呈中信号,而海绵状血管瘤T_2WI为高信号。

【治疗】

海绵状血管瘤是良性肿瘤,不恶变,增长甚慢,如无功能障碍或影响外观,可定期观察。

体积较大的海绵状血管瘤的治疗以手术摘除为主。海绵状血管瘤的手术非常经典,可以说是眼眶肿瘤中手术难度最小、手术效果最好的病变。手术时根据其低流量特征,可以手术切除,或穿刺放血以缩小体积,然后由小的手术切口摘除,多不影响邻近组织。手术暴露可见病变呈隆起、结节状、紫红色的肿物,表面可见血管管腔。通过钝性分离,可将其同周围组织游离。很容易分辨出与其连接的血管,而后烧灼。由于海绵状血管瘤导出静脉也很细,手术取出肿瘤时,也可以不必处理供应血管,也很少出血。切开肿瘤标本,断面有许多盛满血液的血管窦。有时候手术摘除时,因牵拉压迫,肿瘤体积缩小,变软,给探查带来困难,需要充血后再行操作。对于手术径路的选择,凡病变位于眶尖,该部分缺乏透明三角区和一侧眼眶多个肿瘤的采用外侧径路为宜。因肿瘤原发于眶尖狭小的解剖空间内,与视神经、眼外肌和骨膜粘连,而这一部位集中了眶内多种重要结构,往往需要宽大的手术野直视下操作。至于CT图像上保留眶尖透明区,肿瘤虽然深在,说明与周围结构较少粘连。前路开眶,只暴露肿瘤前部,在多数情况下,不必分离肿瘤的周围及后部,便可用组织钳拖出。这是一种较为安全、并发症较少,且术后反应轻的摘取方法。对于缺乏明显眶尖透明区者,可按外侧开眶准备,首先试用前路开眶,如有困难延长切口,改为外侧开眶。笔者对海绵状血管瘤前路开眶多采用结膜切口。肿瘤位于视神经外侧和下侧,下穹窿结膜切口,必要时外眦切开。肿瘤位于视神经内侧,内上侧者,采用内上结膜开口,即可顺利取出。

对于眶尖部海绵状血管瘤,文献有报道采用经鼻内镜切除肿瘤,可以减少眶尖部分离,避免重要结构损伤。但应用鼻内镜切除眶内肿瘤需慎重,操作者要有丰富经验和高超技巧,否则将引起严重并发症。对于眶尖肿瘤,可考虑应用放射治疗,既可解除肿瘤对视神经的压迫,也可避免手术带来的并发症。对位于眶尖粘连较多者,为了保存视力,伽马刀治疗可能是最好的选择。

【预后】

海绵状血管瘤手术切除较易,预后较好,意外视力完全丧失者亦有之。

【典型病例】

1. 眶深部海绵状血管瘤　患者男,49 岁,左眼视力下降 4 个月。眼部检查:左眼矫正视力 0.5,眼压 18mmHg,前节正常,眼底检查视乳头及黄斑正常,视网膜在位,左眼球突出 1mm,眶压正常,眼球各方向运动基本到位。右眼矫正视力 1.0,眼部检查正常。VEP 检查:左眼 60″方格 P100 波峰时中度延迟,振幅下降;15″方格 P100 波峰时中度延迟,振幅正常。视野检查:左眼中心暗点。眼眶 CT 示左眼眶肌锥内类圆形病变,中等密度,边界清晰,挤压视神经重度移位。眼部彩超检查示左眼眶深部类圆形肿物,位于视神经颞侧,视神经受压移位,大小约 18.6mm × 12.3mm × 10.7mm 大小,边界清晰,内回声中等,分布均匀,CDFI 显示病变内未见明显血流信号。手术行结膜入路前路开眶,完整摘除眶肿瘤,术后病理结果为海绵状血管瘤。术后患者左眼矫正视力 0.9,眼球运动良好,未见明显手术并发症(图 10-1-5)。

2. 多发性海绵状血管瘤　患者女,30 岁,左眼渐进性眼球突出 6 个月。眼部检查:左眼矫正视力 1.0,眼压 20mmHg,左眼球突出 6mm,眶压 ++,眼球各方向运动基本到位。其余眼部检查基本正常。眼眶 CT 检查可见左眼眶内多发性肿物,病变呈类圆形,边界清晰,中等密度均匀,约 4 枚,最大肿物直径约 17mm × 14mm,病变主要位于肌锥内外间隙,挤压视神经向内侧移位,紧邻上直肌、外直肌、下直肌。MRI 检查可见左眼眶内多发结节状病变,T_1WI 呈等信号,T_2WI 呈稍长信号,边界清楚,增强后病变均匀强化。彩色超声多普勒检查,病变呈中等回声,分布均匀,病变内部血流信号较少,周边可见部分血流信号。手术行结膜入路前路开眶,完整摘除眶内多个肿瘤,术后病理结果为海绵状血管瘤。术后患者视力正常,眼球运动良好,未见明显手术并发症(图 10-1-6)。

(三)颈动脉海绵窦瘘

颈内动脉及其硬脑膜分支流经海绵窦内,颈外动脉硬脑膜分支,在海绵窦内及其周围发生吻合。这些血管一旦破裂,动脉血直接注入海绵窦,便引起颈动脉海绵窦瘘。所以颈动脉及其分支与海绵窦直接和间接交通均名颈动脉海绵窦瘘(carotid cavernous fistula),这一血管血液流向异常既可因外伤引起,又可以自发,在全身动、静脉瘘中颈动脉海绵窦瘘最为多见。海绵窦接受动脉血液可以向多个方向引流,包括眼静脉、岩上窦、岩下窦、基底静脉丛和翼丛等。颅内静脉窦有硬脑膜束缚,管径很难扩张;眼静脉经过眼眶,周围是松软的脂肪,静脉内压力增高,容易扩张,引起眼部症状和体征,病变位置虽然在海绵窦区,80% 以上患者首先就诊于眼科,有时被误诊为炎性假瘤或结膜炎。影像学检查,可以确定诊断。

颈动脉海绵窦瘘根据致病原因可分为外伤性和自发性,根据瘘管的血流量分为高流瘘和低流瘘,按参与瘘管的血管又可分为颈内动脉海绵窦瘘和颈外动脉海绵窦瘘。由于影像技术可以显示颈动脉海绵窦瘘的来龙去脉,因而常使用解剖学命名,即颈内动脉主支在经过海绵窦时发生交通名颈内动脉海绵窦瘘,颈外动脉间接与海绵窦交通名颈外动脉海绵窦瘘。颈内动脉的脑膜支和颈外动脉脑膜支与海绵窦直接或间接交通,又名硬脑膜动脉海绵窦瘘,所谓自发性颈动脉海绵窦瘘和低流瘘多属于此种。

国外学者将颈动脉海绵窦瘘分为四型。A 型为直接高流量的颈内动脉与海绵窦间的瘘,可为创伤后,或由动脉瘤自发破裂引起。其余的硬脑膜瘘大多为自发性。B 型为颈内动脉脑膜支与海绵窦间的分流。C 型为颈外动脉脑膜支与海绵窦的分流。D 型为颈内外动脉与海绵窦的分流。总之,B 型罕见,C 型较常见。自发性硬脑膜瘘多为 D 型。

【临床表现】

1. 主诉　患者首诊的主要原因为搏动性眼球突出及血管杂音,一般为低度或中度突出,同时伴有与脉搏同步搏动。眶前区可闻血管杂音,这种血管杂音主观和客观均能听到,尤其是夜深人静时。大部分患者也可以主要以结膜下血管扩张或称"红眼"就诊,可见眼球表面血管扩张及眼睑和结膜水肿,是颈动脉海绵窦瘘最常见的临床现象,结膜水肿发生于发病早期,代偿之后即消失。结膜血管高度迂曲扩张,呈

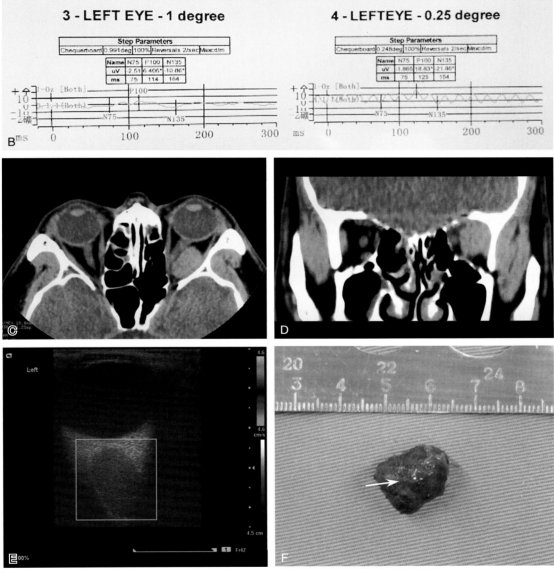

图 10-1-5　左眼眶深部海绵状血管瘤

A. 患者外观像,左眼轻度眼球突出;B. VEP 检查示左眼 P100 波峰时中度延迟,振幅下降;C. 眼眶 CT 平扫示左眼眶内类圆形肿物;D. 眼眶 CT 冠扫示左眼眶内类圆形肿物;E. 彩色超声多普勒显示病变内回声均匀,内部无血流信号;F. 眼眶海绵状血管瘤大体标本,箭头示视神经压迹

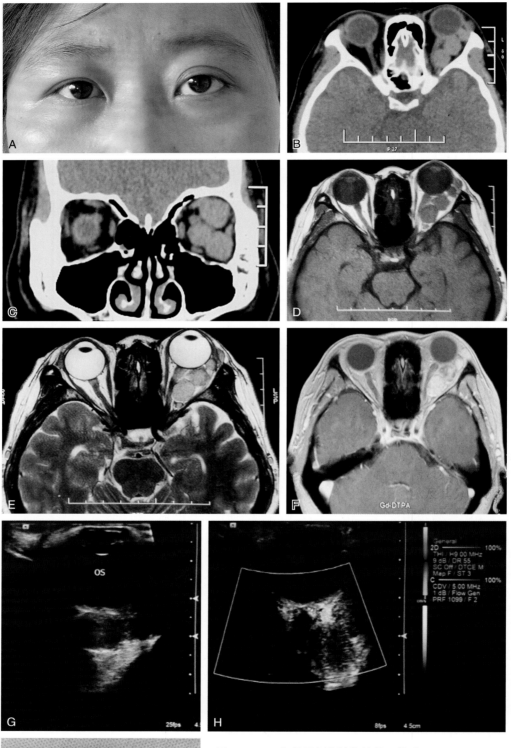

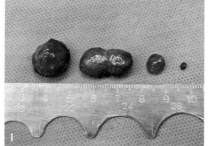

图 10-1-6   左眼眶多发性海绵状血管瘤

A. 患者外观像,左眼明显眼球突出;B. 眼眶 CT 平扫示左眼眶内多发肿物;C. 眼眶 CT 冠扫左眼眶内多发肿物;D. 眼眶 MRI T$_1$ 加权像病变呈等信号;E. 眼眶 MRI T$_2$ 加权像病变呈稍长信号;F. 眼眶 MRI 增强 + 脂肪抑制图像示肿瘤增强后病变均匀强化;G. 彩色超声多普勒显示病变内回声;H. 为彩色超声多普勒显示病变内部血流信号;I. 眼眶多发性海绵状血管瘤大体标本螺丝状,色深红。血管的排列以角膜为中心,呈放射状,自角膜缘开始,弯弯曲曲至穹隆部消失。一些患者也可以以眼球疼痛及复视和眼球运动障碍等症状就诊。

2. 发病及病程　多为外伤后开始发病,伤后初始,病人多处于昏迷状态,患侧眼睑及结膜高度水肿,上睑下垂。三四周后,异常循环建立,眼部出现典型临床表现。

3. 症状和体征　颈动脉破裂,动脉血伴随着动脉压直接注入海绵窦,大部分血液逆流进入眼静脉,眶内血液回流受阻,眶脂肪、眼外肌等软组织水肿充血,搏动性眼球突出,并可闻及血管杂音。如颈动脉瘘口小或小血管破裂的低流量瘘,眼球搏动和血管杂音均不明显。由于眼眶内静脉压力增高,可见眼球表面血管扩张及眼睑和结膜水肿,房水静脉压增高,血液逆流,房角镜可见巩膜静脉窦粉红色充血,Schlemm 管充血,房水引流受阻,眼压增高,严重者可导致视力完全丧失、大泡性角膜炎等绝对期青光眼。由于眼眶及视网膜中央静脉压力增高,可引起眼底静脉扩张,静脉压增高。正常眼底压迫眼球时看不到视网膜中央静脉搏动,或稍有搏动即消失。在颈动脉海绵窦瘘,同侧视网膜中央静脉压升高,高于眼内压,当用手指压迫眼球时,可见视网膜中央静脉搏动,甚至可见视网膜中央动、静脉同时搏动,说明视网膜中央静脉收缩压高于中央动脉的舒张压。这些临床表现,都是眼眶静脉压增高和静脉动脉化所引起。

因第Ⅲ、Ⅳ脑神经位于海绵窦壁,第Ⅵ脑神经位于海绵窦内,颈动脉海绵窦瘘压迫这些眼球运动神经,发生不全麻痹,引起复视及眼球运动不足,其中外展神经麻痹最为常见。展神经经过海绵窦内,侧壁有动眼神经和滑车神经,海绵窦压力增高扩大,压迫这些神经,引起复视、麻痹性斜视,眼球运动障碍。

4. 影像学表现

(1) B 型超声检查:可清晰显示眶内扩张的静脉、搏动以及眼外肌增大或脉络膜脱离。将探头置于眼睑中央,纵扫描,探头轻向下转,使声束瞄准视神经和上直肌,在视神经和上直肌之间出现一无回声斑点,这是扩张的眼上静脉横切面图像。倾斜探头,有时可同时显示扩张的眼上静脉和眼下静脉。旋转探头,并向外下方倾斜,改变声束投射方向,使扫描线平行于眼上静脉,即出现弯曲的管状无回声区,自眶内前上方可追踪至眶尖部,这便是扩张的眼上静脉图像。

(2) 彩色多普勒超声:颈动脉海绵窦瘘属于畸形血管,血流动力学异常,特别适合用于彩色多普勒血流显像检查。粗大的眼上静脉表现为红色血流,其中有蓝色血流,说明眼上静脉血液有涡流现象。根据血流宽度和速度,判断血流量,确定低流瘘或高流瘘。眶内静脉缺乏静脉瓣,无明显阻力,眼上静脉频谱图表明眼上静脉属高速低阻血流。

(3) CT 检查:CT 是显示密度的图像,血管及其内部的血液密度高于眶内和脑组织,应用造影剂后血管和其他软组织密度差异更显著。CT 具有高分辨率和强穿透力特点,既能观察眶内结构,又能显示颅内情况。在颈动脉海绵窦瘘,颈动脉海绵窦瘘可发现以下改变:眼上静脉及眼下静脉扩张、弯曲,严重者可呈囊状扩张;与眼上、下静脉相关的静脉均扩张,如内眦静脉、翼静脉丛等;眶内软组织肿大,如眼外肌肥大,视神经增粗,眶内脂垫扩大;海绵窦扩大,密度增高,颅脑外伤的其他改变,如骨折、硬膜下血肿等。

(4) MRI 及 MRA 检查:颈动脉海绵窦瘘 MRI 磁共振成像同样可发现 CT 检查显示的改变,在标准 SE 序列成像,因扩大的海绵窦和眼上静脉内流动着速度较快的血液,又因受流动效应的影响,在 T_1WI 和 T_2WI 扩张的眼静脉和海绵窦均为无信号区,利用特殊的 MR 成像技术直接显示流动的血液,称作磁共振血管造影(magnetic resonance angiography,MRA),这一技术不但显示血管形状,还可用来测量血流速度,是一种安全无痛无害的血管成像技术。在颈动脉海绵窦瘘,眶内静脉动脉化,明显增粗,MRA 可发现海绵窦扩大,眼上静脉增粗。

(5) DSA:是数字减影血管造影术(digital subtraction angiography)的英文字头,是显示颅内血管畸形,包括颈动脉海绵窦瘘的最佳检查方法,DSA 不但可清晰地显示各级血管,而且可解释其相互联系。这种技术有两大优点:①只显示含有造影剂的血管,消除骨和其他软组织背景的干扰;②可以选择要观察的血管。通过股动脉插管,可以选择性显示左侧、右侧颈内、外动脉和椎基底动脉,超选择性血管造影甚至可显示更低一级的血管。颈动脉海绵窦瘘 DSA 选择性颈内动脉造影在动脉期可显示扩大的海绵窦及眼静脉,说明海绵窦及其相关静脉与颈内动脉直接交通。颈动脉海绵窦瘘 DSA 显示,扩大的海绵窦和眼上、下静脉在动脉期同时显影。颈内动脉破裂,多量血液流入海绵窦,甚至大脑前动脉交通支的血液也逆行入海绵窦,以致大脑前、中动脉不显影或充盈不充分,所谓盗血现象。在颈动脉海绵窦瘘的血管联系复杂,尤其是硬脑膜动脉海绵窦瘘,往往涉及两侧脑的多个血管,只有选择性 DSA 才能揭示这些畸形血管的复杂关系。

【诊断】

根据患者典型的病史及特征性的临床表现多不难判断,但是进一步明确诊断需结合相关影像学检查。在人体内,只有海绵窦区这个位置动脉直接穿过静脉窦,因此,颈动脉海绵窦瘘是最常见的动、静脉直接交通造成的血管畸形。有多种技术可揭示这一畸形,如 CT、MRI、MRA、DSA 和超声等。这些技术各有所长,超声检查最为简单可靠,可作为筛选,其他方法作为补充,DSA 最后确定。

【鉴别诊断】

临床检查发现结膜下静脉螺丝样扩张,超声探查眼上静脉增粗,除颈动脉海绵窦瘘之外还见于眶内栓塞性静脉炎和眶内肿瘤动静脉直接交通,应注意鉴别。

1. **栓塞性静脉炎**   静脉栓塞影响眶内血液回流,结膜静脉扩张,形状同于颈动脉海绵窦瘘,但多伴有眼睑水肿,眼球突出而无搏动和杂音。B 型超声检查显示扩张的静脉内有点状回声,无搏动,不能压缩;彩色多普勒显像眼上静脉内无血流信号。

2. **动静脉血管瘤**   是一种动、静脉直接交通的血管性团块,不但具有与颈动脉海绵窦瘘相同的结膜血管扩张,而且有搏动性眼球突出和血管杂音,临床表现无法鉴别。B 型超声显示搏动性占位,彩色多普勒血流显像表现有弥漫的红蓝血流区。

【治疗】

大多数自发性颈动脉海绵窦瘘是硬脑膜动静脉畸形,20%~50% 会自发关闭。因此,若没有衰弱性头痛、药物无法控制的高眼压以及严重的视网膜静脉淤滞或视力丧失,只需保守观察。

伴有高流量瘘的颈内动脉与海绵窦间的瘘,由于绝大部分不能自发闭合,所以最好使用分离性球囊治疗。若失败,应行海绵窦孤立术或动脉结扎术。也可以与神经科介入科合作进行介入治疗,最容易的入路是经眼上静脉,但也可经颈内静脉,放置线圈,产生血栓。值得注意的是,眼上静脉栓塞可使瘘的临床症状缓解,但眼部症状可能急性加重,数周后会有所改善。

【预后】

大多数自发性颈动脉海绵窦瘘可以自行缓解,高流量的颈动脉海绵窦瘘需要神经外科介入治疗,部分症状可以缓解,但是可能会出现血管内栓塞或经静脉海绵窦夹闭的并发症,包括血管穿孔、出血、局部或全身感染、一过性或永久性神经障碍(从孤立的脑神经障碍到半脑功能失常)。

第二节   肿   瘤

一、毛细血管瘤

毛细血管瘤(capillary hemangioma)多发生于婴儿,又名婴儿型血管瘤(infantile hemangioma),组织形态表现为血管内皮细胞显著增殖,呈实心小叶状,在镜下可见成片的血管内皮细胞,只有较少的血管管道,因而近年有关眼眶肿瘤专著中常把毛细血管瘤与良性血管内皮瘤(benign hemangioendothelioma)视为等义词,但国际上肿瘤的专著仍将毛细血管性血管瘤归为错构瘤,而非肿瘤。毛细血管瘤好发于头颈部皮肤和皮下组织。发生于身体其他部位的毛细血管瘤多数可自发消退。婴儿型血管瘤起病急、血运丰富,伴或不伴有皮肤和 / 或全身表现。婴儿型毛细血管瘤表现为血管异常生长,伴有不同程度的内皮增生。内皮瘤病变越致密,则病变生长和退行得通常越快。这些内皮细胞组成不同密度和大小的基底膜衬里的血管通道网。

【临床表现】

(一) 主诉

患儿家长多以位于眼睑红色状似草莓的局部隆起就诊,或者患儿眼睑皮下蓝紫色肿物在患儿哭闹时肿物可增大就诊。也有部分患儿家长以肿瘤增长至全上睑软性肿大，上睑下垂，遮盖瞳孔，压迫眼球，引起弱视、斜视、屈光不正等并发症来院就诊。还有一部分患儿因为肿瘤累及眼眶时，可出现眼球突出，眼睑和结膜水肿来院就诊（图10-2-1）。

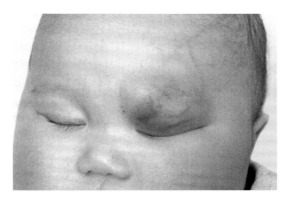

图 10-2-1　左眼眶毛细血管瘤患儿外观

（二）发病及病程

多发生于出生后的 1~3 个月，初期增长较快，可迅速波及全眼睑及面颊部，多数在 1 岁之后病变稳定，并有自发消退的倾向，但也有持续进展的病例。发生于眶内的毛细血管瘤自发消退较少见。

（三）症状和体征

本病的症状和体征与发生部位和范围有关，可分为表层、深层和综合三种类型。表层毛细血管瘤仅限于真皮内，通常生后第一个月即表现出来，开始为小的扁平病灶，数周到数月内迅速扩张，随后开始退化。可单发于眼睑皮肤，也可多发见于身体其他部位。肿瘤位于浅层者，形状不规则，边界清楚，稍隆起，色红或鲜红，表面有许多小的凹陷，如草莓状，又名草莓痣。病变较小者仅呈点状，大者可波及全眼睑及颜面部。以手指压迫可褪色，手指离去后又恢复红色。轻度擦伤和搔抓可引起出血。病变自行消退过程，首先血管瘤变薄，中央部出现正常皮肤或放射状褪色斑。自发消退后不影响外观。

深层毛细血管瘤侵犯眼睑深层及眶隔之后，多发生于上睑内侧，为局部扁平隆起的软性肿物，皮肤或结膜可透见紫红色肿物，哭闹时体积增大。肿瘤侵犯全眼睑可致上睑下垂，遮盖瞳孔，影响视觉发育，引起弱视，斜视，也有少数病例，病变限于眶内周围及中央间隙。多发生于上睑内侧，局部肥厚或扁平隆起，皮肤或结膜透见紫蓝色肿物，哭闹时肿物增大。肿瘤侵犯全眼睑，肥厚肿大的上睑下垂遮盖瞳孔，影响视觉发育，如不及时治疗，可引起弱视和斜视。扪诊肿瘤表面光滑，橡皮样硬度或呈软性，边界不清楚。供血丰富者尚见肿瘤细小搏动。肿瘤发生于眶前 1/3 段，眼球向下移位。位于球后者引起眼球突出，瘤细胞侵犯眼外肌影响眼球运动。这些血管瘤位于眶隔后，主要临床特征为眼球突出和移位，都是由肿瘤占位效应引起。因为该肿瘤血运丰富，仔细检查会发现有搏动。当哭喊或 Valsalva 实验时病变增大。上睑或面部血管明显扩张，眼睑或结膜可见蓝紫色变色。触诊肿物，质地呈橡皮感或柔软，边界光滑，轻压可下陷。病变的大小和位置经常引起视轴扭曲和阻挡，导致弱视或斜视。合并的屈光异常为散光和近视，并且如果不加以治疗有发生弱视的危险。

综合型毛细血管瘤既侵犯真皮，又向深层蔓延，具有表层及深层肿瘤所共有的症状和体征，如眼睑及其周围皮肤可见草莓痣，眼睑肿胀，眼球移位及突出，因其增长快，侵及范围广，引起眼眶显著畸形。

（四）影像学表现

1. B 型超声　可见眼睑及眼眶内形状不规则的弱回声病变，间隔和管壁可作为回声界面，一般肿瘤内显示为较多的弱回声，有时可见带状强回声或者点状强回声，并具有可压缩性。

2. 彩色多普勒血流显像是一种特征性超声检查，能较好显示肿瘤的供血血管及瘤体内的循环情况。显示全肿瘤内弥漫分布的红蓝色血流信号，呈斑点状和条带状，信号较为集中，这种特有的超声征像为其他肿瘤所不具备，有鉴别诊断意义，脉冲多普勒检测血流参数不等的动脉频谱，肿瘤内血流为高速低阻或中阻动脉频谱（图10-2-2）。

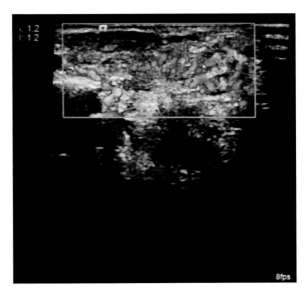

图 10-2-2　示左眼眶毛细血管瘤彩超检查
可见病变内丰富的条带状血流信号

3. CT 检查　可以很好地显示眼睑及眶内的病变，表现为形状不规则的高密度影，皮下毛细血管瘤显示眼睑肿大和密度增高，边界不清。位于眼球和骨壁之间或球后的病变，与周围低密度的脂肪对比，轮廓甚为清楚，但与眼球的分界不清，呈铸造样，病变的眶内部分与眶脂肪对比边界清楚，较大的病变常跨越几个间隙，如眶隔前、眼眶周围和肌肉圆锥内（图 10-2-3）。毛细血管瘤缺乏包膜，浸润性发展，形状不规则，边缘常有指样突出，浸润性生长。静脉内注射阳性对比剂后，肿瘤中度或高度增强。

4. MRI　可以显示肿瘤的位置、范围、形状、边界与 CT 相同，在 T_1WI 病变呈中信号，T_2WI 呈高信号；肿瘤内动脉血流速度快的区域可表现流空现象。毛细血管瘤多边界清楚，但有些病变在 T_1 加权像上可有边界

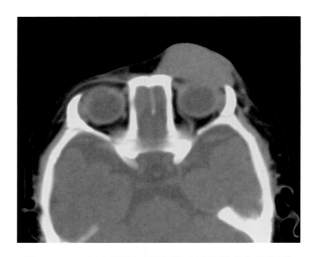

图 10-2-3　示左眼眶毛细血管瘤呈铸造状包绕眼球

不规则、均匀或不均匀的低信号。信号强度相对于眼外肌为高。在 T_2 加权像上，相对于脂肪和眼外肌，肿瘤显示为致密高信号，可有多个流空腔隙。钆强化的 T_1 加权像，毛细血管瘤可为弥散的、均匀或不均匀增强，脂肪抑制显示更好。MRI 其优势在于显示眼睑毛细血管瘤的边界，比 CT 更为清楚，对于确定病变范围，进行局部药物注射治疗有较大帮助。

【诊断】

表浅部位的毛细血管瘤，根据发病年龄和临床表现，有典型的皮肤及眼睑征，且常伴有头颈、口腔及身体其他部位同类病变，大多可以确诊。原发于眶内者，临床表现类似其他恶性肿瘤，除眼球突出之外缺少其他体征，常需借助影像检查作出诊断，除超声探测之外，还需要 CT 和 MRI 辅助检查。影像技术检查还可以观察病变的发展和治疗效果，在诊断和随访中占重要地位。

【病理】

毛细血管瘤由血管内皮细胞和毛细血管构成。电子显微镜观察在内皮细胞胞浆内可见分层结构，即 Wiebel-Palate 体。毛细血管瘤消退期，由于病变大小和组织病理学的差异，退化会经过数月到数年。病变经过退变在组织学上表现为内皮细胞减少、血管管腔增大而数量减少、胶原沉积和病变内脂肪增多，血管周围纤维增生，导致毛细血管闭锁，血管成分被脂肪取代，肿瘤的供应动脉和导出静脉变细，最终肿瘤发生纤维脂肪化而自行消退。

【鉴别诊断】

毛细血管瘤发生于婴儿时期，应与儿童发生于眼睑、眼眶的肿物鉴别。

1. 眶前部脑膜脑膨出　临床表现有时与眼睑深层毛细血管瘤相似，但肿物自发搏动，无血管杂音，其可为先天性眶骨缺损，或伴有神经纤维瘤病，特征为出生时或出生后不久内眦部鼻侧出现波动的、光滑的膨出物，或向外侧突入眶内而使眼球移位，轻轻压迫可使其压回颅内。肿物表面皮肤颜色正常，有时充血或表面血管扩张。超声显示为囊性肿物，X 线和 CT 检查均可见骨质缺失，病变进展较慢，无消退倾向。

2. 横纹肌肉瘤　可发生于婴儿，但大多见于幼儿和学龄时期，与毛细血管瘤不同的是，横纹肌肉瘤几乎全部发生于眶内，可见于任何部位，眶上部多见。肿瘤发展迅速，眼球突出 1、2 周内即有明显增长，伴结膜水肿充血、坏死和结痂，角膜完全暴露，干燥混浊，睑裂闭合不全。皮肤温度增高，如同眶蜂窝织炎。B 型超声显示肿瘤内部为低回声或无回声，声衰减中等。彩色多普勒超声可见肿瘤内部丰富的条状彩色血流，呈动脉频谱，血液流速较快。CT 扫描可见骨破坏。对于鉴别困难者应行活体组织学检查。

3. 绿色瘤　是发生于儿童时期的造血系统恶性肿瘤，病情发展快，为严重威胁小儿生命和健康的疾病之一。可单侧或双侧眼眶发病，表现为眼球突出移位，球结膜充血水肿，眶压增高。多见于急性粒细胞

性白血病,末梢血内可见较多的原始细胞和幼稚细胞,患儿常常伴有贫血,精神较差,影像检查与横纹肌肉瘤相似,血液检查或骨髓穿刺检查可以确诊。眶内病变对放疗敏感。

4. 神经纤维瘤　为先天性遗传性疾病,分为局限型、丛状和弥漫型神经纤维瘤,丛状神经纤维瘤易与毛细血管瘤相混淆。该病多于出生后或幼年出现症状和体征,表现为上、下睑软性肥厚,皮下瘤组织增生,使眼睑隆起。眼睑皮肤常有淡棕色色素斑,肿瘤侵犯提上睑肌引起上睑下垂,累及睑板导致上睑外翻,结膜充血、肥厚。神经纤维瘤患者多伴有眶、颅骨骨骼缺失,CT 扫描即可显示。彩色多普勒超声可见肿瘤内弥漫的点片状彩色血流信号,为动脉供血。

【治疗】

绝大多数深部婴儿型血管瘤可自行退化,因此,此类病变多可保守治疗。然而,如果病变大,合并显著的眼球突出、散光或阻挡视轴,则需要积极治疗,尽量采用刺激或破坏性较小的治疗措施,治疗包括放射治疗、全身和局部应用糖皮质激素以及手术。

(一) 药物治疗

1. 糖皮质激素　糖皮质激素可抑制血管内皮细胞增生,使毛细血管腔闭锁。口服及局部注射均有效。长期服用糖皮质激素可引起多种并发症,现多采用肿瘤内注射。目前多采用倍他米松 6mg/ml 混合曲安奈德 10mg/ml 以及地塞米松 5mg 混悬液肿瘤局部注射,有明显疗效,且无并发症。对于毛细血管瘤,年龄愈小,肿瘤内血管管道愈少,则疗效愈佳。即使肿瘤不能完全消退,也可抑制继续增长,用药至 1 岁之后,待其自发消退。肿瘤内注射剂量虽大,因间隔用药,很少引起全身并发症,偶有报道视网膜动脉阻塞和皮下脂肪吸收者以及局部皮肤脱色素者。

2. 抗癌药物瘤内注射　应用抗癌药物治疗肿瘤多采用静脉或动脉注射给药,一般采用平阳霉素混合地塞米松或者 5-氟尿嘧啶和曲安奈德混合瘤内局部注射取得了显著的疗效。

3. β 受体拮抗剂　近来笔者采用普纳洛尔或者普萘洛尔口服治疗婴儿型毛细血管瘤也取得了一定的疗效,患儿按 1mg/kg 普萘洛尔口服,一天一次,一疗程五天,均可以看到肿瘤不同程度的体积减小。

4. 硬化剂瘤内注射　只适于皮下较小的肿瘤。硬化剂有 5% 鱼肝油酸钠,50% 尿素、无水酒精和沸水,表层肿瘤注射硬化剂后将遗留皮肤瘢痕;眼球之后汇集重要结构,眶深层注射可引起严重并发症;大肿瘤硬化后纤维组织形成,眼睑畸形。所以目前临床使用较为谨慎。

(二) 其他治疗

放射治疗:表层婴儿型血管瘤用 ^{90} 锶或 ^{32} 磷敷贴器直接接触肿瘤,治疗 4~6 次。此两种同位素放射 β 线,不能穿过皮肤,治疗草莓痣较为安全。深层病变用直线加速器照射。放射医生和眼科医生担心引起并发症,如白内障、骨发育迟缓等。

(三) 手术治疗

毛细血管瘤可自发消退;其周围缺乏包膜,切除时易损伤功能结构;又因供血丰富,手术时出血较多,对于新生儿往往需要准备输血;切除皮肤仍需植皮;去组织太多可引起眼睑畸形等。我们尽量不选择手术切除,但是,以下情况我们选择手术治疗:严重威胁视力并对糖皮质激素无反应,激素撤药反跳,出现严重的激素副作用,肿瘤较大,上睑下垂,遮盖瞳孔,引起散光、斜视和弱视,手术可将肿瘤全部切除或有效地减小肿瘤体积,严重的眼球突出,以及病变孤立、边界清楚并伴有功能障碍,眶深部肿瘤诊断不明确,需将肿瘤切除进行病理组织学检查,以与横纹肌肉瘤鉴别。术前需要详细的检查,包括全身检查、CT,必要时血管造影。术中需低血压麻醉,手术操作要细致。并且术中要边止血边切除。手术时,可见这些肿瘤有细小的伪足向周围延伸,可根据周围结构的情况对其进行烧灼。这些伪足经常需要进行显微切除。手术进路根据肿瘤位置和范围选择,多经眼睑或眶缘皮肤切口,注意保护眶隔、提上睑肌、眼外肌和泪道等重要解剖结构。

【预后】

患儿 1 岁后病变发展速度减慢,并有自发消退倾向,至 7 岁时 76% 患者病变可消失,因此预后良好。少数无法完全消退经过治疗也多预后良好。

二、血管瘤

(一) 血管外皮瘤

血管外皮瘤(hemangiopericytoma)是来源于毛细血管外皮细胞的肿瘤,其特征为梭形瘤细胞排列在衬有单层内皮细胞的血管腔周围,外围以网状纤维。以病理改变、影像表现和临床行为,如缺乏包膜、浸润发展、骨破坏、邻近结构蔓延和远距转移、术后复发等,应视为局部恶性或恶性肿瘤。本病好发于下肢、骨盆和腹后壁,原发于眼眶者少见。

【临床表现】

1. **主诉**　患者多以眶上部可触及中等硬度肿物就诊,大部分患者可以出现渐进性眼球突出,视力减退和眼球运动障碍,部分患者也以眼球向外移位就诊。

2. **发病及病程**　血管外皮细胞瘤发病年龄从 20 个月至 87 岁均有,平均为 40 岁。血管外皮瘤有一定性别倾向,男与女比例为 4:3 至 2:1。发病年龄多在 31~50 岁之间,发生于婴儿或儿童甚为少见。此点与血管内皮瘤不同,后者发生于婴儿时期。患者从起病到出现症状一般不到一年,但是,病史从 1 个月到 26 年不等。

3. **症状和体征**　眼眶血管外皮瘤的症状和体征与病变性质和位置有关。一般而言,发生于眶前部者症状和体征较轻,位于眶后部或恶性者症状和体征较为明显。主要临床特征为眼球突出和占位效应,不伴有疼痛,具有浸润或包埋的特征,位于前部的肿瘤多发生于眶上部,可扪及肿物,中等硬度,表面光滑,可移动,无压痛。因肿瘤供血丰富,血管之间常有吻合,因而可见肿瘤表面血管迂曲扩张。接近于皮肤和结膜时局部透见紫红色。肿瘤位于眶中后段,主要表现为渐进性眼球突出,视力减退和眼球运动障碍,发生于眶内侧时眼球向外移位,眼球突出多为渐进性、轴性突出,如肿瘤偏于一侧,则除去眼球向前方突出之外,还向肿瘤对侧移位。眼球周围虽扪不到肿瘤,但眶内压力较高,眼球不能还纳入眶内。视力减退多在 0.5 以下,这是由于肿瘤位于眶尖,压迫视神经,使之水肿、萎缩,或压迫眼球引起屈光不正,视网膜水肿、变性,视力完全丧失者少见。眼球运动受限也常发生,向一侧或多个方向运动不足。眼底可见视乳头水肿或萎缩,一般发生于眶尖部引起原发性视乳头萎缩,压迫前段视神经,引起视乳头水肿,直接压迫眼球局部,眼底可见变平或扁平前隆,视网膜水肿或脉络膜视网膜皱褶。

4. **影像学表现**

(1) B 型超声:显示肿瘤呈类圆形,边界清楚,内回声多而强,类似海绵状血管瘤,回声光点分布较均匀,声衰减明显,不可压缩,贴近于眼球者可使眼环变形,也有部分肿瘤含血管较少,以成片瘤细胞为主的肿瘤内回声则少,甚至有区域缺乏回声。

(2) 彩色多普勒显像:显示肿瘤内的血流信号,借以观察血管多少、排列、分支和走行样式,有可能提示本病诊断。彩色多普勒血流显像显示病变内丰富的红蓝血流,呈弯曲管状或粗细不等的条状,可见分叉状如鹿角样,脉冲多普勒显示肿瘤内血流参数,多数病例为高速高阻动脉频谱。

(3) CT 检查:CT 显示血管外皮瘤最为全面,可表现肿瘤位置、大小、范围、边界、内密度、骨破坏和向周围结构蔓延,此点 CT 优于超声和 MRI。本肿瘤形状不规则,边界不清楚,因内有坏死而表现不均质,CT 值在 +30~+67HU 之间,肿瘤位于球后,与眼环接触,可呈铸造形,说明肿瘤包膜不完整,瘤组织沿巩膜外表面增长。注射强化剂后有明显增强,CT 值可达 +138HU。这一方面说明血管外皮瘤供血丰富,另一方面也说明血组织屏障破坏严重。恶性血管外皮瘤常有骨破坏,并向鼻窦和颅腔蔓延,有时骨破坏较为严重。

(4) MRI 检查:可清楚地显示病变的位置,形状和边界,在分辨肿瘤与视神经和眼外肌关系方面优于CT。在 SE 序列,T_1WI 为中等信号强度,强度略高于眼外肌;T_2WI 为高信号,强度接近于脂肪,也有均为中信号者,强化后脂肪抑制序列 T_1WI 为高信号。恶性血管外皮瘤表现为形状不规则,边界不清,信号强度不一,并有骨质破坏和邻近组织侵犯。

(5) DSA 检查:血管外皮瘤血管多,管径较粗,动静脉吻合,眶深层肿瘤由眼动脉供血,眶前部肿瘤由眼动脉(颈内动脉)和颈外动脉末梢供血,血管呈鹿角样分枝,在 DSA 图像上清晰可见。

【诊断】

血管外皮细胞瘤的临床表现与一般眶内良性或恶性肿瘤类同,临床上缺乏特征性表现,所以对于眼眶血管外皮瘤的诊断可以借助影像学检查,CT、MRI 和 B 型超声能提供占位性病变的存在,和病变的位置、范围、形状、密度、信号强度,以及声学结构的改变。

【病理】

肿瘤外观多呈粉红色至紫红色,与海绵状血管瘤相似,质软,组织病理学特征包括单一细胞性肿瘤,伴有形成分支(鹿角)管腔的窦状血管。与毛细血管瘤形成对照的是,网硬蛋白和相关因子Ⅷ形成致密网状结构包绕个体细胞。周细胞仅对波形蛋白染色。血管外皮细胞瘤还含有黏液、细胞、席纹状和囊性等成分。此外,还有巨细胞以及坏死、出血及透明样变区。有三种亚型、窦状型、实体型和混合型。按照组织病理学标准,血管外皮细胞瘤可以分为良性、边界性和恶性。良性肿瘤表现为轻度的不典型增生、有丝分裂相少见,而边界性和恶性者则表现为有丝分裂增多、血管腔隙压缩、多形性、坏死、出血以及边缘浸润。电镜下可见血管外皮细胞围绕在衬有内皮细胞的血管腔周围,胞浆淡,核圆或椭圆。胞浆内细胞器稀少,并有一些延长的细胞器突起。血管外皮细胞瘤属于软组织肿瘤,来源于间叶细胞。免疫组织化学染色有助于和其他血管性新生物鉴别。血管外皮细胞对肌动蛋白(actin)和波形蛋白(vimentin)阳性染色。尽管边界性和恶性病变扩展速度可能快一些,但依据病变的组织病理学特点仍然很难确定肿瘤的生物活性。

【鉴别诊断】

1. **婴儿型毛细血管瘤**　发病年龄不同,而且血管外皮瘤发病迅速进展较快,B 超检查肿瘤内回声较强且较多,这点可以与婴儿型血管瘤区分。

2. **海绵状血管瘤**　位于眶中后段的血管外皮瘤也可以表现出与海绵状血管瘤类似的临床表现,渐进性眼球突出,眼球移位,而且 B 型超声显示,肿瘤呈类圆形,边界清楚,内回声多而强,类似海绵状血管瘤,但是彩色多普勒血流显像显示病变内丰富的红蓝血流,呈弯曲管状或粗细不等的条状,可见分叉状的特征性改变,可以与海绵状血管瘤鉴别。

【治疗】

手术完整切除肿瘤是主要治疗方法。手术时如发现缺乏明显包膜或包膜不完整,应作局部扩大切除,即将肿瘤和其周围的部分正常结构,成块切除。对此种肿瘤术后至少观察 10 年,才考虑治愈。

值得注意的是,血管外皮细胞瘤会表现出视神经病变。局部复发多与切除不彻底或部分切除有关。对于复发肿瘤,如 CT 或 MRI 显示病变位于前部,比较局限,手术易于接近,且病理诊断属良性或边缘性,可考虑再次局部切除。

对于多次复发或如果出现局部侵袭性生长,则需行眶内容剜除术,而后放射治疗。也有局麻切除,大剂量 ^{60} 钴照射(>70Gy)观察 3 年无复发者。

【预后】

本病有三分之一切除后复发,10%~15% 发生转移死亡。术前针穿或切开活检,术时囊膜破裂,分块切除或未完全切除,以及恶性肿瘤边缘呈浸润性,都是引起复发的原因。复发多发生在 1 至 2 年内,但也有术后 33 年复发者。

(二) 良性血管内皮瘤

良性血管内皮瘤(benign hemangioendothelioma)是由内皮细胞增生形成的肿物,与毛细血管瘤不同,除间质之外,几乎均由血管内皮细胞构成,属于真正的新生物而不是错构瘤。但因在成片的内皮细胞里有数量不等的毛细血管,故一般专著均把良性血管内皮瘤与婴儿型毛细血管瘤视为等义词。在《肿瘤国际组织学分类》一书中,仍把良性血管内皮瘤与毛细血管瘤分列为两种不同而相近似的肿瘤,前者是一种由典型的内皮细胞构成,大部呈实性的良性肿块,其内某些区域有毛细血管,后者主要是由衬以内皮细胞的毛细血管构成的病变。

【临床表现】

1. **主诉**　患儿家长多以上睑内侧出现紫红色肿物就诊,或以眼球突出,视力减退,眼球运动障碍等原因就诊。

2. 发病及病程 良性血管内皮瘤多见于婴幼儿,成年人也可发生,但较为少见。此肿瘤也有自发消退倾向。

3. 症状和体征 原发于眼睑者临床表现为上睑内侧扁平隆起,紫红色,扪及软性肿物,边界不清。发生于眶深部表现为眼球突出,视力减退,眼球运动障碍。

4. 影像学表现

(1) B超检查:血管内皮瘤属多细胞、少间隔肿瘤,表现为低回声性。发生于眼睑的往往不需要特殊检查即可作出诊断,发生于眶深部的肿瘤形状不规则,边界不整齐,有突出或凹陷,内回声少,而反射性低,声衰减较少,后界清楚。彩色多普勒显像见低回声性的肿瘤内有丰富的红蓝血流,呈斑点状和短柱状,脉冲多普勒图像显示为低阻抗动脉频谱。

(2) CT检查:发生于眶浅层者多由眼睑蔓延而来,CT表现为眼睑增厚,密度增高,沿眶壁向眶内蔓延,形状不规则,眶内部分边界清楚,均质,眼球向一侧移位。发生于眶深部的病变呈高密度块影,或斑点状影,形状不规则,边界不清楚,均质,病变后缺乏透明三角区,表示浸润性扩张。

【诊断】

良性血管内皮瘤与婴儿型毛细血管瘤临床表现及影像学均相似。

【病理】

肿瘤细胞浸润性增长,缺乏包膜。镜下见瘤细胞呈小叶状或片状排列,银染色显示细胞均在网状纤维鞘内,细胞呈圆形或短梭形,有两层或多层细胞,中央有一窄小的毛细血管腔。内皮细胞增长过剩则管腔消失。

【鉴别诊断】

与婴儿型毛细血管瘤鉴别诊断相似,注意与横纹肌肉瘤、绿色瘤等婴幼儿好发肿瘤相鉴别,与婴儿型毛细血管瘤主要依靠病理检查明确诊断。

【治疗】

与婴儿型毛细血管瘤治疗相似,糖皮质激素、平阳霉素瘤内注射治疗或小剂量放射治疗有效,局部切除不易彻底,创缘仍需注射糖皮质激素,以防复发。

【预后】

血管内皮瘤也有自发消退倾向,部分经过治疗也多预后良好。

(三)恶性血管内皮瘤

恶性血管内皮瘤(malignant hemangioendothelioma),又称血管肉瘤(hemangiosarcoma),是来源于血管内皮细胞的恶性肿瘤。多见于头颈部皮肤、肌肉、乳房、肝脾等,发生于眶内者少见。本肿瘤缺乏包膜,浸润性增长,色深红,质硬,易出血,呈腔隙样结构。瘤细胞有不同程度的异形性,形成不规则相互吻合的血管腔,瘤细胞长入腔内,并有实体性细胞巢,瘤细胞间有结缔组织间隔。肿瘤恶性程度高,早期发生转移。

【临床表现】

1. 主诉 患儿家长多以快速发展的眼球突出,眼睑、结膜充血水肿就诊,部分患儿以出现上睑下垂,眶缘扪及中等硬度肿物来医院就诊。也有患儿以视力下降,疼痛来医院就诊。

2. 发病及病程 血管肉瘤多发生于儿童时期,约有1/3发生于成年人,肿瘤发生、发展较快,肿瘤恶性程度高,早期发生转移。该肿瘤也可为多发,即可局部侵袭,也可全身侵犯。

3. 症状和体征 因发生部位不同而出现不同的临床症状和体征。一般均存在眼球突出,均有眼睑水肿,结膜水肿,充血,表示病变呈浸润性且发展较快,已影响血循环和周围软组织,多表现为在相对很短的时间内(2~3个月),占位效应不断进展,并伴有间断性出血。发生于眶上部者常有上睑下垂,眶缘扪及中等硬度肿物。病变位于眶上裂及眶尖部者,出现Tolosa-Hunt综合征,疼痛,眼外肌麻痹,眼球突出,视力减退和视乳头水肿或萎缩。

4. 影像学表现

（1）B 型超声探查：肿瘤形状不规则,边界不清楚、不圆滑,内回声强弱不等,分布不均匀,中等度声衰减,压迫不变形。

（2）彩色多普勒超声显示有丰富的红蓝血流,血流多呈管状、弯曲或有分支;血流频谱检查显示动脉频谱。

（3）CT 扫描：显示肿瘤形状不规则,边界不清,边缘可伸出子瘤,瘤体内不均质,眶腔扩大,眶骨破坏,并向邻近部位侵犯,向下至上颌窦,翼腭窝,向后至颅中窝,向上至颅前窝;造影剂增强后,肿瘤明显强化。

（4）MRI 检查：在磁共振成像肿瘤形状、边界同 CT,T_1WI 中信号而不均质,T_2WI 高信号。

【诊断】

恶性血管内皮瘤发生于眼眶较少,明确诊断需根据典型临床表现结合相关影像学检查。缺乏足够的资料加以详细描述。

【病理】

本肿瘤浸润性生长,缺乏包膜,深红色,质地柔软,切面常有出血,呈腔隙结构。镜检可见肿瘤由不同程度异形性内皮细胞构成,其特征为内皮细胞形成不规则互相吻合的血管腔,不典型内皮细胞衬里并形成乳头状外观,瘤细胞长入腔内,并有实体巢状细胞区。超微结构,形态特征反映了这种多样性,但是都具有基本的内皮细胞特征(基底层、胞饮泡、紧密连接、胞丝和 Weibel-Palade 体)。可发现因子Ⅷ相关抗原。

【鉴别诊断】

1. 婴儿型毛细血管瘤　两种肿瘤均好发于儿童,原发于眶内的婴儿型毛细血管瘤也表现出眼球突出,但是两种肿瘤进展速度不一样,恶性血管内皮瘤进展迅速,无自行消退的倾向,而且 CT 检查可见肿瘤向周围组织侵袭相邻骨质破坏等恶性肿瘤的图像。

2. 绿色瘤　是发生于儿童时期的造血系统恶性肿瘤,病情发展快,表现为眼球突出移位,球结膜充血水肿,眶压增高。多见于急性粒细胞性白血病,末梢血内可见较多的原始细胞和幼稚细胞,患儿常常伴有贫血,精神较差,血液检查或骨髓穿刺检查可以确诊。

【治疗】

本病治疗需手术切除,局部切除往往复发,早期眶内容剜除有可能治愈,但也可复发,经血行转移而死亡。对于未能完全切除或复发病例可联合应用放射治疗、X 刀或伽马刀,以及化学治疗。

【预后】

肿瘤恶性程度高,容易向周围组织侵袭性生长,切除后易复发,而且肿瘤早期即可发生转移。即使大范围切除并且手术给予相应放化疗,预后也多不好。

（吴　桐　唐东润）

参 考 文 献

1. Saha K,Leatherbarrow B. Orbital lymphangiomas:a review of management strategies. Current Opinion in Ophthalmology,2012,23(5):433-438.

2. Reem R E,Golden R P. Periocular Hemangiomas and Lymphangiomas. Pediatric Clinics of North America,2014,61(3):541-553.

3. Sadick,Neil S. Advances in the Treatment of Varicose Veins:Ambulatory Phlebectomy,Foam Sclerotherapy,Endovascular Laser,and Radiofrequency Closure. Dermatologic Clinics,2005,23(3):443-455.

4. 谢纪子,李田园,贾仁兵,等. 眼眶静脉畸形临床治疗的研究进展. 中华眼科杂志,2018,54(7):548-550.

5. Calandriello L,Grimaldi G,Petrone G,et al. Cavernous venous malformation(cavernous hemangioma)of the orbit:Current concepts and a review of the literature. Survey of Ophthalmology,2017:S0039625716300868.

6. 程金伟,魏锐利. 眼眶海绵状血管瘤的影像学定位和手术入路选择. 中华眼科杂志,2008(1):72-73.

7. 王毅,肖利华. 28 例颈动脉海绵窦瘘影像诊断分析. 中华眼科杂志,2004,40(10):674-678.

8. Lo K,Mihm,Martin,et al. Current theories on the pathogenesis of infantile hemangioma. Seminars in Ophthalmology,2009,24(3):172-177.

9. Ni N,Wagner R S,Langer P,et al. New developments in the management of periocular capillary hemangioma in children. Journal of Pediatric Ophthalmology & Strabismus,2010,48(5):269-276.

10. 丁莹,张虹,宋国祥,等. 17 例眼眶血管外皮瘤的临床诊断和疗效观察. 中华眼科杂志,2012,48(1):47-51.

11. 鲜军舫,何立岩,李彬,等. 眼眶血管内皮瘤的影像表现. 中华放射学杂志,2007,41(6):593-597.

12. Lopes M,Duffau H,Fleuridas G. Primary spheno-orbital angiosarcoma:case report and review of the literature. Neurosurgery,1999,44(2):405-407.

13. 林锦镛,赵红,杨振海,等. 眼睑和眼眶血管平滑肌瘤的临床病理学特点. 中华眼科杂志,2015,51(8):586-591.

第十一章

间 叶 肿 瘤

眼眶内的间叶组织细胞包括横纹肌细胞、纤维细胞、脂肪细胞、骨和软骨细胞、平滑肌细胞等,来源于这些细胞的,或由中胚叶干细胞发展而来的肿瘤,即间叶组织肿瘤。

第一节 肌源性肿瘤

一、横纹肌瘤

横纹肌瘤(rhabdomyoma)是一种含有骨骼肌细胞的良性肿瘤,相对横纹肌肉瘤较为少见,发病率不足所有横纹肌肿瘤的2%,多发生于婴幼儿心脏,其次发生于头颈部,发生于眼眶者更为罕见,国内外文献描述仅为个案报道。

【临床表现】

(一)发病及病程

发病一般缓慢,部分患儿出生即有眼球突出,眼球突出逐渐加重。

(二)症状

1. 早期患者可无任何症状。

2. 视力下降 部分患者因肿瘤压迫视神经,可出现视力明显下降。

(三)体征

1. **眼球突出** 因眶内肿瘤占位效应,患者可出现眼球突出,大部分患者也是因发现眼球突出而就诊。

2. **上睑下垂** 占位发生于眶前部者,表面可触及肿块,压迫上睑出现上睑下垂。

3. **斜视** 因肿瘤限制,患者可出现眼位偏斜,眼球运动受限。

(四)影像学检查

1. CT 本病影像学检查无特异性,CT为边界清楚、形状规则软组织密度占位影。

2. MRI 具有一般良性肿瘤的信号特征T_1WI等信号,T_2WI中高或高信号。

【诊断】

因该病罕见且无临床特异性,因此术前诊断较困难,需术后病理确诊。

【病理】

病理可分为三型:①成人型,肿瘤细胞较大,圆形或多边形,胞质呈深嗜伊红色细颗粒状,核圆形或空泡状,大小不一,无异型性,也无核分裂。②胎儿型,分为经典型和中间型,经典型又称黏液丰富型,镜下可见原始的小圆形和梭形间叶细胞和未成熟的横纹肌细胞,细胞间有大量黏液基质,肌细胞横纹少见。中间型又称青少年型或细胞丰富型,主要由分化较好的横纹肌细胞组成。③生殖道型,多见于中青年妇女阴道和外阴。

【鉴别诊断】

本病影像学表现为眶内实性占位,边界清楚,与一般眶内良性肿瘤相比无特异性。

【治疗】

本病需手术切除。

【预后】

预后良好且很少复发。切除不完全者往往复发,且有恶变可能。

二、横纹肌肉瘤

横纹肌肉瘤(Rhabdomyosarcoma)是一种由分化程度不同的横纹肌母细胞所构成的高度恶性肿瘤。任何年龄均可发病,但多见于10岁以下的儿童,是儿童时期常见的眼眶恶性肿瘤。

【临床表现】

(一)主诉

多主诉眼球突出,且进展迅速,发生于单侧眼眶者多见,偶见双侧眼眶。

(二)发病及病程

因肿瘤增长迅速,病程进展较快,眼球突出呈进行性加重。

(三)症状

1. **视力下降** 疾病早期,视功能可能无损害,当肿瘤组织占据眶内大部分体积、压迫视神经、影响视网膜脉络膜回流、出现暴露性角膜病变等原因,可出现视力下降甚至丧失。

2. **疼痛** 约10%病例可出现疼痛症状,病程早期可无疼痛症状,一般发生在进展期,主要由肿瘤浸润、眶压增高、暴露性角膜炎等引起。

(四)体征

1. **眼球突出** 因肿瘤生长迅速,眼球突出度数天内即可明显增加,很多患者就诊时眼球已突出于眼眶外,累及眶前部者,常可触及肿物,质韧,活动度差。

2. **上睑下垂** 横纹肌肉瘤多发生于眼眶上方及鼻上方,因此眶上方肿瘤体积增大往往限制上睑运动或者已侵及提上睑肌,出现上睑下垂外观。

3. **睑裂闭合不全** 因眼球突出严重、眶压增高、结膜高度水肿等,出现睑裂闭合不全,暴露结膜组织坏死结痂,角膜暴露发生溃疡等,严重影响视功能。

4. **眼位偏斜** 因肿瘤位置的不同,肿瘤可挤压眼球出现不同形式的眼球移位,眶内组织广泛侵犯者,可表现为眼球固定。

5. **炎性表现** 肿瘤弥漫浸润,出现局部皮肤温度增高,结膜充血水肿,甚至坏死,常误诊为眶蜂窝织炎,部分患者也可因结膜或肿瘤组织坏死破溃继发感染。

(五)影像学检查

1. **CT** 肿瘤的早期阶段,CT表现为局限、均质、圆或卵圆形,与眼外肌等密度,通常在肌肉圆锥外,且常位于眼眶鼻上方,局限在眼眶软组织中(图11-1-1A)。发现较晚者,占位多形状不规则,可呈“铸造样”生长(图11-1-1B),严重者可占据整个眼眶。一般而言,早期阶段肿瘤不侵犯骨质,但是较大肿瘤易于侵犯骨质并且会蔓延到鼻窦及鼻咽部,通常不表现为广泛的骨侵犯,这一点与嗜酸性肉芽肿及转移性神经母细胞瘤的弥漫性骨破坏不同。眼外肌有时候受压移位,但肌腹并不因肿瘤而增粗,增强CT显示中度到明显增强。

2. **MRI** 位置、形状等同CT,T_1WI显示与眼外肌等信号,T_2WI显示较眼外肌为高信号,伴有出血及坏死者则呈不均匀混杂信号。增强MRI显示中度到明显增强,并且脂肪抑制技术可以清楚显示肿瘤组织。

3. **超声** B型超声扫描多显示不均匀低回声区,形状不规则,边界不清,伴有出血者可表现为无回声区,彩色多普勒超声探测肿瘤血流丰富,为高速高阻动脉血流(图11-1-1C)。

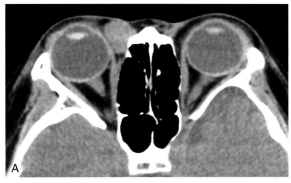

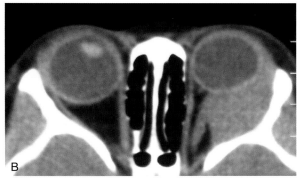

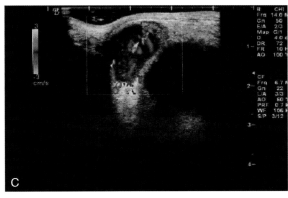

图 11-1-1 横纹肌肉瘤的影像学表现
A. 右眼眶内上方肌锥外类圆形软组织占位影;B. 左眶颞侧不规则软组织占位影,形状不规则,与眼球呈"铸造状";C. 横纹肌肉瘤彩色多普勒超声图像,内回声低,不均匀,可见丰富红蓝血流信号

【诊断】

儿童患者有眼球突出、眶内扪及肿物,且病情发展快应考虑横纹肌肉瘤的可能。

1. 肿瘤的早期阶段 CT 表现为局限、均质、圆或卵圆形,与眼外肌等密度。通常在肌肉圆锥外,且常位于眼眶鼻上方,局限在眼眶软组织中,临床表现不典型,很难与其他肿瘤鉴别,进行性眼球突出往往提示该病可能。

2. 典型临床表现 发病时间短,眼球突出进行性加重、上睑下垂、睑裂闭合不全、结膜肿物或皮下触及肿瘤组织。

3. 影像学可表现为眶内规则或不规则占位病变,肿瘤弥漫者,占位可填充整个眶腔,并推挤眼球移位、变形,部分肿瘤可伴有坏死,表现为密度不均。彩超提示实体性肿瘤且内部血流信号丰富。

4. 最终还需病理明确诊断。

【病理】

横纹肌肉瘤大体所见呈块状,形状一般不规则,无包膜,质地中等,鱼肉状。分三型:

1. **胚胎型** 肿瘤由胚胎发育不同阶段的横纹肌母细胞构成。眼眶内横纹肌肉瘤多属于此类型。镜下可见成片的圆形和梭形细胞,呈均匀分布或排列为疏松和紧密相间的细胞带,多数肿瘤有丰富的血管,且瘤细胞围绕血管排列。低分化的瘤细胞呈圆形或小梭形,核大深染,核仁不清;少量嗜伊红胞浆,核分裂多。小梭形细胞核居中央,深染,两侧有胞浆。分化较好的瘤细胞呈带状、网球拍状或蝌蚪状,胞浆丰富,嗜伊红染色,颗粒状,可见横纹结构。

2. **腺泡型** 较胚胎型少见,光镜下可见腺泡样排列的瘤细胞和纤维间隔。瘤细胞比较集中,被纤维血管间隔分割成泡状,类似胚胎型横纹肌肉瘤的瘤细胞位于间隔内。泡的边缘可有数层椭圆形细胞,类似腺上皮,中央瘤细胞分散游离,类似腺腔。中央部细胞大小不等,圆形,可有多核,有时纤维间隔突起,形成假乳头。腺泡样排列和假乳头为本型组织学特征。

3. **多形性** 最为少见,成年人易发,由不同分化阶段的瘤细胞构成,其组织学特征是高度多形性和异形性。以梭形细胞为主,此外还有带状细胞、蝌蚪状细胞,这些细胞分化较好,体积较胚胎型大,外形规则。细胞内有丰富的胞质,胞质内有纵纹和横纹结构。

【鉴别诊断】

1. **眼眶蜂窝织炎** 眼眶蜂窝织炎通常发生在伴有筛窦炎及额窦炎的儿童,并且以突发眼球突出、发热、白细胞增多为先驱症状,CT、MRI显示鼻窦炎症,眼眶内弥漫炎症,或内壁骨膜下脓肿,偶然可见到眼眶内局限性脓肿而无鼻窦炎症,与横纹肌肉瘤很容易混淆。

2. **特发性眼眶炎症** 与横纹肌肉瘤相比炎性假瘤可表现更多的炎性表现及疼痛,有些病例影像学很难区分,但炎性假瘤儿童少见,且多可表现为肌肉肥大,泪腺受累等,常伴有疼痛,多为双侧性。如强烈怀疑炎性假瘤,激素治疗可进一步鉴别诊断。

3. **皮样囊肿** 皮样囊肿通常发生在颞上眶缘并且有典型的临床特征。一般容易与横纹肌肉瘤鉴别,但在一些病例,深部眼眶皮样囊肿可以破裂,症状和体征与横纹肌肉瘤类似,影像学表现呈囊性损伤的表现,另外,许多皮样囊肿表现骨侵犯,特别是相邻骨出现骨凹陷,此点也可作为鉴别点。

4. **毛细血管瘤** 眼眶毛细血管瘤通常发生在出生后几个月的婴儿期,而横纹肌肉瘤的儿童年龄要大一些,并且毛细血管瘤可伴有同侧眼睑皮下青紫等表现。

5. **淋巴管瘤** 淋巴管瘤有时候与横纹肌肉瘤很难鉴别,淋巴管瘤的发病年龄一般也在出生后的前十年中,但肿瘤的占位效应进展缓慢,眼球突出但很少触及局部肿块,MRI表现为不规则的肿物,T_1及T_2不均匀的混杂信号,可出现多灶性液平;如果表现为迅速的眼球突出,通常是由于瘤内出血造成的,而且常常在外伤或上呼吸道感染之后,影像学表现为血囊肿,而横纹肌肉瘤是没有此表现的。但有时横纹肌肉瘤也可表现为空腔(坏死),与淋巴管瘤相似,需要进行鉴别诊断。

6. **髓样肉瘤(绿色瘤)** 继发于髓细胞性白血病,尽管此病常继发于白血病,但也可以绿色瘤为首发症状,出现局限性眼眶肿块,此种肿块在临床及影像学上与横纹肌肉瘤相似,但通常是双侧的,而横纹肌肉瘤常是单侧的。儿童发生迅速长大的眼眶肿块时,应做白细胞计数以及其他相关检查以排除白血病。最后确诊还需病理学诊断。

7. **朗格汉斯细胞组织细胞增生症** 主要包括嗜酸性细胞性肉芽肿,黄色瘤病,可表现为突发眼球突出,有时候有轻微炎性症状,与横纹肌肉瘤不同,其通常发生于骨,并且引起广泛、不规则骨破坏,而在横纹肌肉瘤少见。

【治疗】

(一)药物治疗

化学治疗:病理确诊后,如无禁忌,根据患儿的体重及体表面积可给予环磷酰胺$100\sim400mg/m^2$,长春新碱$1\sim1.5mg/m^2$和多柔比星$10\sim30mg/m^2$,分别于住院后1、2、3日滴注;或使用VAC(长春新碱、放线菌素D、环磷酰胺)方案。

(二)手术治疗

病程早期阶段,肿瘤局限,往往可完整切除,对于病变侵犯较广的患者,手术也应尽量切除肿瘤组织,获得病理,甚至行眶内容摘除手术,为其他治疗提供有利条件。

(三)其他治疗

放射治疗:病理证实为横纹肌肉瘤者,需行放射治疗,总量一般为60Gy。

【预后】

如肿瘤早期发现,采取综合治疗,常可获得较高生存率。但因该肿瘤恶性程度较高,治疗不规范等原因,导致肿瘤易复发,预后较差。

【典型病例】

患儿男,9岁,主因"左眼球无明显诱因突出20天"入院。眼部检查:左眼视力0.5,结膜轻充血,余前后节检查无明显异常。眼球突出度$8\sim12mm$,眶距101mm,眼球外下方移位,上转受限。CT:左侧眼眶内上方可见形状不规则软组织密度占位影,边界清楚,与眼球壁相贴,并压迫眼球变形、移位及突出,与内直肌分界不清(图11-1-2A)。MRI:左侧眼眶内上方可见一类椭圆形占位影,呈等T_1、长T_2信号影,边界清晰,内部信号尚均匀,眼球受压移位,压脂后信号增强(图11-1-2B~D)。彩色多普勒超声:肿物呈低回声影,信号不均,内可见明显血流信号。完善相关检查后,全麻下行左眶深部肿瘤切除术,肿瘤大体呈灰白色,鱼

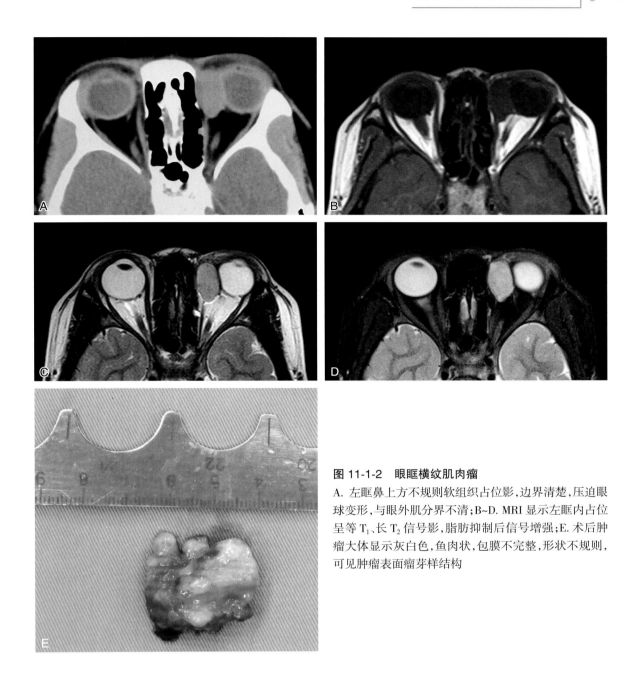

图 11-1-2　眼眶横纹肌肉瘤

A. 左眶鼻上方不规则软组织占位影,边界清楚,压迫眼球变形,与眼外肌分界不清;B~D. MRI 显示左眶内占位呈等 T_1、长 T_2 信号影,脂肪抑制后信号增强;E. 术后肿瘤大体显示灰白色,鱼肉状,包膜不完整,形状不规则,可见肿瘤表面瘤芽样结构

肉样,包膜不完整(图 11-1-2E)。术后病理:胚胎型横纹肌肉瘤。术后给予患者放化疗辅助治疗,但 4 个月后肿瘤复发,再次行手术治疗,病理证实为胚胎型横纹肌肉瘤复发,术后辅以放化疗。

三、平滑肌瘤

平滑肌瘤(leiomyoma)是平滑肌细胞构成的良性肿瘤。多发生于器官平滑肌和血管平滑肌,常见于子宫、胃肠道、皮下立毛肌等,原发于眶内者罕见。

【临床表现】

(一)主诉

常主诉渐进性眼球突出伴视力下降。

(二)发病及病程

发病隐匿,呈慢性进行性,病程较长。

（三）症状

视力下降,因该肿瘤多起始于眶尖部,易压迫视神经,往往首先出现视力下降,部分患者常误诊为视神经炎。

（四）体征

1. **眼球突出** 因肿瘤的占位效应,可出现眼球突出,位于眶尖者可表现为轴性眼球突出,位于眶前部者,常推挤眼球向一侧移位,甚至可扪及肿物,较硬,表面光滑,无压痛,可以推动。

2. **眼底改变** 因肿瘤多起始于眶尖,压迫视神经,眼底检查可发现视乳头水肿甚至视神经萎缩。

（五）影像学检查

1. **CT** 平滑肌瘤多位于眶后近眶尖部,类圆形软组织密度占位影,边界清楚,部分占位内可见钙斑。

2. **MRI** 占位信号多无特异性,一般 T_1WI 等信号,T_2WI 中高或高信号,信号常较均匀。

3. **超声** B 型超声探查显示低回声占位影,边界清楚。

【诊断】

该肿瘤临床主要表现为眼球突出及视力下降,影像学 CT 表现为眶内圆形或类圆形占位,边界清楚,密度均质,瘤体内可有钙化,发生于眶尖者可引起眶上裂扩大,均无特异性,最终还需病理确诊。

【病理】

大体病理标本呈圆形、椭圆形或分叶状,有完整的包膜,粉红或灰红色,表面可见小的隆起。肿瘤切面呈编织状,边缘灰白,中央略呈淡红色。镜下见肿瘤由分化程度较高的平滑肌细胞构成。瘤细胞长梭状,呈束状、错综或漩涡状排列。细胞边界尚清楚,胞浆丰富,粉红染,可见纵行的肌原纤维。

【鉴别诊断】

1. **视神经炎** 发生于眶尖部的平滑肌瘤常出现视神经症状,误诊为视神经炎,需加以鉴别,CT 发现眶内软组织占位可与视神经炎明确鉴别。

2. **眼眶平滑肌瘤** 临床罕见,具有一般良性肿瘤的特征,临床及影像学检查缺乏特异性,一般需与眼眶其他良性肿瘤进行鉴别。

【治疗】

（一）手术治疗

手术切除为主要治疗方法。因该肿瘤常位于眶尖,手术方式则以外侧开眶为宜,如与周围组织粘连明显,则可考虑囊内摘除,对于眶前部肿瘤,则可前路开眶摘除。

（二）伽马刀治疗

眶尖部肿瘤,手术风险较大,可采用伽马刀放射治疗,控制肿瘤生长速度并缩小肿瘤体积,避免手术损伤视神经的风险。

【预后】

如手术完整切除,不易复发,但因眶平滑肌瘤多位于眶尖部,病史较长肿瘤粘连较重,手术操作有引起视力损伤或其他并发症的可能。肿瘤长期压迫视神经至视功能损伤者,视功能多无法恢复。

四、平滑肌肉瘤

平滑肌肉瘤（leiomyosarcoma）是来源于平滑肌的恶性肿瘤,恶性程度较高,多发生于子宫和胃肠道等平滑肌组织较多的器官,中老年女性多发,发生于眼眶者罕见。

【临床表现】

（一）主诉

患者可主诉进行性眼球突出、视力下降、视物重影等,部分患者伴有疼痛。

（二）发病及病程

该病一般发展较快。

（三）症状

1. **视力下降** 发生于眶尖者,因肿瘤压迫视神经,常出现明显视力下降。

2. **复视** 肿瘤压迫眼外肌,导致眼球运动障碍,可出现复视症状。

3. **疼痛** 部分患者疼痛症状明显,考虑肿瘤侵犯感觉神经所致。

(四)体征

1. **眼球突出** 肿瘤生长迅速,可推挤眼球发生明显眼球突出,尤其是肌锥内肿瘤,轴性眼球突出更加明显。

2. **眼球移位** 眼球可受肿瘤压迫,发生移位。

3. **视神经水肿** 视神经受肿瘤压迫,可表现为视乳头水肿。

(五)影像学检查

1. **CT** 显示中等密度软组织肿块影,均质,形状不规则,边界清楚,可伴有骨质破坏,提示恶性可能。

2. **MRI** T_1WI 显示等信号,T_2WI 信号变异较大,可显示为低信号或中高信号等,增强后边缘呈中度强化,提示肿瘤边缘血供较中央区丰富。

3. **超声** B 型超声显示为低回声影,边界较清楚。

【诊断】

本病发生于眼眶者罕见,且缺乏典型临床及影像学特征,需病理最终确诊。

【病理】

大体标本为类圆形,表面有隆起呈分叶状,黄白色,包膜不完整。切面淡灰色,质地细嫩,如鱼肉状。镜下见瘤细胞呈长梭形,交织状排列,胞浆丰富,深粉红染色。细胞核为多形性或圆形、长椭圆形,染色深,核大小和形状异形性明显,染色质粗大。可见核分裂及巨型瘤细胞。细胞间小血管丰富,瘤细胞与血管衔接较为密切。

【鉴别诊断】

横纹肌肉瘤:平滑肌肉瘤恶性程度高,肿瘤生长迅速,病程发展与横纹肌肉瘤类似,需加以鉴别,一般横纹肌肉瘤以儿童为主,而平滑肌肉瘤则多发生于成人,但最终确诊还需依赖病理。

【治疗】

手术治疗:一经发现,需手术切除肿瘤,尽可能完整切除,如病变广泛,可考虑眶内容摘除手术。

【预后】

该病恶性程度较高,死亡率高,预后极差。

第二节 纤维组织肿瘤

纤维组织肿瘤来源于眼眶纤维组织,发病率较低。

一、纤维瘤

纤维瘤(fibroma)是纤维组织的良性肿瘤。发生于肢体和头颈部较为常见,常与筋膜和肌肉结构相附着。发生于眼眶者少见。

【临床表现】

(一)主诉

多主诉眼球渐进性突出或移位,或局部发现肿块,伴或不伴有视力下降。

(二)发病及病程

慢性起病,病程较长。

(三)症状

视力下降:肿瘤一般无侵袭性、生长缓慢,很少损伤视功能,部分肿瘤体积较大可压迫视神经,引起视功能慢性损伤,出现视力下降。

(四)体征

1. **眼球突出** 发生于肌锥内者,常表现为眼球突出。

2. **眼球移位**　肿瘤压迫眼外肌或眼球,造成眼球移位。

3. **眶前部隆起**　位于眶前部者,可表现为眶前部皮肤局部隆起,并可触及肿物,质韧,边界清楚,表面光滑,活动度好。

（五）影像学表现

1. **CT**　一般边界光滑、清晰,中等密度的孤立性软组织肿块,密度多均匀。

2. **MRI**　病变一般 T_1WI 显示为等或低信号, T_2WI 多为等信号或低信号。

3. **超声**　肿瘤回声较少,透声性差,无可压缩性。

【诊断】

1. **典型临床表现**　眶前部触及肿块,且质地较硬。

2. **影像学表现**　CT 或 MRI 显示眶内孤立的软组织肿块占位,边界清楚,形状规则,较其他肿瘤不同的是 MRI, T_2WI 多显示为较低信号,类似于瘢痕组织,提示肿瘤纤维组织较多。

3. **病理**　为诊断金标准。

【病理】

纤维瘤大体可见肿物呈实性黄白色,圆形或椭圆形。光学显微镜下肿瘤由分化良好的纤维细胞组成,并有数量不等的胶原纤维。

【鉴别诊断】

硬化型炎性假瘤:硬化型炎性假瘤常表现为眶内孤立性占位影,边界清楚,形状可不规则或椭圆形,因炎症不明显,肿物内纤维组织较多,MRI T_1WI 显示低信号, T_2WI 多为等或低信号,与纤维瘤类似,常需病理鉴别。

【治疗】

手术治疗:手术切除仍为首选治疗方法。

【预后】

一般预后较好,完整切除后不易复发。

二、孤立性纤维瘤

孤立性纤维瘤(solitary fibrous tumor,SFT)起源于 CD34 阳性的树突状间质细胞,瘤细胞具有向成纤维细胞分化的特征,全身任何部位均可发生,多见于成人,文献亦有儿童即发病的报道,临床多发生于胸膜,发生于眼眶者较罕见,发生于眼眶者以眼眶上方及外上方居多,为中间性或交界性肿瘤。

【临床表现】

（一）主诉

临床多以无痛性、渐进性眼球突出为首发症状,部分患者以眼睑水肿、视力下降、流泪、触及肿物及上睑下垂等首诊。

（二）发病及病程

慢性起病,症状及体征多持续多年。

（三）症状

1. **视力**　大部分患者视功能无明显异常,但肿瘤压迫视神经或眼球者,可损伤视功能,出现视力下降。

2. **疼痛**　少数患者可出现眶区疼痛症状。

（四）体征

1. **眼球突出**　可发生于眼眶任何部位,表现为不同程度及形式的眼球突出。

2. **上睑下垂**　发生于眶上方者可影响动眼神经或提上睑肌的运动,出现上睑下垂的表现。

3. **眼睑肿胀**　发生于眶前部者,可有眼睑肿胀外观,部分可触及肿物。

4. **眼球运动**　肿瘤压迫眼球及眼外肌,可限制眼球运动出现眼球运动受限及眼位偏斜。

（五）影像学检查

1. **CT** 孤立性纤维瘤可发生于眼眶任何部位，多发生于肌锥外，表现为圆形、类圆形或不规则形中等密度或高密度软组织占位影，均质，边界清楚，少部分可见局部骨破坏，可被造影剂明显强化。

2. **MRI** T_1WI 一般为等信号，T_2WI 则多为等信号或低信号影，信号不均，此可作为与其他肿瘤的鉴别点，部分病变可见高信号区，考虑出血或坏死。

3. **超声** B 型超声表现为均匀中低回声，边界清楚，内回声光点较少，彩色多普勒超声可显示丰富血流信号或树枝状血流信号，说明肿瘤供血丰富。

【诊断】

该病临床特异性不突出，影像学显示形状规则软组织占位，MRI 常显示瘤内信号不均，伴有出血坏死区，需病理确诊。

【病理】

肿瘤大体多为类圆形或分叶状，灰红色或紫红色，质地脆，较软，切面呈鱼肉状或菜花状，包膜完整或部分完整。光镜下，肿瘤由细胞富集区和纤维富集区构成，细胞为梭形，胞核梭形或卵圆形，肿瘤细胞一般呈束状、栅栏状或席纹状排列，血管丰富，有些血管呈分支状、鹿角状或细长的血管样间隙。免疫组织化学染色，CD34 和波形蛋白弥漫阳性，是鉴别诊断的主要免疫标记指标，S-100、CK 和结蛋白呈阴性表达。目前认为孤立性纤维瘤为中间性或交界性肿瘤，临床上一般根据细胞异型性判断其恶性。

【鉴别诊断】

1. **海绵状血管瘤** 孤立性纤维瘤影像学表现多为类圆形占位，且边界清楚，可发生于眼眶任何部位，常与海绵状血管瘤混淆，但海绵状血管瘤超声显示均匀强回声，彩色多普勒超声多乏血流信号，强化CT 为点片状渐进性强化，而孤立性纤维瘤为中低回声，血流信号丰富，CT 表现明显强化。

2. **泪腺多形性腺瘤** 发生于泪腺区的孤立性纤维瘤常与泪腺多形性腺瘤混淆，但泪腺多形性腺瘤多乏血流信号，CT 显示为轻到中度强化，孤立性纤维瘤则血流信号丰富，注射造影剂可明显强化。

3. **纤维瘤** 纤维瘤常与孤立性纤维瘤混淆，均可表现为类圆形占位，但孤立性纤维瘤内可有出血坏死区，MRI T_2WI 可显示明显高信号，信号不均，需鉴别。

【治疗】

1. **手术治疗** 眼眶孤立性纤维瘤以手术切除为主，应尽可能完全切除肿瘤，如肿瘤与眶内重要结构关系密切，切除范围常受到限制，导致手术不能切除干净，造成局部复发和远处转移。复发病例则容易侵及周围组织及眶骨壁。

2. **其他治疗** 有文献报道，眼眶孤立性纤维瘤放射治疗有效，对于恶性孤立性纤维瘤手术难以完整切除者，术后可辅以放疗以防止复发及转移。

【预后】

孤立性纤维瘤是良恶交界性肿瘤，需综合病理学检查、肿瘤侵袭性、手术切除是否完全等对其预后进行评估，对于肿瘤包膜不完整、侵袭周围组织、手术切除不完整者，术后复发概率较大，需密切随诊，早期发现并及时处理。

【典型病例】

患者女，22 岁，主因"发现左眼球突出 2 个月"就诊，无眼痛、眼胀、视力下降等伴发症状。眼部检查：左眼视力 0.6，眼球突出，前后节检查未见明显异常，眶压（+），眼球运动自如，眼球突出度 10mm—13mm，眶距 102mm（图 11-2-1A、B）。眼眶 CT 示：左眼球后内直肌、下直肌与视神经之间可见一梭形软组织密度占位影，均质，边界清楚，病变向眶尖延伸，眶上裂扩大，肿物沿眶上裂向颅内蔓延（图 11-2-1C）。眼眶 MRI 示病变 T_1WI 呈均匀等信号影，T_2WI 信号不均，显示等 T_2 及长 T_2 混杂信号。增强 MRI 扫描示肿瘤可被明显均匀强化，清晰显示肿瘤位于肌锥外间隙，并沿眶上裂向左侧海绵窦延伸，致左侧眶上裂扩大（图 11-2-1D~F）。治疗：于全麻下外侧开眶摘除肿瘤，手术顺利，无并发症。术后病理：孤立性纤维瘤。

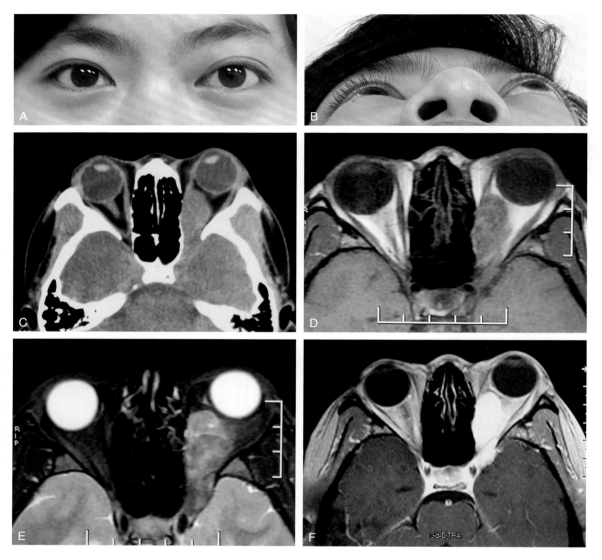

图 11-2-1　颅眶沟通性孤立性纤维瘤

A、B. 患者外观左眼球突出;C. 眼眶 CT 显示左侧球后内直肌、下直肌及视神经之间梭形软组织占位影,均质,边界清楚,眶上裂扩大,肿物经眶上裂与颅内沟通;D~F. MRI 显示占位 T_1WI 为等信号,均匀,T_2WI 为高信号,混杂有等信号影,肿物明显均匀增强,并可清晰显示其蔓延至海绵窦区

三、纤维肉瘤

纤维肉瘤(fibrosarcoma)是由不成熟的成纤维细胞所组成的恶性肿瘤,多见于肢体、头颈部的表浅组织,原发于眶内者少见,部分患者发病与接受大剂量放射治疗有关,如视网膜母细胞瘤放射治疗后可诱发本病,另有部分学者认为该肿瘤与创伤有关。

【临床表现】

(一) 主诉

多主诉进行性眼球突出,常伴有疼痛。

(二) 发病及病程

该病病程进展迅速,如不进行治疗,可迅速向邻近组织侵袭蔓延。

(三) 症状

1. 视力下降　肿瘤挤压视神经或高眶压等,导致患者出现视力下降。

2. 复视 肿瘤生长迅速,眼球移位、眼球运动受限等,患者可出现复视症状。

3. 疼痛 肿瘤生长迅速,侵袭性较强,部分患者有明显疼痛症状。

(四)体征

1. 眼球突出、移位 肿瘤占位效应明显,患者出现明显眼球突出、移位。

2. 眶缘、结膜肿物 部分病例可经眶缘触及肿物,也可透过结膜发现粉红色肿物,质地较硬,晚期可与骨壁固定,有的病例可形成巨大肿块。

3. 眼睑肿胀、上睑下垂 肿瘤体积较大,影响眼部血液回流,出现明显眼睑肿胀,皮肤血管迂曲扩张等,发生于眶上部者可表现为明显上睑下垂。

(五)影像学表现

1. CT 显示眶内高密度软组织影,边界一般较清楚,肿瘤较大时可见眶组织的压迫性改变,眶腔扩大,可见骨破坏。

2. 超声 B 型超声显示病变的形状不规则,边界清楚,低回声,声衰减明显,无明显可压缩性。

【诊断】

本病发生于眼眶者罕见,临床表现及影像学表现多无特异性,需病理最终确诊。

【病理】

肿瘤大体标本形状不规则,灰白色,质地脆,无明显包膜。镜下所见由不成熟的成纤维细胞以人字形或交织状、束状排列组成,细胞成分较多,细胞间胶原较少;细胞胞浆少,核仁显著,呈多形性,有明显的核分裂。

【鉴别诊断】

该病发展迅速,常伴有疼痛,病程早期临床常误诊为炎性假瘤,但本病糖皮质激素治疗无效,且部分患者伴有明显骨破坏;儿童患者则与横纹肌肉瘤易混淆,需加以鉴别。

【治疗】

1. 药物治疗 手术确诊后,需联合化学治疗。

2. 手术治疗 尽量完全切除肿瘤,但肿瘤无完整包膜,彻底切除较困难,肿瘤侵犯范围广泛较难单纯切除者,应行眶内容摘除术,以减少复发。

3. 其他治疗 可联合放射治疗。

【预后】

一经发现需尽快手术治疗,远期疗效欠佳,易复发,但不易发生远处转移。

【典型病例】

患者男,46 岁,主因"左眼球突出 1 个月余"就诊,眼球突出呈渐进性,伴有左侧颞弓麻木感,无眼痛、视力下降等伴行症状。眼部检查:左眼视力 0.8,眼球突出,眼睑及颞部皮肤红肿明显,触诊皮下肿物质韧,无活动性,轻微触痛,眼前节及眼后节检查未见明显异常,眶压(+++),眼球内转及外转轻度受限,眼球突出度 15mm—23mm,眶距 106mm(图 11-2-2A)。眼眶 CT 示:左侧肌锥外间隙可见不规则等密度影,大小约 45mm×46mm×24mm,边界模糊,累及颞下窝及翼腭窝,左侧蝶骨大翼、蝶骨翼突、额骨、眼眶外侧壁骨质破坏,左侧外直肌受压移位(图 11-2-2B)。眼眶 MRI 示:肿瘤 T_1WI 呈等信号,T_2WI 呈不均匀稍高信号,病灶边界欠清楚,邻近左侧颞肌、眼外肌受压,累及颅中窝及上颌窦外侧壁,增强扫描病灶呈明显强化。治疗:全麻下行左眶肿瘤切除术,术中见肿瘤呈鱼肉状,无明显包膜,质地较脆。术后病理:纤维肉瘤伴肌成纤维细胞分化。嘱患者外院放射治疗,患者未遵医嘱,术后 2 个月后复发,且肿瘤侵犯邻近鼻窦及颅内(图 11-2-2C~E),转颅脑外科治疗。

四、纤维组织细胞瘤

纤维组织细胞瘤(fibrous histiocytoma)是一种由成纤维细胞和肥大的组织细胞所构成的肿瘤。多见于中年人,偶见学龄前儿童。根据临床行为和病理学特征可分为良性、中间型和恶性 3 种。多发生于肢体的肌肉、筋膜、脂肪组织内,可发生于眼睑、结膜、泪囊和角膜缘等处,但以眶内最为多见,有文献认为该

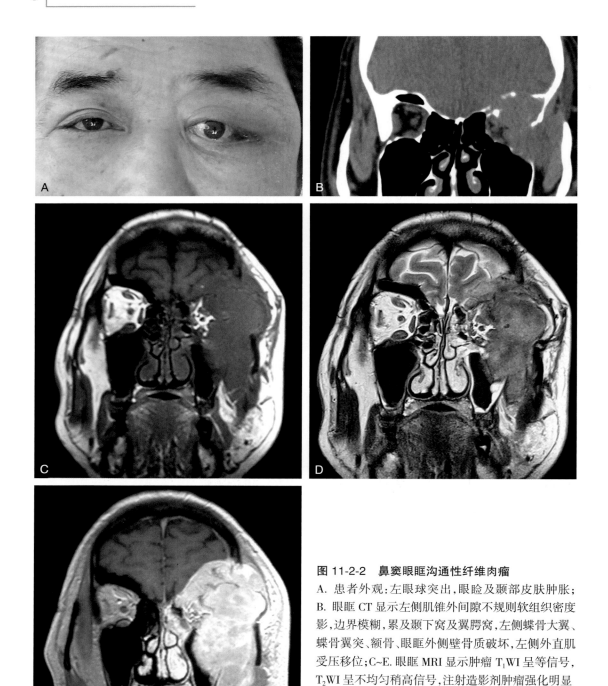

图 11-2-2 鼻窦眼眶沟通性纤维肉瘤
A. 患者外观:左眼球突出,眼睑及颞部皮肤肿胀;
B. 眼眶 CT 显示左侧肌锥外间隙不规则软组织密度影,边界模糊,累及颞下窝及翼腭窝,左侧蝶骨大翼、蝶骨翼突、额骨、眼眶外侧壁骨质破坏,左侧外直肌受压移位;C~E. 眼眶 MRI 显示肿瘤 T_1WI 呈等信号,T_2WI 呈不均匀稍高信号,注射造影剂肿瘤强化明显

肿瘤是成年人眶内最常见的间叶肿瘤。

【临床表现】

(一)主诉

多主诉一侧眼球突出、移位。

(二)发病及病程

该病有良恶性之分,良性者呈慢性病程,如为恶性,则眼球突出发展较快。

（三）症状

1. **视力下降**　肿瘤压迫视神经可致视力下降。
2. **复视**　恶性者,生长速度较快,压迫眼外肌,出现复视症状。
3. **疼痛**　恶性者,患者常有自发疼痛及触痛。

（四）体征

1. **眼球突出、移位**　因肿瘤多发生于肌肉圆锥外,眼球突出并向一侧移位,恶性纤维组织细胞瘤眼球突出发展较快。肿瘤位于眶前部者,眶缘可扪及肿物,良性者质地较硬,恶性病变则质地较软且体积大,不能推动。
2. **眼球运动受限**　肿瘤压迫眼外肌可致眼球运动受限。
3. **结膜水肿**　肿瘤体积较大,眶压高,可出现结膜水肿等眼眶静脉回流障碍表现。

（五）影像学表现

1. **CT**　CT扫描可见眶内占位病变,边界清楚,基本均质,恶性者或因瘤体内细胞坏死而密度不一致,或见骨破坏征象。
2. **MRI**　MR成像显示T_1WI肿瘤为中低信号,T_2WI为高信号。如肿瘤内有出血、坏死,信号可不均匀。
3. **超声**　B型超声探查肿瘤形状不规则,边界清楚,内回声少,声衰减显著,压缩不变形,恶性纤维组织细胞瘤如瘤体内坏死、出血,可出现块状回声;彩色多普勒超声表现丰富的彩色血流。

【诊断】

1. **典型临床表现**
2. **影像学表现**　多无特异性,如存在瘤内坏死、骨破坏等,多提示恶性可能。
3. **病理**　为诊断金标准。

【病理】

纤维组织细胞瘤的基本成分为肥大的组织细胞及成纤维细胞,前者胞浆内可含有类脂体,即载脂细胞或称泡沫细胞;瘤细胞呈车轮状或卷云状排列。根据临床行为和病理学特征可分为三个类型:良性、中间型和恶性纤维组织细胞瘤。

1. 良性纤维组织细胞瘤最为多见,占半数以上。肿瘤体积较小,灰白色,质地较硬,具有不完整或菲薄包膜;瘤细胞由梭形成纤维细胞及肥大的组织细胞组成,并含有适量的胶原纤维和网状纤维。瘤细胞排列有两种形式,一种是成束的成纤维细胞及其纤维,以一共同焦点,或以小血管为中心,呈轮辐状或卷云状排列。另一种形式为成束的成纤维细胞呈编织状排列。两种类型除含有不同量的组织细胞外,还可见到Touton细胞,含铁血黄素的巨噬细胞和炎性细胞。细胞核多形性不明显,有丝分裂少见。肿瘤内血管较多。

2. 中间型瘤体灰白色无包膜,镜下所见与良性者基本相同,但瘤细胞成分增多,间质减少,有丝核分裂也常见。瘤细胞有多形性倾向,血管较丰富,肿瘤内可见黏液成分。

3. 恶性纤维组织细胞瘤少见,约占此类肿瘤10%。肿瘤体积较大,灰红色,无包膜,肿瘤内有坏死区;瘤细胞有明显的多形性,有丝分裂活跃,并有不正常的核分裂,瘤细胞排列可呈卷云状或多形样,间质内可见出血和黏液样变,并有炎细胞浸润。

【鉴别诊断】

纤维组织细胞瘤临床表现、影像显示缺乏特异性,确定诊断往往依靠组织学检查。在镜下需与血管外皮瘤、神经纤维瘤、神经鞘瘤、纤维血管瘤和横纹肌肉瘤等鉴别。其鉴别的重点是含有载脂细胞,即泡沫细胞。

【治疗】

1. **药物治疗**　该肿瘤对药物治疗不敏感。
2. **手术治疗**　该肿瘤对放射治疗及药物治疗不敏感,故手术仍是主要治疗手段。因肿瘤包膜不完整,良性纤维组织细胞瘤也被认为是易于局部复发的肿瘤,常采用局部的扩大切除;对于恶性或复发者应行眼眶内容摘除。

【预后】

手术切除后易局部复发,但整体存活时间较长。其死亡原因多为瘤细胞局部扩散蔓延至颅内,少见因血行转移所致。

【典型病例】

患者男,59岁,主因"发现左眶内占位性病变1个月"入院。患者16年前因左侧上颌窦内占位性病变,行上颌窦肿瘤根治术治疗,术后病理为恶性纤维组织细胞瘤,术后行鼻窦放射治疗,病情稳定。入院前1个月发现左侧眼眶外下方触及硬结,并逐渐长大,门诊行CT检查发现左眼眶内占位。眼部检查:左眼视力1.0,左侧上颌、鼻根部皮肤凹陷,眼球凹陷(图11-2-3A),眶外下方可触及肿物,蚕豆大小,质韧,表面光滑,无压痛,无活动。眼前后节检查(-),眼球运动各方向到位,眶压(+)。眼球突出度12mm—8mm,眶距105mm。CT检查:左侧鼻腔及筛窦骨性结构消失,左侧上颌窦内壁消失,外壁、上壁不完整,骨面侵蚀性改变,上颌窦黏膜内仍可见增厚的软组织密度影,左眶下壁骨质部分消失,外下方可见局部占位性病变,密度欠均匀,形状不规则,伴有眶下裂、眶底周围骨质侵蚀性破坏,局部眶底骨膜不完整(图11-2-3B、C)。彩色多普勒超声:左眼眶外侧囊实性包块,边界可,内部探及粗大高回声实性结构及条索样分隔,CDFI显示血流丰富,低速低阻动脉频谱(图11-2-3D)。MRI检查:T_1WI显示肿物为等信号,局部稍高信号,T_2WI显示肿物为高信号,局部等信号,并可见等信号纤维间隔,邻近眶下壁骨质的信号影欠规则,增强扫描可见肿物局部明显强化(图11-2-3E~G)。治疗:全麻下行左侧眶深部肿瘤切除术,术中见肿物暗红色,表面凹凸不平,边界不清,与周围组织粘连,骨质表面粗糙,广泛侵蚀(图11-2-3H)。术后病理:恶性纤维组织细胞瘤。

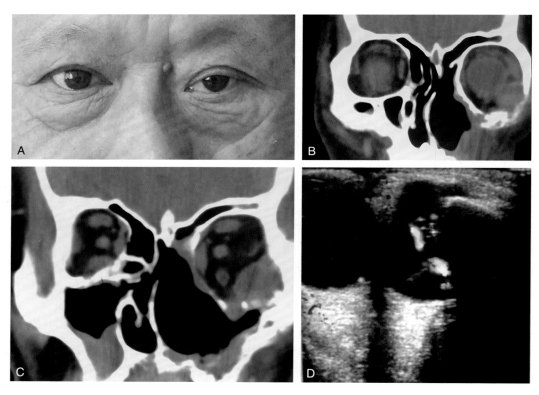

图 11-2-3　恶性纤维组织细胞瘤累及眼眶

A. 患者外观,左侧眼球凹陷,左侧鼻根及上颌窦局部皮肤凹陷;B、C. 左侧鼻腔及筛窦骨性结构消失,左侧上颌窦内壁消失,外壁、上壁不完整,骨面侵蚀性改变,上颌窦黏膜内仍可见增厚的软组织密度影,左眶下壁骨质部分消失,外下方可见局部占位性病变,密度欠均匀,形状不规则,伴有眶下裂、眶底周围骨质侵蚀性破坏;D. 左眼眶外侧囊实性包块,边界可,内部探及粗大高回声实性结构及条索样分隔,CDFI 显示血流丰富

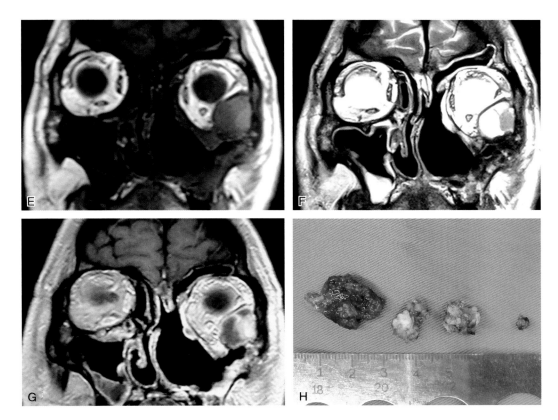

图 11-2-3（续）

E~G. T₁WI 显示肿物为等信号,局部稍高信号,T₂WI 显示肿物为高信号,局部等信号,并可见等信号纤维间隔,邻近眶下壁骨质的信号影欠规则,增强扫描可见肿物局部明显强化;H. 肿物暗红色,局部鱼肉状,表面凹凸不平,受累骨质一并切除

第三节　脂肪肿瘤

一、脂肪瘤

　　脂肪瘤(lipoma)是由成熟脂肪细胞所组成的肿瘤。发生于眼眶者较少。多见于成年人,单侧眼眶发病。发生于肢体者,肿瘤位置表浅,表面可触及,可多发。

【临床表现】

（一）主诉

常主诉一侧渐进性眼球突出。

（二）发病及病程

发病隐匿,病程缓慢。

（三）症状

该病病程进展缓慢,良性,多无明显自觉症状。

（四）体征

1. 眼球突出、移位　肿瘤较少发生于肌锥内,眼球突出多伴有移位。

2. 结膜下肿物　位于眶前部者,如翻转眼睑可透过结膜发现肿物,呈淡黄色,肿瘤质软,推动结膜肿瘤可在眼球表面滑动。

（五）影像学检查

1. CT　显示病变边界清楚,其密度与眶脂肪相同或略高。

2. **MRI** 显示 T_1WI 和 T_2WI 均呈中高信号,如瘤体内有较多的纤维组织,则信号可呈斑驳样,MRI 的信号特征具有一定的诊断价值。

3. **超声** B 型超声显示肿物边界清楚,呈强回声,内回声可不均匀并有轻度的可压缩性;彩色多普勒超声示瘤体内缺乏血流信号。

【诊断】

1. **典型临床表现** 眶前部肿瘤透过结膜可见淡黄色肿物。位于眶深部肿瘤具备一般良性肿瘤特征。

2. **影像学表现** 该病 MRI 表现具有一定特征性,T_1WI 和 T_2WI 均显示高或中高信号,提示脂质性占位。

3. **病理** 为诊断金标准。

【病理】

脂肪瘤大体呈类圆形或分叶状,淡黄色。显微镜下见肿瘤由成熟的脂肪细胞组成,脂肪细胞呈叶状排列,以结缔组织将肿瘤分隔为许多小叶;少数病例瘤体内可见少数的幼稚脂肪细胞,但非恶性,无间变现象;脂肪细胞的胞浆内可见脂类物,形成大空泡的特征;瘤体内如有较多纤维组织或血管成分时,分别称为纤维脂肪瘤及血管脂肪瘤。

【鉴别诊断】

1. **眶脂肪脱垂** 是由于眶隔松弛、薄弱或先天性异常引起的眶内脂肪在穹窿结膜处向前方突出,多位于外上方,常双眼发病,表现为外上方穹窿结膜下黄色脂肪组织,与眼球壁贴附,活动度好,一般无包膜;组织学上也是由成熟的脂肪细胞组成。

2. **皮样脂肪瘤** 多位于球结膜下,表面结膜上皮化,可有毛发生长,黄白色,肿瘤亦可以延伸至眶内,需与脂肪瘤鉴别。

【治疗】

手术治疗:手术切除仍是主要治疗手段,因肿瘤包膜较薄,易破裂,而导致肿瘤切除不彻底、复发,手术需仔细分离,尽量完整切除,以避免复发。

【预后】

该肿瘤预后良好,易复发,很少恶变。

【典型病例】

患者男,41 岁,主因"右眼睑触及肿瘤半年"就诊,无眼痛、视力下降等伴随症状,既往 8 年前曾因右眶内炎性假瘤行手术治疗。眼部检查:右眼视力 1.0,上睑可见局部隆起,可触及肿物,表面光滑,活动性好,可还纳入眶,翻开上睑可见结膜组织突出睑裂外,呈半椭圆形,遮盖部分角膜,质地软,可还纳入眶内,无触痛。眼前后节检查未见明显异常。眼球运动自如,眶压(−),眼球突出度 14mm—14mm,眶距 112mm。眼眶 CT 检查示:上睑后脂肪间隙上直肌周围可见形状不规则占位影,边界清楚,内密度低,欠均匀(图 11-3-1A)。MRI 检查示:眼睑及上直肌周围脂肪间隙内可见团片状短 T_1 长 T_2 信号影,压脂呈低信号,内可见条索状等信号影(图 11-3-1B~D)。治疗:全麻下行右侧眶内肿瘤切除术,术中见肿物呈分叶状,色白,包膜完整,与上直肌、提上睑肌有粘连。肿瘤完整取出,无并发症。术后病理为脂肪瘤。

二、脂肪肉瘤

脂肪肉瘤(liposarcoma)是由脂肪母细胞所组成的恶性肿瘤。多发于脂肪较多的部位,如四肢、臀部、腹部和腹膜后,眼眶罕见。

【临床表现】

(一) 主诉

常主诉进行性眼球突出。

(二) 发病及病程

因肿瘤生长较快,该病病程短,发展迅速。

(三) 症状

1. **视力下降** 发生于眶尖者,早期即可引起视力下降。

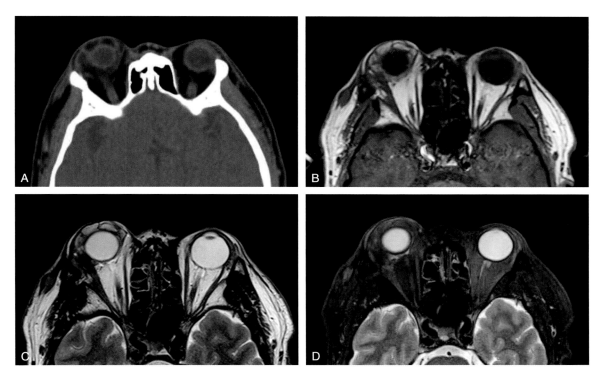

图 11-3-1 眼眶脂肪瘤患者临床表现

A. 眼眶 CT 显示右眶上直肌及球周可见形状不规则占位影,可见分隔,占位密度较低;B~D. 眼眶 MRI 显示占位 T_1WI 及 T_2WI 高信号影,间隔为等信号影,压脂像可见占位信号被抑制

2. **复视** 因肿瘤生长较快,部分患者可出现复视症状。

3. **疼痛** 部分患者可出现疼痛症状。

（四）体征

1. **眼球突出、移位** 眼球突出多进展较快,伴或不伴有疼痛,眼球受肿瘤挤压移位。

2. **眼球运动受限** 肿瘤挤压出现眼球运动受限,运动时可有疼痛感。

3. **视乳头水肿或萎缩** 肿瘤位于眶尖部,可压迫视神经,出现视乳头水肿或萎缩。

4. **眼睑、结膜水肿** 肿块因肿瘤发展较快,出现眼睑、结膜水肿,发生于眶前部者,眶缘可触及肿块,中等质地。

（五）影像学检查

1. **CT** CT表现为密度不均匀,脂肪组织显示为负CT值,而纤维血管组织、液化腔可显示为正CT值,累及骨质可见骨破坏。

2. **MRI** T_1WI 和 T_2WI 均以高信号为主。

3. **超声** B型超声检查病变的边界清楚,内回声较强,如肿瘤内有坏死腔,则病变内部可有强反射光团;彩色多普勒超声显示彩色血流信号。

【诊断】

1. **典型临床表现**

2. **影像学表现** 磁共振对脂肪性占位显示具有一定优势,影像学显示肿瘤坏死、骨破坏等均有助于提示恶性可能。

3. **病理为诊断金标准**

【病理】

脂肪肉瘤的大体标本多呈灰白色,由于瘤体中脂质和黏液样组织混合,且常有出血和坏死区,在切面上有斑驳样外观。光镜下主要分为黏液型、圆细胞型和多形性型。黏液型分化较好,多数眼眶脂肪肉瘤为黏液型并被称为黏液样脂肪肉瘤。不同分化程度的细胞呈梭形、星形或圆形,胞浆少,嗜碱,胞核深染,可见核分裂。

【鉴别诊断】

眼眶脂肪肉瘤临床症状及体征缺乏特异性,发病率低,术前诊断困难,MRI 信号与脂肪组织类似,需与脂肪性占位相鉴别,如脂肪瘤、脂肪肉瘤、眶脂肪脱垂等。

【治疗】

1. **药物治疗**   如病变侵犯范围较广,术后需辅以化学药物治疗。

2. **手术治疗**   手术切除是治疗脂肪肉瘤的主要方法,体积较小的肿瘤如切除彻底,可获得较好的疗效。对于瘤体较大,侵犯广泛者,在确定诊断后应考虑眶内容切除。

3. **其他治疗**   术后辅以放射治疗。

【预后】

脂肪肉瘤手术切除后易复发,但很少发生转移。

三、皮样脂肪瘤

皮样脂肪瘤(dermolipoma)属于迷离瘤,主要发生在球结膜近角膜处,也可累及穹窿结膜及眼眶。组织学上除具有成熟的脂肪细胞外,表面还可见上皮样组织,部分有毛发生长。多发生于儿童和青少年。

【临床表现】

(一) 主诉

常主诉眼球表面黄白色肿物生长,多单眼发病。

(二) 发病及病程

肿物生长缓慢,病程较长。

(三) 症状

一般无自觉症状。

(四) 体征

黄白色肿物病变多发生于颞侧球结膜下,角膜缘、巩膜、鼻侧球结膜下也可发生,部分可累及穹窿结膜及眼眶;肿瘤呈黄白色,扁平,边界清楚,可呈分叶或不规则形状,质软可推动,部分肿物表面可见毛发生长。

(五) 影像学检查

1. **CT**   CT 示眼球结膜下与眼环间的"新月形"脂肪密度占位影,有薄层包膜,与眶内脂肪可见条形高密度间隔。

2. **MRI**   MRI 则显示占位为典型脂肪组织信号。

【诊断】

1. **典型临床表现**   结膜黄白色扁平肿物,表面覆上皮样组织,可有毛发生长。

2. **影像学表现**   MRI 信号对占位内脂肪组织显示具有特异性。

3. **病理为诊断金标准**

【病理】

皮样脂肪瘤大体呈黄白色,切面为黄色脂肪组织。镜下观察肿瘤表面覆以鳞状上皮,部分上皮可发生角化;肿瘤内有较成熟的脂肪组织,当有皮肤毛囊附件存在时,可见毛发。

【鉴别诊断】

眶脂肪脱垂:眶脂肪脱垂表现为眼球颞上方穹窿结膜淡黄色隆起物,多为双眼发病,表面被覆结膜组织,与眶内脂肪沟通,活动度好,向眶内推挤可缩小或还纳入眶内,多发生于中老年人,CT 显示结膜下脂肪与眶内沟通;而皮样脂肪瘤多单眼发病,儿童及青少年居多,肿物表面被覆上皮组织,可有毛发生长,活动度较差,挤压不缩小,无法还纳入眶内,CT 显示肿物内脂肪与眶内脂肪不沟通。

【治疗】

手术治疗:手术切除是主要治疗手段,侵犯角膜者,可联合行板层角膜移植手术。

【预后】

一般预后良好。

【典型病例】

患儿,男,2 岁,主因"发现右眼眼球表面可见肿物生长 1 年余"入院。肿物缓慢生长,无眼球突出、疼痛、视力下降等伴随症状。否认外伤史、手术史及其他病史。眼部检查:右眼颞侧距角膜缘 4mm 处可见局部结膜上皮化,增厚,隆起,表面充血,并可见数根毛发生长,活动性差(图 11-3-2)。余检查(−)。治疗:全麻下于显微镜下行右侧结膜肿物切除术,局部结膜移行修复缺损结膜组织,肿物切面呈淡黄色。术后病理为皮样脂肪瘤。

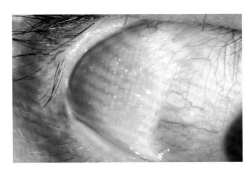

图 11-3-2 右眼颞侧局部结膜上皮化,隆起,充血,表面可见数根毛发生长

第四节 黏液瘤和间叶瘤

一、黏液瘤

黏液瘤(myxoma)是由星状细胞和黏液基质所构成的肿瘤,发生于眼眶者罕见。

【临床表现】

(一)主诉

常主诉渐进性眼球突出。

(二)发病及病程

发病缓慢,病程较长,呈慢性病程。

(三)症状

视力下降:肿瘤较大者压迫视神经可致视力下降,无疼痛。

(四)体征

1. 眼球突出 肿瘤多发生于眶上部,挤压眼球向前下方突出。

2. 眼球运动受限 肿瘤压迫眼外肌致眼球运动障碍。

(五)影像学检查

1. CT 肿瘤边界不清楚,呈侵袭性生长趋势,密度不均,累及眶壁时可见骨破坏。

2. MRI 显示 T_1WI 为中低信号,T_2WI 为高信号。

3. 超声 B 型超声示病变边界不清楚,形状不规则,内回声较少而不均。

【诊断】

1. 临床表现无特异性。

2. 影像学表现提示眶内占位性病变。

3. 病理为诊断金标准。

【病理】

大体形状不规则,质软呈胶冻状,淡红或灰白色,内有黏液成分;光镜下肿瘤组织为黏液样背景,内有星形细胞。

【鉴别诊断】

该肿瘤无特异性,发病率低,需与其他眶内占位相鉴别。

【治疗】

手术治疗:手术切除为主要治疗手段,因肿瘤边界不清,包膜不完整,呈侵袭性生长,术后容易复发,手术需尽量完整切除,降低复发率。

【预后】

该肿瘤为良性,预后良好,但易复发。

二、间叶瘤

间叶瘤(mesenchymoma)是指瘤体内除纤维组织外,含有两种或两种以上间叶组织细胞成分的肿瘤。根据细胞的分化程度,又分为良性间叶瘤和恶性间叶瘤,良性者多发生于青少年,恶性以中老年人多见。身体任何部位软组织均可发生,以腹膜后和下肢多见,发生于眼眶者罕见。

【临床表现】

(一)主诉

常主诉眼球突出。

(二)发病及病程

病程短,发病较快。

(三)症状

1. **复视**　间叶瘤生长迅速,患者眼球受肿物挤压移位,运动受限,可出现复视症状。

2. **视力下降**　肿瘤压迫视神经,可引起视力下降。

3. **疼痛**　良性间叶瘤一般无疼痛,恶性者可伴有自发疼痛。

(四)体征

1. **眼球突出**　间叶瘤生长迅速,眼球突出呈进行性,且根据肿瘤位置不同出现相应眼球移位。

2. **眼球运动障碍**　眼球受压出现运动障碍。

3. **眼睑、结膜肿胀、充血**　肿瘤生长迅速,眶压增高可有明显眼睑及结膜水肿等回流受阻表现。

(五)影像学检查

1. **CT**　良性间叶瘤,CT示肿瘤呈软组织密度或偏高密度,密度不均,形状不规则,部分病例伴有软骨和骨组织影像;恶性间叶瘤CT示病变边界不清,形状不规则,密度较高,不均匀,可有骨破坏、眶腔扩大。

2. **超声**　B型超声探查显示占位形状不规则,内回声较低。

【诊断】

1. 眼球突出等眶内占位病变的临床表现。

2. 影像学表现提示眶内占位性病变。

3. 病理为诊断金标准。

【病理】

良性间叶瘤无包膜,边界不清;由于所含成分不同,肿瘤质地各异,切面呈多囊性或蜂窝状;光镜下肿瘤由分化较好的间叶组织细胞成分构成,可有脂肪、血管、平滑肌、横纹肌、骨、软骨、黏液等。各种细胞成分比例、多少不一,但至少包括两种或两种以上的成分。

恶性间叶瘤无包膜,切面呈灰白或灰黄色,呈分叶状或多囊性,常有出血及坏死。光镜下含有两种或两种以上间叶细胞成分,细胞排列和形态具备恶性肿瘤特征。

【鉴别诊断】

间叶瘤临床及影像学表现无特异性,需与其他良、恶性眼眶占位相鉴别。

【治疗】

1. **药物治疗**　药物治疗效果不佳。

2. **手术治疗**　良性者以手术切除为主,恶性者因恶性程度较高,易转移,一经确诊,需行扩大切除。

3. **其他治疗**　放射等治疗效果不佳。

【预后】

良性间叶瘤虽为良性,但肿瘤无包膜,术后容易复发;恶性间叶瘤恶性程度高,易转移,预后较差。

第五节 骨 肿 瘤

一、骨瘤

骨瘤(osteoma)是骨组织的良性肿瘤,分为象牙质骨瘤、海绵状骨瘤和混合型骨瘤,眼眶骨瘤多为象牙质骨瘤。骨瘤在眼眶病中较为少见,多原发于鼻窦、眼眶骨缝处或眶缘。多发生于青少年时期,开始生长较快,以后生长缓慢,多中年就诊。

【临床表现】

(一) 主诉

多主诉眼球突出。

(二) 发病及病程

青少年时生长较快,以后生长缓慢,病程较长,发生于鼻窦者较隐匿。

(三) 症状

1. **视力下降** 眶后部骨瘤可压迫视神经或累及视神经管,尤其是蝶窦受累时,导致视力下降甚至丧失。

2. **疼痛** 部分骨瘤可引起眼眶钝痛。

(四) 体征

1. 眼球突出、移位 因骨瘤位置及大小不同,可引起不同程度眼球突出及相应方向的眼球移位。

2. 眼球运动障碍 骨瘤压迫眼球或眼外肌出现明显眼球运动障碍。

3. 眶缘肿物发生于眶缘者,眶缘皮肤隆起,并可触及肿物,质地坚硬,边界清楚,不活动。

(五) 影像学检查

1. X 线可见高密度块影。

2. CT 显示高密度病变,密度多高于正常的眶骨壁,边界清楚,骨窗显示更为清晰。多数骨瘤的基底较窄,呈蒂状与骨壁相连,而呈蘑菇状或分叶状的骨瘤体突向眶腔,累及鼻窦者可见相应鼻窦内骨性占位;有些病例肿瘤可向颅内生长。

【诊断】

1. **典型临床表现**

2. **影像学表现** X 线和 CT 是诊断骨瘤的主要检查手段,因骨瘤密度较高,在 X 线及 CT 上有一定特异性。

3. **病理为诊断金标准**

【病理】

骨瘤大体标本为光滑或有分叶状外观,光学显微镜下骨瘤由少量纤维结缔组织和不规则骨小梁组成。

【鉴别诊断】

1. **恶性骨肿瘤** 骨瘤为成骨性肿瘤,一般无骨破坏,根据 CT 基本能与恶性骨肿瘤进行区分鉴别。

2. **骨纤维异常增生症** 骨纤维异常增生症伴有骨增生,但骨窗下显示其密度明显低于正常骨组织,与骨瘤鉴别较容易。

3. **眶内金属异物** 异物呈高密度影,尤其是与眶壁相邻者,或嵌入眶壁者,患者往往存在外伤史,需详细询问。

4. **软骨瘤** 软骨瘤多发生于眶内上方,密度较骨瘤低。

【治疗】

(一) 手术治疗

手术切除是治疗骨瘤的唯一方法,但对于病变侵犯广泛、基底较宽者,完全切除较困难,对于邻近重要结构如视神经者,手术风险较大。

（二）其他治疗

骨瘤生长速度较慢,如肿瘤位置较深,手术风险较大,对外观及功能影响不大者,可随诊观察。

【预后】

骨瘤如未侵犯重要结构,一般预后较好。

【典型病例】

患儿男,5岁,主因"出生后即发现右额部肿胀,逐渐增大"入院。患者出生时家长即发现其右额部有一小肿块,并随年龄增长逐渐增大,无疼痛及其他症状。眼部检查:右眼视力1.0。额部局部皮肤隆起,范围约4mm×4mm,触诊质硬,固定,无压痛,边界清楚,局部皮肤无红肿(图11-5-1A)。余(−)。CT检查:右侧额骨局部骨质增厚隆起,骨窗显示肿物骨性密度,不均匀,局部向颅内隆起(图11-5-1B、C)。MRI检查:右侧额骨局部膨胀,其内信号不均,大小约4cm×4cm×3cm,增强扫描可见不均匀强化(图11-5-1D、E)。治疗:全麻下行局部肿物切除术,因肿物范围广泛,全部切除风险较大且存在较大颅骨缺损,为改善外观,仅切除额部表面隆起肿物,无并发症,术后预后良好(图11-5-1F)。术后病理:骨瘤。

二、骨母细胞瘤

骨母细胞瘤(osteoblastoma)是由纤维血管组织、骨细胞和骨母细胞组成的骨性肿瘤,青少年多发,多为男性,临床上分为良性和恶性(侵袭性)两种。发生于眼眶者少见。

【临床表现】

（一）主诉

常主诉眼球突出。

（二）发病及病程

本病病程呈缓慢进行性。

（三）症状

1. 复视　部分患者肿瘤生长限制眼球运动可出现视物重影。

2. 疼痛　患者可有眼眶疼痛,恶性者更著。

（四）体征

眼球突出、移位:肿瘤生长挤压眼球可出现眼球突出、移位。

（五）影像学检查

1. X线　骨母细胞瘤内可见细沙样、点片状骨化影,可形成瘤周蛋壳样钙化。

2. CT　显示密度不均匀的骨性病变,密度稍高,较正常骨密度低,骨窗显示更明显,可表现为薄纱样,局部明显钙化或骨化。

3. MRI　MRI信号变化较大,一般T_1WI和T_2WI均为等或低信号,与弥漫性骨化或钙化有关,信号混杂。少部分病变也可表现为混杂T_2WI高信号。文献报道存在一定差异。

【诊断】

1. 典型临床表现

2. 影像学表现　CT示肿块呈稍高密度影,密度不均,可见斑点状钙化。MR无特异表现。

3. 病理为诊断金标准

【病理】

骨母细胞瘤可分为良性和恶性(亦称侵袭性)两种,组织学上骨母细胞瘤由骨母细胞(成骨细胞)、骨组织、骨样组织和富含血管的纤维性间质构成。良性骨母细胞瘤有一致密的外皮缘和一个较低密度的中央髓质,含有骨、纤维血管组织、骨化的和大量活动性增殖骨母细胞的混合物。侵袭性骨母细胞瘤具有大量的巨型上皮样骨母细胞,且有较多分裂活性及多灶性生长的病理特点。

【鉴别诊断】

骨母细胞瘤与骨化纤维瘤临床上表现及影像学表现相似,易混淆,术前常难以鉴别,最终确诊还需病理诊断。

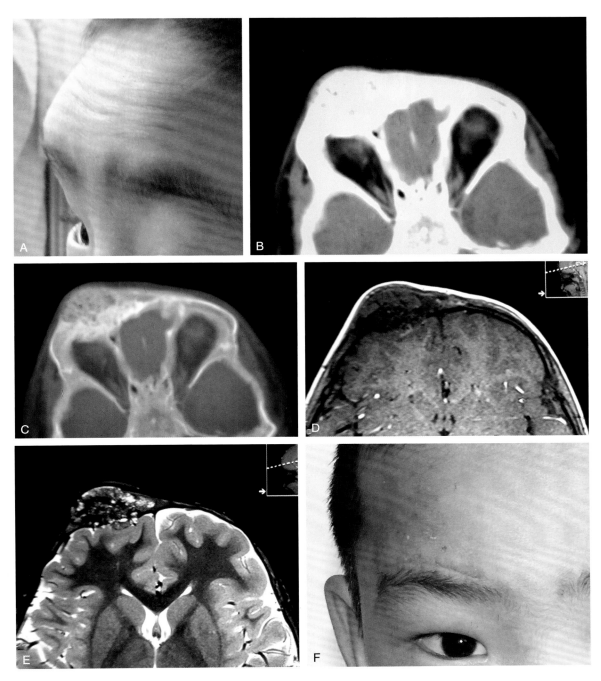

图 11-5-1 骨瘤患者的临床表现

A. 患者外观，右侧额部局部隆起；B、C. CT 显示肿物呈骨性密度，局部向颅内隆起；D、E. MRI 显示肿物内部信号不均，增强扫描可不均匀强化；F. 患者术后外观，额部隆起消失，外观较术前明显改善

【治疗】

（一）手术治疗

良性骨母细胞瘤行局部切除手术，术后罕有复发，效果佳。对于侵袭性骨母细胞瘤，局部切除后需行放射治疗以防止复发及远处转移。

（二）其他治疗

对于侵袭性骨母细胞瘤，术后可予放射治疗。

【预后】

良性骨母细胞瘤一般不影响患者视力,全身预后良好。而恶性骨母细胞瘤呈侵袭性,有复发倾向,偶可恶变为骨肉瘤。

三、骨肉瘤

骨肉瘤(osteosarcoma)是原发于骨髓内的高度恶性肿瘤,好发生于下肢长骨,青少年多见,主要特征为增殖的肿瘤细胞直接形成骨或骨样组织。发生于眼眶者罕见。

【临床表现】

(一)主诉

常主诉进行性眼球突出,伴或不伴有疼痛。

(二)发病及病程

该病病程短,进展迅速。

(三)症状

1. **疼痛**   部分患者可有明显疼痛,局部可触及者压痛明显。

2. **视力下降**   肿瘤累及眶后部者可致视功能受损。

(四)体征

1. 眼球突出、移位   肿瘤生长迅速,眼球突出呈进行性,伴有眼球移位。

2. 软组织肿胀、水肿   部分患者可有眼睑水肿和结膜充血、水肿等表现。

3. 局部隆起肿瘤体积较大或位置靠外者可触及肿物,骨样硬度或中等硬度。

(五)影像学检查

1. **X 线及 CT**   X 线平片显示明显的骨破坏或骨化斑,轮廓不清。CT 示眶壁占位性病变,具有溶骨性改变和软组织肿块共同存在的特征,肿物形状多不规则,具有侵袭性,伴有钙化表现。对于位于眼眶与鼻窦、颅底交界区的占位,CT 能清晰显示占位的侵袭范围。

2. **MRI** T_1WI 低信号,T_2WI 中等信号,信号多不均匀,钙化在 T_1WI 及 T_2WI 均为低信号影。

3. **超声**   B 型超声显示肿物形状不规则回声不均,可见斑片状强回声影,提示钙化及骨质存在。彩色多普勒超声可显示丰富血流信号,个别也可表现为缺乏血流信号。

【诊断】

1. **典型临床表现**

2. **影像学表现**   肿物呈侵袭性提示恶性,发生于眶壁、眼眶与鼻窦、颅底交界处,伴有多发钙化表现,则提示骨来源占位。

3. **病理为诊断金标准**

【病理】

大体标本呈棕红色,无包膜。光镜下可见明显间变的骨细胞,细胞形态多为梭形或椭圆形,胞浆少,核仁较大染色深,有明显的异形性;细胞间可见骨小梁的存在,瘤体内可见数量不等的血管。

【鉴别诊断】

骨肉瘤主要需与软骨肉瘤相鉴别,两者均存在明显骨破坏,临床容易混淆。

【治疗】

(一)药物治疗

手术后联合化学治疗。

(二)手术治疗

手术切除是主要治疗手段,获得病理后可行扩大的眶内容剜除术。

(三)其他治疗

主要为放射治疗。

【预后】

该肿瘤预后极差,即使经过手术联合放化疗等综合治疗复发率仍很高,多在 1 至 2 年内死亡。

第六节 软骨肿瘤

一、软骨瘤

软骨瘤(chondroma)是发生于软骨组织的良性肿瘤,可以起源于成熟软骨组织,或由原始间叶细胞发展而来。眶内软骨瘤较罕见,由于上斜肌的滑车是眼眶内唯一的软骨结构,眶内软骨瘤多来源于此结构。

【临床表现】

(一)主诉

常主诉眼眶内上方肿物。

(二)发病及病程

发病缓慢,病程较长。

(三)症状

复视:肿物影响上斜肌功能时可出现复视症状。

(四)体征

1. 眶内上方肿块 眶内上方可触及硬性肿块,较固定,边界清楚。

2. 眼球移位 肿物可挤压眼球向外下方移位。

(五)影像学检查

CT:显示眶内上方近眶缘处占位影,密度介于骨与软组织之间,边界清楚。

【诊断】

1. 典型临床表现

2. 影像学表现 显示密度介于骨与软组织之间的占位。

3. 病理为诊断金标准

【病理】

软骨瘤大体标本呈灰白色半透明状,质地较脆;光镜下见由分化良好的分叶状玻璃样软骨组成,细胞呈淡染色,细胞核可不典型但无间变和异型性。

【鉴别诊断】

软骨瘤主要与骨瘤相鉴别,软组织窗显示其密度常与骨瘤混淆,骨窗则显示其密度明显低于骨瘤,且其主要发生于眼眶内上方。

【治疗】

手术治疗:手术切除是主要治疗手段,术中需注意保留滑车功能。

【预后】

眼眶软骨瘤预后良好,一般不影响视功能,但手术不当可能会引起复视,切除不完全可复发。

二、软骨肉瘤

软骨肉瘤(chondrosarcoma)是来源于有成软骨潜能的原始间叶组织的恶性肿瘤,在恶性骨肿瘤中常见,好发于四肢长骨与骨盆,也可见于脊柱、肋骨、肩胛骨、锁骨等,发生于眼眶者罕见,多继发于来自鼻腔、鼻窦和鼻咽部的原发病变。该肿瘤发生原因不明,临床上有的病例可继发于其他恶性肿瘤放射治疗后。

【临床表现】

(一)主诉

常主诉进行性眼球突出。

（二）发病及病程

该病病程进展呈进行性。

（三）症状

1. 视力下降 肿瘤生长压迫视神经可致视力下降。

2. 鼻塞、鼻出血 继发于鼻腔或鼻窦的肿瘤,可有鼻塞、鼻出血等症状。

3. 疼痛 软骨肉瘤可伴有不同程度疼痛。

（四）体征

1. 眼球突出、移位 眶内肿瘤挤压眼球出现明显眼球突出、移位。

2. 眶周隆起 肿瘤位于眶周时可见有明显隆起,触诊为硬性肿物,活动度差。

（五）影像学检查

1. CT 显示肿瘤的密度不均匀,形状不规则,可有不同程度骨破坏,病变多累及鼻窦,可见骨破坏。

2. 超声 B 型超声检查多为低回声病变,内回声不均匀,可见强反射钙斑,彩色多普勒超声显示肿瘤内有丰富的血流信号。

【诊断】

1. 典型临床表现

2. 影像学表现 肿瘤密度多不均匀,存在钙化及骨破坏,提示骨性来源。

3. 病理为诊断金标准

【病理】

肿瘤大体标本呈分叶状,质坚实,灰白色;镜下可见透明软骨基质中退行发育的软骨细胞。

【鉴别诊断】

同骨肉瘤。

【治疗】

（一）药物治疗

该肿瘤对化疗不敏感,多作为术后辅助治疗。

（二）手术治疗

该肿瘤恶性程度高,对于侵犯广泛者可行眶内容摘除术,合并鼻窦受累者,多学科联合手术。

（三）其他治疗

该肿瘤对放疗不敏感,多作为术后辅助治疗。

【预后】

肿瘤的总体预后不良,重在早发现早治疗。

第七节 骨的类肿瘤

一、动脉瘤样骨囊肿

动脉瘤样骨囊肿(aneurysmal bone cyst,ABC)是一种由骨性囊腔包绕富含血性液体的肿块性病变,属于良性肿瘤样病变,多发生于长骨、脊椎、肋骨或骶骨,青少年多发。发生于眼眶者罕见,可累及眼眶不同位置,以眶上壁常见。目前认为病因与异常的血管及血流动力学改变、骨膜下出血、有缺陷的骨形成等因素有关。

【临床表现】

（一）主诉

常主诉眼球突出,部分患者呈进行性。

（二）发病及病程

慢性发病,部分患者肿块可急性增大,病程进展迅速。

（三）症状

1. **视力下降** 肿块位于眶后部或发生于蝶骨者往往会压迫视神经,致明显视力下降甚至失明。

2. **复视** 肿块迅速增大压迫眼外肌致视物重影。

3. **疼痛** 眶压增高可伴有疼痛。

（四）体征

1. **眼球突出、移位** 部分病例肿块增大迅速,眼球突出呈进行性,并挤压眼球移位。

2. **局部肿块** 肿块位于眶前部者,可触及硬性肿块。

3. **眼球运动障碍** 肿块压迫眼外肌出现眼球运动障碍。

（五）影像学检查

1. **CT** 显示动脉瘤样骨囊肿外周有较厚的骨壳,内为软组织密度区的囊性物。边界清楚,内有骨嵴形成的空腔,腔内的软组织为中低密度,并有钙化斑,具有特异性。

2. **MRI** 显示病变骨壳在 T_1WI 和 T_2WI 均呈低信号,病变内部 T_1WI 为中低信号,T_2WI 为高信号,同于正常玻璃体信号,钙化斑为无信号斑点,有时呈斑驳状。

【诊断】

1. **典型临床表现**

2. **影像学表现** 动脉瘤样骨囊肿影像学检查具有一定特异性,CT 检查为首选。

3. **病理为诊断金标准**

【病理】

大体标本为异常的骨性囊腔并富含血性液体的肿块性病变,光镜下囊性间隙区域由致密纤维结缔组织组成,无内皮细胞衬里但有红细胞、巨细胞和钙化常常存在。

【鉴别诊断】

动脉瘤样骨囊肿虽临床少见,但影像学表现有一定特异性,囊肿被骨壳包绕,初次就诊时局部触诊硬性肿块常被误诊为其他骨性占位,因此影像学检查对该病术前诊断至关重要。

【治疗】

（一）手术治疗

手术切除为主要治疗手段。

（二）其他治疗

术后辅以放疗可有效控制病变进展。

【预后】

除位置较深者会遗留视功能下降,其他预后良好,无生命威胁。

【典型病例】

患者男,16 岁,主因"左侧眼球突出 2 年"入院。患者于入院前 2 年发现左眼球突出,并逐渐加重,无视物重影、疼痛等,未予诊治。否认外伤史及其他全身疾病史。眼部检查:左眼视力 1.0,左侧眉弓稍隆起,触诊局部隆起,表面光滑,弥漫,不活动,无压痛,左眼球突出伴有下移位(图 11-7-1A),前后节检查(−)。眼球上转受限,余方向运动基本到位,眶压(++),眼球突出度 13mm—16mm,眶距 95mm。眼眶 CT 检查:左侧眶顶骨质呈梭形膨大,骨壳内密度不均,可见形状不规则高密度病变及低密度腔隙,眼球及上直肌提上睑肌复合体受压移位(图 11-7-1B~D)。治疗:全麻下眉弓切口切除部分占位,保留眶顶骨壳。

二、骨纤维异常增生症

骨纤维异常增生症(fibrous dysplasia)是一种缓慢进展的自限性良性骨纤维组织疾病。其特点是正常骨组织被吸收,而被纤维组织和发育不良的网状骨小梁所代替。在骨性占位中较常见,确切病因不明确,可能与外伤,感染,内分泌功能紊乱等因素,导致局部血循环障碍有关。临床上分为三种类型,即单骨型、多骨不伴内分泌功能紊乱型和多骨伴内分泌功能紊乱型。侵犯眼眶的病例多为单骨型。多骨伴内分泌功能紊乱型者常表现有第二性征早熟。

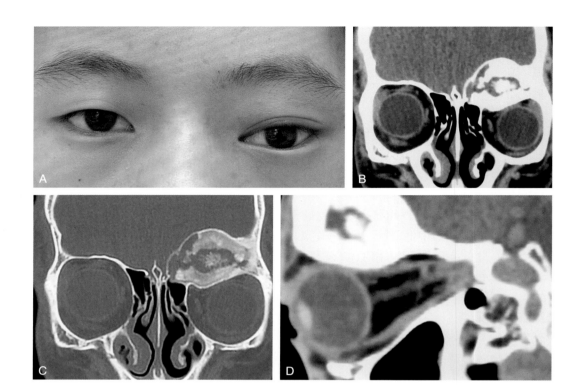

图 11-7-1　动脉瘤样骨囊肿累及眼眶

A. 患者外观,左眼球突出伴下移位;B、C. 患者眼眶 CT 软组织窗及骨窗显示左侧眶顶骨质梭形膨大,骨壳内密度不均,骨壳内可见形状不规则高密度病变,并可见低密度腔隙;D. 占位压迫眼球及上直肌提上睑肌复合体移位

【临床表现】

(一) 主诉

常主诉进行性眼球突出,面部不对称等。

(二) 发病及病程

病程较长,呈缓慢进行性。

(三) 症状

1. 视功能异常　病变位于后组筛窦或蝶窦者,早期即可压迫视神经,导致视力下降,视野缺损,甚至视力丧失。

2. 脑神经受压症状　眶尖、眶上裂受累压迫脑神经,出现相应感觉异常、复视等症状。

3. 听力障碍　位于颞骨的病变可影响外耳道,出现听力障碍。

(四) 体征

1. 眼球突出、移位　眶骨异常增生,眶腔缩小出现眼球突出及移位,常呈进行性。

2. 面部不对称　由于一侧眶骨发育异常,出现两侧面部明显不对称外观。

3. 上睑下垂　位于额骨者可压迫提上睑肌出现上睑下垂。

4. 斜视　眼球运动神经受累出现斜视外观。

5. 视神经萎缩　视神经受压出现相应视神经萎缩表现。

(五) 影像学检查

1. X 线　显示弥散性高密度影,边界不清楚,内部密度不均,有低密度区,呈云雾状。

2. CT　显示大范围的骨增生,边界清楚,骨窗显示病变的密度低于正常骨质密度,病变区有细小半透明区或大的弥散性硬化区域。

【诊断】

1. **典型临床表现**

2. **影像学表现** CT 是诊断骨纤维异常增生症的主要检查手段,显示明显骨质增生,较正常骨质密度低。

3. **病理为诊断金标准**

【病理】

大体病变呈灰白色,比正常骨组织稍软,切割时有一种坚固沙砾样感,无包膜,病变从骨的髓质开始,往往遗留两层骨皮质薄壳。光镜下,网状骨小梁的大小、形状和分布不一,病变有纤维组织间质,具有一致的、良性外观的纺锤形细胞。多数骨小梁缺乏成骨细胞,此特征有别于骨化纤维瘤。

【鉴别诊断】

1. **骨化纤维瘤** 临床上骨纤维异常增生症常与骨化纤维瘤混淆,影像学均表现为局部占位,并可见骨质增生,边界清楚,常需病理鉴别。

2. **脑膜瘤** 部分脑膜瘤如蝶骨嵴脑膜瘤,表现为扁平状高密度影,邻近眶壁骨质增生,部分患者骨质增厚范围要明显大于软组织肿物,常与骨纤维异常增生症混淆,而骨纤维异常增生症无软组织占位,需鉴别。

3. **嗜酸性肉芽肿** 嗜酸性肉芽肿可侵犯眶骨,表现为局部肿块,影像学则表现为眶骨内不规则占位影,内有骨性成分,常与骨纤维异常增生症混淆,嗜酸性肉芽肿儿童多见,CT 表现往往为虫蚀样骨破坏,病变以软组织为主。

【治疗】

(一) 药物治疗

药物治疗无效。

(二) 手术治疗

对威胁视功能及严重影响容貌者,可考虑手术切除,但手术易出血,且不易切除干净,手术目的为挽救视功能及改善外观等。

(三) 其他治疗

病程发展早期,如无功能及严重外观问题,可考虑保守观察,定期随诊。一般不建议放疗,因放疗有诱发恶变可能。

【预后】

当发生于蝶骨或后组筛窦者,视神经受压可发生视力下降或视力丧失。该病为良性病变,一般不威胁生命。但部分病例可发生恶变,需长期随访。

【典型病例】

患者女,28 岁,主因"右眼突出 5 年余"入院。患者于入院前 5 年,偶然发现右眼较左眼突出,无视力下降等伴随症状,未予诊治,后自觉右眼突出明显加重且右额部隆起明显,当地医院就诊并行影像学检查,发现右侧眶壁异常。眼部检查:右眼矫正视力 1.0,右侧额部隆起,触诊质硬,无压痛及麻木感,眼球突出伴有下移位。眼球运动上转受限,眼球突出度 15mm—10mm,眶距 100mm。余检查(-)。CT 检查:右侧额骨及右侧眶顶及眶内壁及颞部骨质不均匀增厚,形态欠规则,内密度较正常骨皮质低,不均匀,局部骨皮质不连续,上直肌受压。治疗:为改善患者外观,全麻下经冠状切口入路,切除眶上缘、眶上壁及额部部分肿物组织(图 11-7-2)。术后病理:骨纤维异常增生症。

三、骨化纤维瘤

骨化纤维瘤(ossifying Fibroma)好发于颅面骨,发生于颅眶骨者,多在额骨、筛骨和蝶骨,也见于颞骨;发生于面骨则以上颌骨最多见,以青少年多见。

【临床表现】

(一) 主诉

常主诉进行性眼球突出。

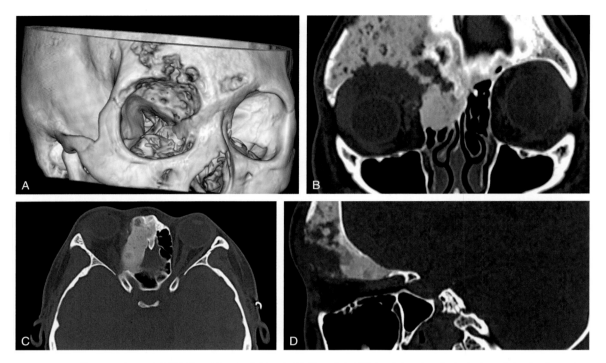

图 11-7-2　眼眶 CT 显示右侧额骨、眶顶、内壁及颞部骨质不均匀增厚,形态不规则,内密度不均匀,骨窗下显示较正常骨皮质密度低,局部骨皮质破坏,眶顶增生压迫上直肌

（二）发病及病程

病程呈缓慢进行性。

（三）症状

1. 视力下降　后部病变累及蝶骨及后组筛窦者可压迫视神经,引起视力下降。

2. 流泪　泪骨及筛骨受累者可致鼻泪管阻塞出现溢泪。

3. 脑神经受累症状　脑神经受压可出现相应症状。

（四）体征

1. 眼球突出、移位　眼球突出呈进行性,无痛,合并不同方向眼球移位。

2. 颅面畸形　该病好发于颅面骨,导致颅面畸形外观。

（五）影像学检查

X 线和 CT 显示病变为圆形或椭圆形,边界清楚,受累骨质局部膨大,病变密度与纤维组织和骨组织所占组成比例有关。病变内可有骨性斑块。

【诊断】

1. 典型临床表现

2. 影像学表现　CT 是诊断骨化纤维瘤的主要检查手段,表现为受累骨质局部膨大的高密度占位。

3. 病理为诊断金标准

【病理】

大体见骨化纤维瘤无囊膜,较坚韧。光镜下观察,纤维间质中均匀分布骨小梁,周围围绕成骨细胞和数量不等的破骨细胞,骨小梁的排列不规则。这些骨小梁被认为是一种纤维结缔组织基质,成骨细胞的存在有助于骨化纤维瘤同骨纤维异常增生症的鉴别,后者骨小梁中缺乏成骨细胞,骨化纤维瘤被认为是一种真正的骨性肿瘤,而骨纤维异常增生症被认为是一种在成骨期发育阶段因停滞而产生的异常。

【鉴别诊断】

同骨纤维异常综合征。

【治疗】

手术治疗:手术切除为主要治疗手段,因病变常呈侵袭性,手术常不能切除完全。

【预后】

因手术切除不彻底导致术后易复发,少见转移,极少恶变。

【典型病例】

患者,女,41 岁,主因"左眼球突出 1 个月余"入院。患者一个多月前偶然发现左眼球突出,无疼痛,视力下降,复视等伴发症状。否认外伤史。眼部检查:左眼视力 1.0,眼球突出,伴有下移位,前后节检查(-),眼球突出度 7mm—12mm,眶距 96mm,眼球上转不足,眶压(++)。CT 检查:左侧蝶骨大翼体积膨大,形状不规则,约 39mm×26mm×41mm,骨皮质变薄,向上突入颅内压迫左侧额颞叶,向前下突入眼眶,其内密度不均,可见环形高密度影及软组织密度影,占位中间可见散在点片状高密度影(图 11-7-3)。治疗:全麻下经颅行颅眶沟通肿瘤切除术,术后病理:骨化纤维瘤。

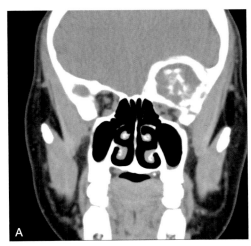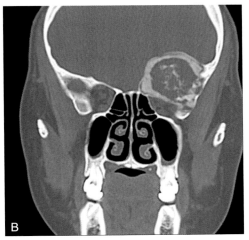

图 11-7-3 骨化纤维瘤累及眼眶

A. CT 软组织窗显示左侧蝶骨大翼局部膨大,占位周边可见环形高密度影,中间可见软组织密度影及散在点状高密度影,骨皮质变薄且占位向颅内及眶内突出;B. CT 骨窗显示环形高密度区较正常骨皮质密度偏低

（赵 亮 孙丰源）

参 考 文 献

1. 宋国祥.眼眶病学.2 版.北京:人民卫生出版社,2010.

2. Jac Sun Myung,In-One Kim,Jung-Eun Chun,et al.Rhabdomyoma of the orbit:a case report. Pediatr Radiol,2002,32:589-592.

3. Yong-Ping Li,Li Nie,Wen-Xin,et al.Rhabdomyoma of the orbit. J Pediatr Ophthalmol Strabismus,2008,45:113-115.

4. 何为民,罗清礼.眼眶横纹肌瘤 1 例.国际眼科杂志,2008,8(4):854-855.

5. 聂莉,钟秀风,林健贤,等.眼眶良性横纹肌瘤.中华眼科杂志,2005,41(9):856-857.

6. I Chitsike,R Masanganise,D Sibanda,et al.Rhabdomyosarcoma of the orbit in a four months old infant in Zimbabwe:A case report. Cent Afr J Med,2012,58(1/4):26-29.

7. Mahmood F Mafee,Eugene Pai,Binu Philip.Rhabdomyosarcoma of the orbot:evaluation with MR imaging and CT. Radiologic Clinics Of North America,1998,36(6):1215-1227.

8. Yonca Ozkanarat,Ramonl.Font,Imtiaz A Chaudhry,et al.Leiomyoma of the orbit and periocular region:a clinicopathologic study

of four cases. Ophthalmic Plastic and Reconstructive Surgery,2005,21（1）:16-22.

9. Frederick A Jakobiec,Fouad R Zakka,Thanos D Papakostas.Angiomyofibroma of the orbit:a hybrid of vascular leiomyoma and cavernous hemangioma.Ophthal Plast Reconstr Surg,2012,28:438-445.

10. Bruno Vidakovic,Ana Kotarac Knezevic,Spomenka Manojlovic,et al.Angiomyoma-Angioleiomyoma of the cheek.Coll Antropol,2011,35（1）:2017-2019.

11. 刘晓航,刘伟,周良平,等.眼眶原发平滑肌肉瘤1例MRI表现并文献复习.肿瘤影像学,2016,25（4）:314-316.

12. 宋国祥,徐惠芳.眼眶平滑肌瘤和平滑肌肉瘤.眼科新进展,1986,6（2）:14-17.

13. Emiko Furusato,Ives A Valenzuela,Julie C Fanburg-Smith,et al.Orbital solitary fibrous tumor:encompassing terminology for hemangiopericytoma,giant cell angiofibroma,and fibrous histiocytoma of the orbit:reappraisal of 41 cases. Human Pathology,2011,42:120-128.

14. 赵琳,王峰,王建明,等.眼眶孤立性纤维瘤四例诊治分析.中华眼科杂志,2016,52（4）:268-272.

15. 丁莹,张虹,宋国祥.17例眼眶血管外皮瘤的临床诊断和疗效观察.中华眼科杂志,2012,48（1）:49-51.

16. 胡燕飞,邓奋刚,黄侠君.眼眶纤维肉瘤1例.广东医学,1995,16（3）:168.

17. 蔡卫华,魏锐利,李玉珍,等.眼眶纤维组织细胞瘤1例.眼科新进展,2007,27（6）:428.

18. 傅钢.眼眶纤维组织细胞瘤10例.第四军医大学学报,2007,28（18）:1692.

19. Tripathy Devjyoti,Mittal Ruchi.Spindle cell lipoma of the orbit. Ophthal Plast Reconstr Surg,2015,31（3）:e53-e55.

20. Fernandez Nicolas Toledano,Stoica Bazil Tit-Liviu,Saavedra Ignacio Genol,et al.Diplopia from pleomorphic lipoma of the orbit with lateral rectus muscle involvement.Ophthal Plast Reconstr Surg,2013,29（2）:e53-e55.

21. Khurana Saurbhi,Gupta AnoopK,Sen Seema,et al.Primary liposarcoma of the orbit. Indian J Pathol Microbiol,2014,57（4）:617-619.

22. Tehrani A H Y,Heegaard S,Prause J U,et al.Liposarcoma metastatic to the orbit.Eur J Ophthalmol,2003,13（1）:108-112.

23. Kim E,Kim H-J,Kim Y-D,et al.Subconjunctival fat prolapse and dermolipoma of the orbit:differentiation on CT and MR imaging. Am J Neuroradiol,2011,32（3）:465-467.

24. Rambhatla Saptagirish,Subramaniah Nirmala,Gangadhara Sundar J K,et al. Myxoma of the orbit. Indian J Ophthalmol,2003,51（1）:85-87.

25. 冯桂玲,何素华.眼眶良性间叶瘤一例.中国实用眼科杂志,2006,24（12）:1347.

26. Brannan Paul A,Schneider Susan,Grossniklaus Hans E,et al.Malignant mesenchymoma of the orbit:case report and review of the literature.2003,110（2）:314-317.

27. 侯世科,肖利华,吴海洋.眼眶骨性肿瘤四例.中华眼科杂志,2003,39（1）:54-55.

28. 何为民,罗清礼,唐莉.原发性眼眶骨肿瘤或瘤样病变的临床病理分析.眼科研究,2007,25（12）:953-956.

29. G A Meli,L MELI,R Chiaramonte,et al.Osteoblastoma of the orbit:a case report and review of the literature.The Neuroradiology Journal,2008,21:71-76.

30. V M D S deMaeyer,P A F A Kestelyn,Akash D Shah,et al.Extraskeletal osteosarcoma of the orbit:a clinicopathologic case report and review of literature. Indian J Ophthalmol,2016,64（9）:687-689.

31. Ruchi S Kabra,Sonal B Patel,Swapna S Shanbhag.Orbital chondroma:a rare mesenchymal tumor of orbit. Indian J Ophthalmol,2015,63（6）:551-554.

32. Hind M Alkatan,Charles G Eberhart,Khalid M Alshomar,et al.Primary mesenchymal chondrosarcoma of the orbit:histopathological report of 3 pediatric cases.Saudi J Ophthalmol,2018,32（1）:69-74.

33. Jian-Cang Wang,Meng Zhang,Xin-Xin Zhao.Aneurysmal bone cyst of the orbit.Chin Med J,2015,128（4）:562-563.

34. Jae Won Yu,Ki-UkKim,Su Jin Kim,et al.Aneurysmal bone cyst of the orbit:a case report with literature review.J Korean Neurosurg Soc,2012,51（2）:113-116.

35. K Bibby,R Mc Fadzean.Fibrous dysplasia of the orbit.Br J Ophthalmol,1994,78（4）:266-270.

36. P McCluskey,R Wingate,R Benger,et al.Monostotic fibrous dysplasia of the orbit:an unusual lacrimal fossa mass.Br J Ophthalmol,1993,77（1）:54-56.

37. 崔兰,孙时英,李顺利.眼眶骨化纤维瘤1例.眼科新进展,2006,26（6）:465.

第十二章

眼眶淋巴造血系统肿瘤

淋巴造血系统肿瘤是一类全身疾病,可侵犯身体的各个部位,甚至危及生命,故眼科医生应正确认识和处理这类疾病。该系统肿瘤分类复杂,累及眼眶的淋巴造血系统肿瘤主要包括眼眶淋巴组织增生病(orbital lymphadenosis)、白血病(leukemia)和浆细胞肿瘤等。

第一节 眼眶淋巴瘤

【概述】

根据淋巴细胞的发育、分化阶段以及功能上的相互作用,人体的淋巴组织分为两大部分:一是中枢(或初级)淋巴组织,包括骨髓和胸腺,此类器官含有前体淋巴母细胞,支持从未成熟细胞向成熟细胞的非抗原依赖性分化过程;二是外周(或次级)淋巴组织,包括淋巴结、脾和黏膜相关淋巴组织(mucosa-associated lymphoid tissue,MALT),成熟的淋巴细胞在此与抗原相遇并发生不同类型的免疫反应。淋巴瘤(lymphoma)是起源于淋巴结和淋巴组织的免疫系统恶性肿瘤,其发生大多与免疫应答过程中淋巴细胞增殖分化产生的某种免疫细胞恶变有关。淋巴瘤可以发生在身体的任何部位,其中淋巴结、扁桃体、脾和骨髓是最易受累的部位。眼眶也可发生淋巴瘤。

【流行病学】

据统计资料显示,在我国淋巴瘤的发病率为6.68/10万,在各种恶性肿瘤中占第8位,其中男性为7.71/10万,明显多于女性;死亡率为3.75/10万,在各种恶性肿瘤中占第10位。发病年龄以20~40岁为多见,约占50%。我国每年新发淋巴瘤患者约8.4万人,死亡人数超过4.7万人。目前淋巴瘤的发病率以每年5%的速度逐年上升。感染、免疫缺陷、自身免疫性疾病等能够增加恶性淋巴瘤的发生风险。我国人群中EB病毒感染与NK/T细胞淋巴瘤的发病密切相关。黏膜相关淋巴组织淋巴瘤明显高于西方国家,可能与我国幽门螺杆菌(HP)感染率较高有关。此外,鹦鹉热衣原体感染也可能是引起眼眶淋巴瘤的病因。淋巴瘤患者中10%~25%具有免疫缺陷。

眼眶淋巴瘤可以是原发性,也可以继发于系统性淋巴瘤。正常眼眶无淋巴组织,原发于眼眶的恶性淋巴瘤属于淋巴结外淋巴瘤,是成年人最常见的原发性恶性眼眶肿瘤,约占眼眶肿瘤的55%,占所有眼肿瘤的8%,且大多数是非霍奇金淋巴瘤。男性和60岁左右的老年人多见,双眼发病占全部患者的10%。系统性淋巴瘤的患者累及眼眶的发病率不高。有报告1 269例全身淋巴瘤尸检病例中,仅16例(1.3%)有眼眶受累的证据。

【分类】

恶性淋巴瘤是淋巴细胞恶性增生形成的肿瘤,组织病理学上可分为两大类:霍奇金淋巴瘤(Hodgkin's

lymphoma,HL)和非霍奇金淋巴瘤(non Hodgkin's lymphoma,NHL)。

眼眶淋巴瘤的发病种类有 20 余种,绝大多数属于非霍奇金淋巴瘤。其中,黏膜相关性淋巴组织结外边缘区 B 细胞淋巴瘤(MALT 淋巴瘤)、滤泡性淋巴瘤(follicular lymphoma,FL)、弥漫大 B 细胞淋巴瘤(diffuse large B-cell lymphoma,DLBL)和套细胞淋巴瘤(mantle cell lymphoma,MCL)较多见。MALT 淋巴瘤占发病总数的 80% 以上,预后较好,属于惰性淋巴瘤。此外,还有预后差的 NK/T 细胞淋巴瘤和 Burkitt 淋巴瘤。

【临床表现】

淋巴瘤可以发生于多个组织器官,其临床表现具有多样性。临床症状包括全身症状和局部症状。全身症状主要有不明原因的发热、盗汗、体重下降、皮肤瘙痒和乏力等。局部症状取决于不同的受侵部位,最常见的表现为无痛性、进行性的淋巴结肿大。如侵犯淋巴结外的淋巴组织,如扁桃体、鼻咽部、胃肠道、骨髓或皮肤等,则以相应组织器官受损的症状为主。如侵犯血液和骨髓可形成淋巴瘤细胞白血病。如浸润皮肤时则表现为蕈样肉芽肿或红皮病。以眼部症状首诊的病人,应特别注意病人的一般状态,在明确诊断后,详细检查有无全身浅表淋巴结肿大、扁桃体肿大、肝、脾大、皮肤病变和其他伴随的体征。

【分期】

Ann-Arbor 分期(Cotswolds 会议修订)是目前通用的 HL 和 NHL 的分期系统(表 12-1-1),更适用于 HL 和原发淋巴结的 NHL,而对于某些原发淋巴结以外的 NHL,如慢性淋巴细胞白血病、蕈样霉菌病和原发胃肠道的 NHL 等,有其专属的分期系统。

表 12-1-1　Ann-Arbor(Cotswolds 修订)分期系统

Ⅰ期:侵及一个淋巴结区(Ⅰ),或侵及一个单一的淋巴结外器官或部位(ⅠE)
Ⅱ期:在横膈的一侧,侵及两个或更多的淋巴结区(Ⅱ)或外加局限侵犯一个结外器官或部位(ⅡE)
Ⅲ期:受侵犯的淋巴结区在横膈的两侧(Ⅲ)或外加局限侵犯一个结外器官或部位(ⅢE)或脾(ⅢS)或二者均有(ⅢES)
Ⅳ期:弥漫性或播散性侵犯一个或更多的结外器官,同时伴有或不伴有淋巴结侵犯
A 组:无全身症状
B 组:有全身症状,包括不明原因发热(>38℃,连续 3 天及以上)、盗汗(连续 7 天及以上)或体重减轻(6 个月内下降 10% 以上)
E:淋巴瘤累及淋巴结外器官。单一结外部位受侵,病变侵犯到与淋巴结/淋巴组织直接相连的器官/组织时,不记录为Ⅳ期,应在各期后记入"E"字母(如病变浸润至与左颈部淋巴结相连接的皮肤,记录为"ⅠE")
X:大瘤块,肿瘤直径 > 胸廓宽度的 1/3 或融合瘤块最大径 >10cm

一、非霍奇金淋巴瘤

非霍奇金淋巴瘤(non Hodgkin's lymphoma,NHL)是一组异质性的淋巴细胞增殖性疾病。按细胞来源可分为 B 淋巴细胞、T 淋巴细胞和自然杀伤(natural killer,NK)细胞淋巴瘤,种类多、异质性强。我国 B 细胞淋巴瘤约占 66.3%,NK/T 细胞淋巴瘤约占 21.4%。相对 HL 而言,NHL 随年龄增长而发病增多,男性较女性为多。NHL 有远处扩散和结外侵犯倾向,对各器官的侵犯较 HL 多见。除惰性淋巴瘤外,一般发展迅速。

MALT 淋巴瘤是最常见的 NHL 之一,是一种独特的 B 细胞淋巴瘤,多为结外起病,是眼眶淋巴瘤最常见的淋巴瘤类型,占眼眶淋巴瘤的 80% 以上,常表现为惰性的临床过程,发展较慢,化疗和放疗有效,但不易缓解。

【临床表现】

(一)发病及病程

发病时间不明确,进展缓慢,MALT 淋巴瘤可以在较长时间内局限于原发部位,但也可以出现局部淋巴结侵犯。

（二）症状和体征

1. 眼眶淋巴瘤 早期无自觉症状，或仅有眼部不适、异物感、眼睑肿胀等；缓慢长大的结膜肿物或眶上、外上方缓慢进展的无痛性肿块，引起眼球突出或移位，伴或不伴有复视等。

（1）原发于眶内的淋巴瘤：眼睑肿胀，如侵犯泪腺，眼睑肿胀呈横"S"形。触诊眼睑或眶周无痛性肿块，眼眶外上方或上方多见，边界较清楚，质地较软或中等，活动度差（图 12-1-1）。肿物可沿球壁向前缓慢生长，侵犯结膜下组织，呈粉红色鲑鱼肉样肿物，与眼球呈铸造形生长（图 12-1-2A）。这种表现是眼眶淋巴瘤十分明显的临床特征。由于眶内肿物缓慢生长，眼球突出常缓慢无痛性加重，伴有眼球移位或复视。沿Tenon囊匍匐生长的淋巴瘤，可压迫球壁，引起房水循环障碍，继发高眼压。这类结膜下淋巴瘤切除时，可以保留正常结膜组织。1/5~1/3病人的对侧眼眶有不同程度受累。

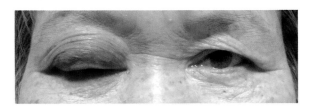

图 12-1-1 眼眶淋巴瘤外观像
右眼上睑下垂，眼睑皮下可触及质地中等无痛性肿块

（2）原发于结膜的淋巴瘤：可散发于穹窿结膜呈颗粒状、带状，也可融合成较大片侵犯穹窿结膜、球结膜和睑结膜，如手术切除只能连同结膜组织一并去除（图 12-1-2B）。

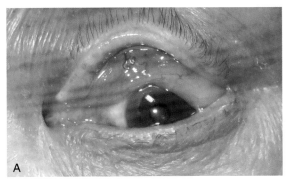
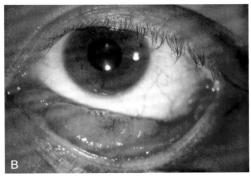

图 12-1-2 淋巴瘤累及结膜
A. 眼眶淋巴瘤沿球壁向前生长，侵犯结膜下组织，呈粉红色鲑鱼肉样肿物；B. 原发于结膜的MALT淋巴瘤，侵犯睑结膜

2. 其他器官受累

（1）全身症状：发热、消瘦、盗汗等全身症状多见于晚期，全身瘙痒很少见。

（2）淋巴结肿大：为最常见的首发临床表现，无痛性颈和锁骨上淋巴结进行性肿大，其次为腋窝、腹股沟淋巴结。

（3）淋巴结外受累：NHL的病变范围很少呈局限性，多见累及结外器官。

（三）眼眶淋巴瘤的影像学检查

1. 超声 淋巴瘤病变多位于眼眶上方或泪腺区，形状不规则，边界清楚，不能被压缩。由于组织成分由大量淋巴细胞构成，纤维结缔组织间隔少，因此B超显示病变内回声少，声衰减不明显。CDFI显示病变内部常常有丰富的血流信号（图 12-1-3）。

2. CT 多数病变位于眶前部或外上部（图 12-1-4），呈软组织密度，形状不规则，边界清楚。常常包绕眼球，沿眼环分布，与眼球界限不清。肿瘤可累及眼外肌、视神经等正常结构，分界不清，呈"铸造型"改变，甚至充满整个眼眶，但很少出现骨破坏（图 12-1-5）。在强化CT上，肿瘤表现为一致性增强。

3. MRI 可以较为清晰地显示淋巴瘤与眶内正常结构的关系，优于CT。通常T_1WI为中低信号，T_2WI为中高信号，增强明显。脂肪抑制后，T_2WI显示病变信号增强（图 12-1-6，图 12-1-7）。

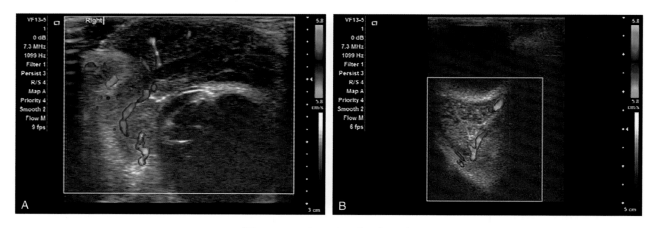

图 12-1-3　眼眶淋巴瘤彩超特点

A. 一例眼睑 MALT 淋巴瘤(与图 12-1-1 为同一患者),病变内部中低回声混杂,声衰减不明显,血流信号丰富;B. 一例眶内 MALT 淋巴瘤,病变内部中低回声混杂信号,声衰减不明显,血流信号丰富

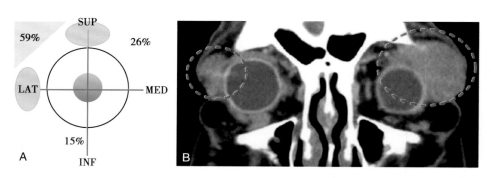

图 12-1-4　眼眶淋巴瘤在眶内的各个部位的发病率占比

A. 上方(SUP)和外侧(LAT)象限较为常见,占比 59%,内侧(MED)和下方(INF)象限受累少于外上方;B. 眼眶 CT 冠扫显示双侧眼眶淋巴瘤累及外侧和上方

【诊断】

眼眶淋巴瘤与全身淋巴瘤的诊断标准和分类基本相同。满足下列情况时可诊断眼眶淋巴瘤:

1. **病理学**　淋巴瘤的诊断主要依靠病理学检查。病理学检查的组织样本应首选切除病变或切取部分病变组织。粗针穿刺仅用于无法有效、安全地获得切除或切取病变组织的患者。淋巴瘤的病理诊断需综合应用形态学、免疫组织化学法、遗传学和分子生物学技术以及流式细胞术等,尚无一种方法可以单独定义为"金标准"。同时,由于淋巴瘤经过不断的克隆性变化(包括获得额外的遗传学改变),其形态和免疫表型也总是在发生变化,并且这些变化不一定导致淋巴瘤的侵袭性增强。

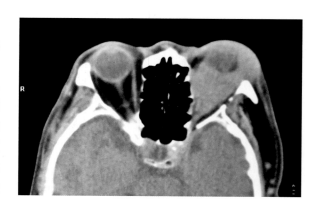

图 12-1-5　与图 12-1-3B 为同一患者,眼眶淋巴瘤 CT 水平扫描示左眼球被软组织密度病变环绕,呈"铸造型"改变,几乎充满眼眶,眶内正常结构受累

2. **临床表现**　眶周无痛性肿块,眼眶外上方或上方多见,触诊质地较软,可沿球壁向前缓慢生长,侵犯结膜下组织,呈粉红色鲑鱼肉样肿物,与眼球呈"铸造型"。或原发于结膜的扁平粉红色鲑鱼肉样肿物。侵犯泪腺时,外观难以与泪腺原发性肿瘤鉴别。

3. **影像学检查**　B 超显示病变边界清楚,内回声少,声衰减不明显。CDFI 显示病变内部常常有丰富

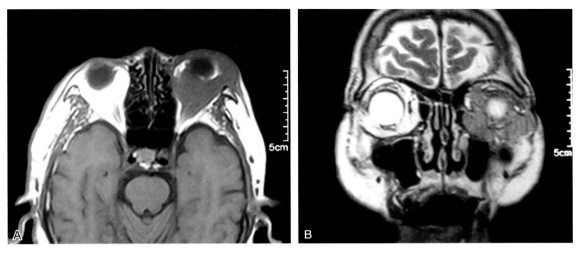

图 12-1-6 眼眶淋巴瘤 MRI（与 12-1-3B 为同一患者）
A. 水平扫描，T$_1$WI 低信号占位病变包绕眼球；B. 冠状扫描，T$_2$WI 呈中等信号

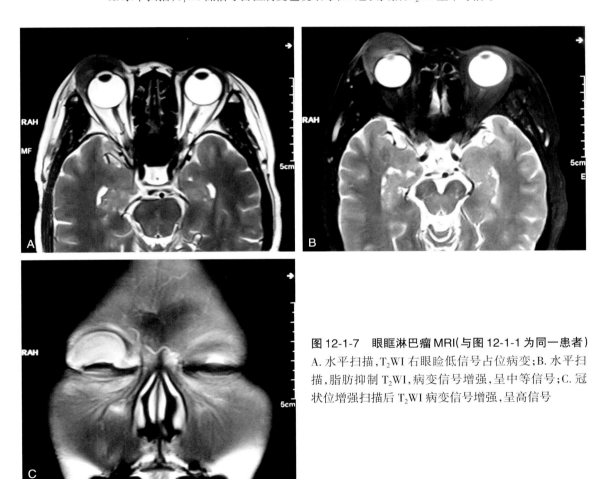

图 12-1-7 眼眶淋巴瘤 MRI（与图 12-1-1 为同一患者）
A. 水平扫描，T$_2$WI 右眼睑低信号占位病变；B. 水平扫描，脂肪抑制 T$_2$WI，病变信号增强，呈中等信号；C. 冠状位增强扫描后 T$_2$WI 病变信号增强，呈高信号

的血流信号。CT 显示眼眶上方或外上方多见，形状不规则，边界清楚的软组织密度占位性病变。肿瘤沿眼环分布，与眼球及眶内正常组织界限不清，呈"铸造型"改变。MRI 检查有助于区分淋巴瘤与眶内正常结构的关系，优于 CT。通常 T$_1$WI 为中低信号，T$_2$WI 为中高信号，增强明显。脂肪抑制后，T$_2$WI 显示病变信号增强。

4. 全身检查 确诊眼眶淋巴瘤的患者应进行全面彻底的全身检查，以明确有无系统受累，以及受累的程度和范围。实验室检查包括全血细胞计数、血清蛋白免疫电泳(SPIEP)、抗核抗体(ANAS)、类风湿因子(RF)、红细胞沉降率(ESR)等。影像学检查包括胸部、肝、脾、腹部及腹膜后区、骨骼、脑和其他可疑部位的 CT 扫描。根据国家卫生健康委员会发布的《淋巴瘤诊疗规范(2018 年版)》,PET-CT 是除惰性淋巴瘤外,淋巴瘤分期与再分期、疗效评价和预后预测的最佳检查方法。对于 HL 和多数弥漫性大 B 细胞淋巴瘤,如果 PET-CT 提示有明确的骨髓受累,则无需行骨髓活检。PET-CT 还可以作为惰性淋巴瘤向侵袭性更强的病理类型转化时活检部位选择的依据。PET-CT 对于疗效和预后预测好于其他方法。

【病理】

眶内淋巴瘤以 NHL 为主,区分 NHL 的病理类型对于选择治疗方法、判断预后具有重要意义。目前,NHL 的诊断除根据组织形态学,常常联合免疫组织化学染色确定淋巴细胞表面抗原分类(CD 抗原系统)的方法来确定诊断和鉴别诊断,必要时还需 PCR 检测免疫球蛋白重链的基因重排等辅助诊断。

眼眶淋巴瘤手术切除的大体标本呈均质的不规则多结节状、淡黄或粉红色,表面有不完整的纤维膜(假包膜),质软易碎,切面呈鱼肉样(图 12-1-8)。常常与周围的脂肪组织界限欠清,可侵犯眼外肌生长。显微镜下可见增生或浸润的肿瘤细胞,主要是中心细胞样或单核细胞样细胞,呈弥漫性或小结节状增生。瘤细胞大于正常的小淋巴细胞,胞浆少,核圆形或稍不规则,核膜增厚,染色质分布不均匀,常呈凝块状,无明显核仁。肿瘤细胞成分单一排列紧密,大部分为 B 细胞性。可含有数量不等的浆细胞样瘤细胞。部分可见散在的淋巴母细胞增生或发生大细胞性转化。

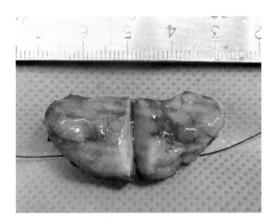

图 12-1-8　手术切除的眼眶淋巴瘤大体样本(与图 12-1-1 为同一患者)

1. **MALT**　属于边缘带淋巴瘤(marginal zone lymphoma, MZL)的一种。MZL 发生部位在边缘带,即淋巴滤泡及滤泡外套之间的结构,表现为小淋巴细胞密集浸润,浸润周围组织结构(图 12-1-9)。临床病程较缓,属于"惰性淋巴瘤"范畴。按照起源部位的不同,分为 3 种亚型:即结外淋巴组织 MZL(也称为 MALT 淋巴瘤)、淋巴结 MZL 和脾 MZL。MALT 淋巴瘤最常见,也是我国最常见的惰性淋巴瘤亚型,预后优于其他两个亚型。免疫组化染色显示肿瘤细胞表达全 B 细胞抗原(CD19、CD20 和 CD79a)、边缘区相关抗原(CD35 和 CD21)及 Bcl-2。

2. **弥漫大 B 细胞淋巴瘤**　是侵袭性 NHL 中最常见的一型,病理特征是大的、弥漫性生长的异常淋巴样细胞增生,而淋巴结结构基本被破坏(图 12-1-10)。通常表达 CD19、CD20、CD22、PAX5 和 CD79a,包括多种变异型、亚组和亚型。其细胞起源不同,发病机制和预后也不相同。中位发病年龄为 50~70 岁,男

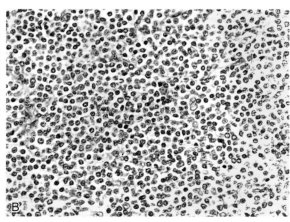

图 12-1-9　眼眶 MALT 淋巴瘤

A. 肿瘤细胞为弥漫一致的小淋巴细胞,HE×100;B. 肿瘤细胞核轻微不规则,核仁不明显,HE×400

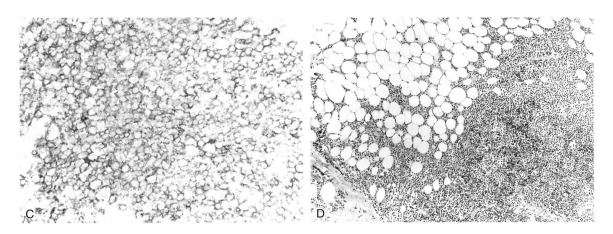

图 12-1-9（续）

C. 免疫组化，CD20 弥漫阳性，×400；D. 肿瘤细胞累及周围脂肪及纤维组织，HE×100

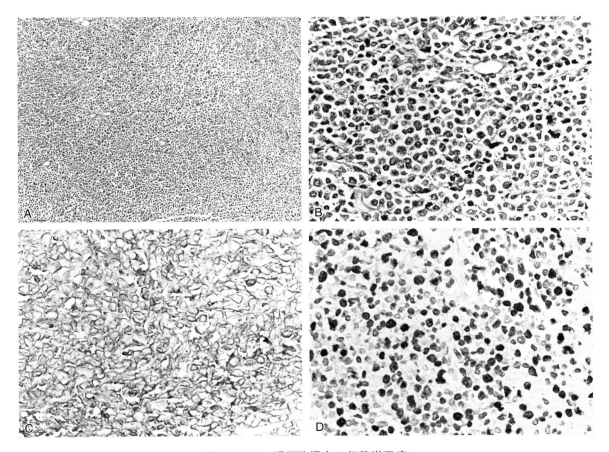

图 12-1-10 眼眶弥漫大 B 细胞淋巴瘤

A. 肿瘤细胞弥漫一致，破坏周围组织，HE×100；B. 肿瘤细胞为大淋巴细胞，HE×400；C. 免疫组化染色，CD20 弥漫阳性，×400；D. 免疫组化染色，Ki-67 高表达，×400

性略多于女性。

3. **滤泡性淋巴瘤**　指发生在生发中心的淋巴瘤,属于惰性淋巴瘤。由中心淋巴细胞组成,瘤细胞常聚集成相互融合的瘤性滤泡,滤泡大小、形状均不一致(图 12-1-11)。滤泡内外为单一成分的瘤细胞,表达 CD10、CD19、CD20、CD22、CD45、CD79a 及 Bcl-2,伴 t(14;18)染色体易位。滤泡性淋巴瘤是欧美地区最常见的惰性淋巴瘤,约占 NHL 发生率的 20%~30%。但是,包括我国在内的亚洲地区发病率较低,不足 NHL 的 10%。中位发病年龄约 60 岁。

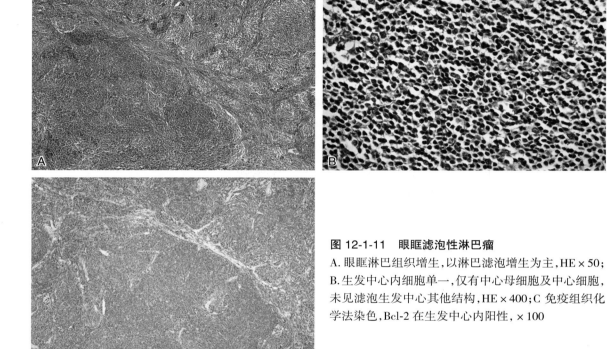

图 12-1-11　眼眶滤泡性淋巴瘤
A. 眼眶淋巴组织增生,以淋巴滤泡增生为主,HE×50;
B. 生发中心内细胞单一,仅有中心母细胞及中心细胞,未见滤泡生发中心其他结构,HE×400;C 免疫组织化学法染色,Bcl-2 在生发中心内阳性,×100

4. **套细胞淋巴瘤**　来源于滤泡外套的 B 细胞,CD5 阳性,多表达 CyclinD1,常有 t(11;14)染色体易位(图 12-1-12)。生长方式可以表现为套带性、结节性和弥漫性。临床上老年男性多见,中位发病年龄 65 岁左右。本型发展迅速,属于侵袭性淋巴瘤,多药联合化疗的生存期约为 3~5 年。

5. **伯基特淋巴瘤(Burkitt lymphoma,BL)**　增生极快,属于高度侵袭性的恶性肿瘤。病理学特点是在分化不成熟的淋巴细胞之间均匀散在分布着单核样组织细胞,其胞浆丰富,有空泡,淡染,核仁圆,形成"星空样"现象(图 12-1-13)。细胞大小介于大淋巴细胞与小淋巴细胞之间。瘤细胞侵犯血液和骨髓时即为急性淋巴细胞白血病 L3 型。免疫组化染色检查 CD20(+),CD22(+),CD5(-),伴 t(8;14)染色体易位,与 *MYC* 基因表达有关。流行区儿童多见,颌骨累及是特点。非流行区病变主要累及回肠末端和腹部脏器。

6. **T 细胞淋巴瘤**　眼眶 T 细胞淋巴瘤较为罕见。周围 T 细胞淋巴瘤、间变性大细胞淋巴瘤均可发生,可伴有皮肤侵犯及其他结外病变部位(图 12-1-14),发展迅速,预后较 B 细胞淋巴瘤差。可引起伪装综合征而误诊。

【**鉴别诊断**】

1. **泪腺多形性腺瘤**　发生于眼眶外上方泪腺区的淋巴瘤需要与泪腺上皮性肿瘤相鉴别。淋巴瘤的质地较软,与眼球呈"铸造型"生长,通常不会导致球壁变形。而泪腺多形性腺瘤质地较硬,常常压迫球壁变形,出现视网膜皱褶。眼眶 CT 及 MRI 可以辅助诊断。

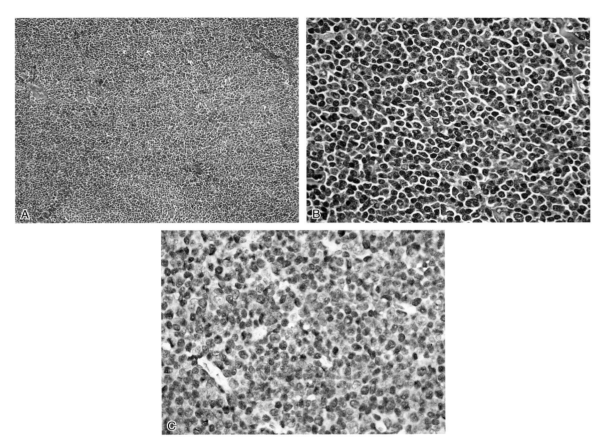

图 12-1-12　眼眶套细胞淋巴瘤

A. 小淋巴细胞弥漫增生, HE×100; B. 细胞均匀一致, 含有少量胞浆, HE×400; C. 免疫组织化学法染色显示 CyclinD1 阳性, ×400

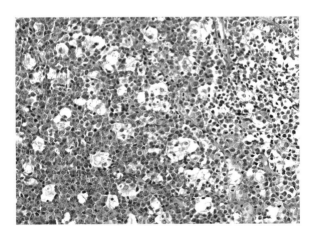

图 12-1-13　眼眶 Burkitt 淋巴瘤, 肿瘤形态单一、弥漫性浸润瘤细胞组成, 呈 "星空样" 现象, HE×200 (由林锦镛教授提供)

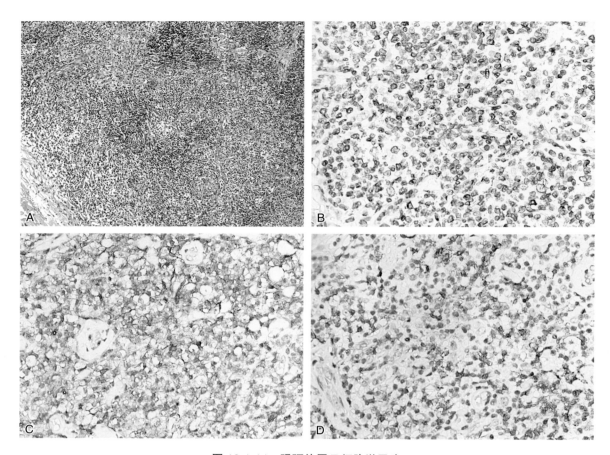

图 12-1-14 眼眶外周 T 细胞淋巴瘤
A. 细胞小到中等大,弥漫分布,核无明显多形性,HE×100;B. 肿瘤细胞 CD3 强阳性,×400;C、D. CD4 阳性 T 细胞(C)明显多于 CD8 阳性 T 细胞(D),×400

2. 眼眶淋巴增生性疾病、炎性假瘤 在临床上容易和淋巴瘤混淆,需要通过组织病理学明确诊断(表 12-1-2)。

表 12-1-2 眼眶淋巴增生性疾病、淋巴瘤及炎性假瘤的鉴别要点

类别	淋巴细胞	淋巴滤泡	生发中心	细胞成分	基因重排
良性反应性淋巴增生	成熟的小圆形淋巴细胞	有	有,反应性	多相	多克隆
非典型性淋巴增生	弥漫性增生,转化细胞数量增多,细胞呈轻度异型性	较少	有,生发中心外有核分裂现象	多相	多克隆
恶性淋巴瘤	形态单一的未分化细胞或明显异型性的淋巴细胞组成、核分裂象多见	无或少	无	单相	单克隆
炎性假瘤	成熟	有	有	多相,伴有毛细血管或纤维组织增生	多克隆

【治疗】

(一)手术治疗

眼眶作为浅表器官,发生淋巴瘤的部位较为表浅,易于选择手术切除肿物,明确诊断。术中尽可能完整切除肿物,保护正常结构。如肿物较大或与球壁呈"铸造型",难以完全切除,可采取部分切除活检的方

法,目的是明确诊断。术后尽早行全身检查,明确病变范围是否局限于眶内,或已侵犯全身多个部位。对于眼眶局限性病灶,采用手术切除、局部放疗效果均较好,结合全身化疗可以预防复发。

（二）药物治疗

由于 NHL 具有跳跃性播散的特点,且有较多结外侵犯,因此其治疗策略应以联合化疗为主。对于已经侵犯全身的病变,全身化疗更为有效,但通常预后较差。NHL 的常用化疗方案为 CHOP 方案,包括环磷酰胺(750mg/m²,静注,第 1 天),阿霉素(50mg/m²,静注,第 1 天),长春新碱(1.4mg/m²,静注,第 1 天),泼尼松(100mg,每日口服,第 1~5 天)。

发生在眼眶的惰性淋巴瘤,主要包括 MALT 淋巴瘤、滤泡性淋巴瘤和小淋巴细胞淋巴瘤。惰性淋巴瘤发展较慢,化疗和放疗均有效,但不易缓解。眼眶 MALT 淋巴瘤完整切除后,全身检查无异常的患者,可密切监测,推迟化疗。不能完整切除的病变可采取局部放疗、利妥昔单抗单药或联合 COP、CHOP 等方案治疗,密切随访。

发生在眼眶的侵袭性淋巴瘤,主要包括弥漫大 B 细胞淋巴瘤、套细胞淋巴瘤,以及较为少见的 T 细胞淋巴瘤和 Burkitt 淋巴瘤。侵袭性淋巴瘤不论分期,均应以化疗为主,对化疗残留肿块,局部巨大肿块或中枢神经系统累及可行局部放疗作为化疗的补充。CHOP 方案为侵袭性 NHL 的标准化疗方案,疗效与其他治疗 NHL 的化疗方案类似而毒性较低。CHOP 方案每 3 周一疗程,4 个疗程不能缓解,应改变化疗方案。完全缓解后巩固 2 疗程,可结束治疗。长期维持治疗并无好处。对于弥漫大 B 细胞淋巴瘤患者,利妥昔单抗联合 CHOP 方案是目前的标准治疗方案。

T 细胞淋巴瘤及 Burkitt 淋巴瘤进展较快,如不积极治疗,几周或几个月内即会死亡。CHOP 为基础的方案疗效不佳,应采用更强的化疗方案予以治疗。

（三）生物治疗

1. 单克隆抗体 利妥昔单抗是一种靶向 CD20 阳性 B 细胞的单克隆抗体。因此,免疫组化染色提示 CD20 阳性的淋巴瘤均可应用利妥昔单抗治疗,每次 375mg/m²。抗 CD20 单抗与 CHOP 方案联合化疗用于治疗惰性和侵袭性淋巴瘤,可显著提高完全缓解率和延长无病生存期。

2. 其他 干扰素、抗幽门螺杆菌治疗也用于淋巴瘤的治疗。

【预后】

眼眶淋巴瘤的预后与病理联系、疾病分期有关。通常,以 MALT 淋巴瘤为代表的惰性淋巴瘤预后较好,侵袭性淋巴瘤预后差。对于手术切除后明确诊断的眼眶淋巴瘤,应进行详细的全身检查、实验室检查,明确有无全身侵犯,以判断疾病分期,确定治疗方案。正确地选择治疗方案,长期密切的随查,可以改善预后。

【典型病例】

患者,女,47 岁。主因"右眼胀痛 4 个月,伴视物不清 1 个月"入院。患者于入院前 4 个月在感冒后出现右眼胀痛,遂就诊于当地医院,考虑为"右眼葡萄膜炎",给予抗炎、抗感染和免疫调节等治疗,不能控制病情进展。近 1 个月来,患者眼部症状逐渐加重,出现眼压升高和视力下降,以"右眼眶占位性病变"转诊至本院治疗。全身检查:全身浅表淋巴结未触及肿大。眼部检查:右眼视力光感,不能矫正。眼压 20.6mmHg,右眼上睑和下睑肿胀,上睑下垂遮挡瞳孔约 1/2。皮温略高。触诊皮下组织肥厚并伴有触痛。结膜血管扩张,球结膜水肿严重。结膜下有实性肿物隆起。角膜透明,KP(+),部分呈羊脂状。前房轴深 2CT,周边房角基本关闭,房水闪辉(+++),呈细粉尘状,虹膜瞳孔缘后粘连于晶状体表面,瞳孔欠圆,约 4mm×5mm,直接、间接对光反射消失,晶状体周边皮质混浊,玻璃体白色絮状混浊,眼底窥不见。左眼远视力 1.0,眼压 15.1mmHg,眼部检查无明显异常。眼眶专科检查:右眼上睑下垂,眼球突出,眼突度 20mm—15mm,眶距 102mm。眶压 OD(++),OS(−)。角膜映光法:双眼眼球位正。眼球运动:右眼各方向运动不足。

眼眶 CT 扫描(图 12-1-15):水平扫描可见右眼球突出,眼环增厚,玻璃体密度增高。眼球周边软组织密度影,呈均质轻度强化,边界欠清。冠状扫描可见右眼环被软组织密度占位包绕,呈"铸造型",右侧鼻腔黏膜较对侧增厚。

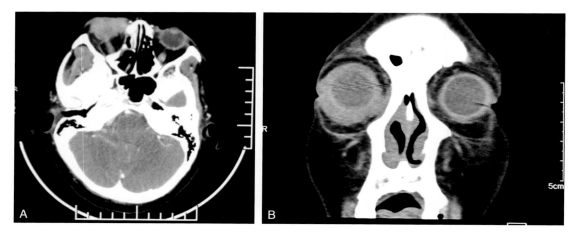

图 12-1-15 眼眶 CT
A. 水平扫描；B. 冠状扫描

眼眶彩超（图 12-1-16）：右眼玻璃体内异常带状回声呈 V 形漏斗状，后端连于视神经乳头。球壁周围不规则中低回声区，内部血流信号丰富。右眼上下睑处见不规则回声区，边界欠清晰，内回声为不均中低回声，局部为无回声区，内部可见丰富的血流信号，呈动脉频谱。

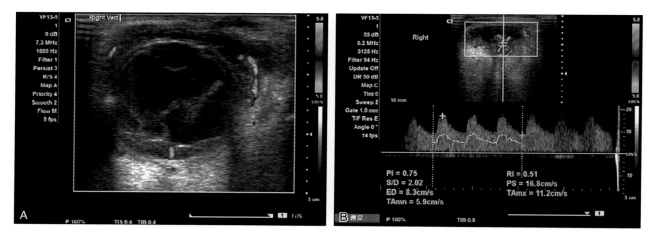

图 12-1-16 彩色多普勒检查

初步诊断为右眼眶占位性病变，右眼全葡萄膜炎？右眼并发性白内障，右眼继发性高眼压，右眼视网膜脱离，右眼上睑下垂。入院后给予降眼压药物：右眼 2% 盐酸卡替洛尔滴眼液，每 12 小时 1 次，布林佐胺滴眼液，每天 3 次；全麻下行右眼眶肿物切除活检。

病理回报右眼眶及结膜外周 T 细胞淋巴瘤。免疫组化染色：CD3（+）、CD20（−）、CD43 部分阳性，CD21（−）、CD23（−）、CD5（−）、CD10（−）、Bcl-6（−）、Mum（−）、ki-67 阳性指数 90%，CK（−）、CD79a（−）、PAX-5（−）、Bcl-2（−）、EmA（−）、ALK（−）、CD2（+）、CD7（−）、CD4（+）、CD8（+）（CD4 和 CD8 阳性比例正常），TdT（−）、CD34（−），患者出院后回当地肿瘤医院化疗。电话随访，出院后一周余患者出现严重腹泻、衰竭，化疗尚未进行，即在当地医院去世。

二、霍奇金淋巴瘤

霍奇金淋巴瘤（Hodgkin's lymphoma，HL）是一种独特的淋巴系统恶性疾病。1832 年，Thomas Hodgkin 报告一种淋巴结肿大合并脾大的疾病。1865 年，Wilks 命名此种疾病为 Hodgkin 病（Hodgkin disease，

HD）。1898 年 Reed-Sternberg（R-S）细胞被发现,HD 的病理组织学特点得以明确。大量研究表明 R-S 细胞起源于 B 淋巴细胞,WHO 将其更名为霍奇金淋巴瘤。其病因与发病机制尚不完全清楚,可能与 EB 病毒、HIV 病毒、人疱疹病毒 -6（HHV-6）等病毒感染有关,同时伴有一定的遗传易感性。

男性发病多于女性,男女之比为 1.3∶1~1.4∶1。在欧美国家,其发病年龄呈较典型的双峰分布,分布在 15~39 岁和 50 岁以后;而包括中国在内的东亚地区,发病年龄多在 30~40 岁之间,呈单峰分布。在我国,HL 约占所有淋巴瘤的 8.5%,接近日本,低于西方人群（15%~30%）。

根据肿瘤在病理形态学、免疫表型及分子生物学、临床表现和生物学行为方面的差异,2016 年版WHO 造血与淋巴组织肿瘤分类将 HL 分为结节性淋巴细胞为主型霍奇金淋巴瘤（nodular lymphocytic predominance Hodgkin's lymphoma,NLPHL）和经典型霍奇金淋巴瘤（classical Hodgkin's lymphoma,CHL）两大类。而 CHL 又分为 4 个亚型:结节硬化型（nodular sclerosis,NSHL）、混合细胞型（mixed cellularity,MCHL）、富于淋巴细胞型（lymphocyte-rich,LRCHL）和淋巴细胞消减型（lymphocytic depletion,LDHL）。

国内 90% 以上的 HL 为经典型,与欧美相似。但亚型分布不同,以混合细胞型和结节硬化型为主,各占 HL 的 40%,而欧美日以结节硬化型为主,占所有 HL 的 50%~80%。各型可发生相互转化,仅结节硬化型较为固定。NLPHL 较少见,约占 HL 的 5%。

【临床表现】

HL 多见于青年。

（一）主诉

眼部原发的 HL 罕见,患者早期无自觉症状,常因出现进行性增大的眶区肿块就诊。

（二）症状和体征

90% 的 HL 以淋巴结肿大为首发症状,多起始于一组受累的淋巴结,颈部和纵隔淋巴结最常见。

1. 全身症状 发热、盗汗和消瘦较多见,其次是皮肤瘙痒和乏力。如不明原因的持续发热为起病症状,或周期性发热。女性多伴有局部或全身皮肤瘙痒。

2. 淋巴结肿大 浅表淋巴结肿大最为常见,表现为无痛性、进行性肿大,累及颈部、锁骨上、腋下等淋巴结。少数患者仅有深部淋巴结肿大,压迫邻近器官引起疼痛或功能障碍。

3. 淋巴结外受累 比 NHL 要少得多,具有器官偏向性,常累及脾,以及肺、胸膜,很少见于胃肠道。结外病变与淋巴结内病变常同时出现,或出现在淋巴结病变后。通常,独立的淋巴结外受累而无淋巴结受累的情况是没有的,后者常提示 NHL。

（三）影像学检查

与其他的眼眶淋巴瘤表现相同。

【诊断】

确诊主要依赖肿块的病理活检检查。明确淋巴瘤的诊断和分类分型诊断后,还需进一步行全身检查。根据淋巴瘤的分布范围,按照国际临床分期方案进行临床分期,以指导治疗。

病理特征:HL 的形态学特征为正常组织结构破坏,在炎症细胞背景中散在异型大细胞,即典型的 R-S细胞。R-S 细胞及变异型 R-S 细胞被认为是 HL 的肿瘤细胞。典型 R-S 细胞为双核或多核巨细胞,核仁嗜酸性,大而明显,细胞质丰富;若细胞表现为对称的双核则成为"镜影细胞"。可伴各种细胞成分和毛细血管增生以及不同程度纤维化。

1. NLPHL 表现为淋巴结结构完全或部分被结节样或结节和弥漫混合的病变取代,细胞成分主要为淋巴细胞、组织细胞。R-S 细胞核大、折叠,似"爆米花样"具有特征性,故又称爆米花细胞,其核仁小、多个、嗜碱性。免疫组化检查表达 B 细胞抗原 CD20 和 CD45,不表达 CD15 和 CD30,但偶尔也可表达 CD30。Oct-2 能够选择性标记 R-S 细胞。Oct-2 和 Bob.1 在鉴别 CHL 和 NLPHL 时有用,同时表达 Oct-2 和 Bob.1的 CHL 病例尚未见到。

2. 大部分的 CHL 的 R-S 细胞表达 CD15 和白介素受体（CD25）。结节硬化型和混合细胞型 HL 中,约85% 表达 CD30（Ki-1）,35%~40% 的 R-S 细胞表达 B 细胞抗原 CD19 和 CD20。

【鉴别诊断】

与非霍奇金淋巴瘤相似。

【治疗】

（一）手术治疗

不明原因逐渐长大的眼眶肿块，通过手术切除病变组织以活检确诊。

（二）放射治疗

早期病例可观察或采用局部放疗。HL 早期病例对放射治疗敏感，治愈率达 80% 以上，但单一放疗的近期和远期毒副反应很大，多采用低毒性 ABVD 方案化疗。

（三）药物及生物治疗

进展期或晚期病例多采用 ABVD 方案（多柔比星 + 博来霉素 + 长春碱 + 达卡巴嗪）联合利妥昔单抗治疗，该方案对生育功能影响小，较少引起继发性肿瘤。同时辅助局部放疗的综合治疗方案。

1. NLPHL 的一线化疗方案　可选择 ABVD 方案（多柔比星 + 博来霉素 + 长春碱 + 达卡巴嗪）、CHOP 方案（环磷酰胺 + 多柔比星 + 长春新碱 + 泼尼松）、CVP 方案（环磷酰胺 + 长春新碱 + 泼尼松）、EPOCH 方案（依托泊苷 + 长春新碱 + 环磷酰胺 + 多柔比星 + 泼尼松）等，可以联合使用利妥昔单抗治疗。

2. CHL 的初治患者的一线化疗方案　包括 ABVD 方案、Stanford V 方案（多柔比星 + 长春碱 + 氮芥 + 长春新碱 + 博来霉素 + 依托泊苷 + 泼尼松）。复发难治的患者二线治疗方案包括 DHAP 方案（地塞米松 + 高剂量阿糖胞苷 + 顺铂）等。对于一般状态好的年轻患者，解救治疗缓解后，应该选择高剂量化疗联合自体造血干细胞移植作为巩固治疗，对于初治时未曾放疗的部位，也可局部放疗。

【预后】

HL 是化疗可治愈的肿瘤之一，其预后与组织类型及临床分期密切相关。NLPHL 和 LRCHL 预后最好，5 年生存率可达 94.3%。LDHL 预后最差，5 年生存率仅为 27.4%。无论诊断时分期早晚，化疗 2~3 周期后进行 PET-CT 评估，结果为阴性的患者，预后明显优于阳性患者。国际预后评分（international prognostic score，IPS）标准，提供了判断晚期 HL 的不良预后因素。

【典型病例】

患者，男，78 岁。主因"发现左眼下睑皮下肿物 2 个月"入院。既往身体健康，家族中无肿瘤史。全身检查未见异常。眼部检查：视力右眼 0.6，矫正 0.8，左眼 0.6，不能矫正。眼压右眼 18mmHg，左眼 16.8mmHg。左眼下眼睑皮肤轻度肿胀，触及皮下中等硬度肿物，大小约 2.0cm×1.0cm，边界清，活动度可，无触痛及压痛。双眼晶状体皮质轻度混浊，眼底未见明显异常。角膜映光法检查双眼眼位正，眼球各个方向运动到位。影像学检查：眼部彩超示左眼眶前部颞下方见不规则低回声病变，大小约 18.9mm×9.1mm×4.5mm，CDFI 显示病变内部见丰富条带状血流信号。眼眶 CT 水平和冠状扫描双眼眼球前方软组织密度影，左侧增大明显（图 12-1-17）。

初步诊断为双眼眶内占位性病变。入院后局麻下行左眼眶内肿物切除术，术中见：左眼下睑眼轮匝肌下方黄白色横椭圆形肿物，质软，肿物与睑板下缘及周围组织轻度粘连，沿肿物边缘钝性分离并完整切除后送病理检查（图 12-1-18）。免疫组化染色显示：肿瘤大细胞呈 CD20、PAX-5、CD30、CD79a、Oct-2 和 BoB.1 阳性，CD3、CD7、CD4、CD8、ALK、EMA、CK、CD15、CD10 阴性，考虑结节性淋巴细胞为主型霍奇金淋巴瘤（图 12-1-19）。

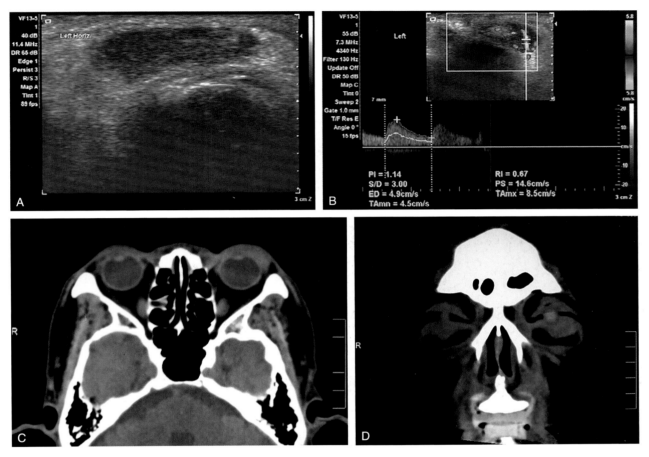

图 12-1-17 眼眶淋巴瘤患者的影像学特点

A、B. 彩色多普勒；C、D. 眼眶 CT 扫描

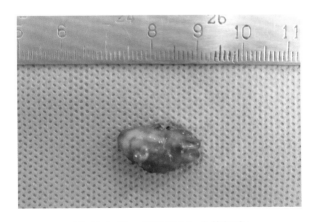

图 12-1-18 切除的 HL 大体标本

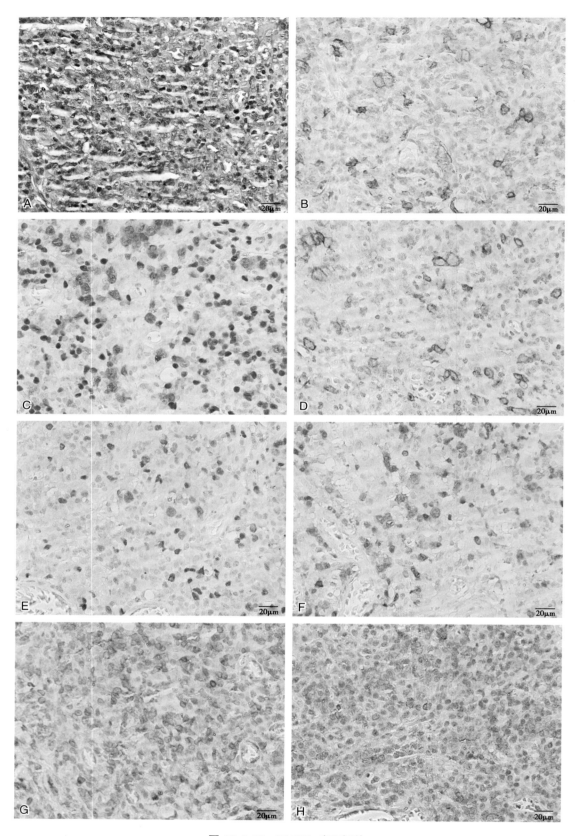

图 12-1-19 NLPHL 病理切片

A. HE 染色显示肿瘤细胞弥漫增生,×400;B. CD20 染色,×400;C. PAX-5,×400;D. CD30,×400;E. Oct-2,×400;
F. Bob.1,×400;G. CD3,×400;H. EMA,×400;R-S 细胞核大、折叠,似"爆米花样"具有特征性,故又称爆米花细胞,
其核仁小、多个、嗜碱性。免疫组化检查肿瘤细胞表达 B 细胞抗原 CD20 和 Oct-2,不表达 CD15 和 CD30

第二节　白血病和绿色瘤

白血病(leukemia)是起源于造血干细胞的恶性克隆性疾病,受累细胞(白血病细胞)出现增殖失控、分化障碍、凋亡受阻、大量蓄积于骨髓和其他造血组织,从而抑制骨髓正常造血功能并浸润淋巴结、肝、脾等组织器官。

根据白血病细胞的分化程度和自然病程,一般分为急性和慢性两大类(图 12-2-1)。急性白血病(acute leukemia,AL)细胞的分化停滞于早期阶段,多为原始细胞和早期幼稚细胞,病情发展迅速,自然病程仅数月。慢性白血病(chronic leukemia,CL)细胞的分化停滞于晚期阶段,多为较成熟细胞或成熟细胞,病情相对缓慢,自然病程可达数年。

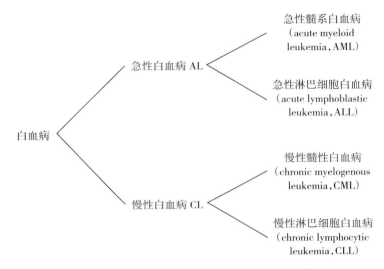

图 12-2-1　根据不同受累细胞系的白血病分类

在我国,白血病发病率为 3/10 万 ~4/10 万;恶性肿瘤所致死亡率中,白血病在男性居第 6 位,女性第 8 位,儿童及 35 岁以下成人中,居于第 1 位;不同类型的白血病中,AL 多于 CL(5.5∶1),其中 AML 最多(1.62/10 万),其次为 ALL(0.69/10 万)和 CML(0.36/10 万),CLL 少见(0.05/10 万)。男性多于女性(1.81∶1);成人 AL 以 AML 多见,儿童以 ALL 多见。白血病占据儿童恶性肿瘤发病的首位,是严重威胁小儿生命和健康的疾病。

【临床表现】

白血病起病缓急不一,临床表现与正常骨髓造血功能受抑制和白血病细胞浸润有关,多无特异性。①正常骨髓造血功能受抑制的表现:发热、出血、贫血。②白血病细胞增殖浸润表现:淋巴结和肝脾大、骨骼和关节疼痛、粒细胞肉瘤、中枢神经系统及胸腺等多器官受累。

在白血病众多的临床表现中,眼部最常见的表现包括两大类:一是由血液学改变引起出血性表现,如眼睑、眼眶和视网膜出血,二是由白血病细胞浸润引起,可以侵犯眼眶、葡萄膜、玻璃体、视网膜和视神经。其中,最为重要的眼眶侵犯是髓系肉瘤(myeloid sarcoma,MS),它是由原始粒细胞或不成熟粒细胞局限性增殖浸润形成的肿块。由于肿瘤细胞含有髓过氧化物酶(myeloperoxidase,MPO),肿瘤切面在空气中被还原呈淡绿色,又称绿色瘤(chloroma)。1811 年由 Burns 最先报道,1853 年 King 将其命名为绿色瘤,1893 年 Dock 和 Warthin 确定了此肿瘤与白血病的关系,1966 年 Rappapon 正式将其命名为粒细胞肉瘤。

MS 可以出现在白血病发生前、发展过程中及发病后,也可以是 AML 治疗缓解又复发的最初表现,甚至是在白血病缓解期外周血和骨髓无复发证据的情况下,出现在髓外器官。关于 MS 的发病率,各个研究报道有所不同。波兰学者报道成人 AML 中 MS 的发生率为 2%~5%，儿童 AML 中 MS 的发生率可高达40%。日本学者研究 240 例儿童 AML 中，MS 或中枢神经系统白血病发生率占 23.3%，其初诊时的白细胞计数更高，AML-M4 和 AML-M5 的比例更高。Dusenbery 等研究发现在 1 832 例儿童 AML 中，10.9% 患儿初诊时已有髓外侵犯。Johnston 等研究 1 459 例儿童 AML，同时伴有 MS 的占 6.8%。研究认为，单发的MS 非常少见，成人发病率约为 2/100 万，儿童仅见个案报道。

以 MS 首发的患儿，通常在发病 2 个月至 3 年后进展为 AML。MS 最常见部位为颅骨、鼻窦、胸骨、肋骨、椎骨和盆骨的骨膜下。淋巴结和皮肤也较常见。颅骨中好发于眼眶部，白血病细胞集聚在骨髓腔、骨膜下或浸润于软组织，形成肿块，破坏周围骨质，可引起眼球突出、复视甚至失明。最常见的 MS 类型为粒细胞肉瘤（granulocytic sarcoma，GS）和少见的原始单核细胞肉瘤。GS 是一种罕见的白血病细胞髓外侵犯形成的实体肿瘤，根据成熟程度不同，可分为三种类型：原始细胞型、不成熟细胞型和成熟细胞型。约2%~14%AML 患者可出现 GS，多见于 10 岁以下儿童，男孩多于女孩。

（一）主诉

患儿可在短期内出现迅速增大的眶周肿块或逐渐加重的眼球突出。

（二）发病及病程

病程短，进展非常迅速。

（三）症状

眼部表现以眼球突出和 / 或眶周肿块多见。全身情况可以正常，也可在眼眶发病前已出现低热、鼻出血等症状。

（四）体征

1. 最常见的体征是眼球突出和眶区肿物。通常单侧发病，大约 10% 可以累及双侧眼眶。发病部位多在眶上部，其次为眶下部。肿物推挤眼球突出并向下或上方移位。触诊肿物质硬，表面不光滑，不能推动。眼球运动受限或固定，眶压升高。儿童双眼眶发病导致双眼球明显突出，皮肤张力高，呈一种青黄色外观，形似"青蛙"样面容，是绿色瘤的特殊外观表现。

2. 眼部炎症表现眼睑和结膜充血、水肿，睑裂闭合不全，角膜暴露甚至溃疡等。

3. 眼底检查白血病细胞侵犯视神经（筛板前后）、眼球或脑膜，出现视网膜青灰色贫血状、Roth 斑及多发出血灶，可伴有视乳头水肿等。

4. 全身检查肝、脾和淋巴结肿大。身体其他部位的多发隆起肿物，如颅骨。

（五）影像学表现

1. **超声**　MS 肿块内回声少，边界清楚，声衰减不明显，不可压缩。发生 Tenon 囊积液时，出现"T"形征表现。CDFI 显示肿物内部血流信号丰富。

2. **眼眶 CT**　眼眶上方或下方扁平形或不规则形的高密度肿块，可伴有周围骨质破坏。增强 CT 扫描显示肿物明显强化。

3. **MRI**　肿物在 T_1WI 和 T_2WI 均呈中信号，略高于正常肌肉信号，脂肪抑制 T_2WI 肿物信号稍有增高，增强扫描显示肿物均匀强化。当视神经出现管状增粗时，提示被病变侵犯。

【诊断】

根据临床表现、血常规和骨髓细胞学检查特点综合判断，确诊一般并不困难。穿刺物细胞涂片结合流式细胞学技术免疫分型具有简便、快捷、可行和创伤小的优势。

1. **实验室检查**　血常规异常，如 WBC 增高，不同程度的贫血、血小板减少等。骨髓细胞学检查：骨髓细胞形态学检查发现骨髓增生多明显活跃或极度活跃，多数病例骨髓细胞学检查中发现白血病性的原幼细胞显著增多。骨髓细胞学检查是诊断的基础。

2. **病理学诊断**　MS 的诊断以细胞化学或免疫表型检测为基础。病变中含有大量异常增生的白血病细胞，圆形或不规则形，形态类似淋巴母细胞，细胞核多为圆形或肾形，核染色质较细，可见小核仁。免疫组化染色显示瘤细胞表达 MPO、溶菌酶和氯醋酸酯酶是诊断本病的关键。MPO 是目前公认诊断 MS 最敏感和特异的标记物，可以在粒细胞分化的各个阶段表达，在髓系细胞肿瘤的阳性率高达 93%。原始粒细胞抗原表达与 AML 成熟型或未成熟型相似,表达髓系相关抗原,如 CD13、CD33、CD117 和 MPO。尤其是要与发生于儿童时期的神经母细胞瘤或分化程度较低的横纹肌肉瘤相鉴别。

【鉴别诊断】

因起病急,进展快,易同局部炎症及其他恶性疾病相混淆。甚至有学者报道,患儿外伤后眶内出血,对症治疗无效,最终确诊绿色瘤。外周血涂片镜检、骨髓穿刺可以助诊,尽快手术活检以明确诊断,方可挽救生命。

1. 成年或老年人眼眶肿物　淋巴瘤较多见,如侵袭性淋巴瘤产生大量瘤细胞,进入血循环,导致外周血涂片发现幼稚淋巴细胞,易误诊为绿色瘤。

2. 儿童期眼眶肿物　横纹肌肉瘤、眶蜂窝织炎、转移性神经母细胞瘤、转移性 Wills 瘤和眶内毛细血管瘤等,因病情发展迅速,易与绿色瘤混淆。如外周血涂片发现幼稚白细胞,骨髓细胞学检查发现各阶段幼稚细胞增多,可确诊白血病。

【治疗】

确诊后应尽快治疗原发病,MS 可得到控制。MS 对放疗非常敏感,局部小剂量放疗,2Gy 即可见效。根据白血病分型,联合使用局部放射治疗、鞘内注射、全身化疗以及骨髓移植或脐带血干细胞移植,可显著延长生存期。

【预后】

白血病的预后大多不良,早期治疗可以延长生存期。从急性粒 - 单核细胞型白血病来看,眼眶受累意味着更具侵袭力的全身病变。发生于 AML 的 MS,与白血病预后相似,需要积极治疗,才能延长患者生存期,降低复发率。

局部孤立的 MS 如果不予治疗几乎都会进展为 AML,一般转化时间为 8 天~28 个月,平均为 7.4 个月;文献报道 MS 至出现 AML 的血常规和骨髓细胞学检查的时间为 1 周 ~13 个月,MS 的平均生存期为诊断后 22 个月。国内学者报道 82 例 MS 患者的 2 年生存率仅为 11%~36%。如采用与 AML 相同的方案治疗孤立的 MS,患者可以获得较长的生存期,并可延缓发展为白血病。

【典型病例】

患者,男,5 岁,主因"发现右眼球突出逐渐加重 7 天"入院(图 12-2-2~ 图 12-2-6)。静脉血常规提示白细胞升高 11.69×10^9/L,涂片查见幼稚细胞。大血小板比率 9.3% 下降,血小板体积分布宽度 7.8fL 下降。外院骨髓穿刺确诊为 AML。

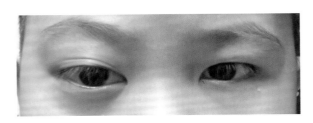

图 12-2-2　患儿外观像

右眼球显著突出伴向下移位

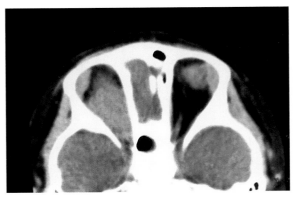

图 12-2-3　眼眶 CT 水平扫描示右眼眶上方椭圆形软组织占位性病变,密度均匀,边界欠清,眶骨未见明显异常,与泪腺无明显关系,眼球受压向下移位

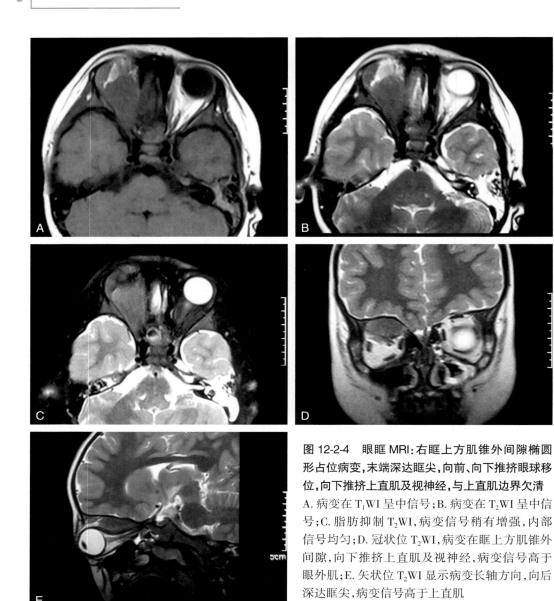

图 12-2-4 眼眶 MRI：右眶上方肌锥外间隙椭圆形占位病变，末端深达眶尖，向前、向下推挤眼球移位，向下推挤上直肌及视神经，与上直肌边界欠清

A. 病变在 T_1WI 呈中信号；B. 病变在 T_2WI 呈中信号；C. 脂肪抑制 T_2WI，病变信号稍有增强，内部信号均匀；D. 冠状位 T_2WI，病变在眶上方肌锥外间隙，向下推挤上直肌及视神经，病变信号高于眼外肌；E. 矢状位 T_2WI 显示病变长轴方向，向后深达眶尖，病变信号高于上直肌

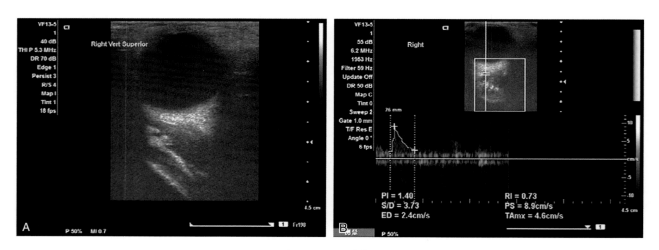

图 12-2-5 彩超

A. 右眼眶上方不规则低回声实性占位病变，内部回声不均匀，可见粗带状及团状中等回声，边界欠清；B. 肿物内部可见少量点状血流信号，呈动脉频谱

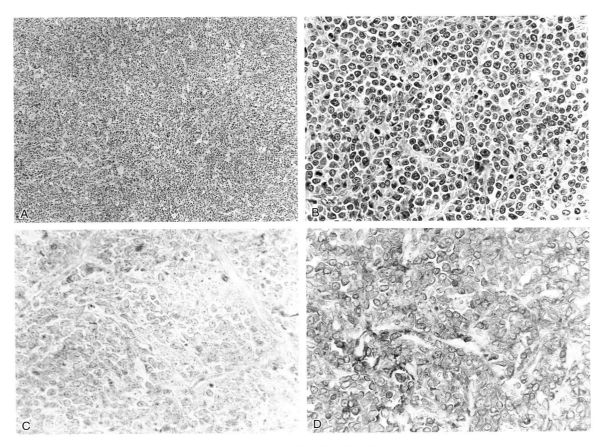

图 12-2-6　组织病理学检查

A. 细胞弥漫一致,胞浆宽,核仁明显(HE×100);B. HE×400;C. 免疫组化染色,CD3 阴性(×400);D. CD43 阳性表达(×400)

第三节　浆 细 胞 瘤

【概述】

1. 浆细胞来源于 B 细胞,又称效应 B 细胞,具有合成、贮存抗体即免疫球蛋白的功能,参与体液免疫反应。B 细胞被抗原激活后,一部分分化成熟为浆细胞。浆细胞不在血液中循环,它们主要分布在淋巴结和脾组织中。

2. 浆细胞病(plasma cell disorders)是一组克隆性浆细胞增生或浆细胞样淋巴细胞增生性疾病,前者称为浆细胞性肿瘤,后者即浆细胞肉芽肿或浆细胞性淋巴增生性疾病,血清和/或尿中可出现单克隆免疫球蛋白(monoclonal protein,M 蛋白)。

3. 根据 WHO 造血与淋巴组织肿瘤分类(2016),浆细胞性肿瘤主要包括以下疾病:非 IgM 型意义未明的单克隆丙种球蛋白病(monoclonal gammopathy of undetermined significance,MGUS)、浆细胞骨髓瘤(即多发性骨髓瘤,是一种以骨髓中单克隆浆细胞大量增生为特征的恶性疾病)、骨孤立性浆细胞瘤、髓外浆细胞瘤、免疫球蛋白沉积病(包括原发性淀粉样变性、轻链和重链沉积病等)(表 12-3-1)。

【分类】

浆细胞性肿瘤和浆细胞性淋巴增生性疾病累及眼眶非常罕见。总结眼眶浆细胞病大致分为四类,这四种分类中每一种可以再分为孤立性或广泛累及性病变。

1 型:局部肿块孤立的、边界清楚的软组织病变,如浆细胞瘤和浆细胞肉芽肿。

2 型:暴发性眼眶浸润,部分见于多发性骨髓瘤或免疫抑制宿主并发感染。

表 12-3-1   浆细胞瘤的国际疾病分类形态学编码

浆细胞瘤分类	国际疾病分类形态学编码
非 IgM 型意义未明的单克隆丙种球蛋白病（MGUS）	9765/1
浆细胞骨髓瘤	9732/3
骨孤立性浆细胞瘤	9731/3
髓外浆细胞瘤	9734/3
单克隆免疫球蛋白沉积病	
原发性淀粉样变性	9769/1
轻链和重链沉积病	9769/1

3 型：继发于骨的眼眶浸润，邻近骨孤立性浆细胞瘤累及眼眶或为多发性骨髓瘤的一部分。

4 型：眼和神经 - 眼并发症，多发性骨髓瘤和淋巴浆细胞淋巴瘤的特征表现。

【临床表现】

多发生于眼眶上方或外上方的眶区肿块，逐渐增大，可推挤眼球突出、移位和复视，导致上睑下垂等。孤立性浆细胞瘤的病程缓慢。多发性骨髓瘤患者通常病程迅速进展，伴有局部骨破坏引起的疼痛。全身症状包括贫血、肾功能损害或血清中出现异常的单克隆蛋白。眼眶 CT 检查可发现眼眶外上方或上方软组织密度占位病变，边界较清晰，形态不规则，当累及眶内软组织时与之界限不清，可伴有局部骨破坏，侵犯颅内；增强扫描示病变可强化。CDFI 显示肿物呈中低回声，内部含有血流信号。

侵犯眼眶的浆细胞病也可按照以下三类不同的临床表现进行区分。

1. 浆细胞性淋巴增生性疾病   即多克隆浆细胞肿瘤，多克隆病变由浆细胞和反应性增生的淋巴细胞组成。病变最常见于结膜，但眼眶软组织中也可见到。表现为边界清楚或欠清楚，与眼球或眼眶呈铸形生长的肿块，CT 及 MRI 扫描图像类似淋巴瘤表现。

2. 孤立性浆细胞瘤（solitary plasmacytoma，SP）   SP 是一种罕见的由浆细胞单克隆增生形成的恶性肿瘤，可侵犯骨或软组织，占所有浆细胞肿瘤的 3%，男女发病比例大约是 3∶1，多在六七十岁老年人发病。根据发病部位，分为骨孤立性浆细胞瘤（solitary plasmacytoma of bone，SPB）和髓外浆细胞瘤（extramedullary plasmacytoma，EMP）两种临床亚型。仅仅依靠组织学检查不能完全区分 SP 与多发性骨髓瘤，需骨髓活检鉴别。

SPB 常累及造血活跃的部位，如脊椎、四肢长骨、肋骨和颅面骨等，大部分 SPB 是多发性骨髓瘤的早期表现。EMP 倾向于局限性生长或扩散到局部淋巴结，多发生于上呼吸道、口咽部和软组织等，单独累及眼眶非常少见。眼眶 SP 属于 EMP，临床表现为缓慢生长、局限的眼眶软组织肿瘤，导致眼球突出和上睑下垂，发病时常伴有局部骨破坏，很少有骨硬化表现。眼眶受累也可继发于鼻窦旁肿瘤。由于该病发病率相对低，疾病进程缓慢，以往文献多为个案报道，临床及预后的综合性研究较少。

3. 累及眼眶的多发性骨髓瘤（multiple myeloma，MM）   通常 MM 呈多灶性骨骼受累，以脊柱的骨质疏松和病理性骨折为特征，很少累及眼眶，但是眼眶受累可以是该病的首发症状。MM 累及眼眶者较 SMP 的发病年龄大，见于 70 岁以上的老年人，男女比例约为 2∶1。以眼球突出和复视为首发表现，可伴有眼 - 中枢神经系统的表现（4 型表现）。眼底检查发现大约 2/3 患者有视网膜血管改变，如视网膜静脉怒张、局灶性缺血伴棉绒斑、出血、微动脉瘤。大约 1/3 患者可见睫状体上皮和扁平部囊肿，有时囊肿巨大，导致晶状体移位。中枢神经系统受累的表现有血栓形成、颅内出血、脑膜病变和颅底侵蚀等，导致颅内压增高时，出现视乳头水肿，或引起脑神经麻痹。MM 确诊时均有全身表现，包括疲乏、反复感染、骨痛、病理性骨折、贫血、高血球蛋白血症，本 - 周蛋白尿等。在 MM 晚期，结膜受累表现为散在的多发肿物或弥漫增厚或结膜炎。全身骨髓瘤可表现为双侧眼外肌肿胀及继发于异常型蛋白血症突眼，并且与坏死性黄色肉芽肿的进展有关。此外，MM 可引起机体免疫系统受损，继发细菌或真菌性眼眶蜂窝织炎，也可能与侵犯鼻窦有关。播散性 MM 软组织累及具有浸润的暴发性表现，常暗示疾病的终末阶段，临床上需鉴别是肿瘤的暴发浸润,还是并发感染。

【诊断】

浆细胞肿瘤的诊断原则与其他淋巴增生性疾病相同。经全面的临床检查后,通过手术活检,石蜡包埋组织的 HE 染色、免疫组织化学法染色以及 PCR 等技术明确组织病理学诊断。

【病理】

需鉴别多克隆性浆细胞肿瘤与孤立性浆细胞瘤。

1. 浆细胞性淋巴增生性疾病即多克隆浆细胞肿瘤,由多种细胞成分组成,主要是浆细胞和反应性增生的淋巴细胞。浆细胞增生呈多样性,可见于浆细胞肉芽肿和 Castlemans 病(Castleman's disease,CD)浆细胞型。浆细胞性肉芽肿中的浆细胞分化成熟,常伴有淋巴细胞和中性粒细胞浸润。在反应性结缔组织间质内具有不同形态的滤泡结构,可伴有增生的毛细血管及肿胀的内皮细胞。免疫组化检测 Kappa 和 Lambda 混合表达的浆细胞可确定为多克隆浸润。

2. SP 肿瘤的细胞成分单一,但异型性显著,由处于不同分化阶段的浆细胞和浆母细胞组成。瘤细胞具有浆细胞的形态特点,体积大,胞浆丰富,核偏位,可见核周空晕或车轮状分布的核染色质。免疫组化染色显示 CD38 和 CD138 阳性,CD79a 部分阳性,CD20 为阴性(图 12-3-1)。

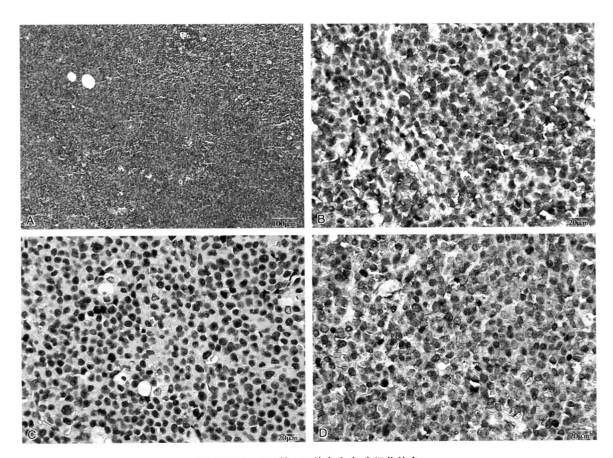

图 12-3-1　SP 的 HE 染色和免疫组化染色
A. 瘤细胞具有浆细胞的形态特点;B. CD138 弥漫阳性;C. κ 阴性;D. λ 阳性

【鉴别诊断】

在眼眶病变中,浆细胞肿瘤主要与 MM 相关,较 B 细胞淋巴瘤少见。需要综合考虑患者有无全身症状及伴随疾病,并与泪腺肿瘤、眼眶淋巴瘤和眼眶淋巴增生性疾病鉴别。组织病理学检查可以确诊,进一步结合骨髓穿刺活检,可作鉴别。

【治疗】

不同的病变类型,治疗方案有所不同。

1. 浆细胞性淋巴增生性疾病以手术切除病灶为主,不能完全切除的残余病灶可以采用低剂量放射治疗,较为敏感。病变对糖皮质激素中度敏感。也有残余病变自行消退的报道。

2. SP 手术切除病灶后明确诊断,治疗方法包括病变局部放射治疗,参考剂量为 40~50Gy。病变进展、复发或对治疗无反应,可采用化疗。

3. MM 主要采用全身化疗、辅助治疗和对症治疗以控制全身病灶。以眼眶肿块首发或唯一表现的,局部放射治疗有效。

【预后】

不同类型患者预后不同。浆细胞性淋巴增生性疾病预后较好。EMP 的生存期较长,平均 8.3 年。SPB 较 EMP 的生存期短,预后差,更易进展为 MM。MM 平均生存期约 30 个月,常因感染和肾功能不全致死。

【典型病例】

老年男性,63 岁,主因"左眼球突出、眼睑肿胀 1 个月"入院。眼部检查可触及左眼眶外上方质地中等肿块,不可推动,伴有压痛。眼眶 CT 如下图(图 12-3-2)。手术切除病理检查报告:浆细胞瘤。ECT 检查提示左眼眶外上方、脊椎骨髓多处,盆腔骨髓多处及双侧髋臼放射性分布异常浓集,怀疑多发性骨髓瘤。

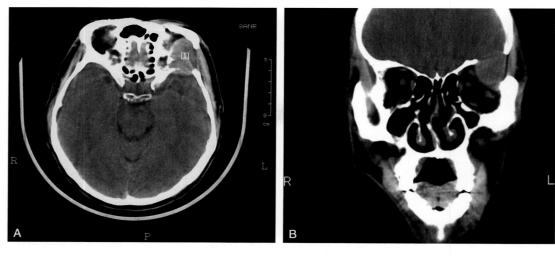

图 12-3-2　眼眶 CT 水平(A)和冠状(B)扫描

左眼眶外上方软组织密度占位性病变,额骨、颧骨、蝶骨大翼骨质破坏,占位病变与颅脑、眶内软组织边界尚清晰

(林婷婷)

参 考 文 献

1. 王辰,王建安. 内科学. 3 版. 北京:人民卫生出版社,2015:847.

2. 姜文奇,王华庆,高子芬,等. 淋巴瘤诊疗学. 北京:人民卫生出版社,2017,2:379.

3. Aronow M E,Portell C A,Rybicki L A,et al. Ocular adnexal lymphoma:Assessment of a tumor-node-metastasis staging system[J]. Ophthalmology,2013,9(9):1915-1919.

4. Ponzoni M,Govi S,Licata G,et al. A reappraisal of the diagnostic and therapeutic management of uncommon histologies of primary ocular adnexal lymphoma [J]. The oncologist,2013,7(7):876-884.

5. 施颖芸,贾仁兵,范先群. 眼眶淋巴瘤临床诊断与治疗进展[J]. 中华眼科杂志,2017,53(8):632-636. DOI:10.3760/cma.j.issn.0412-4081.2017.08.017.

6. 宋国祥. 眼眶病学. 2 版. 北京：人民卫生出版社，2010.

7. Priego G，Majos C，Climent F，et al. Orbital lymphoma：imaging features and differential diagnosis. Insights Imaging，2012，3（4）：337-344.

8. 中国抗癌协会肿瘤临床化疗专业委员会，编著. 中国淋巴瘤诊治专家共识（2016 年版）. 北京：人民卫生出版社，2016.

9. WHO classification of tumors of haematopoietic and lymphoid tissues，IARC，2008. 341.

10. 赵桂秋，孙为荣. 眼科病理学. 2 版. 北京：人民卫生出版社，2014.

11. 威廉·B. 科尔曼，格雷戈里·J. 聪格拉斯. Molecular pathology：the molecular basis of human disease. 步宏，石毓君，冯莉，译. 分子病理学：疾病的分子基础. 北京：科学出版社，2012.

12. Theodore FH. Conjunctival carcinoma masquerading as chronic conjunctivitis. Eye Ear Nose Throat Mo，1967，46：1419-1420.

13. 毕颖文，陈荣家. 伪装综合征，国外医学眼科学分册. 2004，28（5）：340-343.

14. LK Grange，A Kouchouk，MD Dalal，et al. Neoplastic masquerade syndromes among uveitis patients. Am J Ophthalmol，2014，157（3）：526-531. doi：10.1016/ j.ajo.2013.11.002.

15. Rothova A，Ooijman F，Kerkhoff F，et al. Uveitis masquerade syndromes. Ophthalmology，2001，108：386-399.

16. Jack Rootman. Disease of the Orbit-A multidisciplinary approach. Second edition. Lippincott Williams & Wilkins，2002.

17. 段瑞. WHO 造血与淋巴组织肿瘤分类（2016）. 诊断病理学杂志，2017，24（12）：956-958.

18. 周志韶，朱岩，虞梅宁，等. 粒细胞肉瘤 18 例临床病理分析. 诊断病理学杂志，2011，18（5）：329-332.

19. 李志玉，龚树生. 急性髓系白血病缓解期伴发外耳道粒细胞肉瘤一例［J］. 中华耳鼻咽喉头颈外科杂志，2013，48（10）：853-854.DOI：10.3760/cma.j.issn.1673-0860.2013.10.017.

20. 陈姣，陆爱东. 儿童髓系肉瘤诊断治疗进展［J］. 临床儿科杂志，2018，36（12）：950-953. DOI：10.3969/j.issn.1000-3606.2018.12.017.

21. Samborska M，Derwich K，Skalska-Sadowska J，et al.Myeloid sarcoma in children-diagnostic and therapeuticdifficulties［J］. ContempOncol（Pozn），2016，20（6）：444-448.

22. Kobayashi R，Tawa A，Hanada R，et al. Japanese childhood AML cooperative study group.Extramedullary infiltration at diagnosis and prognosis in children with acute myelogenous leukemia［J］. Pediatr Blood Cancer，2007，48（4）：393-398.

23. Dusenbery KE，Howells WB，Arthur DC，et al. Extramedullary leukemia in children with newly diagnosed acutemyeloid leukemia：a report from the Children's Cancer Group［J］. J PediatrHematolOncol，2003，25（10）：760-768.

24. Johnston DL，Alonzo TA，Gerbing RB，et al. Superioroutcome of pediatric acute myeloid leukemia patientswith orbital and CNS myeloid sarcoma：a report from the Children's Oncology Group［J］. Pediatr Blood Cancer，2012，58（4）：519-524.

25. Almond LM，Charalampakis M，Ford SJ，et al. Myeloid Sarcoma：Presentation，Diagnosis，and Treatment［J］. Clin Lymphoma Myeloma Leuk，2017，17（5）：263-267.

26. 戴望春，刘鸿圣，邝民伟，等. 儿童粒细胞肉瘤 MRI 表现及文献复习［J］. 中国医学影像技术，2019，35（3）：408-411.

27. 董健鸿，江志坚. 眼眶绿色瘤误诊为眶内出血二例［J］. 中国实用眼科杂志，2010，28（4）：426-427.

28. 潘莹，李迎伟，王会平，等. 急性髓系白血病完全缓解患者髓外粒细胞肉瘤性复发一例并文献复习［J］. 白血病·淋巴瘤，2012，21（2）：95-97.

29. Pathak B，Bruchim I，Brisson ML，et al.Granulocytic sarcoma presenting as tumors of the cervix.Gynecol Oncol，2005，98（3）：493-497.

30. Yamauchi K，Yasuda M.Comparison in treatments of nonleukemic granulocytic sarcoma：report of two eases and a review of 72 easesin the literature.Cancer，2002，94（6）：1739-1746.

31. Guha AR，Kotwal R，Deglurkar M.Disappear to appear again？ Chloroma of the pelvis—a unique osseous presentation.Acta OrthopBelg，2006，72（5）：653-655.

32. 李吉满，刘卫平，张明虎，等. 髓系肉瘤的临床病理特征及免疫组织化学在其鉴别诊断中的作用. 中华病理学杂志，2006，35（10）：606-611.

33. Elaine S. Jaffe，Nancy Lee Harris，Harald Stein，et al. Tumous of haematopoietic and lymphoid tissues. 周小鸽，陈辉树，主译. 造血与淋巴组织肿瘤病理学和遗传学. 北京：人民卫生出版社，2006.

第十三章

眼眶组织细胞病

组织细胞由巨噬细胞和树突状细胞组成,来源于血液中的单核细胞,均起源于一种共同的骨髓前体细胞,其主要作用是处理抗原并呈递给淋巴细胞,参与机体的免疫性与非免疫性炎症反应。当单核细胞经血管的内皮细胞层进入受损的组织,转变为巨噬细胞。树突状细胞(dendritic cells,DC)仅占人外周血单个核细胞的 1%,广泛分布于脑以外的全身组织和脏器,数量较少,因其分布情况或分化程度的不同而有不同的名称,其中位于表皮和胃肠上皮组织中的树突状细胞称为朗格汉斯细胞(langerhans cell)。朗格汉斯细胞最早发现于皮肤,但也分布于其他器官,最早被辨认是由于其特征性的"Birbeck 颗粒",它的表型与指状树突状细胞存在差异,表达 CD1a 和 CD4。指状树突状细胞可见于淋巴结和其他淋巴器官内。1987 年国际组织细胞协会根据组织细胞性疾病的细胞类型,将其划分为朗格汉斯细胞组织细胞增生症(Langerhans cell histiocytosis,简称 LCH)和非朗格汉斯细胞组织细胞增生性疾病(non-Langerhans cell histiocytosis,non-LCH)。该病病因未明,有一些特殊但未证实的病毒感染因素,包括人类疱疹病毒 6、EB 病毒、单纯疱疹病毒、腺病毒、巨细胞病毒、微小病毒、人类 T 细胞白血病病毒 I 型和 II 型,或人类免疫缺陷病毒。

眼眶组织细胞病(histiocytic disorders of the orbit)是由大量大小不同、细胞质结构和组成各异的组织细胞增生侵犯眼眶所引起的病变,分为局部单灶性和全身多灶性病变。

朗格汉斯细胞组织细胞增生症

【概述】

朗格汉斯细胞组织细胞增生症(Langerhans cell histiocytosis,LCH)是一种以朗格汉斯细胞在一个器官或多个器官的克隆性、肿瘤性增生为特点的疾病。曾被认为是炎症或因机体免疫调节紊乱而出现的反应性增生,而被称为组织细胞增生症 X(histiocytosis X)。有学者采用与 X 染色体相关的 DNA 探针对 LCH 患者细胞进行检测发现,无论病情轻重、病程长短,CD1a 阳性朗格汉斯细胞均呈克隆性生长,因此提示 LCH 是一种肿瘤性疾病。近年来,有研究发现 55% 以上的 LCH 患者携带体细胞 *BRAF* 基因的 V600E 突变,几乎 100% 的 LCH 患者出现 RAS-RAF-MEK-ERK 信号通路激活。综合多项研究结果,目前普遍认为 LCH 是一种免疫相关或遗传基因导致的炎性髓系肿瘤,其病因及发病机制尚未完全阐明。根据 WHO 造血与淋巴组织肿瘤分类,将"朗格汉斯细胞组织细胞增生症"的国际疾病分类形态学编码划分为"/1",属于交界性或不确定性(表 13-0-1)。

【临床表现】

LCH 可以发生于任何年龄,主要见于儿童(图 13-0-1),发病高峰年龄在 1~4 岁,而成人相对少见。其

表 13-0-1　朗格汉斯细胞组织细胞增生症的国际疾病分类和形态学编码

分类	编码
组织细胞及树突状细胞肿瘤	
组织细胞肉瘤	9755/3
朗格汉斯细胞组织细胞增生症,非特指型	9751/1
朗格汉斯细胞组织细胞增生症,单骨病变性	9751/1
朗格汉斯细胞组织细胞增生症,多骨病变性	9751/1
朗格汉斯细胞组织细胞增生症,播散型	9751/1
朗格汉斯细胞组织细胞肉瘤	9756/3
未确定性树突状细胞肿瘤	9757/3
指状突树突状细胞肉瘤	9757/3
滤泡树突状细胞肉瘤	9758/3
成纤维细胞性网织细胞肿瘤	9759/3
播散性幼年性黄色肉芽肿	
Erdheim-Chester 病	9749/3

临床表现、治疗反应及预后存在明显的异质性。年龄越小越容易发展成多灶性病变,越具有侵袭性。嗜酸性肉芽肿和韩 - 薛 - 柯病患者常伴有眼部表现。骨病变者以男性略占优势,而骨以外的其他部位受累者则以女性占优势。根据临床表现,将 LCH 划分为单系统 LCH(single-system langerhans cell histiocytosis,SS-LCH)和多系统 LCH(multi-system langerhans cell histiocytosis,MS-LCH)。其中,累及肝、脾和骨髓等重要器官的高风险病例成为高危型 LCH。

LCH 包括 3 种主要综合征,相互之间有部分重叠(图 13-0-2)。

(1) 孤立性嗜酸性粒细胞肉芽肿(eosinophilic granuloma,EG),即嗜酸性肉芽肿:大多数病例为该型,只有单一的病灶,通常累及骨(头骨、股骨、盆骨或肋骨多见)、

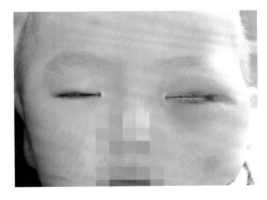

图 13-0-1　组织细胞增生症患儿外观

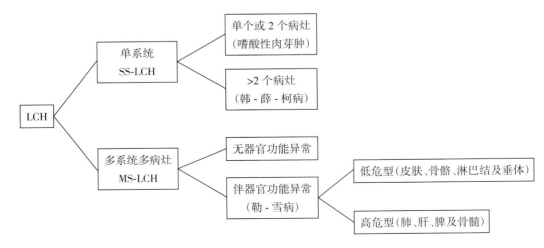

图 13-0-2　LCH 临床分类示意图

淋巴结,皮肤或肺的累及少见。多见于少儿或成人,常表现为累及骨干的溶骨性病变,破坏相邻的皮质骨或其他结外部位,如皮肤。组织病理学检查证实嗜酸性肉芽肿多见。

(2) 韩 - 薛 - 柯病(Hand-Schüler-Christian disease):多灶、单一系统疾病,在一种系统器官内累及多个部位,大多数是骨组织。年龄稍大的幼童,呈现多灶性骨破坏,伴发周围软组织包块,常有头骨的累及,表现出典型的三联征,即颅骨缺损、突眼和尿崩症,称为韩 - 薛 - 柯病。

(3) 勒 - 雪病(Letter-Siwe disease):多灶性、多器官的疾病,多个系统器官可被累及,包括骨、皮肤、肝、脾和淋巴结。婴儿常常有多系统病变,如皮肤、内脏、淋巴结或眼眶受侵犯,表现为发热、皮损、肝、脾大、淋巴结肿大、骨的病变和全血细胞减少,即勒 - 雪病。

有学者观察 160 例国人年龄 ≥18 岁的成人朗格汉斯细胞增生症中,男女比例为 2.2∶1,中位年龄 33(18~73) 岁。160 例患者中 134 例(83.8%)为单系统、单病灶;14 例(8.8%)为单系统、多病灶(Hand-Schüler-Christian 病);10 例(6.2%)为多系统、多病灶(Letter-Siwe 病);2 例(1.2%)为肺 LCH。病变最常见的累及部位是骨骼系统,172 处(77.5%)为最多,其次是淋巴结 13 处(5.8%)、口腔 8 处(3.6%)、皮肤和肝脏各 5 处(2.2%)、眼眶和肺各 4 处(1.8%),以及胸锁关节、消化道、耳、甲状腺、肾上腺、舌下腺等。骨骼病变中以颅骨最多见,为 71 处(41.3%),其次依次是四肢骨、脊柱、股骨、肋骨和骨盆等。最常见的临床症状为局部骨痛。

【病理】

LCH 是一种朗格汉斯细胞的克隆性、肿瘤性增生,伴有以嗜酸性粒细胞为主的一些非肿瘤性成分,如中性粒细胞、淋巴细胞及浆细胞、肥大细胞和多核巨细胞,坏死和死骨也可见到。肉眼可见肿瘤边界不清,质地较脆,呈黄或黄褐色的瘤样肉芽组织,可见小片出血。光镜下检查三种类型病变的区别不大,均可见朗格汉斯细胞,约 10~15μm,有核沟、折叠、凹陷或呈分叶状、染色质细腻,有不太清晰的核仁、核膜薄。缺乏异型性,有时核分裂象易见,但是缺乏病理性核分裂象。特征性的背景包括数量不等的嗜酸性粒细胞、组织细胞(包括多核细胞,常类似破骨细胞)、中性粒细胞和淋巴细胞。偶尔会发现伴有中央坏死的嗜酸性粒细胞脓肿。部分勒 - 雪病表现为朗格汉斯细胞分化程度低,病变内的组织细胞大多数为不成熟的组织细胞,细胞直径 10μm 到 25μm,核卵圆形,核膜明显,轻度的凹痕或沟形成,染色质细且稀少,故有的核呈空泡状,细胞质微呈碱性,胞质内可见吞噬的脂质。病变早期常见到大量的朗格汉斯细胞、嗜酸性和中性粒细胞,晚期病变常呈现出严重的纤维化,以及组织细胞吞噬类脂体而形成的泡沫样巨噬细胞。

电子显微镜的特征性改变是棒状颗粒,又称 Birbeck 颗粒或 Langerhans 颗粒,中央有一有沟槽的致密的核,外围为厚的鞘膜,末端圆形扩大,类似网球拍,故叫球拍小体。

对于 LCH 的免疫组化研究较多。早期研究发现 S-100 蛋白在 LCH 中表达的敏感性比较高。但是其抗原表达谱宽,特异性较差,在神经胶质、神经鞘细胞、黑色素细胞、软骨细胞等也有表达。CD1a 是朗格汉斯细胞的一种分化性抗原或标志物,具有持续、固定表达的特性,因此被认为是鉴定人外周血与骨髓树突状细胞的最佳选择,也是确诊 LCH 的有用标志物。但是 CD1a 也可以在幼年性黄色肉芽肿、窦组织细胞增生伴巨大淋巴结病和组织细胞肉瘤中呈阳性表达。Langerin 是朗格汉斯细胞特异性凝聚素,与 Birbeck 颗粒的形成密切相关。其敏感性和特异性均等同于 CD1a,而其特异性优于 S-100 蛋白。多项研究结果提示 CD1a 和 langerin 是 LCH 诊断必不可少的标记抗原。

【预后】

临床病程及预后与累及的器官数量有关。单一病灶的患者总生存率 >95%,而出现 2 个器官累及则生存率下降到 75%,随累及部位的增加继续降低。出现多器官累及时,有骨受累者生存率大于无骨受累者;出现高风险器官(肺、肝、脾及骨髓)受累时,提示预后较差。多病灶、多器官累及者,对初次化疗反应良好的患者预后较好。目前,大多数研究表明,在无明显的恶性细胞学特征时,出现细胞学的异型性或核分裂象增多与预后无直接关系。有学者发现,预后同病人的年龄、疾病程度及进展相关。2 岁以下儿童死亡率为 55%~60%,年长儿童死亡率为 15%。伴有血小板减少,黄疸,肝、脾大,贫血和呼吸功能不全的病人死亡率高。总的来说,大量病例对照研究显示组织学同预后无明显相关性。LCH 的反复发作应考虑为疾病复发,而非再激活。针对这一疾病的基因图谱研究也在逐渐深入,为分子靶向治疗提供可能。

一、嗜酸性肉芽肿

眼眶嗜酸性肉芽肿多见于眼眶外上方眶骨,比其他两种 LCH 预后好,尚未发现孤立性嗜酸性肉芽肿发展成为系统性、多灶性病变或因该病死亡的报道患者。

【临床表现】

患者常为 3~10 岁的儿童或青年,男性多于女性。

（一）发病部位

单灶性骨损害,多见于颅骨,其中额骨和颞骨受累最多见。其次为骨盆、脊柱、肋骨和四肢长骨。发生于眼眶的嗜酸性肉芽肿,多见于眼眶外上方骨壁,也可单独发生于眶顶或眶外壁,单侧受累,偶见多个眶骨广泛受累。

（二）病程

相对较长,有学者报道可达 6 年。通常进展缓慢,无全身症状。

（三）症状和体征

眼球突出、眶区肿块及眼睑肿胀多见（图 13-0-3）。病变区红肿,有疼痛、压痛或无疼痛。肿块与周围组织粘连,界限不清,不活动。病变发生在骨的板障层,如穿破骨膜进入眶内可引起上睑外侧软组织炎症和泪腺炎,甚至形成皮肤瘘管,也可推挤眼球突出及移位,压迫眼球引起视网膜皱褶或水肿,引起视力下降。部分病例可侵犯硬脑膜、颞肌。

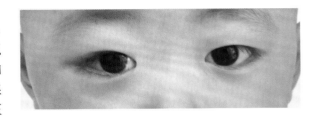

图 13-0-3　嗜酸性肉芽肿颜面部外观

右上睑及颞侧皮肤膨隆,眼球突出

（四）影像学检查

1. **X 线检查**　目前较少用。头颅正侧位平片可见扁平骨不规则、锯齿状的溶骨性破坏,无硬化的边界。韩 - 薛 - 柯病及勒 - 雪病患者可有多灶性溶骨性破坏（图 13-0-4）。

2. **超声**　B 超显示病变大多呈形状不规则、边界清楚的占位病变,内回声少而不均匀,透声性中等,不可压缩。可伴有邻近眼外肌肥大及泪腺肿大。需要与眼眶炎性假瘤鉴别。CDFI 检查提示肿物内血流分布呈多样性,含有液化坏死腔者无血流信号,实性病变内有较丰富的血流（图 13-0-5）。

3. **CT 检查**　能够同时显示软组织病变和骨缺损,因此具有鉴别诊断价值。病变常累及额骨和 / 或颧骨、蝶骨等其他眶骨也可受累。早期病变表现在扩大的眶骨内出现不规则、增强的、射线可透过的区域,

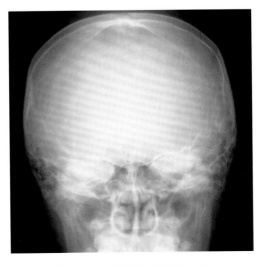

图 13-0-4　嗜酸性肉芽肿 X 线

头颅正位,右侧额骨可见不规则溶骨性破坏

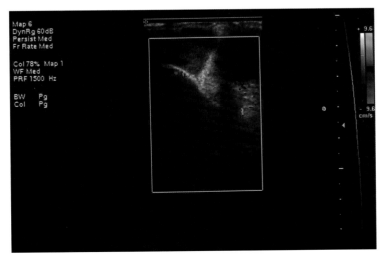

图 13-0-5　嗜酸性肉芽肿 CDFI

球旁中低回声占位病变,内回声较少不均匀,病变不可压缩,肿瘤边缘可见血流信号

软组织肿块内有明显的骨成分。随着病程进展，颅骨板障被破坏，骨内病变突破骨皮质产生不规则的虫蚀样、地图样或穿凿样骨破坏区，大多伴有边缘骨质硬化（修复）。肿物形状不规则，边界清楚，呈中高密度不均质的软组织肿块，与骨壁缺损关系密切。有时，肿块与正常脑组织可见连续带状影，提示硬脑膜受到侵犯增厚，病变尚未侵入颅内（图 13-0-6）。如怀疑病变向前颅窝或颞窝蔓延，应行强化 CT 扫描或 MRI 检查。肿块可被造影剂强化。韩 - 薛 - 柯病患者可有双侧眼眶受累。

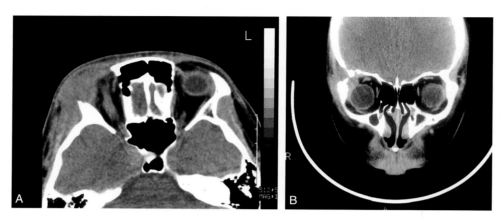

图 13-0-6　嗜酸性肉芽肿 CT
A. 水平扫描，右眼眶外上方软组织肿块伴骨破坏；B. 冠状扫描，右侧额骨、蝶骨大翼及颧骨骨质破坏，局部软组织肿块边界不清

4. MRI 检查　软组织病变在 T_1WI 呈中等偏低信号，T_2WI 呈中等偏高或高信号区，内部信号不均匀，边界较清楚，增强扫描明显强化。MRI 的局限性在于骨骼显示无信号区，因此骨破坏显示不佳。但其优势在于能够鉴别病变是否向颅内或颞窝蔓延（图 13-0-7）。

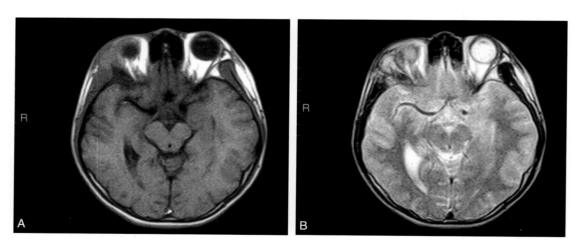

图 13-0-7　嗜酸性肉芽肿 MRI 检查（与 CT 同一病例）
A. 右眼眶外上方软组织病变，病变边界较清，T_1WI 中等偏低信号；B. T_2WI 呈高信号区，颧骨、蝶骨大翼及颞肌被软组织病变侵犯

（五）实验室检查
部分患者可有外周血嗜酸性粒细胞计数增多的表现。
【诊断】
结合发病年龄、临床表现和影像学检查可初步诊断。确诊需要组织病理学检查（图 13-0-8）。对年龄较大的患者可诊断嗜酸性肉芽肿；对年龄较小的患者应长期随访，证实为单灶性病变，方可诊断为该病。

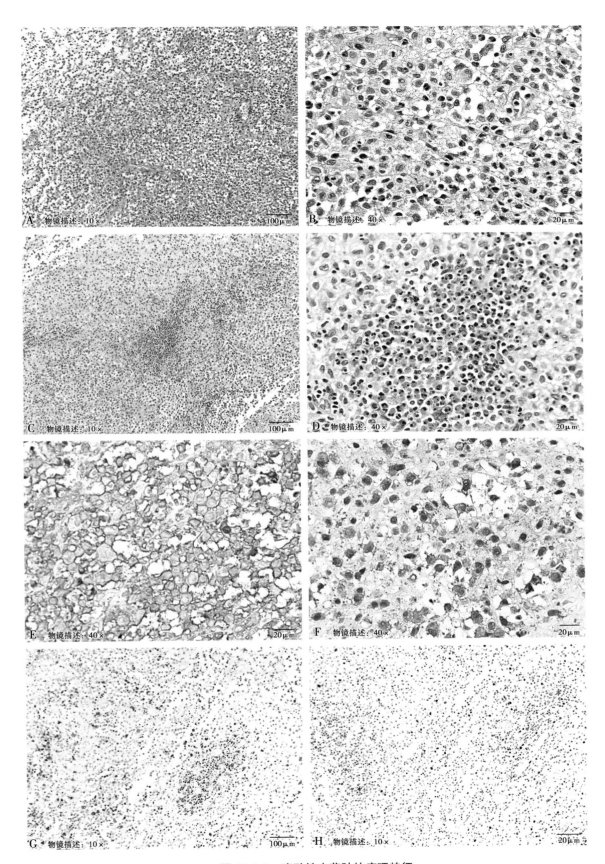

图 13-0-8　嗜酸性肉芽肿的病理特征

病变内可见大量朗格汉斯细胞,伴弥漫分布的嗜酸性粒细胞及少量小淋巴细胞(A、B),局部可见嗜酸性粒细胞微脓肿形成(C、D),CD1a 弥漫阳性(E),S-100 弥漫阳性(F),Lysozyme 强弱不等(G),Ki-67 index 约 5%(H)

【鉴别诊断】

临床表现与发生于眼眶外上方的皮样囊肿、泪腺炎和炎性假瘤相似，影像学检查可资鉴别。

皮样囊肿：眼眶外上方多见，囊壁破裂时出现眼睑皮肤红肿等炎性反应，可形成皮肤瘘管。CT检查常见病变位于骨缝附近（如颧额缝），常见压迫性骨缺失，可伴局部骨增生，病灶内部密度不均匀，出现CT值负值区（脂肪），边缘有一薄层密度略高的囊壁影，注射造影剂后囊壁强化而内容物未强化。彩色多普勒超声显像可见囊内容物呈"落雪状"运动，速度快时内可夹杂点状彩色血流信号，但测不到动静脉频谱。

【治疗】

眼眶嗜酸性肉芽肿单病灶治疗首选手术切除，术中应完整切除肿块，刮除病变骨，病灶内注射糖皮质激素，处理受到侵犯的硬脑膜和颞肌组织，必要时行硬脑膜修补等，术后大多病例痊愈无复发，预后良好。手术不能完整切除者，术后局部予小剂量分次放射治疗，可取得较好效果。因有文献报道，该病具有自愈倾向，故也可以临床观察。近年来，有学者报道采用联合化疗方案治疗侵犯范围较大或进展复发的儿童眼眶嗜酸性肉芽肿，如 MVP（甲氨蝶呤 + 长春新碱 + 泼尼松）化疗方案，或改良 DAL-HX83/90 化疗方案（依托泊苷 + 泼尼松 + 长春新碱）治疗，随访预后好。

【预后】

嗜酸性肉芽肿单病灶经手术完全切除可以治愈。不完全切除的病例约有 1/3 复发。约有 10% 的患者可由单病灶进展成多系统的疾病。

二、韩-薛-柯病

韩-薛-柯病（Hand-Schüler-Christian disease）又称为多灶性嗜酸性肉芽肿（multifocal eosinophilic granuloma），可在一个器官内累及多个部位，通常是骨组织。发病在年龄稍大的幼童，临床表现有典型的三联征，即颅骨缺损、突眼和尿崩症，病程有急性和亚急性之分，预后不相同。韩-薛-柯病与勒-雪病具有共同的组织病理学特点，前者更易引起多灶性骨破坏，但是预后好于后者。

【临床表现】

该病多发生在 3 岁以上的儿童，成人极其少见。男性患病率明显高于女性。

（一）发病部位

以多灶性组织细胞增生为特征。颅骨、颅底骨、蝶鞍、上下颌骨、骨盆、股骨、肋骨和肱骨均可受累，特别是局限性、大小不等、边界不规则、边缘清楚、无硬化现象的缺损区，形似地图，故称地图样骨缺损。

（二）病程

较短，可在 1 周内发病。急性病变多累及 3 岁以下婴幼儿。

（三）症状和体征

多以眼球突出及眶区肿块首诊（图 13-0-9）。也有不明原因的多饮多尿或外耳道流脓就诊者。病变好发于眶外上方及眶顶部，眼球突出由眶骨增生破坏及眶内软组织肿块引起。可触及眼眶外上方边界不清、有压痛的硬性肿物或增厚的骨缘。肿物较大压迫眼球时，可导致眼球运动受限及视网膜水肿影响视力。典型的临床表现为：眼球突出、尿崩症及多灶性颅骨缺失（地图状颅骨缺损），称为韩-薛-柯病三联征。非典型病例不同时出现三联征，或仅有其中 1~2 项，尿崩症是病变后期症状。当病变侵犯蝶骨体，压迫垂体，导致抗利尿激素和生长激素分泌减少，即引起尿崩症和发育迟缓；累及眶尖部，可出现眶尖综合征；累及颞骨时可导致化脓性中耳炎；累及颈椎可致脊髓受压和吞咽困难。此外，患者面部、眼睑、躯干、会阴皮肤发生溃疡或黄色瘤，口腔黏膜溃疡。肺门和肺间质因组织细胞和炎性细胞浸润而发生纤维化，可引起右心衰竭。

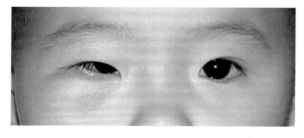

图 13-0-9　韩-薛-柯病颜面部外观

右眼下睑及颞下方皮肤隆起，眼球向内上方移位

（四）影像学检查

1. **X 线检查**　提示眶骨多灶性溶骨性破坏,可累及额骨、颧骨、蝶骨、颞骨等(图 13-0-10)。

2. **CT 检查**　可同时显示眼眶软组织肿块和骨破坏(图 13-0-11)。

【诊断】

头颅 X 线及眼眶 CT 检查具有诊断价值。如患者出现典型的三联征,即尿崩症、突眼和地图样骨缺损,诊断并不困难。对于非典型病变,应结合实验室检查,如血常规、骨髓穿刺涂片等。可发现骨髓病性贫血,白细胞和血小板减少。骨髓内发现脂性巨细胞、淋巴细胞和嗜酸性细胞。必要时手术切除病变行组织病理学检查以确定诊断。

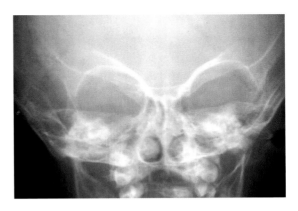

图 13-0-10　韩 - 薛 - 柯病眼眶 X 线成像
右眼眶外侧壁有低密度的"地图样"骨缺损

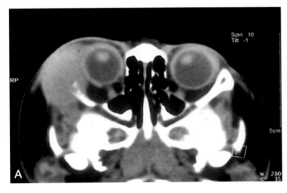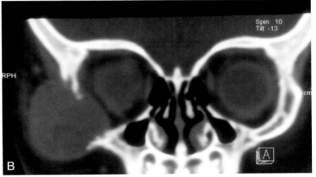

图 13-0-11　韩 - 薛 - 柯病眼眶 CT 检查

A. 水平扫描;B. 冠状扫描,右眼眶外壁及外下方软组织肿块伴颧骨、上颌骨、蝶骨、颞骨等多灶性骨破坏,肿块边界尚清楚,内部密度欠均匀,局部颞肌受累,眼球受压向内上方移位

【治疗】

由于 LCH 复杂多样的临床表现,其治疗方案应根据发病部位和侵及范围进行调整。韩 - 薛 - 柯病病情轻者可单纯观察,临床上有韩 - 薛 - 柯病自发退变的报道。单病灶应首选手术切除,完整刮除病变骨及周围受累组织。由于该病变对糖皮质激素敏感,可选择病灶内注射糖皮质激素或术后口服泼尼松 1mg/kg,每日一次,逐渐减量。局部小剂量放射治疗可联合选用。病变范围大,手术不能完全去除,可联合化疗,如长春新碱、环磷酰胺、甲氨蝶呤等。

【预后】

病灶局限、年龄较长者预后较好。本病需要长期随访,密切观察病灶变化。

三、勒 - 雪病

勒 - 雪病(Letterer-Siwe disease)属于 MS-LCH,又称弥漫性组织细胞增多病(diffuse histiocytosis),包括骨、皮肤、肝、脾和淋巴结在内的多个系统器官可被累及,伴器官功能损害,眼和眼眶受累少见。患者发病年龄小,可表现为发热、皮损、肝、脾大、淋巴结肿大、骨的病变和全血细胞减少,预后很差。

【临床表现】

多见于婴儿,2 岁以前多见,男孩多于女孩,无遗传或家族倾向。

（一）发病部位

未成熟的组织细胞大量增生,破坏正常的人体组织,导致多系统功能损害。皮肤和脾脏受累最为严重,可造成出血和坏死。还可导致肝脏和淋巴结肿大、多灶性骨缺失、全血细胞减少。

（二）病程

短，进展凶猛且不易控制，通常在 15 天 ~2 年。

（三）症状和体征

典型病例为持续发热、皮疹、化脓性中耳炎。

皮疹主要位于胸、背部皮肤，其次在四肢皮肤，持续或间断出现。通常病灶侵犯皮肤真皮浅部的乳头层，也可侵犯表皮，产生 Pautrier 微脓肿，呈现出湿疹和黄色病变，也可因伴有出血而表现为暗红色丘疹，中央可有角化小痂。多数患儿伴有肝、脾大。可因肺间质组织细胞浸润或感染引起咳嗽、呼吸困难，影响心、肺功能。因胃肠功能紊乱，出现腹泻。眼部表现有眼睑肿胀，结膜充血肿胀，眼球突出。但是，本病以内脏器官受累为主，病急且重，罕见首诊于眼科。

【诊断】

主要依据临床表现、影像学检查和病理学检查。近年来，有学者报道 ^{18}F-FDG PET/CT 可同时发现骨质破坏和多器官病灶，较好地显示 LCH 的分布范围和病灶活性情况，能在 LCH 的诊断和全身评估中发挥独特作用。

【治疗】

MS-LCH 的病变范围大，普遍以手术活检明确诊断后行化学治疗为主。长春新碱（vinblastine，VBL）联合泼尼松龙（prednisolone，PDS），即 VP 方案，是目前国际公认的化疗标准方案。标准 VP 方案来自国际组织细胞协会开展的一项国际化前瞻性研究 LCH-Ⅲ试验。该方案具体疗程为 6~12 周的初始治疗和维持治疗，总治疗时间 12 个月。LCH-Ⅲ试验指出在高危型 LCH 患者中予以初始治疗后，70% 的患者风险器官可产生诱导反应，使无进展生存率为 73%，5 年总体生存率达到 84%，同时发现将总治疗时间由 6 个月延长到 12 个月，可以显著降低疾病的复发率。难治性 LCH 是指对 VP 方案化疗无效的高危型 LCH，此类患者可以尝试多药组合化疗和造血干细胞移植治疗。

近年来，随着 BRAF 和 MAPK 信号通路相关基因突变的发现，靶向治疗成为 LCH 患者的全新选择。目前可用于治疗 LCH 的靶向药有维罗非尼（vemurafenib）、达拉非尼（dabrafenib）和曲美替尼（trametinib），前两者的效应靶点为 BRAF，后者为 MEK。迄今为止，已有多位 LCH 患者成功接受维罗非尼治疗的案例，其临床效果、不良反应已有报道。

【预后】

与患儿的发病年龄、临床表现、治疗的时机以及方案的选择有关。伴有肝、脾、骨髓等处广泛侵犯者预后不佳，死亡率可达 50% 左右。由于近年来治疗方法的不断改进，MS-LCH 的预后已经有所改善。

【典型病例 1】

患者，男，19 个月，主因"右眼球突出逐渐加重 1 个月余"就诊。外观像如图 13-0-3。右眼球突出伴内侧移位。影像学检查如图 13-0-12，图 13-0-13。除眼眶以外，未见其他部位病变。手术切除病变，病理

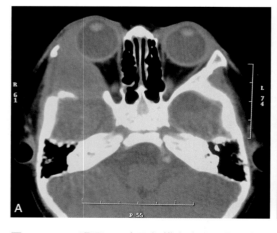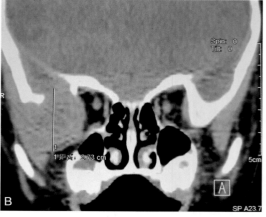

图 13-0-12　眼眶 CT 水平扫描（A）和冠状扫描（B），右眼眶外侧壁软组织占位性病变，破坏眼眶外侧壁、蝶骨大翼和颧弓骨质缺损，不伴有骨硬化改变，向颞侧侵犯颞肌，向内侧膨出推挤眶内软组织使右眼球突出，向上破坏颅底，向下侵入颞下窝，与颞肌、眼外肌及脑实质边界不清

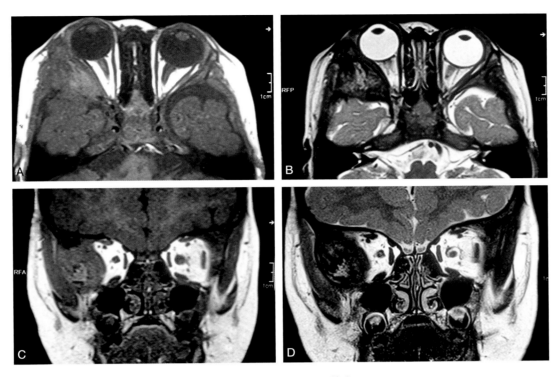

图 13-0-13 眼眶 MRI 检查

A、B. 水平扫描,右眼眶外侧壁占位性病变,T$_1$WI 中高信号(A、C),T$_2$WI 中低信号(B、D),内部信号不均匀,蝶骨大翼、颧弓骨质缺损,右眼球受压前突;C、D. 冠状扫描提示病变向下突入颞下窝内,右侧颞部硬脑膜增厚,右侧眼外肌及球后组织受压向左侧移位

诊断发现病变内部伴有出血、坏死,可见多量破骨样巨核细胞,另见多量核分叶状、染色质细腻的细胞。免疫组化染色 CD1a(+),Langerin(+),CD68(+),S-100(+),Ki-67 在 5% 左右,考虑嗜酸性肉芽肿。

【典型病例 2】

患者,男,28 岁,主因"右眼睑肿胀逐渐加重 2 个月"就诊。眼部检查:右眼裸眼视力 0.7,矫正视力 1.0,IOP14.6mmHg。右眼睑肿胀,眶周触诊未及肿物。眼球运动正常,第一眼位正,眶压(+)。眼内检查正常。影像学检查,如图 13-0-14。初步诊断为"右眼眶占位性病变",入院行右眼眶肿物切除术,结合组织病理学特征(同图 13-0-8B),考虑为右眼眶嗜酸性肉芽肿。术后全身检查未发现异常,随访一年半无复发。

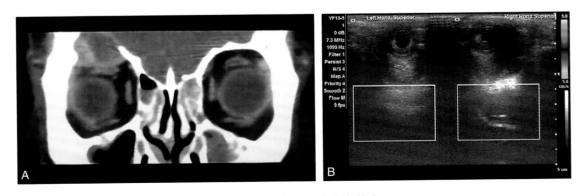

图 13-0-14 眼眶 CT 和彩超检查

A. 眼眶冠状 CT:右眼眶上方不规则软组织密度肿物影,内密度不均匀,眶顶骨壁溶骨性破坏,局部伴有骨硬化性改变,肿物向上于颅脑膨出,似有分界,向下推挤上直肌提上睑肌复合体及眼球;B. 彩超检查:双眼眶上方对比,发现右眼眶上方不均匀中低回声区病变,边界欠清,CDFI 病变内未探及明显血流信号

（林婷婷）

参 考 文 献

1. Elaine S. Jaffe, Nancy Lee Harris, Harald Stein, et al. 造血与淋巴组织肿瘤病理学和遗传学 . 周小鸽, 陈辉树, 主译 . 北京: 人民卫生出版社, 2006: 310.

2. Myron Yanoff, Ben S. Fine. Ocular Pathology. St.Louis: Missouri, 2002: 321-322, 550-553.

3. Jerry A. Shields, Carol L Shields. Eyelid, Conjunctival, and orbital Tumors. Philadelphia: Pennsylvania, 2008: 178-179, 374-375, 675-689.

4. Steven H, Nancy LH, Stefano AP, et al. WHO classification of tumours of haematopoietic and lymphoid tissues [M]. Lyon, France: IARC press, 2008: 358-360.

5. Egeler RM, D' Angio GJ. Langerhans cell histiocytosis.J Pediatr, 1995, 127(1): 1-11.

6. Badalian-Very G, Vergilio JA, Degar BA, et al. Recurrent BRAF mutations in Langerhans cell histiocytosis. Blood, 2010, 116(11): 1919-1923.

7. Egeler, R. Maarten, Katewa, et al.Langerhans cell histiocytosis is a neoplasm and consequently its recurrence is a relapse: In memory of Bob Arceci [J].Pediatric blood & cancer, 2016, 63(10): 1704-1712.

8. 段瑞 .WHO 造血与淋巴组织肿瘤分类 (2016)[J]. 诊断病理学杂志, 2017, 24(12): 956-958.

9. 成璞, 魏锐利, 岳岩, 等 .11 例眼眶朗格尔汉斯细胞组织细胞增多症的临床分析 . 中华眼科杂志, 2006, 42(10): 892-895.

10. Maccheron LJ, McNab AA, Elder J, et al. Ocular adnexal Langerhans cell histiocytosis clinical features and management.Orbit, 2006, 25(3): 169-177.

11. Lachkar R, Ibrahimy W, Benharbit M, et al.Langerhans cell histiocytosis located in the orbit.Bull Soc Belge Ophtalmol, 2008, (309-310): 31-36.

12. BenSlama L, Ruhin B, Zoghbani A. Langerhans cell histiocytosis.Rev Stomatol Chir Maxillofac, 2009, 110(5): 287-289.

13. 许霞, 刘卫平, 杨群培, 等 . Langerhans 细胞组织细胞增生症 258 例临床病理特征和免疫表型分析 . 中华病理学杂志, 2012, 2: 91-96.Doi: 10.3760/cma.j.issn.0529- 5807.2012.02.005.

14. 许霞, 聂秀, 熊文, 等 .160 例成人朗格汉斯细胞组织细胞增生症患者临床特征分析 . 中华血液学杂志, 2015, 2: 135-139. Doi: 10.3760/ cma.j.issn.0253-2727.2015.02.011.

15. Kilpatrick SE, Wenger DE, Gilchrist GS, et al. Langerhans'cell histiocytosis (histiocytosis X)of bone.A clinicopathologic analysis of 263 pediatric and adult cases.Cancer, 1995, 76(12): 2471-2484.

16. 李凤鸣, 谢立信 . 中华眼科学 . 3 版 . 北京: 人民卫生出版社, 2014.

17. 宋国祥 . 眼眶病学 . 2 版 . 北京: 人民卫生出版社, 2010.

18. Howarth DM, Gilchrist GS, Mullan BP, et al. Langerhans cell histiocytosis: diagnosis, natural history, management, and outcome. Cancer, 1999, 85(10): 2278-2290.

19. Jack Rootman. Disease of the Orbit-A multidisciplinary approach. Second edition. Lippincott Williams & Wilkins, 2002.

20. 周晓冬, 宋国祥, 何彦津 . 眼眶组织细胞增生症 X 临床分析 . 中华眼科杂志, 2003, 39(11): 673-677.

21. 赵尚峰, 张家亮, 史季桐, 等 . 儿童眼眶嗜酸性肉芽肿的临床特点和治疗[J]. 眼科, 2016, 25(5): 314-317.

22. 王晶, 李泉水, 邓水平 . 眼眶朗格汉斯细胞组织细胞增生症超声表现 1 例[J]. 中国超声医学杂志, 2012, 28(6): 500.

23. 张永涛, 亓卿燕, 葛向红, 等 . 眼眶骨嗜酸性肉芽肿的影像学诊断[J]. 实用医学影像杂志, 2014, (1): 15-17.

24. 傅筱敏, 韩本谊 . 颅骨嗜酸性肉芽肿的 CT 和 MRI 诊断[J]. 临床放射学杂志, 2007, 26(3): 248-250.

25. 吴春楠, 王宏, 兰鹏宇, 等 . 眼眶朗格汉斯细胞组织细胞增生症的 MRI 表现特点分析[J]. 实用放射学杂志, 2015, (1): 20-23.

26. 汪伊洁, 叶娟 . 眼眶嗜酸性粒细胞增生性淋巴肉芽肿二例[J]. 中华眼科杂志, 2018, 54(11): 858-860.

27. 陈林, 宋国祥 . 眼眶嗜酸性肉芽肿 . 实用眼科杂志, 1990, 8(10): 618-619.

28. Woo KI, Harris GJ. Eosinophilic granuloma of the orbit: understanding the paradox of aggressive destruction responsive to minimal intervention. OphthalPlastReconstr Surg, 2003, 19(6): 429-439.

29. 高喆, 王刚, 何俊平, 等 . 儿童颅骨嗜酸性肉芽肿 51 例[J]. 中华实用儿科临床杂志, 2014, 29(15): 1193-1196.

30. Glover AT, Grove AS Jr. Eosinophilic granuloma of the orbit with spontaneous healing. Ophthalmology, 1987, 94(8): 1008-1012.

31. 张谊, 张伟令, 黄东生, 等 . 眼眶恶性嗜酸性肉芽肿 15 例临床特点及疗效分析[J]. 中华实用儿科临床杂志, 2014, 29(15): 1158-1160.

32. Haupt R, Minkov M, Astigarragal, et al. Langerhans cell histiocytosis (LCH): guidelines for diagnosis, clinical workup, and

treatment for patients till the age of 18 years. Pediatr Blood Cancer, 2013, 60 (2): 175-184.

33. Allen CE, LadischS, McClain KL. How I treat Langerhans cell histiocytosis. Blood, 2015, 126 (1): 26-35.

34. 孙龙, 江茂情, 吴华. 18F-FDG PET/CT 诊断儿童朗格汉斯细胞组织细胞增多症一例 [J]. 中华核医学与分子影像杂志, 2013, 33 (4): 309-310.

35. 张建, 陈素芸, 傅宏亮, 等. 儿童朗格汉斯细胞组织细胞增生症的 PET/CT 表现 [J]. 中华核医学与分子影像杂志, 2016, 36 (4): 300-303.

36. Morimoto A, Shioda Y, Imamura T, et al. Intensified and prolonged therapy comprising cytarabine, vincristine and prednisolone improves outcome in patients with multisystem Langerhans cell histiocytosis: results of the Japan Langerhans cell histiocytosis study group-02 protocol study [J]. Int J Hematol, 2016, 104 (1): 99-109.

37. Hutter C, Minkov M. Insights into the pathogenesis of Langerhans cell histiocytosis: the development of targeted therapies [J]. Immunotargets Ther, 2016, 5: 81-91.

38. 方凯弘, 徐倩玥. 儿童朗格汉斯细胞组织细胞增生症病因和治疗进展 [J]. 临床儿科杂志, 2019, 37 (3): 228-232.

第十四章

神经源性肿瘤

第一节 中枢神经肿瘤

一、视神经胶质瘤

视神经胶质瘤（optic nerve glioma）为发生于视神经胶质细胞的良性肿瘤。胶质细胞分为星形胶质细胞、少突胶质细胞和小胶质细胞，发生于视神经内的胶质细胞瘤几乎均为星形胶质细胞瘤，又因多发生于儿童时期纤维星形胶质细胞，故又名儿童纤维星形胶质细胞瘤（juvenile pilocytic astrocytoma, JPA）。

【临床表现】

（一）发病情况

视神经胶质瘤好发于儿童时期，10 岁以内占 75%，20 岁以内占 90%。本病女性多见，男女之比为 1：1~1：3。可伴有先天性小眼球和神经纤维瘤病Ⅰ型，视神经胶质瘤伴发此症者高达 11%~30%。视神经胶质瘤原发于视神经，生长缓慢。视神经胶质瘤可出现在视神经、视交叉、视束至外侧膝状体、下丘脑通路上的任何部位。发生于眶内段视神经的胶质瘤较多见。

（二）症状体征

1. **视力减退** 视神经胶质瘤患者的主要临床表现为渐进性视力下降。婴幼儿患者对视力观察不及时，长期视力低下造成废用性斜视而就诊。肿瘤蔓延至视交叉，可引起患侧视力丧失和对侧视野缺失。

2. **眼球突出** 眼球突出是另一常见临床症状。肿瘤压迫眼球向前突出。眼球突出一般为渐进性。突出程度突然增加，并伴有视力丧失提示肿瘤内囊样变或肿瘤内出血。

3. **瞳孔反射改变** 相对性传入性瞳孔功能障碍可发生于肿瘤早期，因损伤视神经轴位纤维所致。利用光线交替照射两眼，照射健眼时患侧瞳孔缩小，光线移至患侧时，患侧瞳孔扩大。即瞳孔的直接对光反应消失，间接对光反应存在。

4. **眼底检查** 视神经胶质瘤的眼底表现为视乳头水肿和/或视乳头萎缩（图 14-1-1）。视乳头表面偶见视神经睫状静脉，这是视网膜中央静脉与脉络膜静脉之

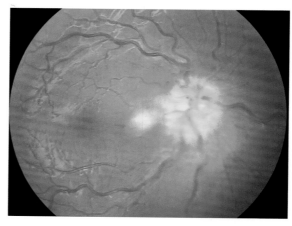

图 14-1-1 视神经胶质瘤眼底改变
视乳头水肿，视网膜静脉迂曲

间侧支循环。极少数病例中可见肿瘤向前发展至视乳头,检眼镜下可见灰色肿物,突入玻璃体内。

5. 合并神经纤维瘤　儿童视神经胶质瘤与神经纤维瘤病 I 型有一定关系,约 1/3 视神经胶质瘤患者合并神经纤维瘤病 I 型。可见虹膜淡黄色结节,皮肤咖啡样色素斑,皮下软性肿物,眶骨先天性缺失等神经纤维瘤病 I 型体征。有此体征而伴有视力丧失和原发性视神经萎缩,应高度怀疑合并视神经胶质瘤的可能。神经纤维瘤的存在,不影响胶质瘤的病程和预后。

6. 颅内侵犯　视神经胶质瘤沿视神经向颅内侵犯可出现头痛及其他颅压升高症状和体征,如恶心、呕吐、脑积水等。也可出现因侵犯脑垂体下丘脑导致的多饮多尿、侏儒症、性早熟、嗜睡等。

（三）影像学检查

1. 超声　典型 B 型超声图像为视神经梭形肿大,边界清楚,内回声少或缺乏,前部多后部少,轴位扫描可显示肿瘤大部分,但后界显示不清,声衰减中等。可见视乳头水肿;彩色多普勒超声显示肿瘤内缺乏血流或少许血流。

2. CT　CT 是诊断视神经胶质瘤主要的方法。CT 典型表现为视神经梭形或锥形肿大,呈不对称性,肿瘤边界整齐锐利,肿瘤内密度均匀,CT 值常在 +40~+60HU（图 14-1-2）。造影剂可轻度强化。冠状位扫描见眶中央呈类圆形肿大的视神经横断面,呈高密度。视神经胶质瘤向颅内蔓延时引起视神经管扩大,视交叉部位高密度块影,两侧前床突间距加宽,肿瘤压迫第三脑室致脑水肿。

3. MRI　MRI 显示视神经胶质瘤的位置、形状、边界、范围同 CT。T_1WI 为中等信号强度,T_2WI 为中高信号,运用脂肪抑制技术,T_1WI 为高信号。如肿瘤内发生液化则

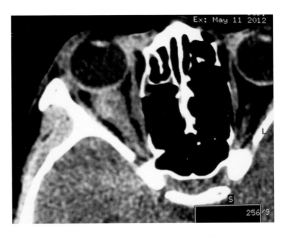

图 14-1-2　视神经胶质瘤水平位 CT
右眶视神经梭形肿大

呈现不均匀信号,液化部分 T_1WI 为低信号,T_2WI 为高信号（图 14-1-3）。如肿瘤同时累及眶内、管内和颅内视神经,因肿瘤生长受到视神经骨管等结构的限制,形成哑铃状、腊肠状或不规则肿块。

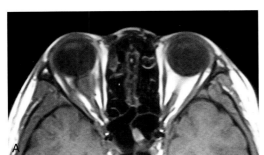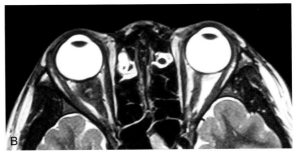

图 14-1-3　视神经胶质瘤肿瘤内液化腔呈现不均匀信号,液化部分呈 T_1WI 低信号（A）,T_2WI 高信号（B）

【诊断】

对视力进行性下降及眼球突出患者,尤其是儿童及青少年,应进行影像学检查,MRI 对软组织分辨力高于 CT,结合不同方位扫描图像,辨别肿物与视神经的关系,如确定视神经占位性病变,应考虑该疾病可能。同时应明确肿瘤的生长范围,是否向后经视神经管向颅内蔓延。

【病理】

根据细胞分化程度,纤维型星形胶质细胞瘤又分为四级：I、II 级为良性,III、IV 级为恶性。文献报道,90% 视神经胶质瘤为 I~II 级的良性星形细胞瘤,5% 为高级别星形胶质细胞瘤,2% 为其他肿瘤,如少突胶质细胞瘤等,2% 诊断不明确。儿童视神经胶质瘤多为 I 级,成人视神经胶质瘤可见 II 级,均属良性肿瘤。如为视神经胶质母细胞瘤,生长迅速,侵犯对侧视神经及视交叉,并向颅内蔓延。

视神经梭形肿大,硬脑膜完整,呈灰红色,类似半透明状。肿瘤切面外为增厚的脑膜,内为灰白色细腻脆软的肿瘤实质,约有三分之一的标本可见囊样变,囊内充满透明浆液和黏液体,Alcian 蓝呈阳性反应。严重囊样变性者,可表现为囊性肿物,仅囊壁残余少量瘤细胞组织。镜下见肿瘤细胞呈细长,纺锤形,有发丝样突起,排列稀疏不均,软脑膜隔扩张并分散,病理性核分裂极少。免疫组化染色,磷钨酸苏木精(phosphotungstic acid hematoxylin,PTAH)染色瘤细胞星状突起呈阳性,胶原纤维酸性蛋白质(glial fibrillary acidic protein,GFAP)呈阳性。在细胞突内有嗜伊红 Rosenthal 小体,PTAH 呈强阳性。

【鉴别诊断】

1. **视神经脑膜瘤** 由于视神经胶质瘤压迫周围脑膜,脑膜细胞增生形成假脑膜瘤,给鉴别诊断带来一定难度,但视神经脑膜瘤主要见于成年女性,视力障碍多在眼球突出之后,超声检查时表现肿瘤的声阻较大,穿透力差,与胶质瘤相比肿瘤后界显示更差,不能显示。CT 表现为高密度并可见斑点、环形或不规则钙化,边界欠光整;MRI 检查 T_1WI 和 T_2WI 均呈低或中等信号,CT 或 MRI 增强后,肿瘤强化明显,而视神经无强化,形成较具特征性的"轨道征"。

2. **球后视神经炎** 临床发病急剧,表现为视力急剧下降,可伴有眼球转动时疼痛和眼眶深部胀痛等症状。MRI 表现为视神经弥漫性增粗,一般不形成软组织肿块,T_1WI 视神经信号减低,T_2WI 信号增高,增强后可有强化。

3. **视神经蛛网膜下腔增宽** 见于颅内压增高症,一般有颅内原发病变。

【治疗】

视神经胶质瘤的治疗应根据肿瘤位置、生长范围、视力水平以及是否伴有神经纤维病的基础上,制定个体化的治疗。普遍认为早期应以观察为主,以便保留较好的视力,定期随访眼眶 MRI 检查,记录肿瘤生长速度及视力水平。如在观察过程中视力明显减退,眼球突出度增加,影像学显示肿瘤明显增大者,则采取治疗,放疗可以抑制肿瘤生长甚至减小肿瘤的大小。立体定位放射治疗可以减轻放射线对周围组织的损伤,近年来被用于治疗视神经胶质瘤。

手术切除的适应证为肿瘤有向颅内生长的倾向或已经造成视力丧失,手术入路一般选择外侧开眶暴露球后视神经,手术切除视神经的范围应自眼球后至眶尖,全眶内段视神经及肿瘤全部切除。如肿瘤已经累及视盘,还应在眼球视神经断端处电凝。对于侵犯视交叉或视交叉后的肿瘤不推荐手术治疗,仍以放疗为主。

手术切除视神经后大部分病例出现视乳头萎缩,多数病例视网膜中央动脉甚细或呈银丝状,视网膜萎缩,色素游离和机化物。如睫状动脉系统保持正常,多数病例不发生眼球萎缩。

【预后】

总体来说,视神经胶质瘤预后较好。然而当肿瘤侵犯视交叉尤其是下丘脑时,病变恶性程度增加。伴有神经纤维瘤病Ⅰ型者预后较好。少数病例有自发消退倾向。

【典型病例】

患儿女,8 岁,主因"发现右眼球突出,视力下降 2 个月"入院。入院前 2 个月突然出现右眼球突出及视力下降,伴眼部胀痛及恶心呕吐。

眼部检查:右眼视力 0.2,矫正无助,眼压 16mmHg,眼前节无明显异常,瞳孔 4mm 圆,光反射存在,眼底视乳头水肿,边界不清,隆起 3D,视网膜静脉迂曲,黄斑中心凹反光消失,眶压 +,第一眼位正,上转不到位,其余方向运动正常。眼球突出度 15mm—12mm。左眼裸眼视力 1.0,眼部检查正常。

彩色多普勒示右球后方探及实性偏低回声团块,不均质,大小约 22mm×19mm,边界清晰,CDFI 可见病变周围环形血流信号。眼眶 CT 示右眼球后类圆形软组织密度影,密度均匀,边界尚清,前方似与视乳头相连。眼眶 MRI 示右眼眶肌锥内一大小约 2.2cm×1.7cm×1.6cm 类圆形信号影,边界光滑,T_1 呈等信号,T_2 呈高信号,内部信号稍不均匀,其后缘与眶尖部视神经关系密切,强化后显示病变边缘部强化,内部可见低信号未强化区,视神经显示不清,海绵窦未见异常强化影(图 14-1-4)。

该患儿右眼球突出及视力下降,近期有加重表现,眶压高,眼底视乳头水肿,根据 MRI 检查肿瘤位于肌锥内,并与视神经关系密切,应主要鉴别视神经来源肿瘤还是非视神经来源肿瘤,前者主要为视神经胶

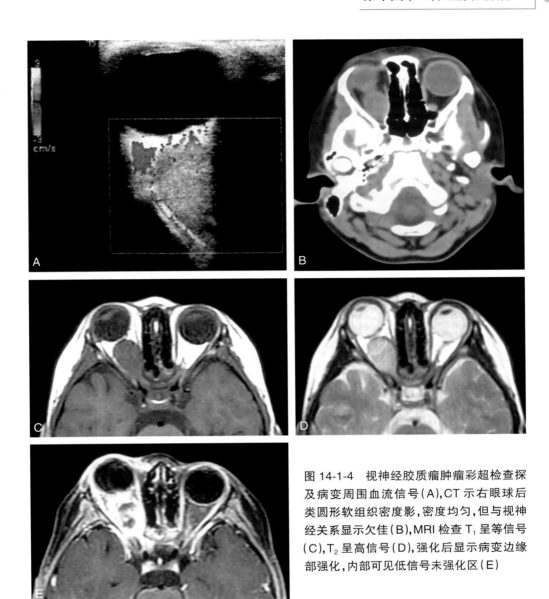

图 14-1-4　视神经胶质瘤肿瘤彩超检查探及病变周围血流信号（A），CT 示右眼球后类圆形软组织密度影，密度均匀，但与视神经关系显示欠佳（B），MRI 检查 T_1 呈等信号（C），T_2 呈高信号（D），强化后显示病变边缘部强化，内部可见低信号未强化区（E）

质瘤、视神经鞘脑膜瘤，后者可以是神经鞘瘤、海绵状血管瘤等。根据肿瘤 MRI 上 T_2 加权像不均匀信号特点考虑为视神经胶质瘤。因近期逐渐加重的症状，考虑肿瘤压迫或突然瘤内出血引起，建议手术治疗。入院后行外侧开眶手术，以充分暴露眶内肿物。术中探查发现前部视神经增粗，并与视神经相连，表面光滑，质软，穿刺未抽出液体，扩大切口，病变内部呈灰黄色松软肿物，术中送冰冻病理检查为视神经肿瘤，在球后和肿瘤后极部切断视神经，完整摘除肿瘤（图 14-1-5）。

术后病理示：弥漫性星形细胞瘤（WHO Ⅱ 级），局部间变，视神经断端未见肿瘤细胞。

二、脑膜瘤

眼眶脑膜瘤（meningioma）可分为原发于眶内的脑膜瘤和继发于颅内的脑膜瘤两种，均来自蛛网膜细胞。

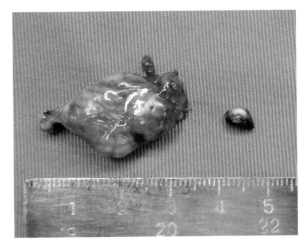

图 14-1-5　视神经胶质瘤大体标本

原发于眼眶内的脑膜瘤最多来源于视神经鞘膜,其次是来源于眶骨膜(特别是蝶骨大翼和筛骨),还有一部分与上述部位无明显联系,考虑来自异位的蛛网膜细胞。本部分重点讨论视神经鞘脑膜瘤。

视神经鞘内的蛛网膜由两层细胞及中间的网状组织所构成。外层为扁平的帽状上皮细胞,内层为梭形成纤维细胞,这两种细胞均可发生脑膜瘤。眶内脑膜瘤2/3由外层细胞发展而来,名为上皮型脑膜瘤。内层细胞形成的肿瘤名为纤维型脑膜瘤。

【临床表现】

（一）发病及病程

视神经鞘脑膜瘤多发生于中年女性,女:男=3:2,发病高峰年龄集中在30~45岁。大多数为单侧发病,少数为双侧发病。部分双眼发病者可伴有神经纤维瘤病。视神经鞘脑膜瘤主要发生于眶内段视神经,可沿视神经鞘膜间隙向颅内蔓延生长,并压迫患侧视神经,造成视力进行性下降并最终丧失。儿童发病率为4%~7%,患者常伴有Ⅱ型神经纤维瘤病,与成人不同,儿童无性别差异,年龄越小,越趋于恶性。儿童时期脑膜瘤常发生于眶内和颅内多处,恶性程度较高,手术后易复发,预后较差。

（二）症状及体征

原发于视神经的脑膜瘤由于发生部位和生长方式不同,临床表现也不同。脑膜瘤常发生于眶内段视神经,肿瘤细胞沿视神经鞘膜间隙生长,使视神经呈管状增粗,表面硬脑膜一般比较完整;如肿瘤细胞突破硬脑膜,多向一侧或包绕视神经生长,形成与视神经相连的梭形、锥形或不规则肿块。

视力严重减退是视神经鞘脑膜瘤较早的症状之一。肿瘤细胞局限于视神经鞘膜内并压迫视神经纤维,造成早期视力进行性下降而就诊,眼球突出改变轻微,眼底视乳头水肿,晚期出现视神经萎缩。

慢性眼球突出是视神经脑膜瘤常见体征。由于视神经异常增粗,肿瘤突破硬脑膜并向视神经一侧增长的肿瘤,或原发于视神经鞘之外的肿瘤,引起明显的眼球突出。眼球突出的方向一般沿眼轴向前发展;原发于蝶骨大翼骨膜的肿瘤,往往使眼球向前、内下移位。

眼底改变是视神经脑膜瘤常见的重要体征。早期发生视乳头水肿,并长期存在,发生继发性视神经萎缩。视乳头表面出现视神经睫状静脉,自视乳头中央部出现,至视乳头边缘消失,外观短而粗,如同视网膜中央静脉,数目不等,位置不定。视神经睫状静脉的出现,是由于视网膜中央静脉神经鞘内段慢性压迫,长期渐进性静脉压增高,在视网膜中央静脉与脉络膜静脉之间形成的侧支循环,视网膜血流经涡状静脉引流。

视力下降、眼球突出、慢性视乳头水肿及萎缩和视神经睫状静脉,为视神经鞘脑膜瘤四联征。

颅中窝前部或颅前窝后部的肿瘤在蝶鞍部压迫一侧视神经,引起该侧的视神经萎缩,如果肿瘤继续增长跨过蝶鞍而压迫到对侧的视神经,造成这一侧的视神经水肿,但此时原发侧的视神经已经萎缩而不表现为水肿,因此出现一侧视神经萎缩,另一侧视神经水肿的体征,称为Foster-Kennedy综合征。

（三）影像学检查

1. **超声**　B超显示视神经增粗,视神经前端加宽,边界清,内回声少,声衰减明显,后界不能显示,肿瘤内偶见强回声反射,为钙斑反射。肿瘤突破硬脑膜后,在眶内生长,可于眶内探及形状不规则的肿物。彩色多普勒显示肿瘤内有丰富的血流信号,可探及动脉或静脉频谱。

2. **CT**　视神经鞘脑膜瘤的CT特点如下:①视神经呈管状、梭形、锥形增粗或不规则增粗(图14-1-6)。②肿瘤内密度均匀,CT值+48~+108HU,可被中度强化。③有些病例出现"车轨征",利用薄层水平像观察,表现为视神经鞘膜的密度增高与视神经纤维之间的密度有差异,形成典型的"车轨征"。④钙化斑,肿瘤内不规则钙斑常见于砂粒型脑膜瘤,袖套样钙斑是视神经鞘脑膜瘤特有的CT征。⑤肿瘤沿视神经向前后蔓延,视神经增厚,密度增高。肿瘤经视神经管向视神经颅内段、视交叉、视束蔓延,弥漫性或复发性脑膜瘤也可经眶上裂蔓延至海绵窦旁。

3. **MRI**　视神经鞘脑膜瘤MRI的形状表现与CT相同,在T_1WI为中等偏低信号,T_2WI为中等偏高信号强度,部分肿瘤在T_1WI和T_2WI信号接近,增强后见视神经周围肿瘤中等强化,视神经不强化,显示"车轨征"清晰(图14-1-7),并可以此与视神经胶质瘤相鉴别。偏心性视神经鞘脑膜瘤应与神经鞘瘤、海绵状血管瘤相鉴别。脑膜瘤侵犯至颅内后,在T_2WI上信号强度明显高于脑组织,尤其在增强MRI发现脑

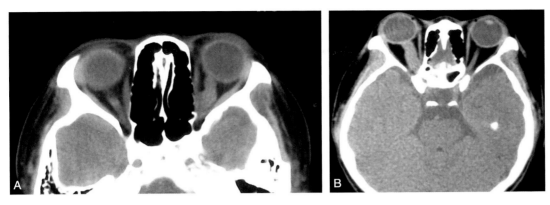

图 14-1-6 视神经鞘脑膜瘤 CT 平扫显示左侧视神经不规则增粗(A),右侧视神经管状增粗(B)

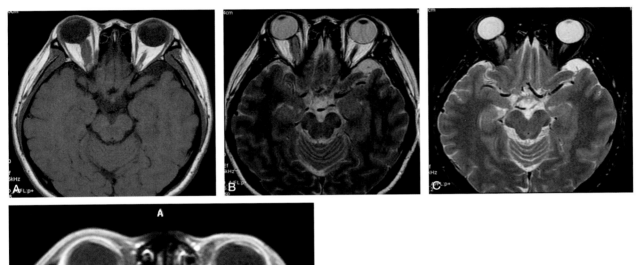

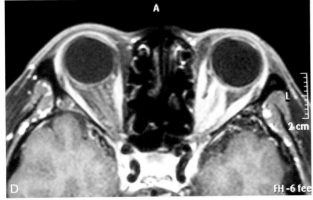

图 14-1-7 视神经鞘脑膜瘤 MRI 表现,右眼病变在 T₁ 呈低信号(A),T₂ 呈中高信号(B),T₂+ 脂肪抑制显示视神经"车轨征"(C),增强 MRI 显示另一例左视神经"车轨征"(D)

膜瘤的眶内部分仅轻度增强,颅内部分明显增强,有助于辨别肿瘤生长范围。

【诊断】

对成人单眼视力进行性下降及眼球突出者,特别是女性患者伴有脑膜瘤"四联征"者,应高度怀疑本症。CT 或 MRI 表现为视神经粗大,伴钙化斑,车轨征。MRI 对软组织分辨力优于 CT,结合不同方位扫描,可辨别肿物与视神经的关系。如确定视神经来源的占位性病变,应明确肿瘤的生长范围,是否向后经视神经管向颅内蔓延或向前进入眼内。

【病理】

脑膜瘤组织学分为上皮型、混合型、纤维型、血管型。前两者是眼眶脑膜瘤的两种最主要的组织学类型。

(1)上皮型脑膜瘤:最常见,占眼眶脑膜瘤 50%~75%,高倍镜下可见肿瘤细胞大小一致,胞浆丰富,呈淡红染色,细胞边界不清,呈合胞体状,核呈圆形或椭圆形。肿瘤细胞成巢状排列,中央细胞透明变性或中央小血管透明变性,透明组织钙化形成同心圆层状钙化小体,称"砂粒体",并有纤维结缔组织和血管形成分隔。上皮型脑膜瘤细胞由类似正常的蛛网膜细胞组成,因此预后较好,术后复发率较低。一般情况下,将砂粒体型也归入上皮型中;也有将砂粒体型纳入过渡型中,因此,文献报道上皮型和过渡型的发病率存在一定差异。

(2) 混合型脑膜瘤:也称过渡型脑膜瘤,在脑膜瘤中占第二位,具有上皮型和纤维型之间特征的过渡性脑膜瘤。部分肿瘤细胞呈圆形或椭圆形,部分肿瘤细胞呈长梭形,两者交织排列。

(3) 纤维型脑膜瘤:细胞呈长梭形,核呈梭形或杆状,细胞排列致密,呈束状或编织状排列,可见少量的上皮型瘤细胞小团。

(4) 血管型脑膜瘤:为上皮型瘤细胞成分及许多血管,管腔大小不等。

脑膜瘤大多数起源于蛛网膜上皮细胞,少部分起源于纤维结缔组织和血管,故在免疫表型上既可以表达上皮细胞标记物,又可以表达间叶来源的细胞标志物。常用免疫组化标记物为 Vimentin、EMA、CK、Ki67 均呈阳性表达,GFAP 阴性表达。其中,Vimentin 是间叶组织来源的特异性标记物,在脑膜瘤中阳性表达率约 95%。EMA、CK 是上皮源性细胞标志物,其中 EMA 阳性表达率一般大于 80%,CK 和 S-100 有一定阳性表达。纤维型和血管型比较少见,通过 EMA、CK 等上皮源性标志物发现少量的上皮细胞团,是鉴别其他纤维瘤或血管瘤的依据。

【鉴别诊断】

1. 视神经胶质瘤 视神经胶质瘤多发生于儿童,该肿瘤是视神经胶质细胞肿瘤,肿瘤细胞沿视神经蔓延,不具有视神经鞘脑膜瘤特征性的"车轨征"表现,在彩超上的血流信号不如脑膜瘤丰富。脑膜瘤侵犯硬脑膜,边缘不规则,呈鞘状,并有钙化,视神经管内脑膜瘤除了引起骨性视神经孔扩大外,还常见到附近前床突骨质增生硬化。

2. 视神经炎 主要指周围神经鞘瘤炎性病变,临床上表现视力急剧下降,可伴有眼球转动时疼痛和眼眶深部胀痛等症状。MRI 表现为视神经弥漫性增粗,一般不形成软组织肿块,T_1WI 视神经信号减低,T_2WI 信号增高,增强后可有强化,以增强扫描联合脂肪抑制序列显示最佳。

【治疗】

视神经鞘脑膜瘤的治疗方法主要包括放射治疗和手术治疗。由于肿瘤生长部位的特殊性,手术切除不可避免视力丧失,因此治疗应以控制肿瘤,保留有用视力为原则;单纯放射治疗可在确保一定视力的前提下控制肿瘤生长,改善症状。

目前,对于视力较好的视神经鞘脑膜瘤,定期随访视力、视野和 MRI 检查。对于视力进行性下降或发现肿瘤增长,可采用放射治疗控制肿瘤进展,争取保存部分视力。如观察过程中肿瘤沿视神经发展,接近视神经管前缘应考虑手术治疗,手术后联合放疗预防复发。

随着放射治疗技术的发展,伽马刀在视神经鞘脑膜瘤的非手术治疗中应用较多。目前主要采用分次立体定向放射治疗(fractionated stereotactic radiotherapy,FSRT)及调强适形放射治疗(intensity-modulated radiotherapy,IMRT),其确切分割治疗模式仍为探讨热点。放射剂量过低对于脑膜瘤这样的良性肿瘤效果不确定;较大的靶区内剂量将会增加视神经损伤的危险。为减少不良反应,采用低分割、高剂量的分次立体定向放射治疗的单次照射剂量常为 1.8~2.0Gy,总剂量在 50.4~54Gy。由于视神经鞘脑膜瘤多包绕视神经生长,所以对视力尚存的患者,必须控制视神经的受累剂量;一般认为 8~10Gy 以下是视神经较为安全的剂量,并使肿瘤周边剂量在 12~18Gy,认为既可以达到控制肿瘤,又可有效地降低放射损伤的风险。放射治疗视神经脑膜瘤的主要目的在于长期控制肿瘤生长,治疗后肿瘤缩小或停止生长均是治疗有效的标志。刘东等报道经伽马刀治疗后,肿瘤开始缩小的中位时间 9.5 个月,治疗 45 个月后肿瘤控制率趋于稳定,随访 3~5 年肿瘤控制率为 93.3%。

【典型病例】

患者女,46 岁。入院前 6 个月左眼视力无明显诱因下降至 0.6,于当地医院就诊,行眼眶 MRI 检查(图 14-1-8),诊为"左眼视神经鞘脑膜瘤",行 γ 刀治疗(照射剂量为 10Gy),4 个月前复查左眼视力恢复至 1.0,眼底检查未见明显异常,复查眼眶 MRI,视神经无明显改变(图 14-1-9),1 个月前出现左眼视物模糊,1 周前左眼视力骤然下降。

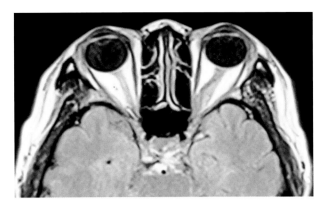

图 14-1-8 示左眼视神经鞘脑膜瘤(γ刀治疗前)

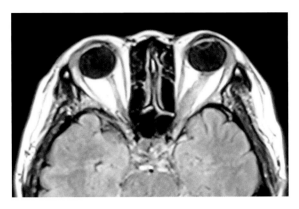

图 14-1-9 示左眼视神经鞘脑膜瘤(γ刀治疗4个月后)

入院检查左眼视力0.25,矫正无提高,左眼视乳头水肿,隆起3D,视盘边界不清,周围血管迂曲扩张(图14-1-10)。荧光素眼底血管造影(FFA)检查,左眼视盘周边血管早期渗漏,晚期渗漏持续。视野检查,左眼旁中心暗点。闪光视觉诱发电位(F-VEP)检查,左眼P1波潜伏期延长,振幅降低。视网膜电图(ERG)检查,双眼未见异常。MRI检查,左眼眶内段视神经增粗,余未见明显异常,增强可见车轨征。

本例患者左眼视神经鞘脑膜瘤诊断明确,MRI提示病变仍局限于视神经鞘膜内,并无颅内侵犯迹象,为保留较好的视力行γ刀治疗。因放射线的晚期反应,出现左眼视神经γ刀术后晚期反应性水肿。

治疗:给予激素冲击及营养神经治疗20天后,左眼视力恢复至0.8,视乳头水肿好转,边界不清。复查电生理及MRI,较前未见明显改变。

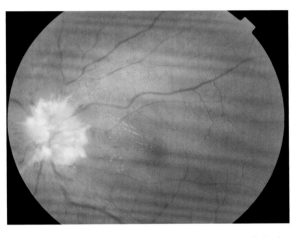

图 14-1-10 示左眼视神经γ刀术后晚期反应性水肿,可见左眼视乳头水肿,周围血管迂曲扩张

三、视神经鞘恶性脑膜瘤

恶性脑膜瘤多发生于颅内,眼眶原发性恶性脑膜瘤较少见。恶性脑膜瘤形态与良性脑膜瘤相似,但外形不规则,多呈分叶状,瘤体内信号不均,坏死、囊变、出血、钙化常见。增强扫描瘤体不均匀强化。易引起周围骨质的改变,多呈浸润性骨质破坏。

根据组织学特征,脑膜瘤可分为良性(Ⅰ级)、非典型性(Ⅱ级)和恶性(Ⅲ级)。2007年WHO中枢神经系统脑膜瘤最新分类方法中,将WHO Ⅱ、Ⅲ级的脑膜瘤统称为恶性脑膜瘤(表14-1-1)。脑膜瘤发病年龄

表 14-1-1 2007年WHO中枢神经系统脑膜瘤分类

脑膜瘤分类	WHO分类	预后	脑膜瘤分类	WHO分类	预后
内皮型	Ⅰ级		非典型	Ⅱ级	
纤维型	Ⅰ级		透明细胞型	Ⅱ级	
混合型	Ⅰ级		脊索样型	Ⅱ级	高复发、高进展危险性脑膜瘤
沙粒体型	Ⅰ级	低复发、低进展危险性脑膜瘤	横纹肌样型	Ⅲ级	
血管瘤型	Ⅰ级		乳头状型	Ⅲ级	
微囊型	Ⅰ级		间变型	Ⅲ级	
富淋巴细胞型	Ⅰ级				
化生型	Ⅰ级				

越小,恶性程度越高,术后复发率就越高。

第二节　周围神经肿瘤

一、神经鞘瘤

神经鞘瘤(neurilemmoma)是由神经鞘细胞形成的良性肿瘤,多见于脑神经、脊髓神经根部、四肢及头部的周围神经。神经鞘细胞由胚胎时期的神经嵴发展而来,由于眼眶内富含神经组织,包括运动神经、感觉神经、交感神经和副交感神经,故眶内神经鞘瘤常见,占全部眼眶肿瘤的 1%~2%。

【临床表现】

（一）发病及病程

该肿瘤生长缓慢,沿神经干走行生长,多呈长椭圆形或结节状,瘤内为实性,可有部分液化及囊性变,表面光滑有完整包膜,与所发生的神经相连。肿瘤多发生在眶上部或内上方。这与眼眶神经鞘瘤大部分起源于三叉神经的滑车上神经和眶上神经有关。源于眶上神经、滑车上神经和泪腺神经的神经鞘瘤位于肌锥外间隙,而源于三叉神经眼支的鼻睫神经的神经鞘瘤位于肌锥内间隙。部分神经鞘瘤可通过眶上裂累及颅内。

（二）症状和体征

临床表现与肿瘤大小、位置等因素有关,在眼眶内主要引起占位效应,多以渐进性眼球突出为就诊原因。由于肿瘤多位于眶上部,因此眼球多有前突及下转位;位于球后者,主要表现为轴性眼球突出,如肿瘤压迫眼球后极部,可引起屈光不正和后极部视网膜脉络膜皱褶;位于眶尖者,早期引起视力减退和视神经萎缩。较大的肿瘤可以引起眼球运动障碍。

（三）影像学检查

1. 超声　神经鞘瘤在 A 超上显示为低反射回声,入出肿瘤波峰陡峭。肿瘤在 B 超上多为椭圆形或分叶状,内回声较弱,分布不均。主要的特点为肿瘤内出现无回声的液化腔,对诊断非常有帮助。多个液化腔的存在,就显示为多间隔的无回声区。彩色多普勒显示肿瘤内血流信号较丰富,或呈星点状;但在变性或液化区,无血流信号(图 14-2-1)。

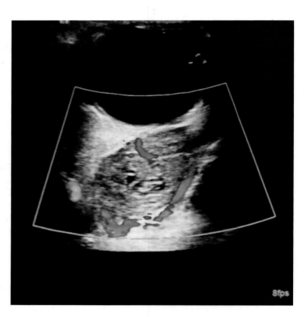

图 14-2-1　示彩色多普勒显示右眼眶神经鞘瘤内血流信号较丰富,在变性或液化区,无血流信号

2. CT　眼眶神经鞘瘤的 CT 检查可以确定肿瘤的位置和形状,并对 CT 诊断有所帮助。神经鞘瘤的好发部位是眶上部,类圆形,椭圆形或长梭形肿瘤是神经鞘瘤较典型的征象,尤其是与眼眶前后轴方向增长的条状或椭圆形肿瘤更具特征性(图 14-2-2),可能是因为肿瘤是沿神经走行生长所致。有时可见肿瘤一端有线形延长,此部分可能是肿瘤来源神经。肿瘤边界清楚,内密度多为均质,囊样变显示为低密度。肿瘤在 CT 上和海绵状血管瘤区别,该瘤体内有低密度区或液化腔,而海绵状血管瘤内密度均匀;神经鞘瘤表面光滑,而海绵状血管瘤表面可表现为区域性微微凸起,是为瘤体

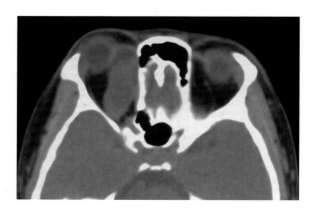

图 14-2-2　示右眼眶神经鞘瘤呈前后轴方向增长的椭圆形肿瘤

内部纤维间隔延续于瘤体包膜，形成了束带样表现，此两点 CT 征对诊断有所帮助。肿瘤的继发改变有眶腔扩大，视神经、眼外肌受压移位，眼球壁受压变平。神经鞘瘤可经眶上裂向颅内蔓延，显示眶上裂扩大，眶上裂外缘后翘，侵犯至颅内的肿瘤与脑组织密度相似，强化不显著，不利于分辨肿瘤侵犯边界。

3. MRI 神经鞘瘤的肿瘤组织学特征包括实体细胞区（Antoni A 型）和星状或椭圆细胞混于疏松黏液背景中的区域（Antoni B 型）。Antoni A 型瘤细胞区呈等 T_1 等 T_2 信号，Antoni B 型瘤细胞区信号与黏液类似，呈长 T_1 长 T_2 信号。增强后病变实性部分（Antoni A 细胞分布区）明显强化，囊变区（Antoni B 细胞分布区）无强化或轻度强化。由于神经鞘瘤内经常并存这 2 种类型的组织，实性区和囊变区分布形式多样，造成其 MRI 信号复杂多变的原因，从而导致该肿瘤的特殊信号：在 T_1WI 上呈均匀的等信号或等信号区中混杂片状低信号（图 14-2-3A），在 T_2WI 肿瘤显示低、中、高混杂信号（图 14-2-3B）。

囊性变的肿瘤在增强后的 T_1 加权像上，肿瘤中央区不被强化，而周边部呈环形强化（图 14-2-3C）。有数个囊性结构的肿瘤还可表现出多个环形强化。但环形强化不等于囊性变，因肿瘤中央区细胞成分密集、相对供血不足、缺血坏死、出血、钙化，均可表现为 T_1 加权像上的环形强化。

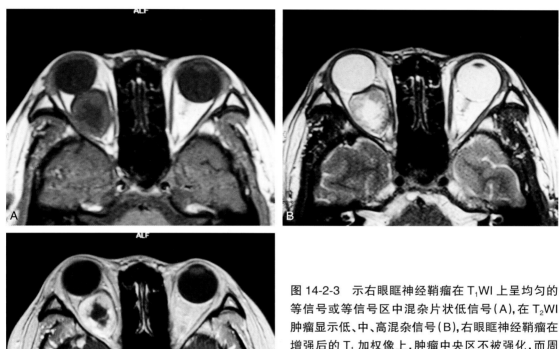

图 14-2-3 示右眼眶神经鞘瘤在 T_1WI 上呈均匀的等信号或等信号区中混杂片状低信号（A），在 T_2WI 肿瘤显示低、中、高混杂信号（B），右眼眶神经鞘瘤在增强后的 T_1 加权像上，肿瘤中央区不被强化，而周边部呈环形强化（C）

另外，MRI 对软组织的分辨率较高，对比 T_1 及 T_2 加权像的信号变化，可清晰显示神经鞘瘤的数量、形态和边界，有助于辨别肿瘤与视神经及眼外肌的关系；尤其对于经眶上裂侵犯至颅内的神经鞘瘤，MRI 检查可以看到肿瘤后界经眶上裂蔓延至颅底并与颅内硬膜关系密切。因此，MRI 对神经鞘瘤具有较高的诊断价值。

【诊断】

对成人单侧眼球突出者，根据 CT 或 MRI 发现肿瘤的位置及形态，并与海绵状血管瘤相鉴别，一般可以作出神经鞘瘤的临床判断。MRI 检查优势在于可辨别肿物与视神经的关系，以及病变是否向颅内蔓延。

【病理】

神经鞘瘤大体呈类圆形，多球形，肿瘤为实体或部分囊性变，表面有包膜。镜下主要包括 Antoni A 型、

Antoni B 型和混合型。Antoni A 型是纤维型肿瘤细胞呈束状平行排列,或呈漩涡状、栅栏状排列;细胞间质少。Antoni B 型主要为大量疏松的黏液样基质,少量肿瘤细胞呈星芒状排列。混合型为 A、B 两型结构混合存在,细胞区和黏液样基质区大体相等。囊样结构多见于 Antoni A 区,而多血管结构出现在 Antoni B 区。免疫组化检查 S-100 蛋白标记阳性。

【鉴别诊断】

1. 海绵状血管瘤　神经鞘瘤和海绵状血管瘤均为成人常见的眼眶良性肿瘤,二者在 CT 上均可表现为类圆形肿瘤,主要区别为:前者瘤内可出现低密度区或液化腔,则较典型;而后者通常肿瘤组织密度均匀;前者瘤体表面光滑,后者呈束带样改变。超声检查对鉴别诊断帮助较大,主要的区别在于神经鞘瘤内回声较弱,分布不均匀,可见低或无回声区,CDFI 显示星点状少量血流信号;海绵状血管瘤为多回声性或中高反射性肿瘤,内回声分布均匀,CDFI 一般为缺乏血运或无血运。MRI 检查神经鞘瘤常表现为 T_1WI 上等信号或等信号区中混杂片状低信号,在 T_2WI 上显示低、中、高混杂信号,增强后呈不均匀强化或环形强化;而海绵状血管瘤在 T_1WI 呈等信号、T_2WI 呈高信号,信号均匀,增强起始时点状或小片状强化,逐步表现为"渐进性强化"。

2. 炎性假瘤　炎性假瘤的 CT 表现形状多样,多与眼球壁呈"铸造型"改变,糖皮质激素治疗有效,结合病史、体征可鉴别。

【治疗】

神经鞘瘤最好的治疗方法就是手术摘除。为避免术后复发,尽量完整摘除肿瘤。完整彻底的手术摘除与手术路径的选择、术野的充分暴露及术中的操作技巧密切相关。神经鞘瘤的手术切除应根据瘤体特点选择适合手术策略。

肿瘤包膜光滑且薄弱,如瘤体质地均匀,大小适中,可试行沿包膜分离并完整摘除。但肿瘤内出现不规则液化更为多见,术中无法用组织钳夹取,强行分离包膜易破,可行囊内切除液化瘤组织,然后剥离囊膜。

肿瘤位置多较深,可达眶尖部,暴露困难;如肿瘤常有明显粘连尤其与眶尖组织,造成切除困难,且易出现严重并发症。

1. 手术入路应选择较宽的手术野　由于神经鞘瘤位置深,粘连较重,故应选择较宽阔的术野。最常采用的入路是外侧开眶,根据肿瘤的位置和深度的不同,术中将眶外壁和眶上缘或眶下缘一同切开,这样有利于全切肿瘤,减少并发症的出现。

肿瘤向颅内蔓延时应采取经颅开眶,同时切除颅内和眶内部分的肿瘤。为扩大术野应将眶缘和眶顶一并切取,眶尖部和上裂的骨质磨除,以便眶上裂肿瘤的切除。

2. 肿瘤切除方法　由于神经鞘瘤囊膜很薄,有时肿瘤体积较大、粘连严重、较难一次全切可采用囊内切除。肖利华等报道根据 MRI 上 T_2 加权像信号变化,选择囊内摘除或整体摘除:①MRI 检查中如在 T_2WI 上信号为中低信号,且增强不明显时提示肿瘤内的细胞成分较多,术中发现肿瘤内容质地较硬,容易做囊内切除。如 T_2WI 肿瘤为均匀一致的高信号且增强明显均匀时,可能适合做肿瘤整体切除。②另外,肿瘤体积较细长时只能做整体切除,因为囊膜与其内的肿瘤无法分离。强行分离会造成肿瘤破碎,出血甚至引起视神经的损伤而视力丧失。③如果肿瘤质地较软,术中可能无法将囊膜和肿瘤内容分离,只能做整体切除。

【预后】

多数可以完全切除肿瘤、不复发。但如果无法全部切除而部分肿瘤残余,可引起复发,术后联合放射治疗可控制肿瘤生长。

【典型病例】

患者,女,27 岁,主因"右眼球突出 4 个月"入院。入院眼部检查:右眼视力 1.0,眼压 18.9mmHg,前节和眼底检查未见明显异常,眼球突出,眼球稍向外下方移位,眼眶内上方隐约可触及质韧肿物,边界清楚,眼球上转不足,余方向尚可,眶压(+)。眼球突出度 12mm—9mm。

眼眶 CT 示右眼眶内上方可见一长椭圆形软组织病变,边界清晰,密度较均匀,压迫内直肌及上直肌

（见图 14-2-2）。眼眶 MRI 示右眼眶内病变在 T₁ 像呈中低信号（图 14-2-4A），T₂ 像呈不均匀中高信号（图 14-2-4B），增强后病变不均强化，其前内侧部分未见明显强化（图 14-2-4C）。

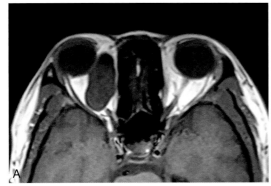
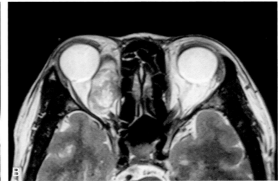
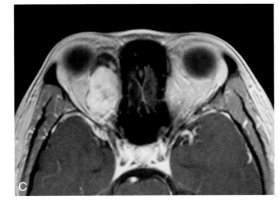

图 14-2-4　示右眼眶神经鞘瘤在 T₁WI 上呈不均匀中低信号（A），在 T₂WI 肿瘤显示的中、高混杂信号（B），增强后病变不均强化（C）

本例神经鞘瘤的影像学特点比较典型，根据肿瘤的位置和形态，诊断神经鞘瘤比较容易，由于病变前端在眶内上方比较靠前的位置，采用前路开眶手术，暴露肿瘤前极，沿表面包膜分离至肿瘤后部偏下方时应避免损伤视神经。最后肿瘤完整摘除（图 14-2-5）。

二、神经纤维瘤

神经纤维瘤（neurofibroma）为周围神经良性肿瘤，与神经鞘瘤不同者，病理组织内除神经鞘细胞增生外，还混杂有神经内成纤维细胞的增生。根据症状体征和病理组织学改变眼眶神经纤维瘤可分为三种类型：局限型、丛状型和弥漫型。眼眶神经纤维瘤常是多发性神经纤维瘤病（von Recklinghausen 病）的一部分。本病为常染色体显性遗传。眼眶神经纤维瘤的发病率很难估计，因弥漫型和丛状型神经纤维瘤往往不需要病理组织学检查即可确定诊断。

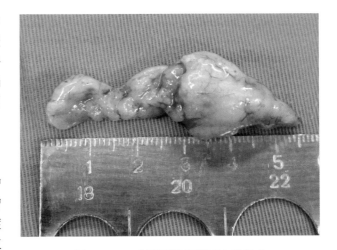

图 14-2-5　右眼眶神经鞘瘤大体标本

【临床表现】

（一）发病及病程

神经纤维瘤在出生后或幼年时期即出现症状和体征，儿童时期症状明显，该肿瘤生长缓慢，呈局限性或弥漫性生长。

（二）症状和体征

局限型一般发生于一侧眼眶。主要为眼球突出，眼球运动障碍，视力下降等。局限神经纤维瘤中有

12% 伴有神经纤维瘤病。

丛状型与神经纤维瘤病关系密切。其临床表现比较特殊,病变范围广泛。包括眼睑、眶内、眶周、颅面部,还有身体躯干四肢均可出现,累及皮肤、皮下组织、睑板、提上睑肌、眼外肌、眶骨等,还可累及全身肌肉骨骼、内脏。常见临床表现为眼睑肥厚、上睑下垂、眼睑外翻,眼睑及颌面部皮肤肥大呈袋状下垂,皮下肿瘤组织增生可触及软性或条索性肿物、虹膜表面淡黄色结节、眼球运动障碍、视神经被侵犯引起视力减退。全身皮肤常有淡棕色色素斑。还有眶骨部分缺失,主要发生在前部及眶顶。

弥漫型神经纤维瘤如肿瘤侵犯皮下组织、眶内脂肪、眼外肌和其他软组织,发生眼睑肥厚、眼球突出和眼球运动受限,临床表现与丛状神经纤维瘤类同。

（三）影像学检查

神经纤维瘤家族史和身体其他部位患有神经纤维瘤病体征,可提示眼眶病的诊断,影像学检查有特征性发现。

1. **超声** 局限型神经纤维瘤为眶内孤立的占位病变,类圆形或形状不规则,边界清楚而不圆滑,表明肿瘤缺乏包膜。内回声较少,因肿瘤内含有较多的纤维组织声衰减较显著,甚至不能显示肿瘤的后界。彩色多普勒超声显示肿瘤内有丰富彩色血流。

丛状型神经纤维瘤显示边界不清的回声病变,可出现条状低回声或无回声区。有些病例可见眶上部有边界清楚的缺乏回声的搏动性病变,为合并眶骨缺失、脑膜脑膨出。彩色多普勒超声显示肿瘤内有丰富彩色血流。

2. **CT** 局限型显示为形状不规则块影,密度均匀。丛状型显示眶内软组织肿块,边界不清,伴有斑点状高密度影,还伴有眼外肌肥大,视神经增粗,眼睑肥厚,眶壁缺失、变薄或增厚。骨缺失常为蝶骨大翼和小翼,有时累及眶顶。

3. **MRI** 局限型显示软组织肿块 T_1WI 为中等信号强度,T_2WI 为高信号强度。丛状型病变内质地和结构复杂,MRI 图像信号强度混杂或斑驳状。骨改变的显示不如 CT 清晰。

【诊断及鉴别】

丛状型神经纤维瘤具有家族史和身体多部位患有神经纤维瘤病的体征,是重要的诊断线索,结合影像学检查一般诊断比较明确,但早期眼睑症状应与先天性上睑下垂、睑外翻等相鉴别。

局限型神经纤维瘤术前定性诊断较为困难,临床症状和影像学所见与一般眶内良性肿瘤类同,需与海绵状血管瘤、神经鞘瘤等其他良性肿瘤鉴别。

【病理】

局限型神经纤维瘤呈类圆形或不规则形实体肿物,质较硬,灰白色,无包膜。显微镜下见梭形瘤细胞和胶原纤维交织排列,其基质为黏液样组织。在高倍镜下可分出梭形的神经内成纤维细胞和神经鞘细胞;后者细胞核呈逗点状。偶见瘤细胞核呈栅栏状排列,类似于神经鞘瘤。

丛状型神经纤维瘤为形状不规则的软性肿物,灰白色颗粒状及条索状,与正常组织结构缺乏明显界限,表现为大量的粗大神经束延伸至眼眶、眼睑、泪腺、提上睑肌、颞部或面颊部等部位。镜下:可见肿瘤内有鞘神经纤维和无鞘纤维轴突、神经鞘细胞。成纤维细胞和胶原纤维呈束状疏松排列在黏液样基质之内。

弥漫型神经纤维瘤的外形和细胞成分与丛状型相同,瘤细胞超过神经周围膜的限制,沿结缔组织间隔和细胞间隙蔓延,不破坏神经的支持组织。

【治疗】

局限型神经纤维瘤如影响视力和眼球运动,应进行手术切除。手术中可见病变边界清楚、质地较硬、灰色质块,缺乏包膜,可与神经纤维相连。发现与肿瘤相连的神经束往往需要切除,但手术时很难辨认,术后多遗留神经功能障碍,一般来源于感觉神经纤维更为常见,可能有支配区域感觉麻木。

眼眶丛状神经纤维瘤的治疗是一个困难问题。由于病变弥散浸润,缺乏明显边界,并侵犯睑板、眼外肌、提上睑肌等正常结构,病变范围广泛,难以完全切除,并且术中出血较多。手术治疗只能是部分切除,暂时改善外观,手术后肿瘤继续生长,因此,如眼部变形不明显尽量推迟治疗。新型 CO_2 激光治疗有一定疗效。本病对放射线照射和药物反应不敏感。

【预后】

眼眶神经纤维瘤因类型不同预后也有区别。局限型肿瘤切除后很少复发。丛状和弥漫型肿瘤,侵犯范围广,缺乏明显边界,手术难以完全切除,术后往往继续增长。上睑下垂矫治和整形效果也差,个别病例可恶变为恶性神经鞘瘤。

三、神经纤维瘤病

神经纤维瘤病(neurofibromatosis)又名 von Recklinghausen 病或综合征。由 Von Recklinghausen 于1882 年首先报告,指出该病是发生于神经纤维或神经干上的肿瘤样病变。共包括七种类型。眼眶病变以神经纤维瘤病 I 型多见,II 型较少。一般来说,这些病变具有相同的皮肤表现,即神经纤维瘤和皮肤咖啡样色素斑。病理学上主要特征是神经外胚层结构过度增生和肿瘤形成,尚伴有中胚层组织过度增生,典型病理改变为梭形细胞组成的神经纤维瘤、大小不一,主要发生于脑神经,脊神经或马尾等处,神经纤维瘤基本由鞘膜细胞组成。有些学者认为肿瘤是 Schwann 细胞弥漫增生的结果,另一些学者则认为来源于神经内膜和外膜。

(一)神经纤维瘤病 I 型

神经纤维瘤病 I 型曾被称为周围神经纤维瘤病,来源于神经嵴细胞分化异常而导致多系统损害的常染色体显性遗传病,发病率为 1/3 500,是由于 I 型神经纤维瘤蛋白基因(neurofibromin 1,*NF1*)突变及表达异常所致。该发病基因定位于 17 号染色体长臂,其蛋白产物为神经纤维素,大量表达于神经元、星形胶质细胞、少突胶质细胞、施万细胞、肾上腺细胞、性腺细胞和白细胞等。*NF1* 是肿瘤抑制基因,其突变可干扰 Ras 循环的 cAMP 信号转导通路从而引发肿瘤。

I 型最常见的眼部表现为虹膜 Lisch 结节,眼眶丛状神经纤维瘤、蝶骨翼缺失以及视神经胶质瘤。虹膜结节出现的频率随年龄增长而增加,成年患者几乎全部都出现。其他眼部表现还包括角膜支配神经病变,角巩膜周围神经纤维瘤,先天性大眼球,青光眼及葡萄膜色素性错构瘤。视网膜病变极少出现,包括星形胶质细胞错构瘤、视网膜色素上皮错构瘤以及视网膜血管瘤。皮肤咖啡样色素斑从 1 岁就可出现,至青春期逐渐增大,多见于躯干和腋窝,头面部少见。

中枢神经系统病变包括视神经及其他中枢神经胶质瘤、血管异常和蛛网膜囊肿。其他受累部位还包括脊神经、交感神经系统和肾上腺(嗜铬细胞瘤)。此外胃肠道多发性神经纤维瘤和各种形式的骨骼改变也常出现。

神经纤维瘤病 I 型诊断要点:

1. 6 个以上皮肤咖啡样色素斑,青春期前患者斑块最大直径超过 6mm,青春期后超过 15mm;

2. 2 个以上任何类型的神经纤维瘤病灶,或 1 个丛状神经纤维瘤病灶;

3. 腋窝或腹股沟斑块;

4. 视神经胶质瘤;

5. 2 个以上虹膜 Lisch 结节(虹膜错构瘤);

6. 骨质损害,如蝶骨翼缺失、长骨骨质菲薄,伴有或不伴有假关节病;

7. 阳性家族史,父母、同胞或子女中有神经纤维瘤病 I 型患者;

具有上述任何 2 项以上者,即可诊断为神经纤维瘤病 I 型。

(二)神经纤维瘤病 II 型

神经纤维瘤病 II 型以前被称为中枢型神经纤维瘤病,是一种常染色体遗传型疾病,基因定位于 22 号染色体上。发病率为 1/50 000~1/40 000,仅为 I 型的 1/10。典型临床表现为双侧听神经瘤以及偶尔出现的脑膜瘤、脊神经根神经鞘瘤和青少年型白内障。

II 型患者皮肤咖啡样色素斑较少(6 个以下),皮肤损害多为神经鞘瘤。该型最重要的标志为双侧听神经瘤。三叉神经偶可受累,星形胶质细胞瘤在中枢神经系统少见,但在脊神经则相对较多见。II 型倾向于形成神经包膜来源的肿瘤,诸如脑膜瘤、脑室管膜瘤和周围神经鞘瘤。

眼部表现可早于中枢神经系统症状出现,主要为青少年型晶状体后囊下混浊型白内障,虹膜结节很少出现。后部视网膜病变包括色素上皮错构瘤、视网膜前膜、星形胶质细胞瘤以及视乳头胶质瘤。

神经纤维瘤病Ⅱ型诊断要点:

1. 影像(MRI 或 CT)　显示双侧听神经瘤,强化 MRI 效果更佳。

2. 阳性家族史伴单侧听神经瘤或以下任意两点:神经纤维瘤、脑膜瘤、胶质瘤、神经鞘瘤、青少年后囊膜下型白内障。

【治疗】

对颅内和脊椎管内单发肿瘤引起压迫症状者,可考虑手术切除;对眼睑或眶内神经纤维瘤影响视力或外观者可切除肿瘤并做眼睑成形手术;对引起搏动性眼球突出的眼眶壁缺损者,可做眶壁修补术;伴发癫痫者,可抗痉剂治疗;有青光眼者,抗青光眼治疗。

【预后】

本病预后与症状轻重程度有关,肿瘤引起颅内及内脏病变者,预后较差。

【典型病例1】

患者女,36 岁,出生后右眼睑额颞部肿物生长。眼部检查:右眼裸眼视力 0.3,眼压 18mmHg,额部、颞部和上睑均可触及弥漫性肿物,形状不规则,质韧,揉面感,边界欠清,无触痛,上睑下垂遮盖全角膜,虹膜纹理清,可见 Lisch 结节,前节余项和眼底检查未见明显异常,眶压正常,眼球向外下方移位,眼球外转、下转不到位,余方向尚可。左眼视力裸眼 1.0,眼部检查正常。全身检查:背部可见牛奶咖啡斑(图 14-2-6)。

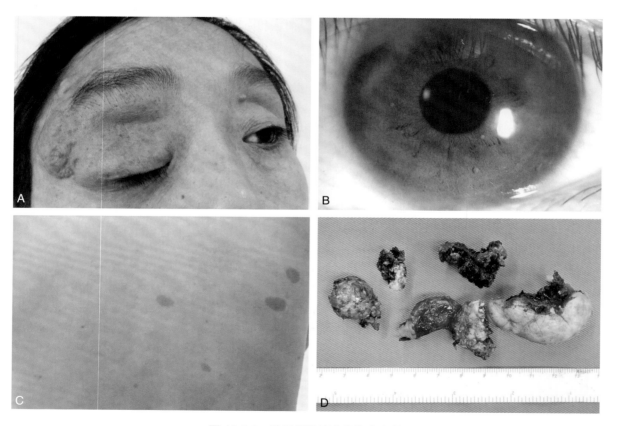

图 14-2-6　神经纤维瘤患者临床表现

A. 患者侧面外观像,可见眉弓部及颞窝部肿物;B. 眼前节照相;C. 患者背部可见牛奶咖啡斑;D. 眼眶神经纤维瘤大体标本

手术行眉弓下入路前路开眶并向外眦延伸,肿瘤表面皮肤已变性并且较薄与肿瘤粘连,难以分离,将皮肤及皮下肿瘤组织大部切除,术后病理结果为神经纤维瘤。

【典型病例 2】

　　患者男,66 岁,自幼左眼睑及眼眶肿物生长,40 余年前曾行经颅开眶摘除眶内肿瘤,术后病理为丛状神经纤维瘤。眼部检查:右眼裸眼视力 0.15,眼压 14mmHg,上睑及颞窝触及弥漫性肿物,形状不规则,质韧,揉面感,边界欠清,无触痛,上睑下垂遮盖全角膜,虹膜纹理清,前节和眼底检查未见明显异常,眶压正常,眼球各方向运动正常。左眼视力裸眼 1.0,眼部检查正常。

　　眼眶 CT 示左眼眶前部不规则软组织密度影,边界欠清,病变侵蚀眶缘及眶外壁,并向颞窝生长。眼眶 MRI 示左眶前部、颞窝、左侧颞极至海绵窦区可见不规则混杂信号影,眶前部及颞窝病变呈等 T_1 长 T_2 信号影,左颞极至海绵窦区病变 T_1 呈低信号,T_2 呈高中低混杂信号。增强 MRI 示眶前及颞窝病变明显强化,颞极至海绵窦病变未见强化(图 14-2-7)。

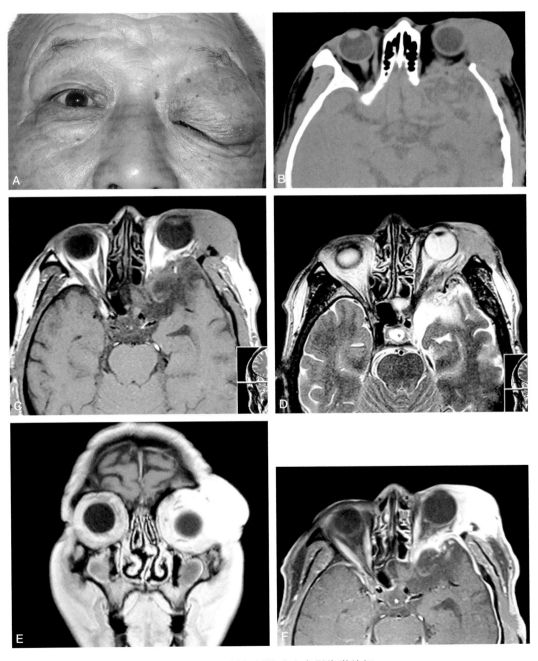

图 14-2-7　神经纤维瘤患者影像学特征

A. 为患者外观像;B. 为眼眶 CT 示左眼眶前部不规则软组织病变,眶壁骨质破坏,病变蔓延至颞窝;眼眶 MRI 示左眶前部及颞窝病变在 T_1 加权像(C)呈中低信号,T_2 加权像(D)呈高信号,强化后(E、F)病变增强明显

四、恶性神经鞘瘤

恶性神经鞘瘤(malignant neurilemmoma)又名恶性施万细胞瘤(malignant schwannoma)、神经源性肉瘤(neurogenic sarcoma)和神经纤维肉瘤(neurofibrosarcoma)。是一系列较常见的周围神经鞘细胞来源的恶性程度较高的肿瘤,细胞来源多样,多为施万细胞或神经纤维母细胞,部分肿瘤也可来源于具有多向分化潜能的胚胎神经干细胞,组织学表现各有不同。一般认为恶性神经鞘瘤多由神经纤维瘤恶变而来,唐宝懿(1989)报告一例神经纤维瘤手术后三个月复发恶变,也有良性神经鞘瘤切除后复发,而成恶性神经鞘瘤者发生于眶内较为罕见,多为个案报道。可发生于各种年龄(2~75岁)和性别,约25%的眶内恶性神经鞘瘤合并神经纤维瘤病。

【临床表现】

一般来说,原发性或者伴有神经纤维病的恶性神经鞘瘤具有侵袭性,数月即会产生明显的临床表现,眼球突出进展较快,额神经或眶上神经受累会引起眶区自发性疼痛,眶周围知觉减退,上睑下垂,视乳头水肿,眼球向各方向运动受限,于眶上侧可扪及痛性肿物。CT显示软组织肿物,形状不规则,常有骨破坏。肿瘤可向颅中窝蔓延,血行转移死亡。目前已有报道患者于术后13个月死于颅内转移。少数肿瘤呈慢性进行性生长。合并神经纤维瘤病者患者病程相对缓和,由于首次手术切除不完全可导致术后3~6个月复发。

【诊断】

有神经鞘瘤或神经纤维瘤手术史,复发后发展较快,眼部肿胀明显,最后诊断需要活体病理组织学检查。

【病理】

病理检查,肿瘤沿某一神经孤立增长,或神经纤维瘤恶变,呈分叶状或球形,白或灰白色,边界不清,缺乏包膜。镜下可见肿胀的神经束含有梭形细胞,呈异形性,染色质增多,偶见上皮样细胞和多核巨型细胞。肿瘤常发生黏液样改变,瘤内异位组织如骨质、横纹肌、腺样组织及软骨等也可见到。电镜观察和免疫组织化学分析S-100蛋白有助于与其他神经细胞或上皮细胞来源的肿瘤相鉴别。

【治疗】

恶性神经鞘瘤首选手术治疗。一旦诊断成立,应广泛切除,包括眶内容及邻近肿瘤的骨骼,放射和药物治疗作为补充疗法,γ刀治疗可抑制肿瘤生长,但最终效果未获肯定。Jakobiec等(1985)称此肿瘤有沿眶上神经向半月神经节和脑桥蔓延倾向,恶性神经鞘瘤生存预后很差。

(简天明　唐东润)

参 考 文 献

1. Spicer GJ, Kazim M, Glass LRD, et al. Accuracy of MRI in defining tumor-free margin in optic nerve glioma surgery. Ophthalmic Plastic and Reconstructive Surgery, 2013, 29(4):277-280.

2. Uslu N, Karakaya E, Dizman A, et al. Optic nerve glioma treatment with fractionated stereotactic radiotherapy case report. Journal of Neurosurgery-Pediatrics, 2013, 11(5):596-599.

3. Glass LRD, Canoll P, Lignelli A, et al. Optic nerve glioma: case series with review of clinical, radiologic, molecular, and histopathologic characteristics. Ophthalmic Plastic and Reconstructive Surgery, 2014, 30(5):372-376.

4. Borghei-Razavi H, Shibao S, Schick U. Prechiasmatic transection of the optic nerve in optic nerve glioma: technical description and surgical outcome. Neurosurgical Review, 2017, 40(1):135-141.

5. Srinivasan K, Thomas B. Teaching Neuroimages: Optic nerve glioma with perineural arachnoid gliomatosis in a patient with neurofibromatosis-1. Neurology, 2015, 84(13):E97.

6. 孙景阳, 艾薇. 16例视神经胶质瘤临床分析. 首都医科大学学报, 2008, 29(3):399-401.

7. Ertiaei A, Hanaei S, Habibi Z, et al. Optic pathway gliomas: clinical manifestation, treatment, and follow-up. Pediatric Neurosurgery, 2016, 51(5):223-228.

8. Aquilina K, Daniels DJ, Spoudeas H, et al. Optic pathway glioma in children: does visual deficit correlate with radiology in focal

exophytic lesions? Childs Nervous System,2015,31(11):2041-2049.

9. Lee KM,Hwang JM,Woo SJ. Optic disc drusen associated with optic nerve tumors. Optometry and Vision Science,2015,92(4):S67-S75.

10. Thomas RP,Gibbs IC,Xu LW,et al. Treatment options for optic pathway gliomas. Current Treatment Options in Neurology,2015,17(2).

11. Lena G,Pech-Gourg G,Scavarda D,et al. Optic nerve glioma in children. Neurochirurgie,2010,56(2-3):249-256.

12. 罗清礼,李露,陈俊,等.眼眶内视神经脑膜瘤影像学、组织病理学和免疫组织化学研究.中华眼科杂志,2013,49(6):526-530.

13. 肖利华,王毅,杨新吉,等.双侧视神经鞘脑膜瘤颅内蔓延二例.中华眼科杂志,2005,41(11):1043-1044.

14. 刘洋,张虹,刘琳,等.视神经肿瘤36例临床分析.国际眼科杂志,2012,12(4):713-715.

15. 鲜军舫,王振常,安裕志,等.视神经鞘脑膜瘤影像学研究.中华放射学杂志,2004,38(9):952-956.

16. 潘剑,刘阿力,王美华,等.累及眶内肿瘤的伽玛刀治疗.中华神经外科杂志,2010,26(8):679-682.

17. 张天明,安裕志,史季桐,等.经颅眶入路切除视神经鞘脑膜瘤.中华医学杂志,2005,85(36):2559-2561.

18. 刘东,徐德生,张志远,等.伽玛刀治疗视神经鞘脑膜瘤长期疗效评价.中华生物医学工程杂志,2009,15(3):199-202.

19. 宁健,穆晓峰,赵水喜,等.伽玛刀治疗22例原发视神经鞘脑膜瘤的疗效分析.临床肿瘤学杂志,2012,17(12):1121-1124.

20. 朱庆强,王中秋,朱文荣,等.非典型脑膜瘤的MRI诊断.放射学实践,2011,26(2):151-154.

21. 穆晓峰,宁健,杨书明,等.低分割立体定向放射治疗原发性视神经鞘脑膜瘤的疗效分析.武警医学,2011,22(7):610-612.

22. 肖利华,鲁小中.CT和MRI检查在视神经鞘脑膜瘤诊断中的价值.中华眼科杂志,2004,40(1):30-33.

23. Liu D,Xu DS,Zhang ZY,et al.Long-term results of Gamma Knife surgery for optic nerve sheath meningioma. Journal of Neurosurgery,2010,113:28-33.

24. Kwon Y,Bae JS,Kim JM,et al.Visual changes after gamma knife surgery for optic nerve tumors - Report of three cases. Journal of Neurosurgery,2005,102:143-146.

25. Joshi L,Mehta P,Bhargava J,et al.肿瘤内出血导致眼眶神经鞘瘤暴露1例.国际眼科杂志,2010,10(6):1039-1040.

26. 王振常,李书玲.眼眶肿瘤及肿瘤样病变MR诊断.磁共振成像,2011,02(2):135-146.

27. 王毅,杨新吉,鲁小中,等.眼眶神经鞘瘤的MRI影像研究.眼科新进展,2007,27(12):932-935.

28. 朱利民,林婷婷,何彦津,等.眼眶神经鞘瘤病理组织结构与超声影像对比.国际眼科杂志,2014(11):2028-2030.

29. 杨于力,罗清礼.眼眶多发性神经鞘瘤临床病理报告一例.中华眼科杂志,2009,45(12):1142-1143.

30. 黑砚,王毅,张新武,等.视神经血管母细胞瘤一例.中华病理学杂志,2005,34(7):392.

31. 田继辉,嘉山孝正,黑木亮.视神经血管母细胞瘤临床分析.宁夏医学院学报,2004,26(5):329-332.

32. 肖利华,鲁小中,王毅,等.38例眼眶神经鞘瘤的诊治分析.中华眼科杂志,2006,42(7):585-589.

33. Feijo ED,Nery ACD,Caiado FR,et al. Extraconal cystic schwannoma mimicking an orbital dermoid cyst. Arquivos Brasileiros De Oftalmologia,2016,79(4):258-260.

34. El Halimi R,Kharbouch H,Chefchaouni MC,et al. Orbital schwannoma:Clinical,imaging and surgical features. Journal Francais D Ophtalmologie,2013,36(2):160-163.

35. Pushker N,Meel R,Sharma S,et al. Giant orbital schwannoma with fluid-fluid levels Orbital schwannoma with marked cystic degeneration. British Journal of Ophthalmology,2011,95(8):1168-1181.

36. Gunduz K,Kurt RA,Erden E.Orbital Schwannoma With Fluid-Fluid Levels on MRI. Ophthalmic Plastic and Reconstructive Surgery,2011,27(3):E51-E54.

37. Kashyap S,Pushker N,Meel R,et al. Orbital schwannoma with cystic degeneration. Clinical and Experimental Ophthalmology,2009,37(3):293-298.

38. Miliaras G,Tsitsopoulos PP,Asproudis I,et al. Malignant orbital schwannoma with massive intracranial recurrence. Acta Neurochirurgica,2008,150(12):1291-1294.

39. Rawlings NG,Brownstein S,Robinson JW,et al. Orbital schwannoma:histopathologic correlation with magnetic resonance imaging. Canadian Journal of Ophthalmology-Journal Canadien D Ophtalmologie,2007,42(2):326-328.

40. Chang BYP,Moriarty P,Cunniffe G,et al. Accelerated growth of a primary orbital schwannoma during pregnancy. Eye,2003,17(7):839-841.

41. Gunduz K,Shields CL,Gunalp I,et al. Orbital schwannoma:correlation of magnetic resonance imaging and pathologic findings. Graefes Archive for Clinical and Experimental Ophthalmology,2003,241(7):593-597.

第十五章

泪 器 肿 瘤

第一节 泪 腺 肿 瘤

一、多形性腺瘤

多形性腺瘤(pleomorphic adenoma)是泪腺上皮性肿瘤(epithelial tumors of lacrimal gland)中最多见的一种。旧称良性混合瘤,因肿瘤在组织病理学上含有中胚叶间质成分和外胚叶上皮成分,形态多样。后经肿瘤发生学研究证实,混合瘤起源于具有多向分化潜能的上皮细胞,其间质成分均为上皮化生的产物。

【临床表现】

(一)发病及病程

该肿瘤主要发生在成年人,无明显性别倾向,为慢性进展,病程一般长达数年,缓慢发展,表现为无痛性眼球突出、眼球向下移位和上眼睑肿胀。

(二)症状和体征

患者多以无痛性上睑肿胀、眼球突出及外上方肿块就诊,并伴有一定程度的上睑下垂和复视,也有部分患者伴有视力的下降和感觉的异常。

最常见体征为外上方眶区可触及硬性肿物、眼球向内和向下移位、眼球突出、S 型眼睑、肿物表面光滑,无压痛,不能推动。不伴有炎症表现。

部分患者伴有视力下降,原因为体积较大的肿瘤使眼球受压变形,眼球屈光改变而引起视力减退。还可出现眼球向上运动受限,部分患者伴有不同程度的上睑下垂。

复发性者可在皮下和泪腺窝触及多个结节状肿物,皮下肿物大小不等,小如粟米,大如黄豆,光滑而活动。

(三)影像学表现

1. **超声** 可见内回声中等或较少的类圆形边界清楚的占位性病变,彩色多普勒显示较少或无血流信号。

2. **CT 扫描** 可见眶外上方类圆形高密度影,大部分病例表现为受压痕迹和泪腺窝扩大。通常为弥漫性扩大,肿瘤通常边界清楚,可呈轻度结节状表现。肿瘤较大时,可见眶骨压迫吸收,局部骨缺失,但边界整齐,圆滑。

3. **MR 成像** 常表现为弥漫的、结节状的边界清楚的肿块。T_1WI 显示为中信号,T_2WI 显示为中或高信号。在 CT 和 MR 对比增强检查上多形性腺瘤均呈中度到明显强化。

【诊断】

根据典型临床表现:缓慢发展的眼球突出和眼球内下移位,眶外上方无痛性肿物,边界清楚。结合影像学表现可以诊断。

【病理】

肿瘤大体表现为坚硬的、灰白色、实性肿块。组织学上来源于导管的上皮成分组成,可为双层或呈实性肿物或窄索条状。局部常有鳞状化生。肌上皮成分由外纺锤层组成,与周围组织融合。也可化生为黏液样或假软骨蛋白样区,偶尔可见于实性包壳。这两种成分使其命名为多形性腺瘤。

【鉴别诊断】

1. **泪腺炎性假瘤**　临床表现多有单眼或双眼上眼睑红肿,结膜水肿,疼痛,病情反复,激素药物治疗有效。B 型超声显示病变扁平形,内回声少,声衰减不明显。CT 扫描显示泪腺肿大为中度,仍为杏仁状,并且无眶骨改变,常伴有眶内其他组织受炎症累及表现。

2. **泪腺淋巴瘤**　多发生于老年人,可单侧或双侧发病。临床表现类似炎性假瘤,眼睑肿胀,眼球突出并移位。检查时可触及中等偏软肿物,常与眼球筋膜组织有关,其间隙消失。球结膜下见到弥漫的肉红色病变有助诊断。超声探查显示为形状不规则病变,内回声低,声衰减较少。CT 显示病变体积较大,均质,可包绕眼球后极部生长,与眼球呈铸造形。

3. **泪腺腺样囊性癌**　此病临床表现眼球突出伴眼球移位,但是伴有明显的自发疼痛及触痛。此点与泪腺多形性腺瘤鉴别非常重要。B 型超声探查内回声不均,声衰减中等。CT 扫描见肿瘤多呈扁平形,沿眶外壁生长,伴有明显虫蚀状骨破坏,边界不清。

【治疗】

最好的治疗方法是完整地一次性整体切除肿瘤,多形性腺瘤的切除切忌将假包膜撕破或夹碎肿瘤,否则肿瘤细胞散落在软组织内,易造成肿瘤复发。防止复发的两个重要因素是术中不使包膜破裂和术前诊断不要切开活检。重点是充分的外科暴露、眶骨膜切除、仔细操作、避免破裂、边缘或邻近组织切除。

【预后】

影响多形性腺瘤预后的两个主要因素是复发和恶变。多形性腺瘤的复发次数与恶变的机会成正比,但临床确实存在复发多次仍为多形性腺瘤的病例,也有第一次复发即恶变者。多形性腺瘤的病史越长,发生恶变的可能性越大,10 年内恶变率小于 3%,而超过 20 年恶变率为 10%~20%。

【典型病例】

患者男,18 岁,右眼眼球突出 1.5 个月。眼部检查:右眼矫正视力 0.5,眼压 24mmHg,眼前节正常,眼底视盘界清,色可,黄斑反光可见。右眼球突出 4mm,眶压 ++,右侧泪腺区可触及肿物,质硬,活动度差,眼位下移,眼球各方向运动基本到位。其余眼部检查基本正常。眼眶 CT 检查可见右侧泪腺形态增大,大小约 20mm × 33mm × 18mm,边界清晰,密度均匀,CT 值约为 30HU,邻近骨壁骨质呈受压吸收改变。MRI 检查可见右眼眶泪腺区团块状病变,T_1WI 呈等低信号,T_2WI 呈混杂高信号,团块内可见混杂信号,右侧外直肌、上直肌受压移位、变形,增强后病变明显不均匀强化,内可见不规则无强化区,病变边界清楚,邻近骨质可见压迫吸收。患者彩超检查示病变呈中等回声,边界较清,中心可见液化无回声区,病变内部未见明显血流信号,周边探及动脉血流信号。手术行外侧眉弓下切口前路开眶,完整摘除肿瘤,术中可见肿物周围骨质粗糙,肿物呈黄白色,完整摘除肿物。术后病理为泪腺混合瘤(图 15-1-1)。

二、多形性腺癌

多形性腺癌(pleomorphic adenocarcinoma)也称恶性混合瘤(malignant mixed tumor)或多形性腺瘤恶变,约占泪腺上皮性恶性肿瘤的 20%,发生率仅次于腺样囊性癌。起源于腺泡细胞或泪腺导管上皮。临床多见由良性多形性腺瘤恶变,泪腺原发腺癌少见。

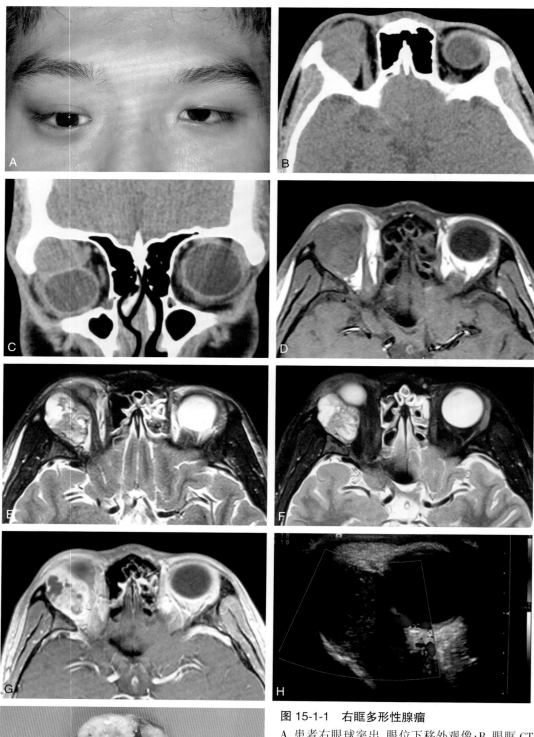

图 15-1-1 右眶多形性腺瘤

A. 患者右眼球突出、眼位下移外观像；B. 眼眶 CT 平扫示右眼眶泪腺区肿物，边界清晰，密度均匀，邻近骨壁骨质呈受压吸收改变；C. 眼眶 CT 冠扫示右眼眶内泪腺区肿物；D. 眼眶 MRI T$_1$ 加权像呈等中低信号；E. 眼眶 MRI T$_2$ 加权像呈混杂高信号；F. 眼眶 MRI 脂肪抑制呈不均匀高信号；G. 眼眶 MRI 增强图像示病变不均匀强化，内部可见无强化区；H. 彩色超声多普勒显示病变内部未见明显血流信号，周边探及血流信号；I. 眼眶泪腺区多形性腺瘤大体标本，可见病灶内出血(箭头)

【临床表现】

(一)发病及病程

患者一般临床上会有泪腺多形性腺瘤切除病史或术后复发病史,手术后症状反复加重,或者原有泪腺占位性病变突然恶化,发展迅速。非侵袭和微侵袭性多形性腺瘤恶变的病史较长,而发病年龄一般较大。侵袭性多形性腺瘤恶变多为急性发病,生长迅速并伴有压痛和自发痛。

(二)症状和体征

患者多以上眼睑肿胀,眼球突出,并向前下方移位,可触及硬性肿物,有压痛来就诊,部分患者伴有不同程度的上睑下垂及视力下降,累及周围组织可出现相应的眼球运动障碍和复视。

非侵袭和微侵袭性多形性腺瘤恶变的临床表现与多形性腺瘤相似,表现为单侧缓慢进行性的眼球突出和内下移位,上睑肿胀或下垂,可触及眶外上方硬性肿块,边界清楚,少有疼痛和病情突然加重。侵袭性多形性腺瘤恶变呈浸润性生长,表现为眶外上方固定的肿块,形状欠规则,边界不清,压痛,眼球向内下移位。自发疼痛或压痛是提示肿瘤为恶性的重要信息。

非侵袭性多形性腺瘤恶变有4种临床情况。第一种为长时间的泪腺肿块突然长大。第二种为无痛性泪腺肿块。第三种与其他泪腺上皮恶性肿瘤表现相似,包括快速生长、疼痛和骨浸润。第四种情况是既往切除的泪腺混合瘤突然复发。

(三)影像学表现

1. **超声探查** 显示泪腺区类圆形或形状不规则占位病变,边界清楚,内回声中等或缺少回声,分布不均,声衰减显著,不可压缩。眼球壁受压变形。彩色多普勒显示肿瘤内有较为丰富的红蓝血流信号,多位于肿瘤的中部,星点状,血流频谱为动脉。

2. **CT 扫描** 显示泪腺区肿瘤形状类圆形,侵袭性恶变的瘤体较大,形状不规则或呈结节状,边界不清,密度高,与眼球呈"铸造型"。泪腺窝骨质有骨压迹或骨破坏。常见肿瘤邻近骨破坏,为溶骨性。晚期可见泪腺窝和蝶骨大翼广泛骨破坏,肿瘤向前、中颅窝及颞窝蔓延,甚至累及鼻窦。

3. **MRI** 显示肿瘤增强明显,特别适用于分辨肿瘤对周围正常结构的浸润,肿瘤侵犯颅内或颞窝时显示尤为清晰。肿瘤内部组织结构的差异,反映到图像上表现为信号不均而杂乱,在 T_2WI 和增强 T_1WI 上显示更明显。瘤内的坏死灶 T_2WI 呈高信号,增强 T_1WI 不被强化。

【诊断】

患者典型临床表现为眼睑肿胀,眼球突出,并向前下方移位,触诊可及硬性肿物,可伴有压痛及自发痛,累及周围组织可出现相应的眼球运动障碍,上睑下垂,视力下降。结合患者泪腺多形性腺瘤切除病史或术后复发病史,不难诊断,进一步确诊结合影像学技术帮助诊断。

【病理】

在良性混合瘤病变中有局灶性恶变的上皮组织或者局部区域有恶性组织学证据,如有丝分裂、恶性腺体形成或细胞不典型增生。形态学上最常见恶变为低分化腺癌,少见者为腺样囊性癌、鳞癌、黏液表皮样癌或肉瘤样变等。

【鉴别诊断】

1. **泪腺多形性腺瘤** 与非侵袭性恶变难于鉴别,临床表现均呈无痛性缓慢进展的眼球突出和下移位,影像学表现也十分相似,均呈圆形或椭圆形边界清晰的占位病变,病理学检查是主要的鉴别方法。多形性腺瘤与侵袭性恶变较易鉴别,后者具有更多恶性肿瘤的征象,而多形性腺瘤多为缓慢进行性的眼球突出和内下移位,不伴有自发痛及压痛,B超可见形状类圆形,边界圆滑,内回声分布均匀或前部较多向后逐渐减少,缺乏血流信号或血流不丰富。另外,CT 显示泪腺窝部有高密度块影,肿瘤较大,形状类圆形,边界清,密度不均,可伴有邻近眶骨压迫吸收,不伴有明显骨破坏。

2. **泪腺腺样囊性癌** 泪腺腺样囊性癌的临床表现和影像学表现与侵袭性多形性腺瘤恶变很类似,不易区别,多需依靠病理学确诊。既往多形性腺瘤的切除史是重要的诊断依据。

【治疗】

一期手术加放疗是最有效的治疗方法。特异性治疗需根据肿瘤的大小、眼眶和邻近组织的浸润程度和全身状态,特别是肺。

初发的非侵袭性恶变在术前常被认为是多形性腺瘤,两者手术方法相同,完整地切除肿瘤及保持包膜的完整对于预后十分重要,术后一般无需辅助放疗。如果是复发者,应扩大切除范围,包括瘤周软组织,术后辅助放疗可减少复发。

侵袭性恶变则应采取根治性切除术,即范围包括泪腺窝骨壁在内的眶内容摘除术。术前诊断尚不明确者可行术中冰冻切片明确诊断。

放疗应作为配合手术治疗的辅助手段应用于各种类型的泪腺恶性肿瘤。放疗可显著改善肿瘤的5年局控率和生存率。

【预后】

非侵袭和微侵袭性的多形性腺瘤恶变,如果能完整切除肿瘤并保持包膜完好,预后良好。侵袭性恶变的预后与肿瘤大小、侵袭程度、组织学分化程度、眼眶周围组织的浸润程度和全身转移等多种因素有关,一般认为预后较差。晚期多为血行转移到肺。

三、腺样囊性癌

泪腺腺样囊性癌(adenoid cystic carcinoma of the lacrimal gland)旧称"圆柱瘤",在泪腺恶性上皮性肿瘤中最常见,约占泪腺恶性上皮性肿瘤 50%。具有恶性程度高、易复发、易转移、好沿神经侵袭等生物学特点。

【临床表现】

(一)发病及病程

泪腺腺样囊性癌多见于青中年人,发病年龄较其他泪腺恶性肿瘤小,平均 40 岁。发病较快,肿瘤生长迅速,病史短,常在 6 个月内。

(二)症状和体征

患者常以眼球突出,眼球向内下移位,以及眼睑肿胀伴有持续存在的疼痛就诊,部分患者可伴有眼睑下垂、视力下降以及额颞区皮肤的感觉减退和麻痹。

主要临床表现为单侧进展较快的眼球突出,伴向下和内侧移位。上眼睑肿胀,肿瘤较大时,肿瘤生长快,并向周围组织浸润,向眶内侵及外直肌、上直肌和提上睑肌,可继发上睑下垂和眼球运动障碍,并影响视功能。由于该肿瘤具有嗜神经性,容易侵犯眶内感觉神经,多数患者有自发性眼眶痛或触痛,泪腺神经支配区感觉减退。眶上神经支配区感觉减退。

外观可见额颞部肿块,眶外上方触诊可触及质硬肿块,边界欠清,固定。严重者肿瘤侵犯外侧眶壁,并向颞窝生长,可见眶外壁隆起,颞侧可触及软组织肿块。肿瘤继续发展可侵犯颞窝,出现颞部弥漫隆起,侵犯颅前窝和颅中窝脑膜,出现头痛等症状。

(三)影像学表现

1. B 型超声 显示泪腺区扁平形或不规则形或类圆形占位病变,沿眶外上壁增长,边界清楚,内回声密集,前多后少,分布不均匀,瘤内有坏死腔时,可见片状无回声区,衰减中等,后界显示不清,不可压缩,彩色多普勒血流显像和能量显像均显示肿瘤内血流较丰富,多分布在肿瘤的前、中部,呈斑点状或短带状。脉冲多普勒检测血流参数,多为高速高阻动脉血流。

2. CT 扫描 表现为眶外上方高密度影,呈扁平形或不规则形,早期病变局限于泪腺窝,常导致泪腺窝扩大,边缘不规则,呈杏仁形扩展,沿眶外壁向眶尖生长,随着肿瘤的生长,形状可呈扁平形、梭形、团块状或不规则形状,边缘欠清,肿瘤向前生长可超出眶缘并包绕眼球呈"铸造征",一个重要的影像学特征是邻近骨的溶骨性(不规则)改变。肿瘤邻近处骨质破坏,呈不规则的骨凹或骨嵴。晚期多见眶外壁、上壁破坏、缺失,肿瘤向眶周组织蔓延,肿瘤可侵蚀眶外侧壁骨质并向外侧蔓延,通过骨破坏向颞窝蔓延,侵犯颞窝和颞肌,肿瘤可向后侵蚀蝶骨大翼骨质和侵蚀眶顶骨质,如经眶上裂或骨破坏区向颅内发展,侵犯颞叶前极脑膜和前颅底。注射造影剂可明显被强化,眼球受压变形。强化 CT 可显示眶外蔓延的范围。

3. **MRI 扫描** 肿物在 T_1WI 呈中或低信号，T_2WI 呈中或高信号，能明显强化，大部分强化均匀，少数瘤内有坏死腔，呈不强化的片状区，但 MRI 显示肿瘤向颅内或颞窝蔓延的形状及范围优于 CT。MRI 可清晰显示肿瘤的形态及向颅内和颞窝蔓延的情况。因此，当 CT 显示眶壁骨质破坏严重或眶上裂、眶下裂扩大明显时，MRI 应作为必要检查。

【诊断】

患者典型的临床表现：持续性疼痛伴有麻痹的额颞部肿块并有眼球突出、眼球移位、眼睑下垂和视力下降，结合影像学检查的结果有助于进一步明确诊断。

【病理】

标本为灰白色肿块，表面有结节，多为实性，质地较硬，多伴出血及囊状，无完整包膜，呈浸润性生长，常侵犯周围组织。镜下可见肿瘤细胞是小的、深染的、嗜碱的，可同时具有导管和肌上皮特征，细胞群集成巢或条索状或排列为团块状，其中有大小不等的囊腔，可见大小不等的囊性腔隙，呈筛孔样，形成典型的"筛状"结构。

腺样囊性癌不但可浸润脂肪、肌肉、血管、骨膜及骨壁等结构，还好沿神经侵袭，是其特征性的生长方式，也是重要的病理学表现，被认为是继血道、淋巴道和种植之外的又一种转移方式。主要有两种侵袭形态，较为常见的是肿瘤细胞侵入神经束膜，沿神经周浸润生长，呈同心圆状或半侧包围神经纤维；另一种较少见的形态是肿瘤细胞侵入神经纤维间，破坏神经纤维正常结构。

【鉴别诊断】

1. **泪腺炎性假瘤** 泪腺炎性假瘤与腺样囊性癌的临床表现类似，可出现进展较快的上睑肿胀，常伴疼痛，严重者还可出现眼球运动障碍，但是可累及双眼，常有好转与加重反复史，而且用糖皮质激素治疗有效。B 型超声显示病变形状扁平或不规则形，内部常缺乏回声或内回声少，声衰减不显著，后界显示清楚。CT 扫描显示病变呈扁平形，呈高密度，边界欠清，有些病例可见受累肿大的泪腺与眶内病变尚可区分，或可见肿大的外直肌。病变沿眶外壁向眶尖生长，可累及眶上裂及眶尖部，但无骨破坏。但仍有少数难于鉴别的患者，需借助病理学确诊。

2. **泪腺其他恶性上皮性肿瘤** 临床表现不易鉴别，其生长方式多不规则形，向眶内软组织发展明显，呈浸润性生长。累及眼外肌，出现眼球运动障碍。而且钙化斑、骨质破坏、向颅内和颞窝蔓延等影像学特征，是多种泪腺恶性上皮性肿瘤的共同特征。影像学检查无明显特征，多需组织病理学诊断。

【治疗】

手术切除始终是治疗腺样囊性癌的首选方法。对于边界清楚的肿瘤，局部切除病变组织及邻近骨，并进行局部放疗是最佳治疗手段。影像学检查显示边界清晰而局限的泪腺上皮性肿瘤，无论良性或恶性，均应完整切除，根据病理结果决定后续治疗方案，而不应采用切开活检，因为肿瘤包膜的破损会导致肿瘤的播散和复发。如果有可能完整切除，细针穿吸活检也不宜采用。

已侵犯骨或眼眶软组织的肿瘤，比如影像学检查显示肿瘤累及眶尖，或肿瘤超出眼眶侵犯鼻窦或颅内，需要行根治性全眼眶切除术，即眶内容摘除术。切除范围应包括眶顶壁、侧壁、眼睑，当颧额和颧颞神经受累时应包括颞肌前部。术后应该重建应包含一个肌肉皮肤瓣以供术后放疗的需要，一般采用转移正常颞肌或填塞真皮脂肪瓣重建眶腔。

根据美国癌症联合委员会 AJCC 的分级，可作为制定治疗方案的依据，对于肿瘤最大直径 >4cm 的肿瘤，局部肿瘤切除的复发率会高于眶内容摘除，术后辅以放射治疗，可减少术后局部复发，但转移和死亡的发生率仍较高。体积较小的肿瘤宜行保留眼球的肿瘤切除术，术中可视情况尽量大范围切除瘤周组织，术后联合放疗，可获得与眶内容摘除术等同的局部控制率。

如果病理检查证实肿瘤已沿神经侵袭，应辅助放射治疗。由于泪腺腺样囊性癌毗邻颅底结构，易沿神经侵袭入颅，所以放射野需包括眶周的颅骨。不过一些学者认为腺样囊性癌是一种侵袭性较强的肿瘤，即使病理学检查未见到神经受侵现象，也应行放射治疗。钴 -60 和直线加速器的治疗效果相当，但后者的技术发展迅速，近年应用的三维立体定向放疗和三维适形调强技术能够将射线剂量的空间分布调整得更加精确，更加与肿瘤的形状相符，可明显减少放疗并发症的发生，比如：放射性白内障、眼底出血及视网膜病变等。与 X 射线和 γ 射线相比,快中子辐射具有更高的相对生物有效率,对于晚期腺样囊性癌、术后复发和不能完整切除的病例,快中子放疗能获得更高的局部控制率。

传统的静脉化疗对泪腺腺样囊性癌不敏感,效果不明显,目前国际上开展的动脉灌注介入化疗方法为我们提供了新的治疗手段。具体方法如下:根据泪腺动脉与颈外动脉有交通支的解剖特点,经颈外动脉插管,给予顺铂 100mg/m²,溶入 500ml 盐水,滴注时间不少于 1 小时。滴完后即给予静脉内滴注阿霉素,每日剂量 25mg/m²,连续给 3 天。21 天为一疗程,至少给予 2 疗程,如影像学证实治疗有效,可给予第 3 疗程。在最后一疗程后 3~4 周,血象正常的情况下,行眶内容摘除术。术后 4~6 周,放疗 55~60Gy。每周放疗前,给予放射增敏剂顺铂 20mg/m² 静脉内滴注,30 分钟内滴完。放化疗结合治疗后 2~4 周,给予静脉内顺铂滴注,剂量 100mg/m²。阿霉素的剂量减少到 20mg/m²,给予 3 天。该方法的优势在于:在手术破坏肿瘤的供血动脉前,将最大浓度、没有经过血液稀释的化疗药物直接输送到肿瘤床,可明显提高对肿瘤细胞的杀伤力,而且减少了心肾损害。我们也曾经对两例临床确诊为泪腺腺样囊性癌的复发患者术前经股动脉,给予动脉灌注化疗 1~2 个疗程,从影像学观察可见肿瘤明显体积缩小,然后手术全切肿瘤,术后辅助放疗,术后病理证实切除的肿瘤实体内肿瘤细胞发生了大面积坏死。但是治疗例数较少,而且随访时间也比较短,尚不能有效证实动脉灌注化学介入治疗方法的可靠性和安全性。

【预后】

腺样囊性癌的预后仍不乐观,其临床病程为疼痛的局部或区域性复发,伴有远处转移,通常为肺,其次还好转移至骨骼和肝脏。笔者曾有一位患者远处转移为肺脏和颅内,病程通常很长并痛苦(常于复发 5 年内死亡,也有部分患者长期带瘤生存,但是生活质量较差)。腺样囊性癌可在 10 年后,甚至 20 年后仍可局部复发和转移,因此评价治愈的随访期限应延长至 20 年。发生在儿童和青少年时期的腺样囊性癌组织学侵袭性低,预后好于成人。

【典型病例】

1. 患者女,65 岁,右侧头痛 5 年伴间断眼疼加重 1 个月。眼部检查:右眼矫正视力 1.0,眼压 20mmHg,眼前节正常,眼底检查正常,右眼球突出 2mm,眶压 +,眼球各方向运动基本到位。眼眶 CT 检查可见右眼泪腺区肿物,病变呈卵形,边界清晰,中等密度均匀,局部骨质粗糙。MRI 检查可见右眼泪腺区肿物,T_1WI 呈等信号,边界清楚,增强后病变均匀强化。术后病理为泪腺腺样囊性癌筛状型(图 15-1-2)。

2. 患者男,56 岁,左眼胀痛 5 年,加重 1 个月,左眶表现为自发性疼痛。眼部检查:左眼裸眼视力 0.6,眼压 21mmHg,眼前节正常,眼底正常。左眼球突出 5mm,眶压 ++,左侧泪腺区可触及一不规则肿物,质韧,活动度差,有触痛,左眼内下方移位,眼球上转不足,下转过转,其他各方向运动基本到位。眼眶 CT 检查可见左眼眶内不规则软组织占位,内密度尚均匀,边界不清,沿眶外壁蔓延生长至眶尖部,眶顶部骨质不完整。MRI 检查可见左眶内不规则病变,T_1WI 呈等低信号,T_2WI 呈等信号,其内信号不均,与外直肌及左眼环外侧壁分界不清,左球后脂肪间隙不清,左外直肌局部增粗,增强后肿物明显强化。彩色超声多普勒检查示病变呈偏强回声团,边界清楚,内部回声欠均匀,病变内部未见明显血流信号。术后病理泪腺腺样囊性癌实体型(图 15-1-3)。

3. 患者女,32 岁,右泪腺腺样囊性癌术后 14 年后复发 1 个月。眼部检查:右眼视力 0.5,结膜无充血,角膜透明,前房(−),眼底正常。右眼球突出 4mm,眶压 +,右侧泪腺区可扪及质硬肿物,表面呈结节状,无压痛,不可推动,压迫眼球内下方移位,眼球上转不足,余方向可。眼眶 CT 检查可见右侧泪腺区不规则病变,大小约 23mm×33mm×22mm,边界不清,密度欠均匀,CT 值约为 34HU,周围脂肪间隙消失,肿物沿肌锥间隙向后上蔓延,累及右侧上直肌、外直肌、眶上壁、眶内段视神经,邻近骨质形态不规则。眼眶 MRI 检查可见右眼眶泪腺区占位影,T_1WI 呈等低信号,T_2WI 呈等信号,增强后病变明显均匀强化。患者彩色超声多普勒检查,病变呈低回声,内部可见较丰富血流信号。患者行经动脉介入化疗 + 供养血管栓塞术,一周后复查彩色超声多普勒病变内部可见血流信号较前减少。患者拒绝行眶内容摘除术,行外侧开眶,完整摘除肿瘤。术后右眼裸眼视力 0.5−,右眼上睑下垂,眼球各方向运动均不到位,眼位正,无明显眼球突出(图 15-1-4)。

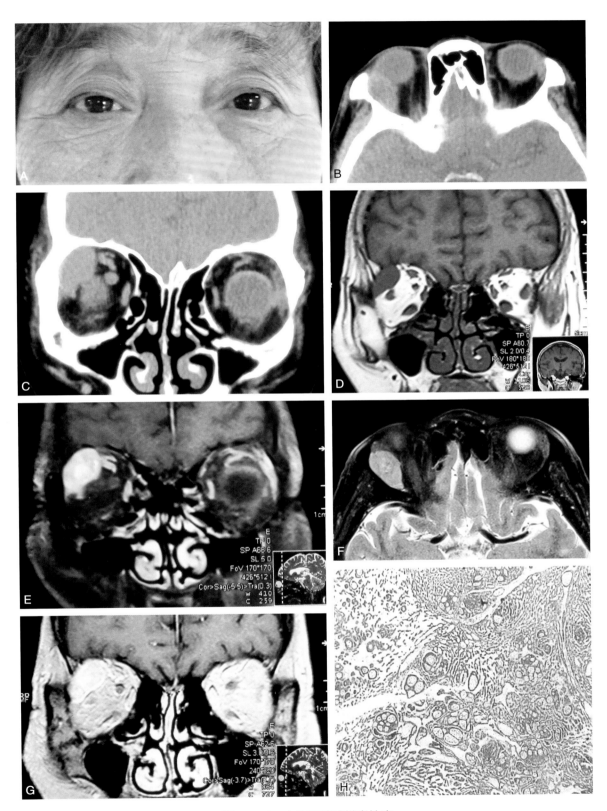

图 15-1-2　右眶泪腺腺样囊性癌

A. 患者外观像,右眼眼球轻度突出;B. 眼眶 CT 平扫右眼泪腺区肿物,局部眶壁骨质粗糙;C. 眼眶 CT 冠扫右眼泪腺区肿物;D. 眼眶 MRI T_1 加权像呈等信号;E. 眼眶 MRI T_1+ 脂肪抑制呈高信号;F. 眼眶 MRI T_2+ 脂肪抑制呈高信号,病变后端向眶尖部生长;G. 眼眶 MRI T_1 增强示病变均匀强化;H. 病理为腺样囊性癌筛状型

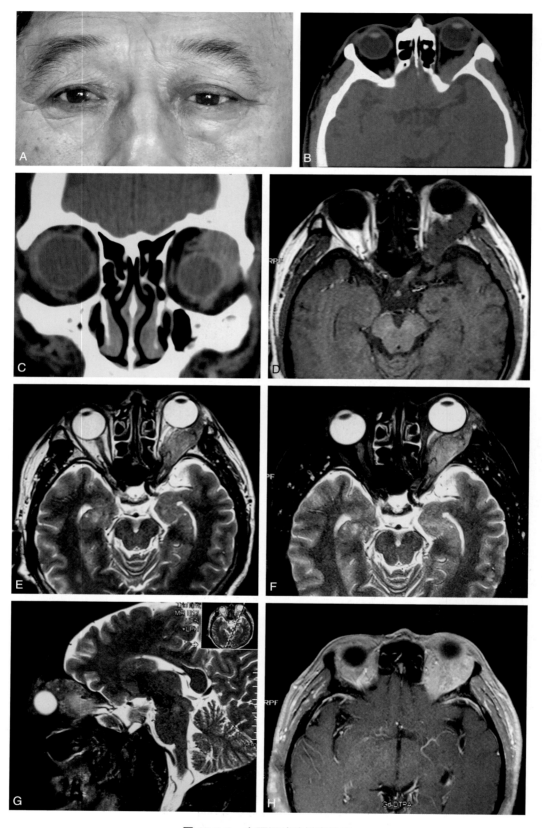

图 15-1-3 左眶泪腺腺样囊性癌

A. 患者外观像左眼球突出、眼球内下移位；B. 眼眶 CT 平扫示左眼眶内不规则肿物；C. 眼眶 CT 冠扫示左眼眶内肿物，眶顶局部骨质缺失；D. 眼眶 MRI T₁ 加权像呈等信号；E. 眼眶 MRI T₂ 加权像呈等信号；F、G. 眼眶 MRI T₂+ 脂肪抑制图像；H. 眼眶 MRI T₁ 增强，病变明显强化

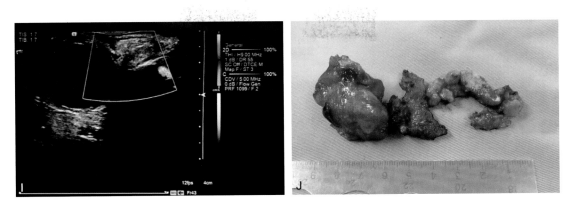

图 15-1-3(续)
I. 彩色超声多普勒显示病变内部未见明显血流信号,周边探及血流信号;J. 眼眶腺样囊性癌大体标本

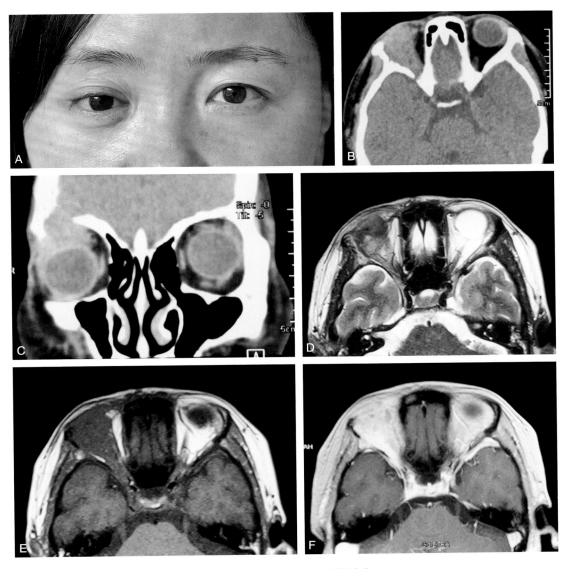

图 15-1-4 右眶泪腺腺样囊性癌
A. 患者外观像右眼球突出、眼位内下移;B. 眼眶 CT 平扫示右眼眶泪腺区肿物,边界不清,眶壁骨质侵蚀性改变;C. 眼眶 CT 冠扫示右眼眶内泪腺区肿物,眶顶局部骨质缺失,病变侵犯颅内;D. 眼眶 MRI T_1 加权像呈等低信号;E. 眼眶 MRI T_2 加权像呈不均匀中低信号;F. 眼眶 MRI T_1 增强病变明显均匀强化

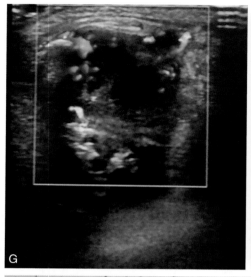
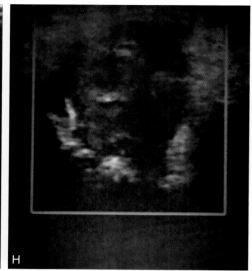

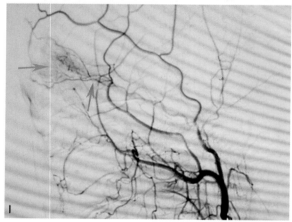

图 15-1-4（续）
G. 栓塞前彩色超声多普勒显示病变内部见较丰富血流信号；H. 栓塞后彩超见病变内部血流信号较前减少；I. DSA 血管造影，蓝色箭头为肿瘤所在位置，红色箭头所指为肿瘤导血管

第二节　泪囊肿瘤

　　泪囊肿瘤比较少见，但多为恶性肿瘤，恶性肿瘤包括鳞癌、腺癌、未分化癌、恶性淋巴瘤、肉瘤等。良性肿瘤包括乳头状瘤、腺瘤、纤维瘤、黏液囊肿及炎性假瘤等瘤样病变。

【临床表现】

（一）发病及病程

　　成人好发，病程发展多呈三期，恶性肿瘤发病较快，良性者发病较慢而且病程较长，可达数十年。第一期的主要症状是泪溢，易与慢性泪囊炎混淆。第二期表现为泪囊区出现隆起性肿物，质地较硬。第三期多为肿瘤蔓延转移期。

（二）症状和体征

　　患者最常见的就诊原因为流泪，泪溢，反复发作的泪囊炎和在泪囊区可触及肿物，部分患者可出现血性分泌物及压痛。

　　泪囊肿瘤最常见的症状和体征是泪溢和内眦或泪囊区肿块。早期主要表现为流泪、泪溢，易与慢性泪囊炎或泪道阻塞混淆，但是缺乏红肿和疼痛等炎症表现，部分患者泪道冲洗通畅，或可探通。如有继发感染，压迫泪囊可出现脓性分泌物，部分患者可出现血性分泌物。早期泪囊区未触及肿物。随着病情进展，可出现疼痛并可在泪囊区触及硬度不一的类圆形肿块。随着病情进一步发展，泪囊区压痛明显，肿块逐渐增大，向眶内蔓延可致眼球突出、运动障碍及眼球向外上方移位，泪道可完全阻塞。随着肿瘤进一步生长和浸润，也可侵犯周围组织，肿瘤隆起可致皮肤破溃，向鼻窦和鼻道蔓延，可致鼻出血或血性鼻涕。一些恶性肿瘤可沿淋巴道转移至耳前、颌下淋巴结或沿血行全身转移。

（三）影像学表现

1. B型超声　将探头置于泪囊区皮肤表面,可探及泪囊区肿块,形状不规则,边界不整齐,内回声较低或中等而不均匀,呈块状,声衰减显著或成中等,后界清楚显示;硬性肿物,压之不变形。不同的癌瘤的彩色多普勒血流显像也不同,一般而言,鳞癌血流较少,低分化腺癌红蓝血流信号较多,甚至非常丰富,这可能与瘤细胞分化程度有关。分化程度越低,增长越快,供血也越丰富。

2. 泪道碘油造影　不但对慢性泪囊炎和泪道阻塞有鉴别意义,还可辅助诊断泪囊肿瘤。泪囊影扩张,造影剂分布不均,潴留时间大于30分钟,囊壁可见软组织影突出,还可表现为泪囊部分充盈,囊壁扭曲、变形。泪囊被肿物占据后则不显影。乳头状瘤多呈不规则的充盈缺损,而嗜酸细胞瘤和多形性腺瘤多呈边界清晰的充盈缺损。泪囊肿瘤还可致造影剂的排空延迟。

3. CT扫描　可显示泪囊区类圆形或不规则软组织密度的占位病变,边界清晰或模糊。较大恶性肿瘤可侵及眼眶内侧,而致眼球移位,肿瘤沿鼻泪管向下生长,可见骨性鼻泪管增粗。骨质破坏提示肿瘤为恶性。泪囊恶性肿瘤贴附眶壁,常有骨破坏,并向鼻窦蔓延,CT检查优于超声和MRI。

4. MRI　泪囊区不规则异常信号区,边界较清,一般情况下,肿瘤在T_1WI呈中或低信号,T_2WI呈中或高信号,强化后脂肪抑制序列,显示肿瘤为特殊的高信号,而黑色素瘤恰好相反,呈明显的顺磁性,T_1WI呈中或高信号,T_2WI呈中或低信号,有鉴别意义。肿瘤较大有囊变、坏死时,局部呈长T_1、长T_2信号。强化扫描有助于显示肿瘤向眶内或其他部位的浸润。

【诊断】

泪囊肿瘤最常见的症状和体征是泪溢和内眦或泪囊区肿块。除了典型的临床表现,诊断还需要结合影像学检查。

【病理】

国外学者报告了目前最大的系列研究,共115例,均为成人患者,82例(71%)为上皮性肿瘤,33例(29%)为非上皮性肿瘤。其中常见的良性上皮性肿瘤为鳞状和移行细胞乳头状瘤(32例),嗜酸细胞瘤(4例)和多形性腺瘤(2例),常见的恶性上皮性肿瘤为鳞状细胞癌(22例),移行细胞癌(5例),腺癌(4例),黏液表皮样癌(3例),腺样囊性癌(3例)。另一位国外学者报告了35例泪囊非上皮性肿瘤,除1例9岁儿童,其余均为成人,包含纤维组织细胞瘤(13例),血管外皮细胞瘤(1例),脂肪瘤(1例),神经纤维瘤(1例),淋巴增生性病变(10例),黑色素瘤(8例),绿色瘤(1例)。

【鉴别诊断】

1. 泪囊囊肿　为鼻泪管和泪小管同时阻塞或狭窄后,泪囊黏膜分泌的黏液不能排出,逐渐扩大所致。冲洗泪道可改善症状,造影可显示狭窄部位。CT显示泪囊为低密度,边界清晰。MRI的T_1WI呈低信号,T_2WI呈高信号,且不能强化,可证实为囊肿。

2. 泪囊炎　急性泪囊炎多有红、肿、热、痛等临床表现,易于鉴别。慢性泪囊炎主要表现为无痛性溢泪,可出现黏液性或脓性分泌物,在冲洗泪道和按压泪囊区后,可从泪小点挤出脓性分泌物,泪囊造影时发现泪囊呈多囊状扩大或不规则缩小,鼻泪管出现狭窄或阻塞。泪囊区无肿块及骨质破坏。

3. 上颌窦恶性肿瘤　上颌窦癌侵犯眶内时可有泪溢,眼球突出。X线表现为以上颌窦为中心的骨质破坏,CT发现软组织肿块的最大径线位于窦腔的轮廓线内,上颌窦的四壁均可被破坏。上壁破坏,眶下神经区痛觉消失,肿物进至眶内。前壁被侵,面部前隆,压痛,骨壁消失。

【治疗】

治疗策略与肿瘤性质和侵犯范围有关。良性肿瘤如乳头状瘤手术应全切肿瘤及泪囊、鼻泪管黏膜,术中尽可能将肿瘤清除干净,而且要避免肿瘤细胞残留和播散。乳头状瘤易复发和恶变,术后应密切随访。上皮性恶性肿瘤应全切肿瘤和泪道系统,包括:泪小管、泪囊、鼻泪管及邻近骨壁,可经鼻侧切开入路,术后辅以放疗。明显侵犯眶内组织时,可以尽量扩大切除范围,如果已经侵犯眶内肌肉和眼球以及大部分眶内软组织的,应行眶内容摘除术,而且需要辅助放疗。非上皮性肿瘤中的纤维组织细胞瘤手术切除也易复发,应广泛切除和密切随访,并且辅助放化疗。淋巴瘤手术切除后,根据具体病理类型辅助放化疗。

恶性黑色素瘤需要扩大切除范围,尽可能切除肿瘤侵犯的部分,必要时需要眶内容物切除结合受累鼻窦的清扫,术后辅助以放化疗。

【预后】

泪囊肿瘤的预后和肿瘤性质有关,良性肿瘤如乳头状瘤,容易复发及恶变,恶性肿瘤如果侵犯眶内及鼻窦,即使眶内容物切除后也容易复发,对于淋巴瘤则取决于病理类型对放化疗的敏感性,恶性黑色素瘤预后较差,切除后容易复发,而且往往早期即出现转移。

(吴 桐　孙丰源)

参 考 文 献

1. Ozgonul C,Uysal Y,AyyildizO,et al. Clinical features and management of dacryops [J]. Orbit,2018:1-4.
2. 肖利华. 重视提高泪腺良性多形性腺瘤的治愈率[J]. 中华眼科杂志,2016,52(4):241-243.
3. Harrison W,Pittman P,Cummings T. Pleomorphic adenoma of the lacrimal gland:A review with updates on malignant transformation and molecular genetics [J]. Saudi Journal of Ophthalmology,2018:S1319453418300602.
4. 唐东润,赵惠芬. 泪腺良性多形性腺瘤术后随访观察[J]. 中华眼科杂志,1997(5):354-356.
5. 王峰,孙丰源,郭雪西,等. 泪腺腺样囊性癌12例的放射学特征及临床病理学分析[J]. 中华眼科杂志,2013,49(1):47-51.
6. Woo K I,Yeom A,EsmaeliB. Management of lacrimal gland carcinoma:lessons from the literature in the past 40 years [J]. Ophthalmic plastic and reconstructive surgery,2015,32(1):1.
7. Von Holstein S,Rasmussen P K,Heegaard S. Tumors of the Lacrimal Gland [J]. Seminars in Diagnostic Pathology,2015:S0740257015001379.
8. 毕颖文,陈荣家,李霞萍. 原发性泪囊肿瘤的临床病理分析[J]. 中华眼科杂志,2007,43(6):499-504.

第十六章

眼眶继发性肿瘤

眼眶继发性肿瘤（secondary tumor of the orbit）是眶周肿瘤侵入眼眶的病变，指原发于眼眶周围结构的肿瘤，通过血管/神经周围间隙、骨孔或破坏眶壁蔓延入眶。眼眶周围各种肿瘤都可以呈膨胀性或浸润性生长，直接蔓延至眼眶而导致肿瘤在眼眶内继续生长。各种肿瘤的起源和性质不同，蔓延至眼眶后，仍保留原肿瘤的性状。侵犯眼眶的继发性肿瘤途径各异，它们可从眼睑、角结膜、眼球、鼻窦、颅内、鼻咽部和颌面口腔的肿瘤，特别是恶性肿瘤直接扩散到眼眶，造成眼眶继发性肿瘤的复杂性。

第一节 眼球肿瘤

一、视网膜母细胞瘤

视网膜母细胞瘤（retinoblastoma）是儿童时期最常见的眼内恶性肿瘤，也是我国人眼球内最常见恶性肿瘤。该肿瘤起源于视网膜的神经元细胞，主要是视网膜的外核层或内核层，或起源于神经节细胞。视网膜母细胞瘤的主要生物学特征是侵犯和扩展。除非发生血源性转移，多数视网膜母细胞瘤会长期局限于眼球内部，但所有屏障最终都会被破坏。根据肿瘤原发部位的不同，视网膜母细胞瘤可通过脉络膜侵及邻近眶组织，可通过视神经（特别是起源于视乳头周围者）到达中枢神经系统，通过血管发生远处转移。

【临床表现】

（一）主诉

患者主因"眼球摘除术后，眼睑肿胀，眼眶周围可扪及肿块"就诊，也有部分患者"眼球摘除术后植入义眼台，出现眶内的视网膜母细胞瘤将义眼向前推移，结膜下有质软、紫色的结节性肿块"就诊，也有部分未摘除眼球的患者以"眼睑充血扩张、有时出现瘀斑，眼球明显突出，眼睑不能闭合，暴露于眼睑外的眼球破溃，结构不清"就诊。

（二）发病及病程

该病常发生于 3 岁以下的婴幼儿，偶见于成人，无种族和性别差异，常为单眼发病，也可双眼先后发病。临床上根据视网膜母细胞瘤的发展过程，可分为：眼内期、青光眼期、眼外期及转移期四期。但由于肿瘤生长部位，生长速度和分化程度不同，其临床表现也不尽一致。眼眶内视网膜母细胞瘤占视网膜母细胞瘤患者的 8%，占双侧视网膜母细胞瘤患者的 39%，第三世界国家的患者眶内视网膜母细胞瘤所占比例更高。平均发病年龄 22 个月，最小患者 1 个月，最大患者 12 岁。男女患病率相等。

（三）症状和体征

患者经过眼内期、青光眼期的生长，肿瘤局限于眼球内，Bruch 膜最初可阻止肿瘤侵蚀，但最终被破坏后,导致脉络膜生长。一旦肿瘤细胞到达脉络膜网状毛细血管腔,生长就明显加速,表现为三个临床特征:数天或数周的快速生长;底部为一狭窄蒂,高度隆起;顶部呈黄色,表明玻璃体皮质层被推到了肿瘤的前部。一旦达到脉络膜,肿瘤快速而弥漫地向四周扩散生长。视网膜母细胞瘤从眼球到周围组织的扩散途径是通过导血管或球壁侵蚀,由巩膜内导血管的外膜向四周浸润也可导致巩膜层状分离,最终球壁破坏。一旦侵及眼球外部,眼眶就提供了一个丰富、疏松的组织环境,使肿瘤加速生长,导致形成一个大的眼眶肿块。部分视网膜母细胞瘤可通过视神经直接到达中枢神经系统。进入蛛网膜下腔的途径是,沿视神经生长至视网膜中央动静脉的穿入处,或扩散至软脑膜后直接进入蛛网膜下腔。

肿瘤向眼外生长,向前穿破眼球壁而突出于睑裂之外,或因肿瘤向后穿出而占据眼眶之位置,致使眼球前突,可伴有眼睑肿胀、血管充血扩张,球结膜水肿,眼球突出或运动障碍,眼睑不能闭合,暴露于眼睑外的眼球破溃,结构不清,眼眶周围可扪及肿块,偶可表现为类似眶蜂窝织炎症状,部分病例眶骨破坏,视神经孔扩大。若为已行眼球摘除及义眼座植入者可发现植入物移位。结膜下有质软、紫色的结节性肿块,活检时易出血。手术时发现与眼球相连有或无包膜的球外肿块。

（四）影像学表现

1. 超声检查 典型病例可有以下发现:玻璃体腔内发现一或数个肿物,与球壁相连,晚期充满整个玻璃体腔。肿物呈实体性,A 型超声在玻璃体平段内出现高低不等波峰。B 型超声光点强弱不等,分布不均,甚至有囊性区存在,钙斑反射,即肿物内强光斑之后为暗区,这是由钙质反射和吸收声能较多缘故。视网膜母细胞瘤可向眼外蔓延,眶内出现形态不规则低回声区,并与眼内光团相连,此处看不到邻近巩膜回声。视神经增粗意味肿瘤通过视神经途径转移。视网膜母细胞瘤彩色多普勒超声检测有一定特异性:①肿瘤由视网膜中央动脉供血;②供血动脉为高阻抗血流,时流时止,供血不充分,这是肿瘤易发生坏死、脱落的重要原因。

2. CT 检查 视网膜母细胞瘤表现为:①一眼或两眼玻璃体内软组织密度块影;②病变内发现钙斑,视网膜母细胞瘤有坏死钙化倾向;③向眼外蔓延途径为经巩膜最薄弱处,一般发生在角膜缘,多为内生性肿瘤;巩膜神经血管周围间隙,一般发生于外生性肿瘤;经视神经向眶颅蔓延。

3. MRI 检查 视网膜母细胞瘤软组织部分为中信号,肿瘤内钙斑无信号,与软组织重叠为中或低信号。在 T_2WI 肿瘤软组织部分信号增强,但仍低于正常玻璃体,钙斑区仍为无信号区。肿瘤的视神经蔓延和眶内侵犯可显示视神经增粗和眼球向后扩展,增强扫描见中等至明显强化,视网膜下液则不强化,病变眼球玻璃体信号较对侧眼球增高。由于在 MRI 像上骨骼显示为无信号区,视神经管内和颅内侵犯显示较为清楚。

【诊断】

对于视网膜母细胞瘤眼外生长的诊断主要依靠临床、超声和 CT 检查,颅内蔓延 MRI 帮助更大。

【病理】

侵犯到眼外或转移至远处的视网膜母细胞瘤由无特征性、原始的神经母细胞组成,没有分化玫瑰花结和小花结。运用电子显微镜进行扫描对眼外蔓延的视网膜母细胞瘤的诊断有价值:①核皱褶,核膜的三膜结构(TMS)可发生在每个细胞,虽然此结构不是视网膜母细胞瘤独有的特征,但该结构频繁出现实际上具有诊断价值。②虽然细胞未分化或分化差,但细胞间的桥粒连接形成好。间质细胞肉瘤的细胞间桥粒形成差或很难发现。③在视网膜母细胞瘤中发现致密中心颗粒(dense core granule),这可能与肿瘤分泌儿茶酚胺副产品有关,但这种包涵体可能不常存在于分化差的眼外肿块中,具有诊断意义。摘除的眼球有三种表现提示有眶内浸润,巩膜外形成连续扩散的结节,导血管周围的视网膜母细胞瘤未扩散至表面,明显的脉络膜浸润。

【治疗】

一期眼球摘除后综合考虑眶内、颅内、全身扩散的可能性来决定治疗方案。视网膜母细胞瘤在眼球摘除后的治疗是依据对眼球病理检查判断是否存在眼外扩散或其可能性。早期眼眶扩散的患者,在手术、放射治疗和强有力的化学治疗下,效果较好,严重眼眶侵犯的患者,虽进行各种治疗,但死亡率几乎高达95%。故视网膜母细胞瘤早期诊断,早期有效治疗,防止眼外扩散是提高存活率的关键。

眼睑、结膜和眶内组织的肿块,不管其大小,尽可能完全切除或将其大部分切除。在放射专家和肿瘤化学治疗专家的密切配合下进行放射和化学治疗,眼眶照射剂量 50Gy,分次分剂量照射,持续 5 周。联合化学治疗,常用药物有长春新碱、卡铂、癌宁、环磷酰胺和放线菌素 D(更生霉素)等。

若肿瘤超出筛板而未到达手术横断面,提示预后不良,若侵及软脑膜,有必要行脑脊液细胞学检查。若肿瘤侵犯到手术横断面提示预后不良,提示需行细胞病理学检查脑脊液以及附加治疗。

如果证实中枢神经系统受累,则治疗包括化疗联合眼眶及中枢神经系统的局部放疗,提示眼眶或全身扩散以及眼眶局部治疗联合全身化疗的病理学标准包括球外视网膜母细胞瘤、眼眶复发,以及合并导血管侵蚀的大块(特别是后部)脉络膜扩散。全身化学治疗使用亚硝脲、阿糖胞苷和卡莫司汀(卡氮芥)等,该类药物高脂溶性,游离度低,能穿过血脑屏障进入脑和脑脊液中,发挥药理作用。必要时鞘内药物脉冲治疗,效果尚可。

【预后】

以前肿瘤眼眶蔓延时的病死率达到 67%~100%,但现代放疗和化疗技术的治疗效果较好。视网膜母细胞瘤眼眶复发的治疗采用积极的化疗和放疗方案,以防止全身和中枢神经系统的扩散。

【典型病例】

患者女,2 岁,左眼肿物 1 年,眼球暴露半年。眼部检查:左眼无光感,眼球明显突出,眼睑不能闭合,角膜破溃暴露于眼睑外,破溃表面附着大量血痂,眼内结构窥不清。右眼眼部检查基本正常。眼眶 CT 检查可见左眼球及眶内肿物,大小约 35mm×46mm×30mm,边缘不规则,内密度不均,可见多发钙化影,眼环不完整,眼球正常结构消失,形态不规则肿块影突出于眼眶外,肿物向眶外弥漫性浸润生长,各条眼外肌及视神经前部显示不清,眶壁未见明显骨质破坏。眼眶 MRI 示病变 T_1 加权像呈等信号,T_2 加权像呈不均匀中高信号,混杂低信号,脂肪抑制呈不均匀中高信号。诊断为视网膜母细胞瘤(眼外期)。手术行眼球摘除联合眼睑成形术,术后病理结果为视网膜母细胞瘤(图 16-1-1)。

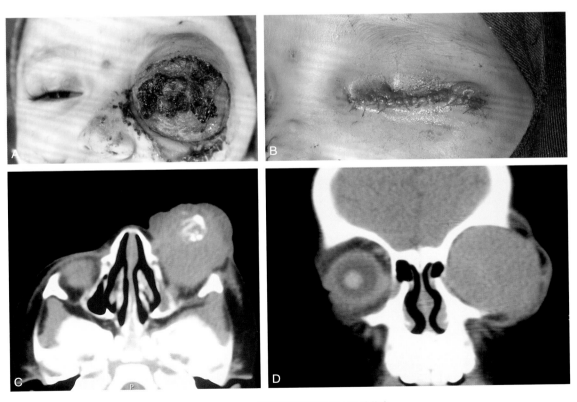

图 16-1-1　视网膜母细胞瘤(眼外期)

A. 患者术前外观像;B. 患者行术后外观像;C. 眼眶 CT 平扫示左眼球及眼眶巨大肿物,眼内结构不清,病变内伴钙化影;D. 眼眶 CT 冠扫

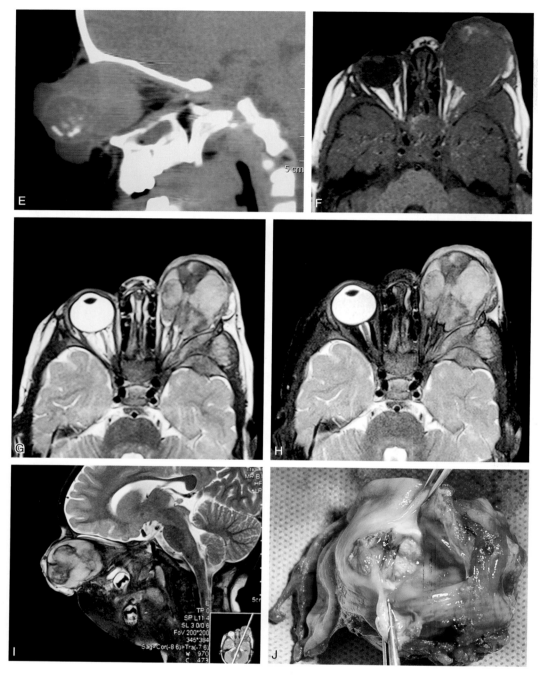

图 16-1-1（续）

E. 眼眶 CT 矢状位；F. 眼眶 MRI T₁WI 呈等信号影；G. 眼眶 MRI T₂WI 呈不均匀中高信号，混杂低信号；
H. 眼眶 MRI 脂肪抑制图像；I. 眼眶 MRI 矢状位图像；J. 视网膜母细胞瘤大体标本

二、脉络膜黑色素瘤

脉络膜黑色素瘤发病年龄较晚，多在 50~70 岁，是成年人眼内最常见的恶性肿瘤。眼内恶性黑色素瘤眶蔓延途径与视网膜母细胞瘤大致相同，包括巩膜导血管周围间隙，直接经过巩膜和侵犯视神经而至眶内。

【临床表现】

（一）主诉

眼内恶性黑色素瘤眼球摘除术后患者多以"植入的义眼座发生移位或所戴义眼脱出"就诊，未行眼球摘除手术的患者多以"眼睑肿胀、结膜可见黑色结节状物、眼球突出"就诊。

（二）发病及病程

脉络膜黑色素瘤是成人眼内最常见的恶性肿瘤，好发年龄为 50~70 岁，无明显的性别差异，常为单眼发病。和视网膜母细胞瘤一样，可分为：眼内期、青光眼期、眼外期及转移期四期。眼内恶性黑色素瘤眼球摘除后复发，复发时间多在半年之内，也有发生于术后 20 年者。

（三）症状和体征

脉络膜黑色素瘤眼外蔓延的方式与肿瘤的生长位置有关，发生于赤道前部的眼外蔓延，结膜可见黑色结节状物，可误诊为巩膜葡萄肿。眼球后部蔓延，出现眼球突出、眼睑水肿和眼球运动障碍。眶缘虽扪及不到肿物，但眼眶压力高，眼球不能后移。严重病例眼球突出于睑裂外，眼球表面结构破坏而凹凸不平。因肿瘤组织大量坏死，可产生全眼球炎，前房积脓，眶蜂窝织炎。有时黑色素瘤发生于已经萎缩的眼球内，早期诊断困难。眼球萎缩伴有眼球突出，应考虑到恶性黑色素瘤的可能性。眼内恶性黑色素瘤眼球摘除，由于巩膜表面小病灶未清除干净，导致术后复发，复发后，植入的义眼座发生移位或所戴义眼脱出。脉络膜黑色素瘤眼眶蔓延或眼球摘除后眶内复发，即使眶内容摘除，预后往往不良。

（四）影像学表现

1. 超声检查 超声检查同时可见巩膜内、外肿瘤，眼内部分呈典型 B 型超声图像，眼外部分与脂肪对比为低回声性，形状不规则，眼眶与眼球内肿物两者形成一体。

2. CT 检查 显示眼球内高密度肿物向眼球外蔓延，使眶内出现高密度块影，二者混为一体。若眼球摘除后植入义眼台，CT 示肿瘤将植入物推挤向前移位，病灶原发于结膜的不规则密度影可在眶前部显示，与结膜相连，病灶可侵及眼外肌或围绕眼球生长。

3. MRI 检查 眼内恶性黑色素瘤向眼外蔓延，眼内和眶内肿瘤的颜色有三种情况：①眼内和眶内肿瘤均为黑色，在 MRI 显示两部分 T_1WI 均为高信号，T_2WI 均为低信号；②眼内和眼外肿瘤均无色素；③眼内部分有色素，眼外部分缺乏色素。黑色素瘤向眼外蔓延主要经巩膜神经血管周围间隙或直接破坏巩膜，也有少数情况经视神经鞘间隙蔓延，向后可达颅内。

【诊断】

对于有眼内恶性黑色素瘤史，眼球周围发现黑色肿物，或眼球突出，应高度怀疑眼外蔓延。

【病理】

肿瘤向巩膜外扩散进入眶内的细胞类似于眼内的恶性黑色素瘤。大部分眼外侵犯的肿瘤是上皮样细胞型、上皮样细胞和梭形细胞的混合型、大量肿瘤组织发生坏死的坏死型。这些恶性程度高、巩膜外扩散的肿瘤术后复发率高，通过血液循环转移到远处引起死亡的机会也大。少数梭形细胞肿瘤也可发生巩膜外扩散，但预后比其他恶性程度高的复发性肿瘤好，梭形细胞的恶性黑色素瘤发生局部浸润，局部复发，很少发生转移，其生物学特性与基底细胞癌、脑膜瘤和胶质瘤相似。

【治疗】

传统的治疗方法为眼眶内容摘除，肿瘤较小有可能治愈，肿瘤较大者预后不良。目前一般认为，对眼眶内扩散不太大的肿瘤进行局限保守手术切除；有包膜的眼外肿块在眼球摘除时一并完全取出，可不作眼眶内容摘除；手术时眶内肿块被切断或严重的病例应做眼眶内容摘除。手术后应进行眼眶放射治疗，杀死残存的肿瘤细胞。对有可能远处转移的患者，应和肿瘤化学治疗专家协商设计化学治疗方案，对患者进行化学治疗。

【预后】

当有明显的巩膜外和眶内浸润时，其他可决定死亡率的生物学因素已经发挥作用，这种情况下死亡率为 73%~81%。术前和术后放疗的作用尚未明确，但好像没有益处，这种情况下，梭形细胞瘤可能预后稍好，其他预后不好。生物学因素可能决定了眼眶黑色素瘤预后不良。

【典型病例】

患者女，56 岁，右眼内肿瘤 10 年，肿块增大伴眼痛半年。眼部检查：右眼无光感，结膜混合性充血，眼球上部及内上方球壁隆起，角膜混浊，前房消失，虹膜结构不清，可见后部隆起物，似呈黑色，伴多处出血及新生血管,余结构窥不清,眼球运动可,右眼球突出2mm,其余眼部检查基本正常。眼眶CT示右眼球内软组织影,充满玻璃体腔,内上方球壁不完整,软组织影突出眶内,可见后面隆起物,病变内可见钙化点。眼眶MRI见眼球内分叶状信号影,T_1WI呈等信号,T_2WI呈等信号,大小约26mm×31mm×28mm,其内信号不均匀,并侵犯右侧内直肌及上斜肌,脂肪抑制示病变呈内部信号不均匀的分叶状。眼部B超示眼球内病变内回声不均匀,多为低回声,可见不同位置声影,球壁不连续。彩超检查示右眼球体积增大,呈混合性回声,正常眼球结构消失,CDFI显示病变内见丰富异常血管。手术行睑缘切开前路开眶,切除眶内容物,术后病理结果为脉络膜黑色素瘤(图16-1-2)。

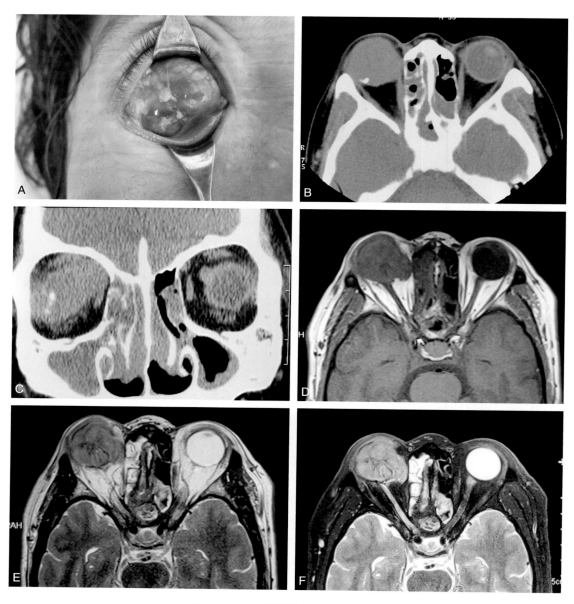

图 16-1-2 脉络膜黑色素瘤(眼外期)

A. 患者外观像,右眼可见球壁隆起物;B. 眼眶CT平扫示右眼球内肿物充满玻璃体腔,眼环及眼内结构不清,病变侵入眼眶;C. 眼眶CT冠扫右眼球及眼眶肿物边界不清,内可见钙化灶;D. 眼眶MRI示病变T_1WI呈不均匀等信号;E. 眼眶MRI示病变T_2WI呈不均匀等信号;F. 眼眶MRI脂肪抑制像

第二节　眼睑和结膜肿瘤

一、眼睑基底细胞癌

基底细胞癌(basal cell carcinoma)是发生于表皮基底细胞的恶性肿瘤,也是眼睑皮肤最常见的恶性肿瘤,占眼睑恶性肿瘤的80%~90%。尽管是一种真正的恶性肿瘤,但极少远处转移,早期治疗不及时,可直接破坏邻近的皮肤,也可侵犯眼眶。尤其是眼睑手术未能将基底细胞癌完全切除,术后肿瘤复发可侵犯眼眶,多次复发肿瘤更容易累及眼眶。特别是下睑的肿瘤未切除完全,瘤细胞跨越下方较薄弱的眶隔侵犯眼眶,隐袭性局部生长,软组织和眼眶骨被肿瘤侵蚀,产生蚀疮性空腔和可怕的临床外观。特别是内眦部的病变,如不治疗,到达晚期,癌细胞不但可以侵犯眼睑而且可累及面部和鼻窦等广泛区域。

【临床表现】

(一)主诉

患者多以眼睑肿瘤术后复发就诊,也有部分患者以眼睑结节样隆起以及眼睑表面溃疡就诊,也有部分患者以眼球固定视物重影眼球突出就诊。

(二)发病及病程

基底细胞癌好发于中老年人,在50~70岁之间,女多于男。好发部位依次为下睑、内眦部、上睑和外眦部,眼眶侵犯患者多有眼睑病灶不完全切除史及忽略病情史。病变进展缓慢,从最早发现眼睑病灶至出现眼眶蔓延症状一般需2~25年。眼睑手术后1年肿瘤可复发,侵犯眼眶;临床上也可见到眼睑基底细胞癌未得到及时治疗,不久后向后扩散到眼眶。

(三)症状和体征

大多数基底细胞癌有典型的临床表现,以珍珠状、隆起的结节开始,形成中央溃疡并放射状扩展。病变侵蚀周围组织,形成难看的局部病损,侵犯眼眶通常发生于未完全切除或多发性病变切除之后。侵犯眼眶之前多有眶前部结构受累症状,包括眼球运动障碍、瘢痕化、眼睑硬化或固定于周围骨组织上。

眼眶侵犯患者多有眼睑病灶不完全切除史及忽略病情史。基底细胞癌侵犯眼眶后,仍保持原有溃疡和结痂特征,病变进展缓慢,病变初起为结节样隆起,发生在下睑内侧,有的带有色素,表面结痂,痂皮脱落后可见浅在溃疡,边缘参差不齐,如蚕食状,故又称侵蚀性溃疡。溃疡表面有黏液脓性分泌物,易出血。溃疡边缘较硬,稍隆起向内卷。这种溃疡慢性扩大,发展方向主要是沿皮肤扩大,侵犯上下眼睑,面颊部,甚至对侧皮肤;肿瘤也可向结膜发展,侵犯眼球表面。原发于下睑内侧和内眦部的肿瘤,溃疡可向深部发展,侵入眶内。眼眶受累的最早症状之一是眼球向周围极度转动时产生复视。因眼眶肿块靠前,所以眼球突出不是普遍的现象,但可见眼球受肿块推挤而移位。肿块与眶骨缘粘连固定是判断眼眶受累的特殊临床征象。大多数基底细胞癌倾向于环形生长,而不是向纵深穿透的形式侵犯前部眼眶,眶骨膜的神经受侵犯时产生疼痛,特别是沿眶上神经或滑车上神经生长,引起严重疼痛。肿瘤蔓延至眼外肌,引起眼球运动障碍,严重病例眼球固定,眼球突出,眼球周围组织严重破坏,产生很大的腔隙,深达鼻窦,使眼球壁部分暴露无遗。面部皮肤也受广泛侵犯。由于病变多位于眶前部,眼球突出少见。有时癌细胞沿神经周围向眶内侵犯,肿瘤可破坏眶骨侵入鼻腔、鼻窦或颅内。

(四)影像学表现

1. **超声检查**　皮肤来源的基底细胞癌侵入眶内超声显示肿瘤形状不规则,边界不光滑,轻度不均质内回声,中至高度反射,肿块压迫眼球变形,晚期可见骨破坏。彩色超声多普勒可见血流信号。

2. **CT检查**　侵入眶内的基底细胞癌形状不规则,边界清,常呈小叶状,肿瘤侵及眶隔入眶,可沿鼻泪管或眼外肌生长,部分包绕眼球形成铸造样观,肿瘤内可见低密度囊腔为坏死灶,增强后中等强化。

3. **MRI检查**　可确定侵犯范围,T_1WI为均质低信号强度,T_2WI信号高于眶脂肪。Gd-DTPA增强后见明显强化,脂肪抑制后显示病变更明显。

【诊断】

基底细胞癌眼眶侵犯诊断多不困难。根据发病位置,患者年龄,病史,包括眼睑手术后复发史,临床表现,诊断不难,组织病理学检查可确诊。如:发生于老年人,有基底细胞癌病史或治疗史,眶内侧硬性溃疡,有痂皮,附着于眶缘的骨膜,眼球运动受限或复视等均提示眶侵犯可能。

【病理】

侵犯眼眶的基底细胞癌病理学特点与眼睑基底细胞癌相似,多为硬化、溃疡和多中心型。瘤细胞小,卵圆或梭形,核染色深,核仁不明显,细胞质稀少,肿瘤细胞呈巢、索条或片状生长,周围的瘤细胞倾向于栅栏状排列。间质成分多是眼眶基底细胞癌的明显特点,瘤细胞周围有稠密的纤维组织或黏液样组织。纤维组织压缩瘤细胞,使瘤细胞呈索条状。放射后的瘤细胞常产生区域性的鳞状分化组织学变异有很多种,包括硬性(大多数)、腺样性、角化性、混合性、硬化性(多形性)。硬化性变异易发生扩展性生长,很大程度上是由于其在临床和病理上境界不清。临床上,其向周边扩展的唯一线索是其覆盖的皮肤苍白、非常薄、轻度的毛细血管扩张,伴有附属器的缺失(如睫毛)。组织学上,这些病变包括致密纤维性基质中可见细小索条状排列的细胞。

【治疗】

治疗已有眶侵犯的基底细胞癌必须完全去除所有病灶。广泛切除应以切除组织的周边为正常组织为标准,即用冰冻切片来控制手术切除的边缘,这样在一次手术中就可完全切除肿瘤组织,避免切除过多的正常组织,也有利于重建整形手术。对肿瘤已侵犯眼眶和广泛的眼睑面部浸润,应手术切除,术后再加上放疗,放射剂量40~70Gy。必要时行眶内容摘除术、骨切除、甚至硬脑膜切除。

部分患者应用现代放疗技术也取得了同样的成功,特别是对于较小病灶。该方法避免了手术所造成的面部畸形,这对不愿意或不适于手术的患者来说非常有益。

单独用顺铂或与阿霉素联合化疗的目的是使肿瘤缩小,主要用于局部切除术之前以及拒绝或必须延期行眶内容摘除术的患者,并与放疗相联合。

【预后】

侵犯眼眶时多意味着病变的晚期阶段、复发、多形性(硬化)变异,但是手术广泛切除结合放射治疗,多数患者疗效比较明显,少数比较严重的患者肿瘤大量侵犯眼眶,继而侵入颅内,远处转移到肺、肝、脾、肾上腺、骨和淋巴结,造成死亡。

【典型病例】

患者男,66岁,右眼下睑肿物14年,反复破溃5年,加重4个月。眼部检查:右眼视力光感,右眼上睑皮下圆形肿物,质软,边界清晰,可活动,无触痛,下睑大范围溃疡病灶,由鼻根部沿下睑缘向外眦延伸,坏死边缘呈不规则火山口样,边界不清,可见血痂,上睑与眼球完全粘连,睑裂闭合,无法睁眼,其余不能查。左眼未见明显异常。眼眶CT检查可见右眼眶内下方不规则肿物,与眼球壁及眼外肌关系密切,眼球呈下转位。MRI检查可见右眼眶睑板不规则占位影,T_1WI呈等信号,T_2WI呈等信号,右睑板局部缺损,右眼球内陷,前缘受压略变形。增强后病变未见明显强化。手术行眼眶肿瘤摘除术联合眶内容物摘除+眼睑成形术,术中见病变侵蚀范围自鼻根中线延至外眦部下方,沿病变周边5mm切除病变组织,探查眼球壁完整,角膜被筋膜组织覆盖粘连,眶内壁骨质不完整,摘除眶内容物,术后病理结果为基底细胞癌,伴鳞状分化,侵犯角膜、结膜,视神经断端阴性(图16-2-1)。

二、眼睑及结膜鳞状细胞癌

鳞状细胞癌(squamous cell carcinoma)是起源于眼睑和结膜复层鳞状上皮的恶性肿瘤;二者均可沿皮肤或结膜表面向皮下、结膜下两个方向发展。向深层侵犯眼眶。眼睑鳞状细胞癌(squamous cell carcinoma of the eyelid)是起源于皮肤上皮层的恶性侵袭性肿瘤,具有角化特征。以前将非特异性假上皮瘤增生、内翻性毛囊角化病、皮脂溢性角化病、角化性棘皮瘤误认为鳞状细胞癌,造成发病率高的错误印象。实际上眼睑鳞状细胞癌少见,仅占眼睑恶性肿瘤的7%。肿瘤可原发,也可从皮肤癌前病变、光化性角化病、放射治疗后和着色性干皮病发展而来。此肿瘤恶性程度较基底细胞癌高,发展较快,破坏性大,既可广泛破坏

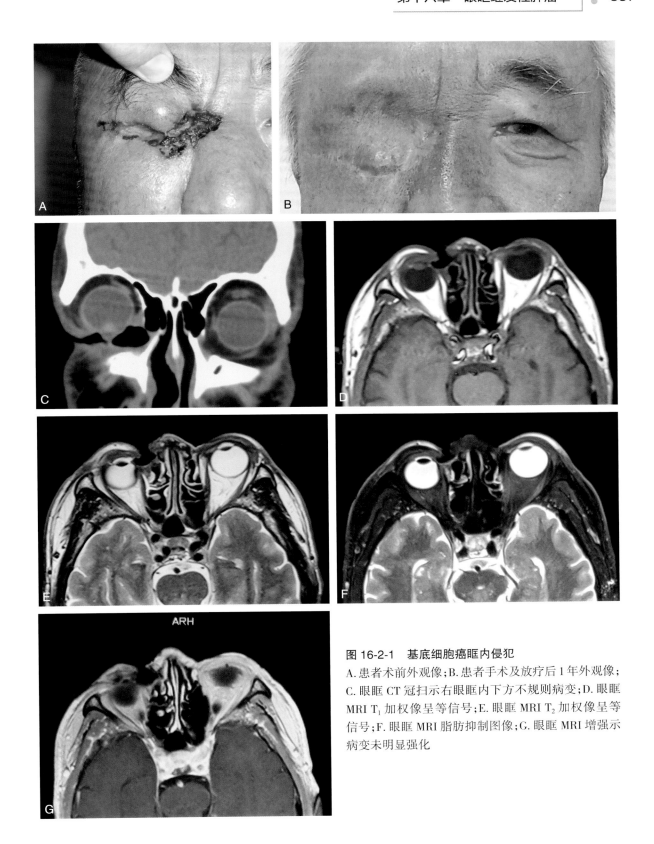

图 16-2-1 基底细胞癌眶内侵犯
A. 患者术前外观像；B. 患者手术及放疗后 1 年外观像；
C. 眼眶 CT 冠扫示右眼眶内下方不规则病变；D. 眼眶
MRI T_1 加权像呈等信号；E. 眼眶 MRI T_2 加权像呈等
信号；F. 眼眶 MRI 脂肪抑制图像；G. 眼眶 MRI 增强示
病变未明显强化

眼睑，侵犯眼眶、鼻窦，进入颅内，也可转移到局部淋巴结和全身转移。

【临床表现】

（一）主诉

患者多以进展缓慢的眼睑皮肤角化过度及溃疡就诊或者以眼睑疣样或乳头样隆起就诊，也有部分患者以眼睑肿瘤切除术后复发并伴发眼球运动障碍及耳前和颌下淋巴结肿大就诊。

（二）发病及病程

患者多为老年人，白色人种发病率相对较高，男女之比为5∶1。皮肤结膜交界处的睑缘是其好发部位，常发生在下睑缘，其次是上睑缘，外眦和内眦。多位于睑缘皮肤与结膜交界处，鳞状细胞癌的病程较基底细胞癌短，平均为1年，累及眼眶的鳞状细胞癌由于经常被患者忽视或经治疗后复发等原因，所以病程较长。一旦病变蔓延至眼眶，肿瘤多沿眶裂、脂肪垫生长，且比基底细胞癌进展快。

（三）症状和体征

开始时皮肤呈疣样或乳头样隆起，不痛不痒，推皮肤时，结节可随之移动，以后发生溃疡，溃疡深浅不一，溃疡边缘不规则，这时很难与基底细胞癌相区分。

本病一般发展较快，病程多为1.5~2年。肿瘤组织若向表面生长，形成巨大肿块，表面呈乳头状或菜花状，基底较宽，即所谓的乳头或菜花状肿块型。肿块长大到一定程度，中心即发生溃烂形成溃疡，但也有病变开始时就产生溃疡，这种病变多向内生长。溃疡逐渐长大，变深，底面凹凸不平，边缘高起饱满，甚至可有某种程度的外翻，称溃疡型。

肿瘤不但向表面生长，向周围组织扩展，而且也向深部组织浸润，损害眼球和眼眶组织，癌细胞破坏眼球周围的软组织，使眼球壁暴露，影响了眼球的血液供应，致使眼球萎缩。癌组织侵犯眼球表面，并从角膜缘或其他部位进入眼球内，破坏眼球内的组织结构。癌组织从穹窿结膜向眼眶深部发展，侵犯眼眶使眼球突出。一旦病变蔓延至眼眶，肿瘤多沿眶裂、脂肪垫生长，且比基底细胞癌进展快。若沿神经生长，即使是非常小或非常隐匿，均会引起疼痛或眼肌麻痹。与基底细胞癌相反，鳞状细胞癌可以转移，通常转移至耳前、颌下淋巴结。

结膜鳞状细胞癌多见于50~70岁的男性患者，好发于角膜缘、睑缘和泪阜部，特别好发颞侧角膜缘，可见局部呈灰色胶样或粉红色隆起，似疱疹或翼状胬肉，表面有苔藓样血管，深层可与巩膜相连，增大后表面呈菜花样。肿瘤可经穹窿或泪阜向深层发展，侵及眼眶，眼球向对侧移位，引起复视、眼球突出或眼球运动障碍，肿瘤侵及眶内神经可导致疼痛。

【诊断】

根据发病年龄大，好发于睑缘，发展速度快，对眼睑和眼眶破坏性大，肿瘤表面无色素可作出诊断。但早期的临床表现与基底细胞癌不易区别，晚期鳞状细胞癌与睑板腺癌鉴别困难。病理组织学检查是提供诊断的有力证据。诊断主要依靠病理组织学检查，CT及MRI可显示肿瘤侵犯眼眶范围，为手术方式选择提供参考，影像学检查可见眶内肿瘤与前部眼睑相连，边界清楚，可显示骨破坏。

【病理】

癌细胞变异大，分化程度也不同，在分化好的鳞状细胞癌中，癌细胞呈多边形，胞浆丰富，嗜酸性；核明显，染色深，大小不等，常见细胞间桥。癌细胞排列成条索或团块状，边缘为基底细胞，向内多为鳞状细胞，中心细胞逐渐产生同心圆角化，形成角化珠。梭形细胞鳞状细胞癌也可在眼睑皮肤中见到。放射性皮炎后也可发展成梭形细胞鳞癌，可能与纤维组织细胞瘤，纤维肉瘤相混淆。然而发育不良的角化细胞，上皮内的局限性癌区域，细胞间桥的出现和局限性角化都是与肉瘤区分的证据。Broder根据细胞分化的程度将鳞状细胞癌分为4级，目前仍采用此分类法。

1级：分化良好的癌细胞占癌细胞总数的75%~100%，有较多的典型癌珠（角化珠）。

2级：分化良好的癌细胞占癌细胞总数的50%~75%，角化珠少见，核分裂增多。

3级：分化良好的癌细胞占癌细胞总数的25%~50%，无角化珠出现，癌细胞异型性大。

4级：分化良好的癌细胞不足25%，癌细胞异型性和核分裂明显。

【治疗】

对眼睑鳞状细胞癌的治疗首选手术切除，术中应用冰冻切片或Mohs技术以确认切除组织的边缘为正常组织。肿瘤较小手术完全切除，有可能治愈。术后缺损区要进行功能和外观的整形。对肿瘤大、范围广的患者，先做广泛手术切除，然后进行放射治疗；也可先做放射治疗使肿块缩小，再进行手术切除。对于癌组织已累及眼眶或癌细胞侵犯到眼内和眼球周围组织及深部眼眶的病变，需行眶内容摘除术，并辅之以基础放疗。鳞状细胞癌比基底细胞癌对放疗不敏感,故治疗鳞状细胞癌时要用更大的剂量。对肿瘤范围广,手术完全切除有困难,或癌细胞侵犯颅内,转移到远处的病例可试用化学治疗,可能有一定的疗效。

【预后】

大部分早期病例中,大范围切除结合必要放射治疗,一般预后较好,但在晚期病例中,眼睑、面部、眼球和眼眶组织遭受癌细胞的广泛破坏,继发感染,发出恶臭。病变侵犯颅内或发生局部淋巴结及全身转移的患者预后较差。

三、眼睑皮脂腺癌

眼睑皮脂腺癌(sebaceous gland carcinoma of the eyelid)是眼附属器高度恶性肿瘤,它主要起源于上下睑板腺,故也称睑板腺癌(meibomian gland carcinoma);也可起源于睑缘睫毛的 Zeis 腺或上下睑皮肤和泪阜的皮脂腺。肿瘤可单独发生,又可为多中心起源。病理形态学多种多样,眼睑皮脂腺癌比身体其他部位皮脂腺癌恶性程度大,侵袭性强,容易发生局部和眼眶扩散及远处淋巴结转移。

【临床表现】

(一)主诉

患者多以上睑肿物、上睑结节就诊,伴有反复发作的眼睑溃疡及炎症表现,如:结膜炎、睑板腺炎及睑缘炎。少数严重的患者也可以以眼睑弥漫性增厚及菜花状溃疡并伴有眼球突出及眼球运动障碍就诊。

(二)发病及病程

发病年龄 13~87 岁,平均 63~73 岁,女性多于男性。好发于上睑,可能与上睑板腺较丰富有关。病程短的 6 个月,长的可达 12 年。大多数病变位于睑缘,少部分病变位于眉弓、泪阜和眼睑中部皮肤。

(三)症状和体征

早期大多数皮脂腺癌为较小、质地较硬的结节,与皮肤无粘连,类似于睑板腺囊肿,肿物增大,逐渐呈圆形,向皮肤及结膜面隆起。或呈半圆形,向深部结构浸润。结膜面或睑缘部溃破,底部粗糙不平、疼痛,易出血。本病发展缓慢,初发时不被注意,或误诊为睑板腺囊肿,经多次手术仍然复发时始确诊,确诊时多在发病 1 年之后。有些患者最初表现为顽固性的单侧结膜炎、睑缘炎、睑腺炎,在结膜炎、角膜炎、睑缘溃疡形成痂壳数月或多年后,皮脂腺癌的临床症状体征才明显地暴露出来。

睑板腺癌在侵犯眼眶之前多数病例可得到正确诊断,少数早期向深部发展,眶内侵犯患者多有眼睑肿瘤手术病史,随病变的进展,整个眼睑弥漫性增厚,侵及眶缘骨膜骨壁和眼眶内软组织,肿物固定,眼球向下或上移位,眼球突出,眼球运动受限制,影像学检查证实侵犯眼眶。肿物如果侵犯鼻窦引起鼻塞和鼻出血;侵犯颅内引起患者死亡。部分患者癌细胞经淋巴道转移至耳前淋巴结和颈部淋巴结。少数病例癌细胞经血循环转移到肺、肝、脑和头颅骨。

(四)影像学表现

CT 及 MRI 检查显示为眼睑及眶前部弥漫的高密度块影,后界清楚,范围明确,常伴有骨破坏。CT 能够显示睑板腺癌眼眶侵犯,但无特征性表现,在临床提示恶性肿瘤时,应及时活检,确定组织学诊断,同时应检查局部淋巴结是否肿大,CT 检查远处器官可以确定是否有肝脏、肺或脑部转移图。MRI 显示软组织侵犯优于 CT。

【诊断】

根据临床表现和病理检查进行诊断,患者年龄大,女性多,好发于上睑的肿块,有的病程长。对于临床诊断睑板腺囊肿、但反复复发应高度警惕。

【病理】

该病的病理诊断是以可见皮脂腺来源为基础,多为分叶状或条索状排列的细胞构成,可见不同程度的皮脂腺分化和浸润。从小叶周边至中心可见分化程度逐渐提高,这与正常的皮脂腺相似。分化好的细胞胞浆为泡沫状或空泡状,轻度嗜碱。相反,分化差的细胞嗜碱性较强,且退行发育,有丝分裂象较多。皮脂腺癌细胞周边嗜碱性分布及少量空泡使其与基底细胞癌相似,但其退行发育更明显。皮脂腺癌有呈变形性骨炎样播散的趋势,可呈辐射状向皮肤的基底层和黏膜层浸润。这些肿瘤的特征之一为含有脂肪,因此,冰冻切片和脂肪染色在诊断及手术时很有用处。

【治疗】

眼睑的皮脂腺癌最佳治疗方法是手术。虽然该肿瘤治疗以手术切除为主,但手术医生要完全切除肿瘤,还得考虑病人的美观,眼睑整形,眼睑重建和眼眶重建也应在手术的计划中。皮脂腺癌对放射性治疗不敏感,不能单独用于治疗,只能是手术后的辅助治疗。对有肺、肝、脑等转移的患者可试用化学药物治疗。早期诊断及辅以术中冰冻切片的大范围手术可提高生存率,手术时行冰冻组织检查,决定肿块切除的边缘。皮脂腺癌已侵犯皮肤和球结膜,即肿块与皮肤粘连,结膜表面溃疡或肿胀增厚,应做局部肿瘤、眼睑切除和眼球摘除。如肿瘤侵犯眼球和眼眶软组织应做大范围的切除,后者多用于怀疑已侵犯眶内的病变,而这种情况多需要行眶内容摘除术。发生淋巴道播散时,需评估播散范围,获得病理学证据并切除耳前、上颌下、颈部淋巴结,如耳前淋巴结肿大或可疑淋巴结转移应做淋巴结清除术和腮腺切除。

【预后】

眼睑皮脂腺癌的 5 年死亡率大约为 15%。是一种少见的局部复发率高、易转移到淋巴结和器官的肿瘤,早期大多数皮脂腺癌常发生在眼的周围,表现为无痛圆形的皮下结节,在眼睑和结膜呈弥散浸润性生长,类似眼睑炎症或其他肿块的情况,延误诊断和治疗,导致严重后果,晚期,经常有血管、淋巴管侵犯,上下睑均受累、眼眶受累,低分化、变形性骨炎样播散、肿瘤大于 10mm、多个生长中心、浸润特征明显,症状大于 6 个月等临床、病理特征者,预后差。

四、结膜恶性黑色素瘤

原发性结膜恶性黑色素瘤(malignant melanoma of the conjunctiva)较眼内或皮肤黑色素瘤少见。结膜黑色素瘤可来自原发获得性黑变病、先前存在的痣或为新生病变。

【临床表现】

(一)主诉

从结膜痣和结膜原发性获得性黑变病演变而来的结膜恶性黑色素瘤患者多以以前长期安静的痣在短时间长大,色加深,有的可变浅,表面粗糙且有凹凸不平来就诊,部分原发性恶性黑色素瘤患者常以结膜出现黑色肿块就诊。

(二)症状和体征

从结膜痣演变而来的结膜恶性黑色素瘤患者多以以前长期安静的痣在短时间长大,色加深,原发性获得性黑变病区域颜色发生变化,呈棕黄色,部分可能有色素颗粒大量沉着,病变范围变大,且隆起,也可有结节样改变。原发性结膜恶性黑色素瘤在正常的结膜表面产生黑色肿块。肿块大部分以结节状方式生长,但也可能以蕈状,板块样和溃疡病变出现。肿块长大到一定程度,便分辨不出起源何种类型。癌组织向周围结构侵犯,向前生长,肿块充满睑裂区,甚至突出于睑裂外。肿块表面不规则,组织脆,血管多,可自发性或外伤后出血。

晚期的结膜黑色素瘤侵犯巩膜,角膜,进入眼内。但癌细胞主要沿巩膜壁向后浸润眼眶前部组织,侵犯眼外肌。使眼眶和眼球互相黏附,眼球活动受限或固定。发生在泪阜的恶性黑色素瘤恶性程度大,易向眼眶、泪器、鼻腔和鼻窦侵犯。肿瘤为多中心型,手术很难完全切除,或切除肿瘤时因技术或手术器械的原因癌细胞污染了正常组织,引起肿瘤术后复发。结膜恶性黑色素瘤沿结膜表面的淋巴管转移到耳前、颈部淋巴结,也可经血循环远处转移。

【诊断】

结膜恶性黑色素瘤诊断较容易,即结膜表面有不规则突出的黑色肿块,表面粗糙,凹凸不平,似菜花状或溃疡形成,病变向后侵犯眼眶,可能使眼球固定,但眼突不明显。CT 检查发现结膜肿块向眼眶侵犯,使眼球移位。切除组织病理学检查可证实诊断。

【病理】

结膜恶性黑色素瘤由梭形细胞和上皮样细胞组成。部分作者为方便观察组织病理学与临床预后,将结膜恶性黑色素瘤组织学分为三类:①梭形细胞型,瘤组织中只有梭形细胞;②上皮样型,瘤组织为上皮样细胞;③混合型,肿瘤组织中有梭形细胞也有上皮样细胞。从原发性获得性黑变病发生的恶性黑色素瘤,癌细胞大小、形态差异大,细胞排列疏松,核大,核仁明显,可见较多的核分裂。如在肿瘤组织的表面或边缘见到痣细胞团,该黑色素瘤发生于结膜痣。癌细胞异型性大,一般排列不规则。如细胞间间隙大,留下空腔,周围排列着一些癌细胞;或癌组织发生局灶性坏死,周围也围绕一些癌细胞,就形成所谓的假腺样型黑色素瘤。在一些诊断较为困难的病例可做免疫组织化学检查证实诊断,HMB45 将瘤细胞胞浆染成棕黄色。

【治疗】

结膜恶性黑色素瘤应早期治疗,即手术切除肿块,最好为无接触性切除。伴随着活检和对潜在的进展性病变的治疗,必将降低发病率和死亡率。较大范围的结膜恶性黑色素瘤最基本的治疗方法是扩大范围手术切除结合冷冻治疗。即使是广泛的结膜病变也应切除结节成分并且反复局部冷冻治疗。最近,丝裂霉素 C 被推荐用于治疗原发获得性黑皮病和早期黑色素瘤。

严重眼眶侵犯需要扩大切除,如果没有证据表明肿瘤向眼睑皮肤放射状扩散,可行这种次全切除。眶内容摘除术不提高存活率,只是为了局部控制。淋巴结受累提示疾病广泛转移,但是少数这样病例通过淋巴结切除治愈。

【预后】

恶性黑色素瘤可发生在球结膜、睑结膜、穹窿结膜、泪阜和睑缘,肿瘤发生的部位不同,其预后和对眼眶侵犯程度也不一样,球结膜恶性黑色素瘤预后较好。结膜恶性黑色素瘤可分别由单灶性和多灶性的方式生长,多灶性生长的黑色素瘤预后差,易复发和侵犯眼眶。结膜恶性黑色素瘤沿结膜表面的淋巴管转移到耳前、颈部淋巴结,也可经血循环远处转移。多中心肿瘤、复发性肿瘤、泪阜、睑结膜和穹窿结膜的恶性黑色素瘤,厚度大于 2mm 的混合细胞型肿块易侵犯眼眶和发生转移,预后较差。

【典型病例】

患者女,53 岁,右眼结膜黑色肿物 1 年。眼部检查:右眼视力 0.5,右眼下睑结膜、穹窿结膜及球结膜表面不规则突出黑色肿块,凹凸不平,呈结节状,质软,角膜透明,前房(-),眼底检查正常。右眼球未见明显突出,眼球各方向运动基本到位。左眼眼部检查基本正常。眼眶 CT 检查可见左眼球周边不规则肿物生长。行结膜肿物切除活检判断病变性质,术中见上睑结膜、下睑结膜、球结膜均有黑色肿物,完整切除肿物,术后病理结果为恶性黑色素瘤(图 16-2-2)。

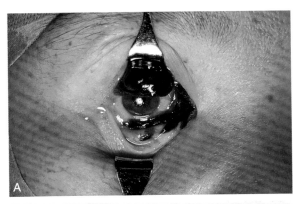
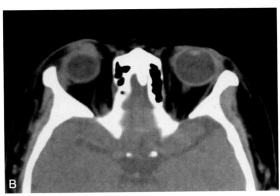
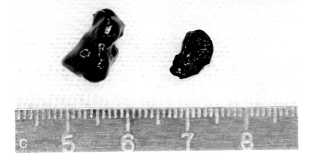

图 16-2-2　结膜恶性黑色素瘤
A. 患者右眼结膜黑色肿物外观像;B. 眼眶 CT 平扫右眼球前部可见不规则肿物;C. 结膜黑色素瘤大体标本

第三节　鼻窦肿瘤

　　眼眶和鼻窦相邻,仅以菲薄的骨板相隔,其中 80% 由鼻窦围绕,其余和颅脑相邻,眼球与眶壁之间的间隙小,故鼻窦的病变侵及眼眶时,使眼眶的容积发生变化,推压球后组织,改变眼球的位置。眶周部肿瘤侵及眼眶与眶壁的解剖有必然的联系,其中许多神经血管及解剖孔隙等均为肿瘤侵犯的常见途径。良性肿瘤或肿瘤样病变因膨胀性生长压迫骨壁吸收入眶,而对骨壁的侵蚀是恶性肿瘤入眶的主要原因。据统计,60%~70% 的鼻窦恶性肿瘤可侵犯眼眶,其中以鳞状细胞癌最常见,其次为腺癌、纤维肉瘤、骨肉瘤等,按部位分类,则上颌窦癌最常见,其次为筛窦、额窦和蝶窦。鼻窦良性肿瘤,如乳头状瘤也可侵犯骨壁,向眼眶生长。

一、鳞状细胞癌

　　鼻窦鳞状细胞癌(squamous cell carcinoma of the paranasal sinus)居各鼻窦恶性肿瘤发病率的首位,以上颌窦最为常见,占上颌窦恶性肿瘤的 80%。

【临床表现】

(一) 主诉

　　患者早期多以鼻部症状如鼻塞、鼻衄、脓涕、恶臭就诊,中晚期病变发展侵入眶内,患者多以局部疼痛,球结膜水肿,溢泪,眼球移位,眼球突出,眼球运动障碍就诊。

(二) 发病及病程

　　在大部分病例中,鳞状细胞癌只有从原发鼻窦处侵犯周围结构时,才会出现临床症状。大于 80% 的鳞状细胞癌来自上颌窦,其次来自筛窦。来自上颌窦后部的肿瘤预后差,因为其邻近眼眶、筛板、翼状区。实际上,10%~22% 的鳞状细胞癌在出现首发症状时已有局部淋巴结转移。病变发展及死亡通常与局部侵犯所引起的并发症相关,但大约 18% 的病例出现远处转移。

(三) 症状和体征

　　上颌窦的鳞状细胞癌最常见,肿瘤在窦腔内生长时,首先出现鼻部症状,如分泌物增多,鼻塞和鼻出血等,眼眶无异常发现。当肿瘤逐渐增大、破坏鼻窦骨壁,侵入眼眶下部,导致眼球突出并向上移位,患者出现眼球运动障碍、复视、视力减退,前部肿瘤可直接侵犯眼睑和结膜,引起眼睑和球结膜高度水肿,眶压增高,血液回流障碍。肿瘤侵犯眶下神经,引起同侧下睑及面颊部知觉减退或丧失。肿瘤继续生长,则引起口腔颌面外科症状出现及淋巴、血行转移。

　　筛窦的鳞状细胞癌表现:由于筛窦与眼眶仅一薄壁相隔,又有孔道相通,原发于窦内肿瘤早期侵入眶内,引起眼球的外侧移位及向前突出,眼睑及结膜水肿,眶内侧扪及硬性肿物。肿瘤侵犯泪道,引起溢泪、慢性泪囊炎。发生于后组筛窦的肿瘤,早期侵犯视神经管、眶上裂和海绵窦区,引起剧烈头痛,视力丧失,眼球运动严重障碍,上睑下垂和眼球轴性突出。侵入鼻腔发生鼻塞、鼻衄、脓涕、恶臭。鼻镜检查发现鼻腔上部和中鼻道内有暗红色肿物。

　　额窦肿瘤破坏窦腔底部进入眼眶,使眼球突出并向外下方移位,肿瘤侵犯眶上神经,引起额顶部知觉减退或麻木;侵犯滑车,引起眼球运动障碍,复视。于眶上缘可触及硬性肿物,因肿瘤的浸润性生长,可引起眼睑肿胀。晚期肿瘤侵犯前颅凹引起头痛,并可经淋巴、血行转移。

　　蝶窦恶性肿瘤发生率低,故蝶窦鳞状细胞癌(squamous cell carcinoma of the sphenoidal sinus)应属罕见。蝶窦周围有很多重要结构,当肿瘤侵犯这些重要结构时,引起各种症状。临床常见的征象为单侧展神经麻痹,其次为滑车和动眼神经麻痹。发生复视,进而眼活动困难或固定。肿瘤压迫视神经,出现视力减退,视野缩小,甚至引起一侧或双侧眼失明。初发蝶窦内鳞状癌常无明显症状,继后出现血性鼻涕,也可在蝶筛隐窝区发现肉芽或息肉样组织。侵犯颅中窝产生眼眶后或枕部头痛。

(四) 影像学表现

1. 超声检查　鼻窦癌早期限于窦腔内,眼科 10MHz 探头不能穿过骨壁,骨壁破坏,蔓延至眶内,可被超声显示。A 型超声表现高衰减波峰,B 型超声显示衰减暗区,病变范围超过眶腔。

2. CT 检查　CT 对于鼻窦肿瘤的诊断价值是肯定的。CT 可明确揭示上颌窦癌眼眶侵犯,表现为上颌窦内软组织密度、形状不规则软组织肿块,眶下壁骨质破坏,并有软组织肿物向眶内突出,增强可见肿物明显强化,CT 可发现 70%~80% 的病例有眶下壁的骨破坏,未见骨破坏者可能由于肿瘤通过神经周围侵犯入眶。筛窦癌可见窦腔内中密度软组织肿块,眶内侧壁破坏,眶内软组织肿块与筛窦相连,眼球明显受压。

3. MRI 检查　MRI 可从三个方向显示肿瘤的位置、大小及其与周围结构的关系。T_1WI 为中低信号,T_2WI 为中高信号,因 MRI 显示骨壁破坏不如 CT,但可见上颌窦或筛窦肿块与眼眶内肿块相连,信号一致。MRI 可明确肿块与周围结构的关系,显示眼外肌及眼球受压移位。

【诊断】

鼻窦腔内的早期鳞状上皮癌无明显的症状和体征,则难以作出诊断,早期蝶窦鳞状细胞癌诊断更为困难。随着肿瘤的发展,肿瘤溃破,窦腔内发生炎症,尔后肿瘤侵犯鼻腔并阻塞鼻腔,引起血性鼻涕伴恶臭,或产生鼻腔阻塞。肿瘤侵入眼眶,引起眼前突和不同方位的移位,侵犯脑神经引起眼球活动受限。根据面部不同区域的肿胀,眼球移位的方向和眼球活动受限的程度可推测肿瘤起源于何窦腔。

【病理】

鼻窦的鳞状细胞癌一般属中度和低度分化。癌细胞呈条索和小叶排列。中度分化的鳞状细胞癌细胞质较丰富,局部细胞染成粉红色为角化证据,癌灶中心可见角化涡形成。但癌灶周围仍见柱状上皮,说明该肿瘤起源于窦腔黏膜而不是表面上皮。分化差的鳞状细胞癌细胞的胞质少,角化少,细胞核染色深,异型性大,核分裂可见,有时不易与大细胞淋巴瘤、间变性癌和转移癌鉴别。电子显微镜检查显示鳞状细胞癌特别征象,细胞间桥粒连接,胞质内有张力原丝,其他细胞器有多核糖体、粗面内质网和线粒体。免疫组织化学 Keratin 染色阳性,说明为上皮来源的肿瘤。

【治疗】

鼻窦鳞状细胞癌侵犯眼眶治疗方法的选择,需根据肿瘤的大小,侵犯的范围,分化程度的高低和病人全身情况综合考虑。单纯手术治疗效果不佳,即使做鼻窦根治术,也难获得令人满意的效果。单独放射治疗,使肿瘤外观上缩小,甚至消失,但手术切除放疗后组织检查,在大量的结缔组织中仍可见到残存的癌组织,故远期疗效难以改善。一般认为综合疗法为佳。

严重的鼻窦鳞状细胞癌,不但侵犯眼眶组织,进入颅内,也发生了耳后、颌下、颈部淋巴结转移,极个别病例癌转移到身体其他脏器。应先局部放射治疗,先使肿瘤和肿大的淋巴结变小,然后手术切除鼻窦、眼眶肿瘤和转移的淋巴结。鼻窦鳞状细胞癌侵犯眼眶引起眶内继发性肿瘤,治疗已超出了眼科医生能力范围,手术时应有耳鼻喉科医生参与,若颅底有破坏需神经外科医生协助。术前或术后的放射治疗和全身的化学治疗需肿瘤专家配合。为提高治愈率,对这样的病例需多科专家密切配合共同参与完成治疗。

【预后】

鼻窦鳞状细胞癌因在窦腔内生长,早期无任何临床症状和体征,早期诊断早期治疗非常困难。Nishimura 等对 40 例晚期的上颌窦鳞状细胞癌(MSSCC)进行手术切除加放射治疗和手术切除加放射治疗和化学治疗,随访 66.1 个月,治疗后 5 年总的生存率为 59.2%,手术切除加放射治疗和化学治疗 5 年总的生存率为 71.7%,因此后者提高了生存率。当肿瘤已侵犯眼眶,出现眼部症状和体征,或出现血性鼻涕、鼻塞时已属中晚期,5 年存活率不超过 25%。近年来由于治疗方法的改进,术前或术后高电压放射治疗的应用,已使 5 年存活率上升到 30%~40%。

【典型病例】

患者男,61 岁,左侧鼻窦鳞状细胞癌术后放疗半年后复发 1 个月,伴眼部胀痛、流泪,左侧头颅胀痛、左侧鼻塞流涕。眼部检查:左眼内眦部灰白色肿物。左眼球突出 3mm,眶压 ++,眼球各方向运动不足。眼眶 CT 检查可见左侧筛窦内肿物突向左侧眼眶内,与眼球、视神经、内直肌分界不清,左侧筛窦周围骨质及左眼眶内侧壁骨质不完整。MRI 检查可见左侧筛窦及左眶内肿物,T_1WI 呈等信号,T_2WI 呈不均匀中低信号,增强后眶内肿物呈均匀明显强化,鼻窦内肿物少量强化。手术行左眼部分眶内容摘除术及鼻窦肿物切除术,术中见肿物与眼球壁及内直肌粘连,摘除眼球并切除内直肌,左侧筛窦周围骨质及左眶内侧壁骨质不完整,术后病理结果为鳞状细胞癌(图 16-3-1)。

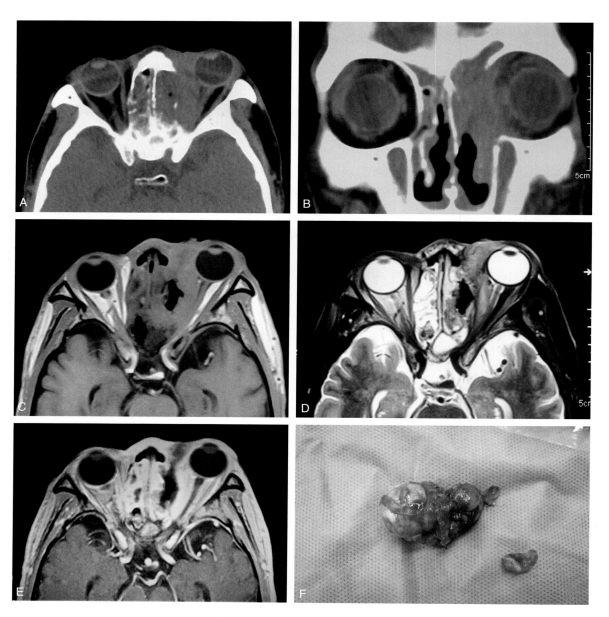

图 16-3-1 鳞状细胞癌眶内蔓延

A. 眼眶 CT 平扫左侧筛窦及眼眶内肿物,与眼球、视神经、内直肌分界不清;B. 眼眶 CT 冠扫左侧筛窦及眼眶内肿物;C. 眼眶 MRI T_1 加权像呈等信号;D. 眼眶 MRI T_2 加权像呈不均匀中低信号;E. 眼眶 MRI 增强示眶内病变均匀强化;F. 术中摘除眼球及肿物大体标本

二、腺样囊性癌

鼻窦腺样囊性癌(adenoid cystic carcincma of the paranasal sinus,ACC)发生率低,占鼻窦恶性肿瘤的10%,腺样囊性癌来自小唾液腺,通常累及上颌窦及下部鼻腔。

【临床表现】

(一) 主诉

很多患者主诉除了口腔部(牙疼、牙关紧闭、齿槽肿胀以及上腭溃疡)、鼻腔部(鼻腔阻塞、流血以及慢性鼻窦炎）、眼部（流泪、复视、眼球移位、疼痛以及眼球突出）、重要特征是出现面部神经感觉异常（感觉异常、腮部肿胀、疼痛、面部不对称）。

（二）发病及病程

窦腔腺样囊性癌发病年龄比窦腔鳞状细胞癌年轻，一般小于 40 岁。发病缓慢，病程长，生物学方面，该肿瘤有局部侵袭性，可表现为局部固定肿块，无痛、易复发，有时病史非常长，最终死亡，致死的主要原因是无法阻止的颅底侵犯。

（三）症状和体征

发生在上颌窦、额窦和蝶窦的腺样囊性癌的临床体征和症状与这些窦腔的鳞状细胞癌相似。起源于筛窦的腺样囊性癌侵蚀性强，容易破坏眼眶内壁纸样板，早期侵犯眼眶，引起流泪，结膜充血，眼球运动受限，眼球突出并向外侧移位。如该肿瘤发生在后组筛窦，很早产生视力障碍，继而发生视神经萎缩。患者视力减退或丧失。另外，肿瘤侵犯眶上裂部位，引起多个脑神经麻痹及血液回流受阻，导致眶上裂综合征。有些患者因眼部体征和症状，先到眼科就诊，经检查后方发现筛窦腺样囊性癌。腺样囊性癌的又一特征是侵犯神经，引起病变区感觉异常，麻木或疼痛等。

（四）影像学表现

1. B 型超声　显示病变形状多不规则，边界不清，病变部位依肿瘤原发位置而定，原发于额、筛窦的肿瘤，眶内病变多位于内上方，原发于上颌窦的肿瘤，眶内病变多位于眶下部，而原发于蝶窦的肿瘤，多侵犯眶尖部。肿瘤内回声偏低或强弱不等，分布不均匀，声衰减中等，肿瘤可无压缩。彩色多普勒超声显示病变内部有少量血流信号。

2. CT 检查　见筛窦内肿块，密度不均，软组织肿块通过破坏的骨壁向眼眶扩散，引起眼球前突和移位。

3. MRI　在 T_1WI 为中信号，T_2WI 为高信号。穿刺吸出肿瘤组织或切除组织病理学检查方能最后确诊。

【诊断】

肿瘤早期局限在窦腔内，诊断非常困难。如肿瘤扩展到眼眶和周围其他组织，可产生神经受累方面的症状，如疼痛、麻木等，发病年龄较年轻。

【病理】

病理学分类为：①实体型，预后最差；②筛孔型；③腺管型，预后较好。其组织学特征与泪腺和涎腺的组织学相同，其病理特点为：局部侵袭性强，无包膜或包膜不完整，边界不清楚，有些病例手术无法彻底切除肿瘤。沿神经扩散是腺样囊性癌特有的侵犯方式之一，并侵犯神经引起疼痛。

【治疗】

鼻窦腺样囊性癌的治疗方法基本上与鳞状细胞癌相同。但腺样囊性癌对放射治疗不太敏感，故强调手术完全切除的重要性，而该肿瘤呈浸润性生长，无确切的边界，手术医生切除肿瘤时顾及患者的面容，很难将癌组织完全切除。手术后放射治疗显得尤为重要。

【预后】

腺样囊性癌发病缓慢，病程长，经血液转移多见，一般转移至肺、肝、骨骼和脑。淋巴结转移少见。容易复发，甚至转移到肺，也可以生存多年，所以 5 年存活率高于鼻窦鳞状细胞癌，与鳞状细胞癌迅速致命过程形成鲜明对比。

【典型病例】

患者男，59 岁，左眼视物模糊 4 个月，不伴头痛、眼红流泪。眼部检查：左眼矫正视力 1.0，眼前节（-），眼底检查正常。左眼球突出 6mm，眼球上转位，下转受限。右眼眼部检查正常。眼眶 MRI 示左侧上颌窦不规则占位影，T_1 加权像呈低信号，T_2 加权像呈等信号，肿物凸向左眶内，眶内病变大小约 17mm×14mm×20mm，边界不清晰，与下斜肌分界不清，邻近左眶内壁、下壁骨质不规整，额窦、左上颌窦 T_2 呈高信号。增强后病变明显强化。眼部彩超示病变呈低回声，边界欠清，内回声不均，CDFI 可见较丰富血流信号。手术行下睑缘切开前路开眶，见眶内肿物灰白色，边界不规整，与下斜肌粘连，肿物沿眶下壁及内下壁向后蔓延,剥离时见肿物质脆易断裂,血供不丰富,完整摘除肿瘤,术后病理结果为腺样囊性癌(图16-3-2)。

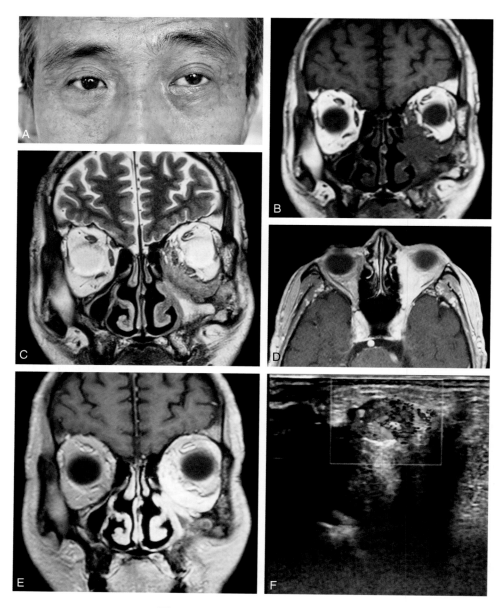

图16-3-2 眼眶上颌窦腺样囊性癌

A.患者左眼球突出合并上转位外观像;B.眼眶MRI T$_1$WI呈低信号影;C.眼眶MRI T$_2$WI呈等信号影;D、E.眼眶MRI增强显示病变呈明显强化;F.彩超示病变内部见较丰富血流信号

第四节 颅内肿瘤

颅腔位于眼眶的上方和后方,与视神经管和眶上裂相通,眶内重要结构也均与颅内沟通,因而颅内肿瘤可通过多个渠道侵犯眼眶,引起眼球位置和功能的异常。

一、脑膜瘤

蝶骨脑膜瘤是侵犯眼眶最常见的颅内肿瘤。蝶骨脑膜瘤(sphenoid born menigioma)按发生的部位,可分为蝶骨大翼、蝶骨嵴和颅前窝底部脑膜瘤,侵犯眼眶者以前两者为多见。

【临床表现】

(一)主诉

患者主诉多为头痛,有的出现恶心、呕吐等颅内压升高表现,部分患者有偏瘫、癫痫发作等现象同时伴发眼部症状:眼球活动受限、上睑下垂、眼球明显突出、视力下降、视野缺损或失明。

(二)发病及病程

脑膜瘤好发年龄为25~50岁,女性多于男性。脑膜瘤大多数为良性,发展缓慢。儿童脑膜瘤侵袭性强,恶性脑膜瘤极为罕见。

(三)症状和体征

侵犯眼眶的脑膜瘤以蝶骨大翼和蝶骨嵴肿瘤多见。蝶骨大翼脑膜瘤多呈扁平增长,肿瘤沿蝶骨翼发展、刺激骨壁,发生蜂窝状骨增生,肿瘤经骨壁进入眶内。由于骨壁增生、眶容积变小,发生显著的眼球突出和眼睑水肿。蝶骨增生和肿瘤蔓延,表现为颞部组织肿胀,早期并不影响视力。晚期影响眶内神经和肌肉,视力减退、视神经水肿、复视和眼球运动受限,有时在眶缘可扪及肿物。因肿瘤多呈扁平增生,往往缺乏脑部症状,但球形肿瘤侵犯脑实质,影响外侧裂,发生渐进性颅内压增高,颞叶癫痫及中枢性面瘫。发生于蝶骨嵴内侧的脑膜瘤,早期经过眶上裂或沿视神经鞘蔓延至眼眶,由于肿瘤邻近视神经管和眶上裂,早期出现视力减退、眼球运动神经麻痹和眼球突出,造成眶上裂综合征。蝶骨嵴内1/3脑膜瘤多直接压迫同侧视神经产生视野中央暗点及原发性视神经萎缩。又因引起颅压增高,使对侧视乳头水肿,称为Foster-Kennedy综合征。

(四)影像学表现

1. B型超声检查　可见眶外上方类圆形、梭形或不规则形占位病变,边界清或不清,内回声中等,分布均匀或不均,前多后少,可呈块状,声衰减显著,肿瘤后界显示不清,邻近眼球的肿瘤可使眼球被压变形。彩色多普勒超声显示肿瘤内部红蓝血流信号丰富,呈斑点状和分枝状,分布于全肿瘤内,这是由于颅内脑膜瘤血管较多之故,且多呈动脉频谱。

2. CT检查　蝶骨嵴脑膜瘤可有特征性发现:①眶外、上壁骨质增生;②眶内骨膜增生肥厚或所邻接骨膜占位性病变,眼眶及颞窝和颅腔可见软组织块影,常有点状、星芒状或不规则钙化影;③强化后可见颅内软组织肿物;④肿瘤向眶内蔓延时,可见视神经管和眶上裂扩大。

3. MRI检查　MRI可从水平、冠状和矢状位显示蝶骨脑膜瘤向眶内侵犯的情况,又由于MRI无骨伪影,显示软组织较CT优越,可明确提示眶颅沟通情况,T_1WI为中信号,T_2WI为中或高信号,Gd-DTPA增强扫描均匀明显强化。

【诊断】

发生在蝶骨区脑膜瘤最易侵犯眼眶,首发症状往往表现在眼部,影像学检查具有重要意义。

【病理】

颅内脑膜瘤与眶内脑膜瘤的组织结构相同,瘤细胞呈圆形或卵圆形,细胞边界不清。细胞排列成旋涡状,有纤维组织分隔。组织病理学一般分为三型。①内皮型或砂粒型:肿瘤由圆形或椭圆形内皮细胞组成,在旋涡的中心或血管旁见砂粒体,此型常见。②纤维型:瘤细胞呈梭形,排列成栅栏状或呈波浪形,约占脑膜瘤的32%。③混合型:瘤组织中可见圆形或椭圆形的内皮细胞,也有呈梭形的酷似纤维细胞的瘤细胞。

【治疗】

颅眶沟通性脑膜瘤一般都是比较严重的病例,眼科医生可以协助神经外科医生进行颅内眶内脑膜瘤切除术,如能完全切除,可以治愈此肿瘤。但因瘤组织与周围结构有粘连,或骨质有广泛破坏,一般只能做部分切除,有的患者术后复发。为防止复发,提高长期生存率,术后可进行放射治疗。近年来γ刀在颅内和眶内脑膜瘤的治疗中运用较多,且效果较好。

【预后】

侵犯眼眶的脑膜瘤早期治疗预后良好,但由于病变范围较大,治疗后容易复发。

【典型病例】

患者女,45岁,右眼进行性肿胀伴眼球突出4年,不伴头痛、呕吐等,8年前因脑膜瘤行开颅手术治疗。眼部检查:右眼裸眼视力0.6,眼压19mmHg,眼前节(−),眼底检查视盘边界清,轻度充血,A∶V=1∶2,静脉扩张迂曲,黄斑正常,视网膜在位。右眼球突出6mm,眼球各方向运动基本到位。其余眼部检查基本正常。眼眶CT检查可见右眼眶外壁及眶上壁见虫蚀样骨质破坏,周围见软组织密度影,累及右侧颞骨岩部。增强CT扫描病变明显强化,脑实质未见明显异常密度影。眼眶MRI示右眼眶肌锥外间隙梭状病变,T_1加权像呈等信号,T_2加权像呈等信号,大小约29mm×32mm,内部信号均匀,边缘光滑,边界不清,与右眶外直肌、内直肌、上直肌移位且分界不清,向上突破硬脑膜,与右侧颞叶分界不清,增强MRI右眶肌锥外间隙肿物明显强化,邻近硬脑膜也可见明显强化。眼部彩超检查病变呈低回声,与眶壁分界不清,CDFI见较粗大穿支血管。手术行右侧翼点开颅手术,切开颞肌,见颞肌下肿物侵蚀,部分骨质缺失,开颅切开硬脑膜见蝶骨嵴增厚,肿物侵犯眶外壁及部分眶顶,切除肿物及受累骨质,术后病理结果为脑膜瘤(图16-4-1)。

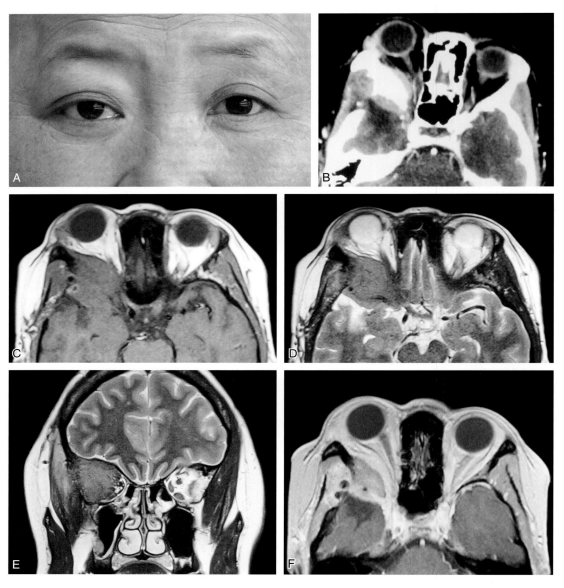

图16-4-1 颅眶沟通性脑膜瘤

A.患者右眼球突出外观像;B.眼眶CT示右眼眶外壁及眶上壁见虫蚀样骨质破坏,周围见软组织密度影,累及右侧颞骨岩部,增强后病变明显强化;C.眼眶MRI T_1WI呈等信号影;D.眼眶MRI T_2WI呈等信号影;E.眼眶MRI T_2WI冠状位图像;F.眼眶增强MRI示病变明显强化

二、额叶多形性胶质母细胞瘤

额叶多形性胶质细胞瘤(glioblastoma multiforme of the frontal lobe)是胶质瘤中恶性度最高的肿瘤,比较常见,多发生在大脑半球,如发生在额叶底部就会引起眼眶顶骨质破坏,肿瘤侵犯眼眶产生眼眶病的症候群。

【临床表现】

(一)主诉

患者主诉多为神经症状如头痛、头晕伴发眼部症状如视力下降、眼球突出、眼球移位及眼球运动障碍。

(二)发病及病程

好发年龄为 40~50 岁。男女发病基本相等。肿瘤生长迅速,病程发展快。

(三)症状和体征

肿瘤生长迅速,病程发展快,肿瘤破坏前颅底及侵犯眼眶,肿块将眼球推向下方,并侵犯提上睑肌和上直肌,使眼球上转困难,上睑下垂。如肿瘤侵蚀眶上裂和眼眶尖,患者便出现视力障碍、视野缺损、病侧视神经萎缩、对侧视乳头水肿、眼球活动障碍等。患者感头痛、恶心、呕吐;部分患者反应迟钝、嗜睡;有的患者肿瘤内出血呈卒中样表现。

【诊断】

病程短、发展快,患者头痛、恶心、呕吐,眼球向下移位,前突;视力减退伴视乳头水肿或视神经萎缩。CT 检查发现眼眶顶有骨质破坏,颅前窝肿块与眼眶肿块相连,密度相同。最后确诊需组织病理学检查。

【病理】

肿瘤呈紫红或灰红色,质地中等,无包膜,肿瘤中有散在出血、坏死。多形性胶质母细胞瘤为星形胶质细胞瘤 4 级,主要特点为瘤细胞核异型性大,并有多核瘤巨细胞,瘤组织内可发生肉瘤细胞退变和非典型肉瘤内皮增生,肿瘤内有胶质成分。

【治疗】

治疗难度大,肿瘤无包膜,故边界不清,手术无法完全切除肿瘤,在不损害脑重要功能的基础上,将肿瘤尽可能切除。根据眼眶受侵犯的程度而定,轻度受累只切除眼眶继发性肿瘤,保留眼球。若眼眶严重受累应做眼眶内容物全或次全摘除。术后辅以放射和化学治疗。新的分子生物学制剂正在开发和运用中,如 EGFR 抑制剂、mTOR/PI3 激酶抑制剂和抗血管生成制剂,但治疗效果都较差。

【预后】

该肿瘤发病迅速,病程短、发展快,而且手术无法彻底切除,术后容易复发,患者多预后不好。

(魏 楠 吴 桐)

参 考 文 献

1. Coutinho I,Teixeira T,Simões PC,et al.,Choroidal Melanoma. Acta Med Port,2017,30(7-8):573-577.

2. Mathis T,Cassoux N,Tardy M,et al.,Management of uveal melanomas,guidelines for oncologists. Bull Cancer,2018,105(10): 967-980.

3. Kaliki,S,C.L. Shields. Uveal melanoma:relatively rare but deadly cancer. Eye(Lond),2017,31(2):241-257.

4. Hamza,H.S.,A.M. Elhusseiny. Choroidal Melanoma Resection. Middle East Afr J Ophthalmol,2018,25(2):65-70.

5. Dogrusoz M,M.J. Jager,B Damato. Uveal Melanoma Treatment and Prognostication. Asia Pac J Ophthalmol(Phila),2017,6(2): 186-196.

6. Tarlan B,H. Kiratli. Uveal melanoma:current trends in diagnosis and management. Turk J Ophthalmol,2016,46(3):123-137.

7. Tóth G,Sándor GL,Gyenes A,et al.,Ocular surface squamous neoplasia. Orv Hetil,2017,158(51):2011-2022.

8. Gichuhi S,Ohnuma S,Sagoo MS,et al.,Pathophysiology of ocular surface squamous neoplasia. Exp Eye Res,2014,129:172-182.

9. Kakkassery V,Loeffler KU,Sand M,et al.,Current diagnostics and therapy recommendations for ocular basal cell carcinoma.

Ophthalmologe,2017,114(3):224-236.

10. Munier FL,Beck-Popovic M,Chantada GL,et al. Conservative management of retinoblastoma:Challenging orthodoxy without compromising the state of metastatic grace. "Alive,with good vision and no comorbidity". Prog Retin Eye Res,2019,73:100764.

11. Singh L,S. Kashyap. Update on pathology of retinoblastoma. Int J Ophthalmol,2018,11(12):2011-2016.

12. Jain M,Rojanaporn D,Chawla B,et al. Retinoblastoma in Asia. Eye(Lond),2019,33(1):87-96.

13. Schefler A.C,R.S. Kim. Recent advancements in the management of retinoblastoma and uveal melanoma. F1000Res,2018,7: F1000 Faculty Rev-476.

14. 李永平,冯官光,易玉珍. 国内视网膜母细胞瘤的研究现状及展望. 中华眼科杂志,2004,40(4):217-219.

15. 钱江,薛康. 晚期视网膜母细胞瘤可否保眼治疗. 中华眼科杂志,2016,52(10):728-732.

16. 范先群. 重视视网膜母细胞瘤的国际分期应用和综合序列治疗. 中华眼科杂志,2017,53(8):561-565.

17. 黄晓明,汪东,林锦镛,等. 眼眶异位脑膜瘤临床分析. 中华眼科杂志,2018,54(9):665-670.

18. 肖利华,王毅,杨新吉,等. 双侧视神经鞘脑膜瘤颅内蔓延二例. 中华眼科杂志,2005,41(11):1043-1044.

第十七章

眼眶转移性肿瘤

眼眶转移癌和其他类型的原发性眶内肿瘤相比,是通过血液循环从原发肿瘤位置扩散到眼眶的恶性肿瘤。成人和儿童差异很大,成人发病率明显高于儿童,男性多见于肺癌、消化道及肝癌、甲状腺癌、前列腺癌等,女性多见于乳腺癌,儿童以神经母细胞瘤和肉瘤多见。

肿瘤转移至眼眶的部位、形态、影像学表现大致分为四类:①位于骨膜下以眶骨壁为中心的软组织肿物,常伴有眶骨壁破坏;②眶前部软组织肿物,常包绕眼球,呈铸造样,可侵犯眼外肌;③肌锥内软组织肿物,可侵犯眼外肌至肌锥外,或侵犯眶尖;④眶内孤立性肿物。

转移性肿瘤可累及骨壁、泪囊、泪腺、眼外肌、视神经、眶脂肪、肌锥内外诸多眶内结构,影像学检查呈现不同特点。CT检查肿块型可为孤立性实性肿块,边界清楚,轻度对比强化;弥漫型肿块边界不清,也可呈结节状,眼球内陷,病变呈中等或中低混合密度,增强后均匀或不均匀强化,球壁、眼外肌、视神经可同时受累;骨受累则有骨增生、溶骨破坏或二者均有;累及眼外肌的肿瘤常表现眼外肌不规则肥大,或呈半球形、团块形占位,通常边界清楚,光滑,或网状边缘,可一条或多条眼外肌受累,内直肌和上直肌受累多见。MRI可显示转移瘤的形态、受累部位、范围和对周围结构的影响,对软组织的分辨能力优于CT,根据信号强度有助于区分炎症性病变、淋巴瘤和转移瘤。转移癌在MRI显示T_1WI与T_2WI多为低、中等信号,可明显强化,伴有囊性变或出血时可信号不均。

第一节 成人眼眶转移性肿瘤

一、肺癌眶内转移

在眼部的转移癌中,乳腺癌占首位,其次为肺癌,眼部的转移部位多数位于脉络膜,转移至眶内相对少见。近年来肺癌数量逐年增高,发生眼部的转移癌也有不断增加趋势。

【临床表现】

（一）主诉

与其他转移性肿瘤相比,肺癌转移更具有急性发病和更早的临床表现,患者多以眼球突出和运动障碍、疼痛、视力下降等就诊。尤其是肺癌患者出现该类症状,应该警惕眼眶转移癌的发生。

（二）发病过程

原发性肺癌是最常见的恶性肿瘤之一,居肿瘤死亡率之首,肺癌转移途径有多种,发生眼部转移主要是血行转移,以脉络膜转移癌报道最多,但肺癌眶内转移少见。肺癌是转移癌的常见类型,主要是腺癌,多数以眼部为首发症状。

（三）症状

以中老年男性多见，单侧或双侧眼眶均可发病，单侧多见。患者多有重度吸烟史、慢性肺病、长期有毒化学物质接触史的职业病、遗传、人体内在因素等。多数有肺癌病史，少数以眼部症状和体征就诊。全身伴随症状有干咳、痰中带血、胸闷、胸痛、乏力、消瘦、发热、厌食等症状。发病快、时间短、快速进展性眼球突出及眼球运动障碍，多有明显疼痛。

（四）体征

肺癌眶内转移时多表现为发展较为迅速的眼球突出、眼球运动障碍，部分疼痛明显患者可出现结膜充血、水肿，眼球转动时疼痛；当转移至球内时，可出现球内灰黄色肿物，可伴有视网膜脱离、出血等。部分转移癌发生部位相对靠前，可触及形状不规则、质硬肿物。眼眶影像学检查可发现眼球内、眼外肌，甚至眶内出现形状不规则软组织占位影，边界多不清楚，病变可强化。

【诊断】

1. 患者有肺癌病史，或干咳、痰中带血、胸闷、胸痛、乏力、消瘦、发热、厌食等症状。
2. 患者出现发展较为迅速的眼球突出、眼球运动障碍，部分患者出现明显眼部疼痛。
3. 眼眶影像学检查可发现眼球内、眼外肌，甚至眶内出现形状不规则软组织占位影，边界多不清楚。
4. 肺部影像学检查可发现肺部占位病变。
5. 术后病理学检查或活体组织检查提示为转移癌。

【病理】

肺癌的组织病理学变化主要包括鳞状细胞癌、大细胞未分化癌、小细胞癌和腺癌4种类型，均可发生眶内转移，最为常见的是大细胞未分化癌和小细胞癌。来自小细胞肺癌的转移由密集大量分化不良的小圆形、纺锤形、有特别嗜碱囊状核的细胞组成。

【鉴别诊断】

肺癌眶内转移主要侵犯眼外肌及脉络膜等血供相对较为丰富、且血流缓慢的部位，故临床上主要应与炎性假瘤、甲状腺相关眼病、寄生虫，以及脉络膜血管瘤、脉络膜黑色素瘤等相鉴别。

【治疗】

一旦发现眼眶转移癌，即预示着疾病的晚期，其治疗应根据原发肿瘤的情况制定适当的治疗方案，还应结合患者的心理承受能力、身体状况、年龄、眼及全身的合并症等诸多因素综合考虑和个体化治疗。总体讲源自肺癌的眼眶转移目前尚无有效的治疗方法，化学药物疗法、放射治疗、眶内容剜除术都达不到治疗的满意效果，患者的生存期多在1年之内，治疗以改善病人生活质量，缓解眼部及全身症状，以达到延长患者生命的目的作为首选。

【预后】

肺癌眶内转移提示该病处于晚期，预后较差，经有效治疗可延长患者生命。

【典型病例】

男性患者，82岁，因右眼球突出伴疼痛2周。患者有40年吸烟史，1个月前因咳嗽、痰中带血、胸闷于当地医院就诊，胸X线片显示双肺中下野密度增高影，纤维支气管镜活组织病理检查为支气管肺癌。2周前出现右眼突出，伴有显著疼痛、视力下降，且逐渐加重。浅表淋巴结未触及肿大。眼科检查：右眼视力0.1，眼球突出，上睑轻度水肿，外上方眶间隙触有质硬、边界不清肿物，和骨壁粘连紧密，结膜充血水肿明显，眼球运动障碍，角膜透明，晶状体皮质不均匀混浊，眼底视乳头边界清，视网膜动脉硬化，未见球内占位。眼球突出度检查：右眼17mm，左眼14mm，眶距95mm。眼眶CT：右眼外上方眶内可见边界清楚的软组织密度增高影，和外直肌融合，肿物呈梭形，沿眶壁向眶尖部生长，肿物前部和球壁呈铸形，视神经挤压向鼻侧移位，无骨质破坏（图17-1-1）。临床诊断：肺癌右眶内转移。局部麻醉下右眶内肿物活组织检查，术后病理诊断：转移癌。转肿瘤科继续治疗。

二、乳腺癌眶内转移

乳腺癌系通过血行转移，女性多见，偶有男性发病，好发年龄在40~60岁，是眼眶转移癌最常见的类

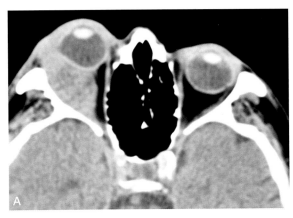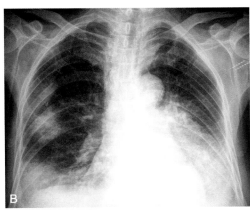

图 17-1-1　肺癌眶内转移

A. CT 横轴位显示肿物外直肌转移,与眼球呈铸形,视神经鼻侧移位,骨质无明显改变;B. 胸 X 线片显示双肺中下野密度增高影

型。多有乳腺癌手术史,常表现迅速发生的眼球突出、复视、上睑下垂,少数眼球内陷,因眼外肌血运丰富,是转移癌的好发部位。

【临床表现】

(一) 主诉

乳腺癌手术史或乳腺疾病史后出现眼球内陷或突出,视物重影,上睑下垂、疼痛和视力下降等。部分患者无明确手术史,或乳腺疾病病史,但相关检查时可触及乳腺肿块。

(二) 发病过程

乳腺癌发展方式有局部扩散、淋巴道及血行转移,远处转移发生率与原发肿瘤大小、淋巴结转移数目和病理分级有关。最常见远处转移为肺、骨、肝、软组织、脑、肾上腺等部位,眼眶转移少见。

乳腺癌眼眶转移较晚,一般在乳腺癌手术后 2~5 年发病,报道最长 28 年发生眼眶转移,其中双侧占 14%~35%。与其他转移性肿瘤相比,乳腺癌眼眶转移进展缓慢,但有的在乳腺癌确诊时 5%~15% 已有远处转移。

(三) 症状

乳腺癌眼眶转移最主要的眼部症状为眼球内陷、突出,视物重影,上睑下垂、疼痛和视力下降等。

(四) 体征

多见于中老年女性,常在 40~60 岁发病;男性罕见。多为单眼发病,双眼发病少见。较快或突然发生的眼球突出或内陷、眼球运动障碍、复视、球周或眼眶软组织肿胀、上睑下垂、疼痛和视力下降是乳腺转移癌的特征性表现。此外,部分患者可触及乳腺肿块。

【诊断】

1. 多见于中老年女性,常在 40~60 岁发病;男性罕见。

2. 大部分有乳腺癌手术史或乳腺疾病史,眼眶转移缓慢,多在患病 2~5 年发生。

3. 较快或突然发生的眼球突出或内陷、眼球运动障碍、复视、球周或眼眶软组织肿胀、上睑下垂、疼痛和视力下降是乳腺转移癌的特征性表现。多为单眼发病,双眼发病少见。

4. 结合影像学表现。如无明确病史,乳腺检查可发现肿块。

5. 实验室检查　雌性激素受体测定、血清癌胚抗原测定等。

6. 必要时活组织检查明确诊断。

【病理】

转移性乳腺癌的组织病理学表现多种多样,部分呈乳头状腺管样结构,部分呈黏液癌类型,部分表现为组织细胞样细胞分散在纤维间质内,部分表现为未分化的间变细胞;肿瘤细胞有星状、蝶状、纺锤状外形等非典型特征,癌细胞浸润,呈巢状分布。

【鉴别诊断】

因病变主要侵犯脂肪和肌肉,转移的表现特点为快速发展的进行性眼球突出、眼球运动障碍、复视、黑矇、上睑下垂和疼痛,因为眼外肌肥大,有时易误诊为炎性假瘤或甲状腺相关眼病,有的因肌肉的硬化收缩导致眼球后退,这也是乳腺癌眶内转移的一大特征性表现。

【治疗】

乳腺癌全身转移采取全身化疗和激素治疗,激素治疗对前列腺癌和乳腺癌的眶内转移瘤效果良好。

【预后】

因全身转移已为肿瘤晚期,预后不良。全身化疗结合局部放疗可提高生存率。

【典型病例】

女性患者,51岁,因右侧眶部酸痛,右侧眼球突出伴进行性视力下降7个月入院。既往病史:4年前被诊断为右侧乳腺癌,于当地行根治性手术,术后给予化疗。7个月前无明确诱因出现右侧眶部酸痛,6个月前发现眼球突出,上睑下垂和视力下降,且逐渐加重。眼科检查:右眼视力0.6,眼球突出,上睑下垂,轻度浮肿,眼球上转明显受限,呈轻度下转位,结膜充血(+),其余未见明显异常。左眼未见明显异常。眼眶CT:右眼内、外直肌轻度不规则增粗,视神经边缘不光滑,球后上方有欠规则实性肿物,密度均匀,和眶后部分界不清,无骨质破坏(图17-1-2)。临床诊断:右眼眶内肿瘤,右眶内转移癌不除外。入院后局部麻醉下前路开眶肿瘤活检术,术中见肿瘤包绕部分上直肌,和上直肌不能完全分离,术中尽可能切除病变组织,术后病理证实为乳腺癌眶内转移,免疫组化为低分化腺癌。术后给予全身化疗。

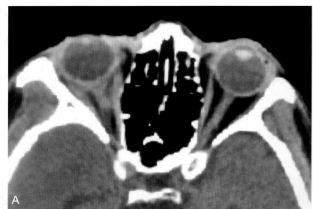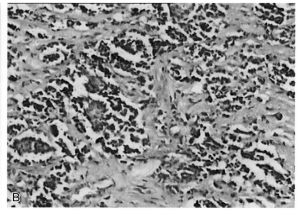

图 17-1-2 乳腺癌眶内转移

A. CT横轴位显示视神经及内外直肌增粗,眼环增厚,球后上方肿物包绕上直肌,呈边界清的实性肿块;B. 病理为乳腺癌眶内转移,免疫组化为低分化腺癌,HE×100

三、消化道肿瘤眶内转移

转移是恶性肿瘤的重要特征,多种全身恶性肿瘤均可转移至眼眶,眼科就诊前多数有全身恶性肿瘤病史,部分以眼科为首发症状,常提示着疾病的中晚期,预后不良。消化道的恶性肿瘤,如胃肠道和肝癌是眼眶转移癌的常见来源之一。

【临床表现】

(一)主诉

部分患者以眼科为首诊科室,患者常以眼球突出、疼痛、视力下降、复视及眼球运动障碍等就诊;当患者有明确消化道病史,出现上述症状时,应高度警惕该类疾病。

(二)发病过程

目前我国消化道肿瘤发病率较高,晚期时可由血行转移至眶内。肝癌和胃癌在我国发病率高,因此转移多见,眼眶转移多见于老年人,多数原发消化道肿瘤病史。消化道及肝癌常有纳差、肝区疼痛和腹部扪及肿物,超声和胃镜常能发现肿物,临床表现类似于其他眼眶转移癌,如眼球突出、眼睑水肿、视神经水肿等,常数月内全身转移。

（三）症状

大部分转移癌的临床表现具有共同性,多有全身恶性肿瘤病史,常有眼球突出、疼痛、视力下降、复视及眼球运动障碍。

（四）体征

眶前部病变可扪及肿块,生长较快时可出现眼睑或眶周类似炎症表现,结膜充血、水肿,眼外肌受侵而不规则肿胀。眼眶后部肿瘤压迫视神经导致视乳头水肿、视神经萎缩。一般转移癌多发生于眼眶内上方,眼球向外、向下移位,较多为乳腺癌和少数消化道癌引起眶内成纤维细胞增生、增殖,眶内纤维组织收缩致眼球内陷,眼球运动受限,由于肿瘤累及三叉神经分支,肿瘤侵蚀眶骨、骨膜而出现疼痛。

临床将眼眶转移癌分为5种类型:①肿块型,有原发肿块体征,眶前部有肿块时可触及,眼球轴性或非轴性突出移位;②浸润型,眼眶软组织弥漫性或局部浸润,表现为复视、眼球内移、眼球运动受限或眼球固定;③功能型,与肿块或浸润不成比例的颅神经功能下降,包括第Ⅱ、Ⅲ、Ⅳ、Ⅴ、Ⅵ脑神经;④炎症型,表现急性或亚急性发作的炎症性症状或体征,如结膜充血水肿、眼睑肿胀、上睑下垂、疼痛等;⑤静止型,缺乏眼眶症状,影像学检查或手术中偶然发现转移癌。

【诊断】

1. 多发于中老年人,男女均可发病,男性多见。

2. 单眼多见,偶有双眼发病。

3. 消化道或慢性肝炎、肝硬化史;多数有原发肿瘤病史或手术史,少数以眼部症状首诊于眼科。

4. 如上腹部隐痛、不适,吞咽梗阻、腹胀、腹泻、消瘦、呕血、黑便等。肝癌有肝区疼痛、上腹可触及肿块等。

5. 中老年病人较快或突然发生的眼球突出、眼球运动障碍、球周或眼眶软组织肿胀、上睑下垂、结膜充血等是转移癌的诊断基础。

6. 结合影像学特征,CT可发现消化道及眶内不规则高密度影。

7. 血浆癌胚抗原值升高有助于诊断。

8. 必要时活组织检查。

【病理】

消化道肿瘤眼眶转移类型较多,瘤细胞构型和生长方式各异,但组织病理学一般反映原发肿瘤的特点,但由未分化的细胞组成时,则不易鉴别出原发肿瘤,必要时需进一步借助免疫组织化学染色等技术。转移性胃肠道癌的肿瘤细胞排列成乳突状,或圆柱腺管状,胞浆含有大量黏蛋白。印戒细胞-黏蛋白压迫细胞核到对侧细胞膜,胞质呈空泡状,是转移性胃肠道肿瘤较有特点的表现。

【鉴别诊断】

泪腺和眼外肌是眼眶转移癌的常见部位,眼外肌转移癌常因眼球运动障碍、复视而就诊,由于眼外肌肿大,易误诊为甲状腺相关眼病、肌炎型炎性假瘤等;而泪腺的转移癌需与泪腺原发肿瘤、泪腺炎症性病变等进行鉴别诊断。

【治疗】

对眼眶转移癌要兼顾局部和全身性治疗,争取延长患者生命。一般原则是全身化疗、局部手术及放疗,治疗方案因不同肿瘤而异。在全身化疗中附加各种生物制剂提高或增强患者的免疫力,有助于患者的康复。如各种转移性肿瘤已血行播散,根治非常困难,在诊治中认真细致地观察病情变化,尽早发现和积极的合理治疗,减轻病人痛苦,延长患者生命。

放射治疗是较为有效的,可以改善眼部症状和体征,并延长病人生命,但注意眼球的防护措施,主要并发症是白内障。对肺癌、消化道癌、甲状腺癌、肾癌、乳腺癌、黑色素瘤及类癌等均有效。

因其疾病为全身性的,手术并不能达到彻底治愈,在某些转移性类癌病例中,因肿瘤发展缓慢,可视为孤立性肿瘤,手术可切除眶内病变,以缓解眼部症状,改善生存率。

转移性肿瘤代表恶性肿瘤已进入晚期,并不适合治疗性手术,因全身性的疾病手术基本不能达到治愈,放、化疗仅可缓解症状,远期大多数预后不良。

【预后】

胃肠道癌早期治疗预后较好,发生转移即为晚期,预后较差,治疗给予全身化疗,眶局部病变应放疗,以延长患者生命,但多数病人死于肿瘤转移。

【典型病例】

患者女性,68岁,主因右眼球突出,胀痛2个月入院。患者既往体健,未触及浅表淋巴结肿大。眼科检查:视力右眼0.2,左眼0.8。眼压:右眼T+2,左眼Tn。眼球突出度右眼20mm,左眼14mm,眶距95mm。右眼球突出,外侧移位,内转、外转均受限,结膜充血、轻度水肿,眶内侧间隙可触及质硬肿物,边界欠清楚,不活动;左眼未见异常。眼眶CT:右眼眶内形状不规则肿物,边界欠清楚,与内直肌分界不清(图17-1-3);入院后局部麻醉下行眶内肿瘤活组织检查,见肿瘤质脆、边界欠清,无包膜。病理诊断:转移癌。上消化道造影:胃部占位。转至肿瘤科继续治疗。

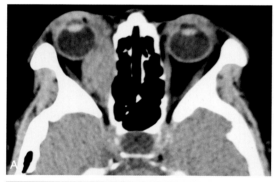
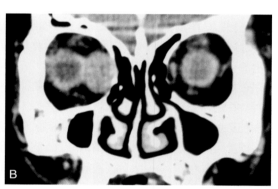
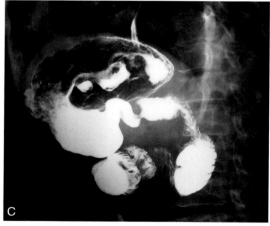

图 17-1-3 胃癌眼眶转移
A、B.眼眶CT显示:右眼眶内形状不规则肿物,边界欠清楚,沿内直肌走行,与内直肌分界不清;C.上消化道造影:胃部占位

第二节 儿童眼眶转移性肿瘤

一、神经母细胞瘤

神经母细胞瘤是儿童常见的恶性肿瘤之一,可原发于眼部的睫状神经节,但非常少见,通常多是其他部位的原发灶转移而来,65%来源于腹部的后腹膜,最常见的发生于肾上腺髓质。

【临床表现】

(一)主诉

患儿多以突然发生的眼球突出、移位,眶周肿胀、眼睑瘀斑就诊,部分患者以眼眶局部骨性隆起就诊。

（二）发病过程

转移性神经母细胞瘤是儿童常见的眼眶恶性肿瘤，发展迅速，进展较快。

（三）症状

1. 全身疾病表现 食欲不振、消瘦、乏力、衰弱、发热不适等。

2. 眼部症状 眼球突出、移位，眶周肿胀、眼睑瘀斑，部分患者以眼眶局部骨性隆起。

（四）体征

1. 眼部体征 主要为病变引起的占位效应，以及继发改变，如眼球突出、移位，眼球运动障碍，眶部骨质隆起；部分患者视神经受压，可出现视乳头水肿，视网膜静脉扩张等。部分患者转移癌来自颈交感神经节的神经母细胞瘤，可伴有 Horner 综合征、斜视等。

2. 全身体征 因多来自于腹部，尤其是后腹膜，故多不能触及原发灶。但因同时合并肝、骨、骨髓、淋巴结、皮肤等部位转移灶，故可能触及相应转移部位病变。

3. 影像学检查 眼眶可见形状不规则肿物，边界多欠清楚，眼眶受累骨质破坏，以颞侧颧骨区常见；腹部相关影像学检查，可发现原发灶；肝以及受累骨出现类似病变；受侵犯淋巴结增大。

【诊断】

1. 儿童突然发生的眼球突出、移位，眶周肿胀、眼睑瘀斑、眼眶局部骨性隆起，特别是有腹部神经母细胞瘤病史的患儿。

2. 眼眶影像学检查发现形状不规则、边界欠清肿物，眼眶受累骨质破坏；腹部检查发现后腹膜病灶。

【病理】

大体标本为红蓝色、不规则、易碎。肿瘤由小圆形细胞团块组成。在某些病例，细胞围绕一个神经纤维缠绕排列，呈菊花状集结，称为 Homer-Wright 玫瑰花形物。可见坏死区，核明显且染色过深。

【鉴别诊断】

神经母细胞瘤为儿童较为常见的眼眶恶性肿瘤，主要应与横纹肌肉瘤、绿色瘤等相鉴别。

【治疗】

转移性神经母细胞瘤的治疗主要包括放疗、化疗等。部分患者眶内病变较为局限，可手术切除。

【预后】

该病通常预后较差，但通过积极治疗，可以降低死亡率，改善预后。

二、肾透明细胞肉瘤眶内转移

肾透明细胞肉瘤是一种罕见的儿童恶性肿瘤，在没有将该肿瘤单独分类之前，常被误诊为肾母细胞瘤。本病好发于儿童，恶性程度高，发病率低，占儿童肾肿瘤的 4%，预后较差，临床上具有高侵袭性和广泛转移的特点，骨转移最常见，眶内转移罕见。

【临床表现】

（一）主诉

患儿多出现快速进展性眼球突出、视物重影、视力下降等症状。

（二）发病过程

肾透明细胞肉瘤具有高侵袭性和广泛转移的特点，病程短，死亡率极高，发现转移几乎没有长期生存者，大部分死于骨转移。

（三）症状

多发生于 12 岁以下，平均 3.4 岁，男性多见，以腹部肿块伴有血尿为主要表现；眼部出现快速进展性眼球突出、复视、视力下降等症状。

（四）体征

眼眶转移癌骨和软组织同时受累临床最为多见，影像学可提供骨质破坏和病变的侵犯位置及范围。

【诊断】

1. 发病年龄多在 7 个月至 6 岁，男性多见。男女比约 1.3 ： 1。

2. 有原发肾肿瘤病史,或食欲不振、消瘦、腹部包块等症状。

3. 表现特征为进展快,恶性程度高,预后差,多发生骨转移,眼眶转移罕见。

4. 眼眶表现为单侧或双侧快速进展性眼球突出。

5. 影像学表现和其他转移性肿瘤无特异性。可有骨质破坏。

【病理】

肿瘤主要由小圆、卵圆形细胞组成,核仁不清楚,核分裂象不定,和其他肾恶性肿瘤,尤其是肾母细胞瘤在体征和影像学上不易鉴别,诊断主要依据病理形态学分析和免疫组化。组织形态学表现多种多样,包括经典型、黏液型、囊肿型、血管周围细胞瘤、梭形细胞型、栅栏状型、上皮样型、硬化型、富于细胞型九种类型。

【鉴别诊断】

该病发展较为迅速,临床主要应与常见儿童眼眶肿瘤、眶蜂窝织炎等相鉴别,特别是横纹肌肉瘤、绿色瘤、视神经母细胞瘤等相对较为常见的儿童眼眶恶性肿瘤。

【治疗】

治疗以手术、化疗和放疗为主,其他有基因治疗、免疫治疗等。

【预后】

肾透明细胞肉瘤发病率低,眼眶转移少见,其临床特征和其他儿童恶性肿瘤相比有较多共同性,即恶性程度高、病程短、进展快、死亡率高。

（赵　红）

参 考 文 献

1. 黑砚,康莉,李月月,等. 22例眼眶转移癌临床病理分析. 眼科,2007,16(6):403-406.

2. 张浩,颜建华,吴中耀,等. 鼻咽癌眼眶转移临床分析. 中华眼科杂志,2006,42(4):318-322.

3. 吴江平,傅继弟,张天明,等. 眼眶转移癌18例临床分析. 中华神经外科疾病研究杂志,2013,12(6):531-534.

4. 林广杰,孙锐磊,王毅,等. 眼眶转移癌21例临床分析. 肿瘤研究与临床,2010,22(10):707-708.

5. 徐青,肖利华,黑砚. 眼眶转移癌一例. 中华眼科杂志,2005,41(2):185.

6. 王毅,杨新吉,李月月,等. 眼眶转移性肿瘤的诊治分析. 中华眼科杂志,2008,44(8):687-690.

7. 王邵恽,王栋,张文翔,等. 以眼科内转移为首发症状的小细胞性肺癌一例. 中华肿瘤杂志,2018,40(8):638-639.

8. Giulia Riva, Matteo Augugliaro, Gaia Piperno, et al. CyberKnife radiotherapy for orbital metastases: A single-center experience on 24 lesions. European Journal of Ophthalmology, 2018, 1:1120672118761728. doi:10.1177/1120672118761728.

9. Allen RC. Orbital Metastases: When to Suspect? When to biopsy? Middle East Afr Ophthalmol, 2018, 25(2):60-64.

10. Volleamere A, Kirwan C, Bramley M. Orbital metastases as the primary presentation of lobular breast cancer. Breast J, 2013, 19(3):333-334.

11. Pierson TM, Tebit EV, El Sayed A, et al. Orbital metastases from breast cancer: retrospective analysis at an academic cancer Center. Breast J, 2016, 22(4):447-450.

12. Tabai M, Hazboun IM, Sakuma ET, et al. Orbital metastasis of breast cancer mimicking invasive fungal rhinosinusitis. Case Rep Otolaryngol, 2016, 2016:2913241.

13. Magliozzi P, Strianese D, Bonavolontà P, et al. Orbital metastases in Italy. Int J Ophthalmol, 2015, 8(5):1018-1023.

第十八章

甲状腺相关眼病

甲状腺相关眼病(thyroid-associated ophthalmopathy,TAO)是眼眶疾病中最常见的疾病之一。确切的发病机制尚不清楚。Graves 1835 年首先描述了毒性甲状腺肿的临床表现,因此多数学者称之为 Graves 病。为区别单纯有眼征与同时伴有甲亢者,习惯上将具有眼部症状同时伴甲状腺功能亢进者称为 Graves 眼病,无甲亢及其病史者称眼型 Graves 病。目前国际认为最好称之为甲状腺相关眼病,以强调该病除具有眼部体征外,还可伴随不同程度的甲状腺症状。这一命名逐渐被学者们所接受。为明确其可能的病因和发病部位,近年来提出以甲状腺相关免疫眼眶病变来命名。甲状腺相关眼病是常见的一种自身免疫性疾病,主要累及甲状腺和眼眶,眼眶的临床表现通常称为甲状腺相关眼病,主要有眼睑位置的改变、斜视及由于眼外肌和眶脂肪增生造成的一系列临床症状,甚至眼外肌及眶脂肪增生严重挤压视神经或眼球突出造成角膜溃疡而导致患者失明。

【临床表现】

(一)主诉

患者就诊最常见的原因就是眼球突出,也有部分患者以眼睑退缩、眼睑肿胀或者视物重影来就诊,也有比较严重的患者以角膜溃疡及视神经病变视力下降来医院就诊。

(二)发病及病程

该病发病年龄范围跨度较大,青年至老年均可发病。患病性别稍有特点,表现为合并甲状腺功能亢进者以中、青年女性多见,单纯眼征而无甲状腺功能异常者男性居多。

甲状腺相关眼病病程一般经过三个时期:发展期,稳定期和痊愈期。多数患者症状在不知不觉中发生,缓慢进展;也有急性发生和发展者,数日内双眼眼眶软组织高度水肿,剧烈疼痛,视力减退,角膜暴露,眼球固定,称之为恶性眼球突出。进展期所历时间不定,个别患者数年内复视仍不断发展。病变进展到一定程度后自发稳定,虽未治疗也不再发展。数年后又自发痊愈。病变虽然痊愈,但发病过程中正常结构遭到永久性破坏,功能不能恢复,如提上睑肌纤维挛缩引起的突眼,眼外肌肿大纤维化失去弹性,眼球运动受限,视神经压迫形成的视神经萎缩等,均难以恢复正常。

(三)症状和体征

眼部症状包括刺激症状,眼部充血,干涩感或流泪,眼睑征,睑裂闭合不全,眼球突出,眼球运动障碍,复视,暴露性角膜炎,视神经病变所致的视力下降等,大部分患者尚可出现眼压轻度的升高。伴有甲状腺功能亢进的患者,除眼部体征外,具有明显的甲状腺功能亢进症状,如甲状腺弥漫性增大,质软,或出现结节,可有震颤和收缩期杂音;双臂平行伸出时,手指常出现细微的震颤;基础代谢增高,多汗,体重减轻等;病变尚可累及心脑血管、内分泌系统而出现相应症状。

眼睑征是 TAO 最常见的临床表现,也是较早出现的体征,但由于眼部自觉症状有时滞后于眼睑征,因此眼睑征可未引起患者本人注意,而被亲友或医生检查才发现。眼睑退缩表现为睑裂增大瞬目反射减少,呈凝视状态,上睑缘向上移位,名上睑退缩;下睑缘向下移位,名下睑退缩。上睑迟落征是指眼球向下转时,上睑不能随眼球向下移动,上方巩膜暴露。TAO 患者除了眼睑退缩和上睑迟落征以外,常常伴有眼睑水肿,眼睑水肿多与病程有关,急性期或伴有甲亢的患者眼睑水肿明显。慢性期患者水肿质地较韧,皮肤多有皱褶。

眼球突出是 TAO 患者主要的就诊原因,患者可发生双侧或单侧眼球突出,可伴有结膜充血水肿等刺激症状。临床观察眼球突出与 TAO 类型有关,TAO 伴甲状腺功能亢进者多双眼球突出,年轻女性多见;TAO 不伴甲亢者多单眼或双眼先后突出,中年男性为多。前者多伴结膜水肿充血等炎症表现,对糖皮质激素的治疗反应良好;后者炎症反应相对轻微,但纤维化及眼球运动受累较早发生,对糖皮质激素治疗反应稍差。应该注意的是眼球突出的程度与眶脂肪增生,眼肌肥厚,组织水肿,眼外肌纤维化的程度,眶腔形状以及眼睑的松弛程度等因素有关;眼突出度不完全取决于眶内压的高低。有的患者眼球突出度非常明显,但眶压尚有弹性感;有的患者眼球突出不甚明显,但眶后部压力很高,坚硬如石,视神经严重受压,容易造成压迫性视神经病变。

TAO 常累及眼外肌出现眼球运动障碍,复视,严重者可因多条眼外肌功能障碍,患者出现多方位复视,影响生活和工作,非常痛苦。TAO 眼外肌肥大影像学有如下的特征:①多数学者认为,眼外肌的受累频度依次为下直肌、上直肌、内直肌和外直肌,斜肌很少受累;②眼外肌肥厚多为两条以上肌肉受累,但可有程度的不同;③眼外肌的受累部位在肌腹部,而眼外肌止点处多正常,此点与炎性假瘤有明显区别;④由于眼外肌水肿和纤维化并存,又由于多条肌肉受累,所以造成患者的眼位多样,多方向复视;⑤眶尖处容积狭小,多条肥大的眼外肌在此汇集,可造成严重的视神经受压,引起视神经病变;⑥由于患者眼外肌肌腹肥大,呈梭形改变,双侧内直肌肌腹的增厚可压迫筛骨纸板移位,出现 TAO 典型的骨压迫性变化即"细腰瓶"样改变。

严重的眼球突出可致眼睑闭合不全,角膜上皮干燥、剥脱造成暴露性角膜炎,角膜溃疡,严重者可致角膜穿孔或眼内炎。应该提出的是,长期的角膜暴露,容易并发真菌感染,形成真菌性角膜炎或眼内炎。

肥大的眼外肌压迫视神经,可导致视神经病变,视力下降,严重者可视力丧失。早期患者视力下降,检眼镜检查视乳头可无改变,随着眶压进一步升高,视乳头可出现水肿,视力减退更加明显,视野及色觉均可改变,视觉电生理异常,后期发生视神经萎缩。

甲状腺相关眼病的活动性评分见表 18-0-1。

表 18-0-1 甲状腺相关眼病 CAS 评分

症状	得分	若有下列症状或体征在选项前标记
疼痛	1	过去 4 周内眼球或球后的压迫感、疼痛
	1	过去 4 周内眼球向上、下或侧方转动时疼痛
充血	1	眼睑充血
	1	结膜弥漫性充血,最少波及一个象限
水肿	1	眼睑水肿
	1	结膜水肿
	1	泪阜肿大
突出度	1	在过去的 1~3 个月内眼球突出度增加≥2mm
功能损害	1	在过去的 1~3 个月内眼球运动受限,向各个方向运动受限程度均≥5°
	1	在过去的 1~3 个月内视力降低≥1 行(Snellen 表检查视力)

注:每项临床表现计 1 分,临床活动性分值 CAS 为各项临床表现计分之和,CAS≥4 即提示病变处于活动期。

（四）实验室检查

正常情况下，垂体前叶分泌的甲状腺刺激激素（TSH），又称促甲状腺激素，调节着甲状腺素的分泌，而下丘脑的促甲状腺激素释放激素（TRH）又调节着 TSH 的分泌。甲状腺激素与 TSH 之间呈典型的负反馈抑制，即甲状腺激素水平升高时，TSH 的分泌受到抑制，而甲状腺激素水平低时，垂体前叶受刺激 TSH 分泌增多。血清中甲状腺素（T_3 或 T_4）水平下降，引起血清 TSH 水平升高及 TSH 对 TRH 刺激反应增强。甲状腺功能紊乱改变着以上的调节和反应。各种抗体的测定：甲状腺刺激抗体（thyroid stimulating antibodies）存在于 90% 的活动性 TAO 和 Hashimoto 甲状腺炎患者中，这些抗体抑制 TSH 与甲状腺细胞结合，增加 T_4 的分泌。大约 50% 甲状腺功能正常的眼眶病患者可查出甲状腺刺激抗体。在大多数病例中，这些抗体与治疗反应有关，病变消退抗体消失，病变复发抗体再出现。在 TRH 或 T_3 抑制试验正常的患者，测定这些抗体具有临床意义。抗甲状腺微粒抗体（antimicrosomal antibody），该抗体在 TAO 患者中滴度可升高，抗甲状腺球蛋白抗体（antithyroglobulin antiloodies）滴度在 Hashimoto 甲状腺炎约为 55%，TAO 约为 25%，正常人约 10%，对于甲状腺功能正常眼眶病的诊断有一定参考价值。促甲状腺激素受体抗体（thyrotropin receptor antibodies TRAb），该抗体对评估 TAO 状态及其预后有一定意义，可帮助判断甲状腺功能亢进药物治疗的预后，如抗甲状腺药物治疗后 TRAb 仍呈阳性，提示大部分患者 3 个月内复发，阴性者预示着患者可能有较长的缓解期。

（五）影像学表现

1. **超声波检查**　是一种有效的客观检查方法。肌肉的厚度测量使用标准化 A 型超声较为准确，超声波垂直进入部位，表示眼外肌厚度的最短切面距离。B 型超声主要显示眼外肌的形状、走行和内部回声情况，B 型超声波显示为肌腹粗大，由于水肿呈现低回声病变，根据纤维化的程度表现不同的内回声，在一定意义上可反应病变的程度。B 超可显示眶脂肪和骨之间无回声区增宽，多条眼外肌肌腹增粗，眶脂肪垫增厚，回声光点增强，急性期因球筋膜水肿可见"T"形征，少数病例可有视神经轻度增粗及眼上静脉增粗。

2. **CT 扫描检查**　现代 CT 扫描分辨率高，能清晰地显示眶内软组织和眶骨质变化，CT 分为水平扫描、冠状扫描，也可进行矢状位重建显示。CT 显示多条眼外肌肥大，一般认为下直肌最易受累。常见的 CT 征象包括：眼外肌肌腹肥大，肌腱不受累，双侧内直肌肌腹肿大时，压迫薄弱的眶内壁，使其双侧眶内壁中部突向筛窦，双侧眶内壁骨性改变形似"细腰瓶"征，是 TAO 眶骨特征性改变；水平扫描单纯下直肌肥大，酷似肿瘤；肥大的眼外肌汇于眶尖处，致使发生视神经病变；泪腺肿大；眼上静脉扩张；眶隔前膨隆表示眶脂肪水肿或增生。

3. **磁共振成像**　MRI 投照体位包括水平、冠状、矢状成像。MRI 在显示病变方面与 CT 相同，均能够揭示病变的形状边界和空间位置，由于投照的体位多，在显示眼外肌特别是眶尖的压迫情况较佳；此外，由于 MRI 具有多个成像参数可供分析，如 T_1、T_2 加权像、质子密度成像、流空效应现象和脂肪抑制成像等，所以 MRI 在解释病变的性质方面明显优于 CT。正常的眼外肌 T_1 加权像为中等信号，眶脂肪为强信号，故肥大的眼外肌可呈中等信号清楚地显示。TAO 患者因眼外肌水肿在 T_2 加权像上肌腹显示信号增高，意味着眼外肌肿大主要为水肿所致；如果眼外肌的信号降低，特别是随病程随访时 MRI 信号显示持续降低，则应考虑眼外肌出现纤维化的可能。眼眶脂肪的信号增强以及眶隔的前膨隆，提示眶脂肪水肿和增生严重；由于 MRI 无骨组织成像，所以在显示 TAO 患者的骨性改变逊于 CT 扫描。

【诊断】

患者具有典型的眼部体征，诊断并不困难。特征包括眼睑征、眼眶软组织受累和典型的影像学改变。此外，TAO 患者在不同的病程中多合并甲状腺内分泌轴的异常，对诊断有较大的参考价值，需要综合考虑，因此全身及相关的实验室检查是必要的。

【病理】

病理改变主要特征为水肿、炎性细胞浸润、黏多糖（GAG）沉积、脂肪变性、纤维增生和透明样变性。在不同的发病阶段可表现以某种病理变化为主，病变早期阶段，眼外肌间的结缔组织间隙有较多的淋巴细胞、浆细胞浸润。免疫组织化学检查发现，浸润的淋巴细胞与血管内皮和淋巴细胞表面附着分子的高度一致，肌束膜和肌内膜细胞表面 HLA-Ⅱ型分子的表达增加，一些浸润的淋巴细胞被激活，产生淋巴因子,该因子吸引其他的炎性细胞进入病变区或刺激成纤维细胞,激活的成纤维细胞产生 GAG,因渗透压作用吸收水分,导致间质水肿,肌间隙增宽。早期阶段时纤维组织增生并不明显,肌纤维本身不受影响。病理改变为炎性浸润且主要集中在眼外肌肌腹的肌纤维间质,肌腱无炎性浸润,炎性细胞大多数为淋巴细胞、浆细胞和散在的肥大细胞。由于肌纤维病变加重,成纤维细胞增多,产生大量胶原纤维,部分或全部代替眼外肌,在纤维结缔组织中,仍然有单核细胞浸润。因眼外肌纤维化,纤维组织收缩,使眼外肌失去弹性,出现限制性眼外肌病变。晚期,眼外肌内可出现成熟的脂肪细胞,形成所谓肌脂肪过多症。病变的晚期主要以纤维组织增生为主,由于纤维组织大量增生,脂肪组织间疏松的结缔组织隔增生,脂肪组织相应退变或变性。泪腺组织有中等量的淋巴细胞和浆细胞浸润,间质内有液体潴留,但无纤维化。视神经鞘膜一般不受侵犯,在眶内容物剜出的标本中,可发现视神经神经纤维受损,与 Zinn 环处肿大眼外肌在眶尖压迫视神经引起的视神经病变一致。说明视神经病变为眶内容压迫所致,并非本身病变。

电子显微镜检查,肌纤维肿胀变粗,肌丝和 Z 线排列紊乱;线粒体增多,肿胀变大,嵴疏松,基质颗粒消失,糖原颗粒增加,肌质网明显扩张,胞质内可见较多脂滴。肌束间毛细血管增多,胶原纤维增多和一些无定形物质沉着。

【鉴别诊断】

在影像学上,凡是原发于眼外肌病变或者继发因素使眼外肌肥大,眼眶软组织水肿,静脉回流障碍等使眶内组织体积增大,均应与 TAO 相鉴别。

1. **肥大性肌炎** 该病是眼眶炎性假瘤的一种亚型,病变累及眼外肌。影像学多表现为单条眼外肌的肥厚,肥厚的部位累及肌肉的止点,这是与 TAO 主要的影像区别。肥大性肌炎累及肌肉的发生频度没有明显的特征性,但外直肌受累较多。

2. **颈动脉海绵窦瘘** 该病由于静脉压增高,回流受阻,使眶腔组织充血水肿,所致眼外肌被动性肥大。其主要的特点是眼上静脉扩张明显,各个眼外肌均有肥厚。B 型超声可发现与心脏同步搏动的眼上静脉,彩色多普勒超声显示眼上静脉血液向探头流动。此外,尚有颈动脉海绵窦瘘的其他临床体征,如外伤史、结膜血管螺旋状充血、眶区血管杂音等。选择性动脉造影可证实本病。

3. **眼眶肿瘤** TAO 多双眼突出或双眼先后突出,眼眶肿瘤常为单眼突出。TAO 的眼球突出常伴随结膜水肿或充血等炎症性改变,而球后肿瘤多无此体征;TAO 常表现为轴性眼球突出,后期可因眼球限制性运动受限,可能伴有一定程度的眼球移位;而眼眶肿瘤则视肿瘤位置表现不同方向的眼球突出,如泪腺区肿瘤眼球向内下方突出,额筛窦囊肿引起眼球向外下方突出。

【治疗】

(一)药物治疗

1. **糖皮质激素** 20 世纪 50 年代初期,即有使用糖皮质激素治疗 TAO 的报道,由于用药方式、用量或病程适应证等原因,当时的疗效并不令人满意。直到 20 世纪 60 年代后期大剂量泼尼松(35~45mg 或 60~80mg)的使用,取得了较明显疗效,用药后结膜充血、水肿、眼球突出度均有所缓解,眼外肌运动恢复以及眶内压的减低,使视力提高。一般认为使用糖皮质激素治疗的适应证包括:①患者眼部呈急性炎症表现,如眼球明显突出伴有结膜充血、水肿或炎症刺激症状;②高眶压出现压迫性视神经病变,且不适宜实施手术眶减压;③伴有甲状腺功能异常,实施内分泌治疗中,眼部症状可使用少量糖皮质激素;④眼眶减压术的患者,手术前后均应使用糖皮质激素治疗;⑤部分患者在眼眶放射治疗中配合应用糖皮质激素辅助或维持治疗。给药方法:根据不同的病例采取适当的方式。急性期应采取大剂量突击给药,如静脉输入甲基泼尼松龙 500mg 连续给药 3 天,停药 4 天,再重复上述剂量静脉输入 3 天;然后口服泼尼松 60mg 每天一次,后逐渐减量至停药。还可采用甲基泼尼松龙 500mg 每周一次,连续 6 周,改用口服 60mg 每天一次,逐渐减量至停药。非急性期或轻度临床症状可酌情小剂量药物维持,如口服泼尼松 10~30mg 持续数月。特别注意的是糖皮质激素的药物副作用,特别是大剂量冲击治疗,应告知患者药物的副作用并签署使用知情同意书。

2. **免疫抑制剂治疗** 免疫抑制剂包括细胞毒性剂(甲氨蝶呤、硫唑嘌呤、环磷酰胺等)和环孢霉素。可改善眶周和结膜水肿,缓解眼球突出,减低眶压。环孢素是比较常用的,疗效强、毒性较低的免疫抑制剂,在 TAO 患者急性病程中收到良好效果。但由于免疫抑制剂的毒副作用也限制了临床应用。患者对糖皮质激素药物无效时,可考虑使用该类药物。为了减少其毒副作用,可与糖皮质激素药物联合使用,如泼尼松与环磷酰胺联合使用,也可采用泼尼松和环孢素的联合应用治疗。

3. 肉毒杆菌毒素治疗眼外肌病　早期 TAO 患者或病变不稳定暂不宜手术,而患者复视症状严重,影响工作和生活可选用此治疗,肉毒杆菌毒素注射可使病人保持双眼单视,少部分患者避免了眼肌矫正手术;此外,毒素注射还可对眼肌手术后的轻度过矫或矫正不足的病例有效。

（二）放射治疗

放射治疗对于 TAO 的疗效是肯定的,多采用 ^{60}Co(钴)或加速器,总剂量在 20Gy 以内为好。照射后第 1 周多表现局部水肿,以后水肿消失,2 周后大多数病人体征和症状明显改善,大部分患者取得了良好效果;其中病程短的病例反应好,病程较长,特别是眼眶软组织有纤维化者效果差。目前认为是放射治疗同时加用小剂量糖皮质激素治疗,可明显提高放射治疗的效果。总体来讲放射治疗可明显地作用于成纤维细胞,抑制其增生,当病变已纤维化,则对放射极不敏感,因此在临床上表现为早期病变对治疗反应好。也有部分患者放射治疗后,病变进展,突眼加重,软组织更肿胀,原因尚不清楚。放射治疗的副作用包括放射性白内障、放射性视网膜病变。

（三）手术治疗

手术是甲状腺相关眼病重要的治疗方法,不论在疾病的任何时期,不论临床症状的轻微和严重,均有手术的适应证存在。总体来讲手术可解决的临床问题包括:①急性高眶压所致的视神经病变或角膜病变;②眼外肌病变所致的眼位偏斜;③改善外观。从手术种类上可分为眼睑手术、眼肌手术和眼眶手术。

1. 眼睑退缩矫正术（surgical treatment of eyelid retraction）　手术时机应充分考虑。临床非稳定期的患者,上睑退缩主要应用药物治疗,局部注射糖皮质激素或应用交感神经阻滞剂均有效。临床症状稳定者且甲状腺功能正常可考虑手术。手术指征包括:①单眼或双眼的睑退缩,手术改善外观;②眼睑闭合不全;③眼球严重突出患者,配合眼肌或眼眶手术。

眼睑退缩手术矫正的方法很多,临床较为常用有:Müller 肌切除术、Müller 肌切除加提上睑肌后退术、提上睑肌和 Müller 肌边缘切开术、巩膜移植术和睑缘缝合术。

（1）Müller 肌切除术（resection of Müller's muscle）:患者因交感神经兴奋,使 Müller 肌收缩或发生痉挛、纤维化,使上睑退缩。将 Müller 肌切除可矫正眼睑退缩。一般认为此手术能矫正 2~3mm 的眼睑退缩。

（2）Müller 肌切除联合提上睑肌腱膜退后术（Müller's muscle excision and graded recession of the levator aponeurosis）:上睑退缩除 Müller 肌异常外,提上睑肌也紧张及下直肌纤维化而增加张力,提上睑肌纤维增粗,提上睑肌与周围组织粘连,故切除 Müller 肌同时将提上睑肌腱膜退后,可矫正严重的上睑退缩。

（3）巩膜移植及提上睑肌 Müller 肌退后术（recession of levator and Müller's muscle with scleral graft）:异体巩膜作为移植片,置于提上睑肌与睑板间,可矫正不同程度的上睑退缩,该手术特别适用于严重的上睑退缩的病例。

（4）下睑退缩矫正术:下睑退缩的病理生理机制与上睑退缩相同,眼眶减压和眼外肌手术也可能产生或加重下睑退缩,增加下方巩膜暴露。多采用下睑缩肌切除和巩膜移植术两种方法矫正下睑退缩。

（5）眼睑缝合术:眼睑缝合术是防止暴露角膜最简单的方法。对于严重眼睑退缩而产生暴露性角膜炎角膜溃疡,而又因全身情况不宜实施放射或糖皮质激素治疗,或甲状腺功能异常不能行眼眶减压等相应治疗者,睑缝合术是有效的,可达到保护角膜和美容的目的。根据病情的不同,可做完全或部分睑缝合。

2. 眼肌手术　TAO 的眼肌手术主要解决因眼外肌病变所引起的眼位偏斜和复视,应遵循以下几个原则:①多数情况下应在疾病的稳定期实施手术,一般情况下眼肌病变应稳定 3~6 个月后才能手术;②手术是针对发生纤维化的眼外肌实施的;③应实施病变肌肉的后徙手术,不足以矫正时多考虑另眼手术补充;④手术时可稍有欠矫,严禁过度矫正,剩余不足应用棱镜矫正;⑤如同时需要眼眶减压手术,应在眼眶手术后再实施眼肌手术;⑥下直肌手术时应保留下直肌的一定下转功能,避免手术后眼球不能下转,而使患者阅读困难;⑦TAO眼肌病的后徙手术量比一般斜视要大,这是由于眼外肌的肥大、纤维化,以及肌肉周围的粘连所致,手术主要根据患者的斜视程度和术中的情况决定后徙量。

3. 眼眶减压术　眼眶减压是治疗严重眼球突出的有效方法,目的是减少眼眶内容物的体积,减低眼眶压,缓解眼球突度,提高视力。分为眼眶脂肪脱出眼眶减压术和眶骨壁去除眼眶减压术,后者又根据病情严重程度,可采用眼眶一壁、二壁、三壁和四壁减压。

(1) 手术适应证:①眼球前突所致的暴露性角膜炎、角膜溃疡或眼内炎;②肥大眼外肌在眶尖处压迫视神经,引起严重的视神经病变,视野缺损,视力下降;③病人不能接受严重的眼球突出,为了改善外观。

(2) 手术种类:减压的效果与眶壁减压的数目有关,减压涉及的眶壁数越多效果越明显。眼突症状不显著者可行一壁减压,二壁减压术运用最为广泛,适用于大多数眼球突出的病例,目前常采用的方法为下壁和内壁减压,内壁减压有利于缓解视神经受压,内下壁宽大的减压窗可较好的缓解高眶压,但也易造成术后眼球下移位,眼外肌不平衡;目前多推崇眼眶内外壁的平衡减压术,术后的眼位平衡。三壁减压术效果更好,用于较严重的病例;四壁减压较少采用。

【预后】

TAO患者的临床类型有所不同,特别是处于不同的发病阶段,可表现出各种各样的症状和体征,可表现炎症反应强烈,或表现为病变的反反复复,或表现晚期的纤维化功能障碍,有的病变可表现出相对稳定,甚至可自限或好转。也有的患者出现暴露性角膜炎、角膜溃疡,压迫性视神经病变,视力减退等比较严重的并发症,预后较差。

【典型病例】

1. 右眼甲状腺相关眼病Ⅳ级,稳定期　患者男,39岁,右眼眼球突出7个月,伴复视。否认甲状腺功能亢进病史。眼部检查:右眼裸眼视力0.06,矫正视力0.8,眼压30mmHg,眼球突出,眼睑无肿胀,上睑和下睑退缩,上睑迟落,结膜无充血,角膜透明,前节余项正常,眼底检查视盘界清色可,网膜血管形态大致正常,眶压(+),眼球下转位,L/R41°,眼球各方向运动均受限,眼球突出度19mm—15mm,眶距110mm。左眼裸眼视力0.1,矫正视力0.8,眼压12mmHg,眼前节及眼底未见明显异常,眶压正常,第一眼位正,眼球各方向运动正常。眼眶CT示右眼下直肌梭形增粗。手术行右眼鼻内镜下眶壁减压术,开放眶腔,眶内容物疝出。术后眼球突出度明显缓解,15mm—15mm,眶距110mm(图18-0-1)。

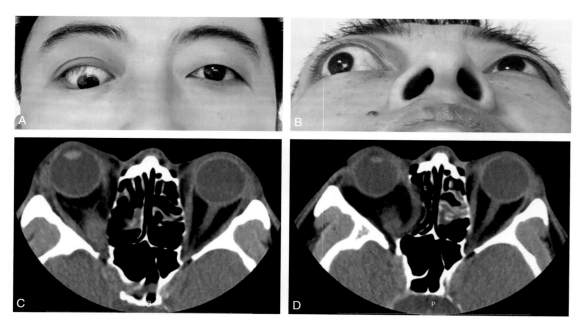

图18-0-1　右眼甲状腺相关眼病
A.患者正面外观像;B.患者仰头位外观像,右眼眼球明显突出;C.患者术前眼眶CT平扫图像,右眼球突出;
D.患者术后眼眶CT图像,右眼球突出缓解

2. **双眼甲状腺相关眼病Ⅵ级伴暴露性角膜炎** 患者男,53岁,双眼眼球突出1年,进行性加重2个月。有甲状腺功能亢进病史3年。眼部检查:右眼裸眼视力0.2,矫正不提高,眼压24mmHg,眼球突出,眼睑充血肿胀,闭合不全,下睑退缩,球结膜充血水肿突出睑裂之外,角膜上皮粗糙,点状缺损,前节余项和眼底检查未见明显异常,眶压(++),第一眼位正,眼球各方向运动受限,眼球突出度24mm—25mm,眶距109mm。左眼裸眼视力0.1,矫正不提高,眼压25mmHg,眼球突出,其余眼部表现同右眼大致相同。眼眶CT示双眼上直肌、下直肌、内直肌和外直肌均梭形增粗,眶尖部拥挤。眼眶MRI示双眼眼球突出,各条直肌均梭形增粗,眶尖部拥挤。手术行双眼内下壁眶壁减压术。术后眼球突出得到明显缓解,双眼视力提高至0.4(图18-0-2)。

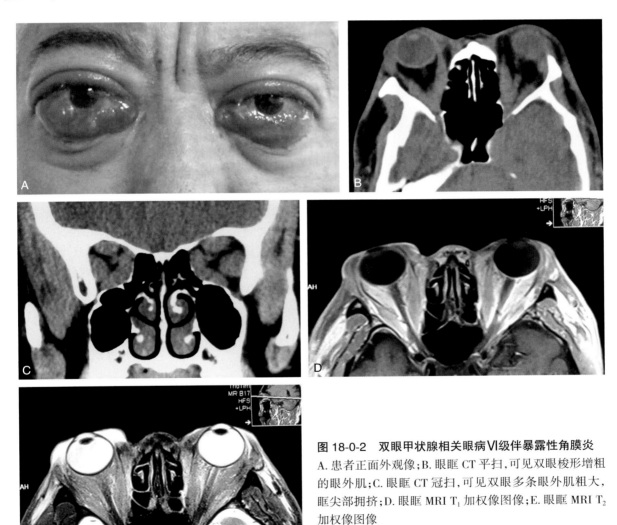

图18-0-2 双眼甲状腺相关眼病Ⅵ级伴暴露性角膜炎
A.患者正面外观像;B.眼眶CT平扫,可见双眼梭形增粗的眼外肌;C.眼眶CT冠扫,可见双眼多条眼外肌粗大,眶尖部拥挤;D.眼眶MRI T_1加权像图像;E.眼眶MRI T_2加权像图像

3. **双眼甲状腺相关眼病Ⅳ级,活动期** 患者女,58岁,双眼畏光流泪、红肿不适2个月。有甲状腺功能亢进病史1年。眼部检查:右眼裸眼视力0.15,矫正视力0.5,眼压27mmHg,眼球突出,眼睑充血肿胀,上睑迟落,结膜充血,球结膜水肿突出睑裂之外,角膜透明,前节和眼底检查未见明显异常,第一眼位正,眼球各方向运动均受限,眼球突出度15mm—16mm,眶距102mm。左眼裸眼视力0.15,矫正视力0.6,眼压29mmHg,眼球突出,其余眼部表现同右眼大致相同。患者眼眶CT示双眼各条肌肉均增粗,眶尖部拥挤。患者行激素冲击治疗,予甲泼尼龙琥珀酸钠200mg每天一次静脉滴注×3天,口服激素辅助药物预防激

素副作用。激素冲击后患者双眼结膜肿胀较前明显改善(图18-0-3)。

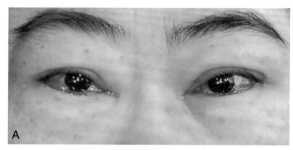

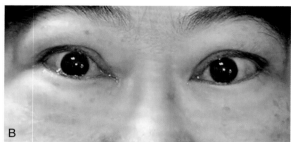

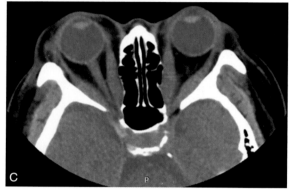

图 18-0-3 双眼甲状腺相关眼病Ⅳ级,活动期
A. 患者入院时正面外观像;B. 患者治疗后正面外观像;
C. 患者眼眶 CT 平扫图像

4. 右眼甲状腺相关眼病Ⅰ级 患者女,27岁,右眼增大1年。眼部检查:右眼视力1.0,右眼上睑退缩2mm,上睑迟落(+),眼球运动正常,眶压正常,无明显眼球突出,其余眼部检查正常(图18-0-4)。

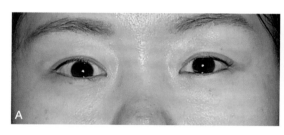

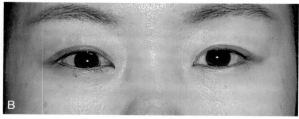

图 18-0-4 眼睑退缩患者外观
A. 术前右眼上睑退缩 2mm;B. 术后第一天右眼上睑位置正常

(吴 桐 孙丰源)

参 考 文 献

1. 王蕾,马建民.甲状腺相关眼病发病机制的研究进展.中华眼科杂志,2017(6):474-480.

2. Bahn R.S.Assessment and management of the patient with Graves' ophthalmopathy. Endocr Pract,1995,1(3):172-178.

3. Bahn R.S.,J.A. Garrity,C.A. Gorman.Clinical review 13:Diagnosis and management of Graves' ophthalmopathy. J Clin Endocrinol Metab,1990,71(3):559-563.

4. Bahn R.S.Graves' ophthalmopathy. N Engl J Med,2010,362(8):726-738.

5. Bahn R.S.,A.E. Heufelder. Pathogenesis of Graves' ophthalmopathy. N Engl J Med,1993,329(20):1468-1475.

6. Burch H.B.,D.S. Cooper.Management of Graves Disease:A Review. JAMA,2015,314(23):2544-2554.

7. Ross D.S.,Burch H.B,Cooper D.S,et al. 2016 American thyroid association guidelines for diagnosis and management of hyperthyroidism and other causes of thyrotoxicosis. Thyroid,2016,26(10):1343-1421.

8. Mourits M.P,Koornneef L,Wiersinga W.M,et al. Clinical criteria for the assessment of disease activity in Graves' ophthalmopathy:a

novel approach. Br J Ophthalmol,1989,73(8):639-644.

9. Bartley G.B.,C.A. Gorman.Diagnostic criteria for Graves' ophthalmopathy. Am J Ophthalmol,1995,119(6):792-795.

10. Barrio-Barrio J,Sabater A.L,Bonet-Farriol E,et al. Graves' Ophthalmopathy:VISA versus EUGOGO Classification,Assessment, and Management. J Ophthalmol,2015,2015:249125.

11. Meyer Z.H.M,Pateroni S.K,Wali M.K,et al. The effect of early thyroidectomy on the course of active graves' orbitopathy(GO):a retrospective case study. Horm Metab Res,2016,48(7):433-439.

12. Rotondo Dottore G,Torre Grossa L,Caturegli P,et al. Association of T and B cells infiltrating orbital tissues with clinical features of Graves orbitopathy. JAMA Ophthalmology,2018,136(6):613-619.

第十九章

眼 眶 外 伤

第一节　眼 眶 挫 伤

一、眼眶软组织挫伤

眼眶软组织挫伤(orbital soft-tissue trauma)即眼眶软组织,包括眼睑、眶周软组织、眶内软组织,如眼外肌、眶内脂肪、血管、神经、筋膜、骨膜等的损伤。

【病因】

本病为外力钝性伤及眼眶及眶周软组织所致,多为车祸、摔伤、磕伤、拳击伤等。眼眶软组织受到外力打击后,虽无明显伤口,但因受伤程度不同,组织发生不同程度水肿、出血等,而引起一系列临床表现。

【临床表现】

(一)发病及病程

发病较急,多首诊于急诊,病程发展迅速,呈急性表现。病人多表现为急性眼眶软组织肿胀、淤血等。

(二)症状体征

1. **外观**　多数患者外观表现为眼睑肿胀、皮下淤血,严重者则睑裂狭窄甚至完全闭合,睁眼困难,有明显疼痛及肿胀感。如伴有明显眶内出血、软组织水肿,则眶压明显升高导致眼球突出、结膜水肿,甚至睑裂闭合不全(图 19-1-1A)。

2. **视力**　单纯眼眶软组织挫伤者如无眼球及视神经挫伤,因此一般无视力下降。

3. **神经及肌肉损伤**　运动神经及眼外肌麻痹者可出现上睑下垂、视物重影、眼位异常等临床表现。

(三)影像学检查

CT 检查　眼眶外伤患者多首诊于急诊,严重者因软组织肿胀明显,常无法进行细致的临床检查,多需借助于影像学检查手段,CT 检查对于伤情判断及鉴别视神经挫伤、眼球挫伤、眶壁骨折及邻近组织损伤等具有重要的临床意义。单纯眼眶软组织挫伤 CT 可明确显示眶周或眶内软组织肿胀、密度增高(图19-1-1B),眶内出血者则显示絮状、片状或条索状高密度影,明显眼球突出,骨膜下出血则可显示边界清楚的高密度占位影(图 19-1-1)。

【诊断】

1. 外伤史　眼眶受到钝性外力损伤。

2. 软组织肿胀、淤血等典型临床表现。

3. CT　显示眶周或眶内软组织水肿、密度增高、出血等。

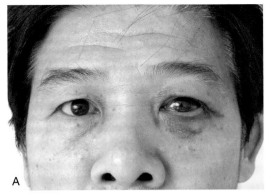
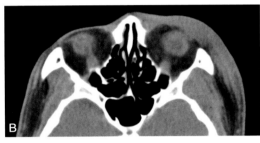
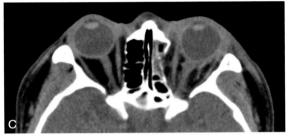

图 19-1-1　左眼眶软组织挫伤外观与 CT 表现
A. 左眼眶周皮肤挫伤,表面结痂,眼睑下垂,局部青紫淤血;B、C 为眼眶软组织挫伤 CT 表现,B. 左眼睑及眶周软组织肿胀,密度增高;C. 左眼球后、视神经周围不规则、条索状高密度出血影,视神经与球壁交界处边界不清,并可见内壁骨质不连续

【鉴别诊断】

1. **眼球钝挫伤**　眼眶软组织挫伤可同时伴有眼球钝挫伤,如角膜挫伤、前房积血、玻璃体积血、视网膜挫伤等,临床过程中需详细检查,加以鉴别。

2. **眶壁骨折**　眼眶软组织挫伤的同时,眶壁也会同时受力,因眶内壁及下壁较薄,往往会伴有骨折,如挫伤力量较大直接作用于眉弓或眶外缘,也可伴有眶上壁及外壁的骨折,影像学检查可明确诊断。

3. **视神经挫伤**　如挫伤力量作用于眶骨,尤其是外上方,外力经骨传导达视神经管区,视神经震荡损伤等可致视神经挫伤,甚至视神经管骨折,引起视功能严重下降,视觉电生理检查出现波峰降低或延迟。

【治疗】

(一) 药物治疗

1. 糖皮质激素和脱水剂可减轻组织肿胀,降低眶压。

2. 应用神经营养药物,促进神经麻痹恢复。

(二) 手术治疗

单纯眼眶软组织挫伤无需手术治疗,如存在明显眶内血肿且难以吸收者,待血肿明显液化后可于超声引导下行血肿穿刺抽吸治疗。

(三) 其他治疗

1. 24~48h 内可冷敷,能有效减轻出血和软组织水肿。48h 后可热敷促进出血及水肿吸收。

2. 如眶内出血、水肿明显患者,加压包扎也能起到止血和减轻组织水肿的作用。

【预后】

单纯眼眶软组织挫伤患者,一般预后较好,无后遗症。

二、外伤性眶内出血和血肿

眼眶外伤可导致眶内软组织、骨膜等血管破裂,引起眶内出血(orbital hemorrhage),出血可弥散于眼眶软组织内,亦可局限于眼眶外科间隙内,形成血肿(hematoma)。最常见的是眶顶骨膜下血肿。

【临床表现】

(一) 发病及病程

发病较急,病程发展迅速,可呈急性进行性表现。

（二）症状体征

1. 一般表现　病情轻微者可仅表现为眶区疼痛，严重者则可出现恶心、呕吐症状。眶内出血蔓延可致结膜下出血、眼睑及眶周皮肤淤血外观（图 19-1-2A）。

2. 视力　出血较多时造成眶压急剧增高、眶尖部血肿或视神经鞘内出血等，视神经受压明显或伴发视网膜中央动脉阻塞，可出现严重的视功能受损，出现 RAPD（+），部分患者睫状神经受累，瞳孔直接、间接光反应均消失，甚至形状不规则，因眶压增高，眼底可表现为静脉迂曲，动脉变细甚至阻塞。除此之外，一般眶内出血或血肿造成视力损害较轻微。

3. 眼球突出及眼球运动　眶内出血导致眶压增高，眼球可出现轴性突出或因血肿压迫出现眼球移位，运动受限，出现复视症状。严重者眼球固定、眼睑无法完全闭合，从而继发暴露性角膜炎。

（三）影像学检查

1. CT 检查　CT 扫描显示弥散出血呈散在片状高密度影，形状不规则，边界不清；如出血局限形成血肿则呈高密度肿块影，均质，眶顶骨膜下血肿因重力作用及骨膜限制可呈"吊棚"样改变，内、外壁骨膜下可呈"梭形"占位影（图 19-1-2B、C）。

2. MRI 检查　MR 信号在出血不同时期表现多样，一般新鲜出血 T_1WI、T_2WI 均为低信号，亚急性出血 T_1WI 为高信号，T_2WI 为低信号；晚期 T_1WI、T_2WI 均呈现高信号（图 19-1-2D）。

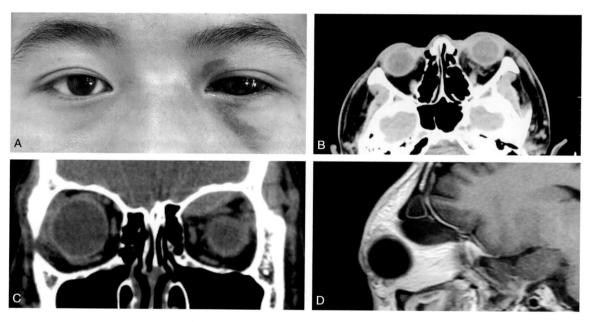

图 19-1-2　眶内出血外观及影像学表现

A. 左眼外伤后出现结膜下出血、眼睑皮肤青紫淤血；B. 左眶内球后出血 CT，可见絮状、条索样高密度出血影；
C. 左眶血肿 CT，眶顶可见高密度血肿占位影，出血位于骨膜下，边界清楚，呈"吊棚"样；D. 左眶血肿 MRI T_1WI，眶顶可见边界清楚、梭形低信号影

3. B 型超声检查　B 型超声对于眶内血肿的探查具有重要临床意义，新鲜血肿 B 型超声探查显示无回声暗区，形成血凝块后则显示不均匀回声影，血凝块液化后则再次出现液化暗区，因此通过 B 型超声可检测血肿液化情况，并指导穿刺治疗。

【诊断】

1. 外伤史明确，发病紧急，短时间内出现眼球突出、结膜下浓厚出血、眼睑淤血等外观。

2. 典型影像学表现。

【鉴别诊断】

1. 眶壁骨折　外伤性眶内出血及血肿患者可伴有眶壁骨折，出血多邻近骨折眶壁，眶内、下壁骨折

患者,出血往往被引流到筛窦及上颌窦,伴有鼻出血症状。

2. 颅底骨折 因眼眶与颅底相邻,颅底骨折引起脑膜、骨膜、脑组织损伤,出血经骨折处可进入眶内或形成眶顶骨膜下血肿,出血渗出到眼睑皮下形成"熊猫眼"征,需进行鉴别。

3. 眶内占位 部分眶内占位,尤其是合并血管性占位的患者,外伤可引起瘤内出血,也可无明显诱因自发性出血,肿瘤体积急剧增大,影像学表现为局限性眶内占位,形状可不规则,部分患者肿瘤内可见液平,需结合病史、CT、MRI 等影像学检查,综合判断,加以鉴别。

4. 血液系统疾病 部分有出血倾向的血液性疾病,如血友病,常因眼眶外伤引起明显眶内血肿,伴有出血倾向性血液系统疾病者常规眼眶血肿治疗效果往往欠佳,出现反复出血,且外伤程度与出血程度不相符,临床需进行相关血液指标检测,加以鉴别。

【治疗】

(一) 药物治疗

1. 外伤后立即给予止血药物,肌注或静脉点滴。48 小时后可给予活血化瘀中成药促进出血吸收。

2. 全身应用脱水药物、糖皮质激素,可有效减轻水肿,降低眶压。

(二) 手术治疗

1. 血肿液化明显后,可在超声引导下行穿刺抽吸治疗。

2. 对于眶压急剧增高,视力受损严重或眼球严重突出患者,则需手术清除血肿。

(三) 其他治疗

1. 伤后早期加压包扎可有效止血。

2. 伤后 48 小时内冷敷以利于止血,减轻水肿。

【预后】

出血及血肿吸收后预后较好,伴有视神经受压、视神经鞘出血的患者,则有不同程度的视功能损伤。

【典型病例】

患者男,12 岁,主因"左侧眼眶摔伤后眼球迅速突出"入院。入院检查:左侧额部皮肤局部皮肤挫伤、红肿,左眼睑红肿,眼球明显突出并向下移位(图 19-1-3A),伴有眼痛、眼胀,视力 1.0,结膜充血,角膜透明,瞳孔正常,眼球上转受限,眶压(++)。CT 检查示眶顶可见软组织占位影,边界清楚,呈"梭形",压迫眼球及上直肌、提上睑肌移位(图 19-1-3B)。实验室化验检查血常规、出凝血时间正常,未见明显血液系统异常。入院诊断:左眶顶骨膜下血肿。入院后局麻下穿刺抽血治疗,抽出暗红色血液 5.5ml,眼球突出明显缓解(图 19-1-3C、D),予左眼加压包扎,辅以止血等治疗,病情稳定后出院。

三、眼眶气肿

眼眶与鼻窦毗邻,仅隔一层薄骨板,外伤致眶壁骨折后,常同时合并眶骨膜及鼻窦黏膜破损,鼻窦内气体则可经此通道进入眶内,形成眼眶气肿(orbital emphysema),尤以擤鼻动作后为甚。

【临床表现】

(一) 发病及病程

眼眶气肿一般发病较急,多伴有眶壁骨折,个别患者外伤后数天在擤鼻等增加鼻腔压力的动作后发生。

(二) 症状体征

1. **外观** 患者多表现为眼球突出、眼睑肿胀,严重者睁眼困难。部分患者气体可蔓延至结膜下,直视下可见结膜下气泡堆积。

2. **触诊** 气肿位于眼睑皮下者,触诊有捻发音或握雪感。

3. 因气肿常与眶壁骨折合并发生,同时合并眶壁骨折的症状及体征,详细见后文叙述。

(三) 影像学检查

CT 显示眼睑皮下、眶内低密度区,边界清楚,多为空泡状,可发现眶壁骨质不连续等眶壁骨折的影像学特征(图 19-1-4)。

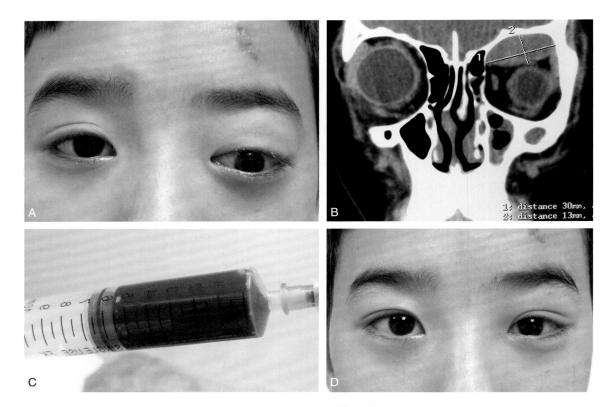

图 19-1-3 左眼眶内血肿

A. 眶内血肿患者外观;B. 眶内血肿患者 CT 图像;C. 抽出暗红色血液;D. 患者治疗后外观,眼球突出明显缓解

【诊断】

1. 外伤史、擤鼻史、典型临床特征。

2. CT 可明确诊断。

【治疗】

一般单纯气肿无需特殊药物,但如合并感染者,需行抗感染治疗。

【预后】

一般气肿吸收较快,预后良好。

【典型病例】

眼眶气肿多合并眶壁骨折,见后文。

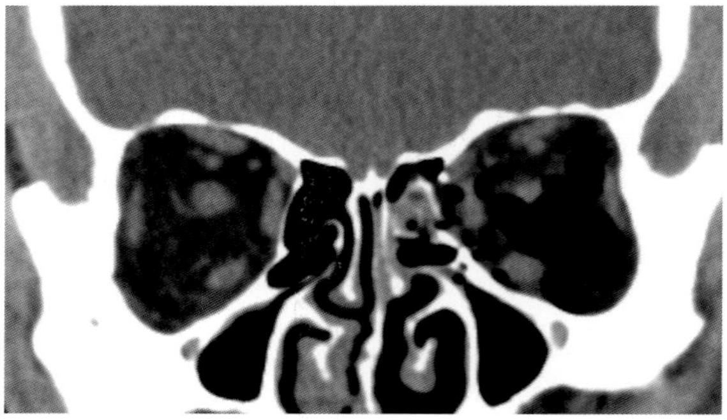

图 19-1-4 示左眶内多发低密度气泡影,伴有眶内壁骨质不连续

四、眼外肌损伤

临床中单纯眼外肌损伤并不常见,多为合并眶壁骨折、眼眶穿通、严重眼眶开放性外伤及眼眶或鼻窦手术造成的医源性损伤。

【临床表现】

(一)发病及病程

急性起病。

(二)症状体征

1. **外观** 眼外肌损伤可表现为多种形式的斜视外观(图 19-1-5)。伤及提上睑肌者则出现明显上睑下垂。

2. **眼球运动障碍及复视** 眼外肌损伤如视功能良好则有明显的复视症状,发生眼外肌部分或全部撕裂、挫伤,或支配神经损伤患者,可有眼外肌麻痹表现,即受累肌肉作用方向的力量部分或全部消失,眼球向受累肌肉对侧旋转;眶壁骨折导致眼外肌嵌顿或肌肉粘连者,一般表现为受累肌肉不能放松,同时也

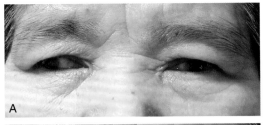
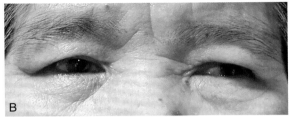
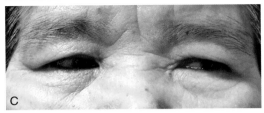

图 19-1-5　左眼内直肌断裂患者外观
A.示患者眼球右转时,左眼不过中线;B.示患者平视时左眼外斜位;C.示患者眼球左转时,左眼左转亢进

不同程度影响其收缩功能;眶壁骨折修复术后,因限制因素解除,则可表现为受累眼外肌麻痹。

（三）影像学检查

CT　眼外肌损伤可有多种 CT 表现,眼外肌离断者可显示眼外肌不连续,断端挛缩变粗,或仅少量肌纤维相连,伴眶壁骨折者可显示明显眼外肌增粗、嵌顿于骨折处,部分青枝骨折可显示眼外肌及软组织嵌夹于骨折缝,表现为"泪滴征"。甚至可见明显眼外肌缺损或断裂(图 19-1-6)。

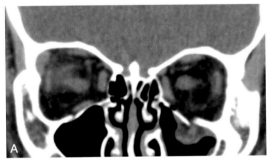
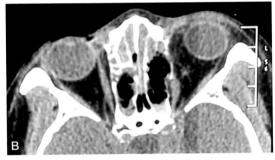

图 19-1-6　眼外肌损伤 CT 表现
A.左眼眶下壁"开窗式"骨折,眶内脂肪及下直肌疝入上颌窦内,嵌顿于骨折缝,呈"泪滴"状;B.左眼内直肌部分缺如,断端挛缩

【诊断】

1. 明确外伤史。
2. 典型临床表现斜视、眼球运动障碍、上睑下垂等。
3. 影像学表现眼外肌撕裂、断裂、肿胀、嵌顿等典型表现。

【鉴别诊断】

1. **眼外肌损伤性质的鉴别**　眶壁骨折患者一般为限制性斜视,眼外肌撕裂或神经损伤者一般为麻痹性斜视,可通过牵拉试验进行鉴别:眼球表面或局部麻醉下,以有齿镊夹持受累眼外肌止点,向肌肉作用相反方向牵拉,如受限,则为限制性斜视,如向肌肉收缩方向及对侧牵拉均无受限,则为麻痹性斜视;另外,亦可通过影像学判断眼外肌是否存在撕裂、断裂、嵌顿、增粗等。

2. **上睑下垂**　单纯提上睑肌损伤可表现为不同程度上睑下垂;如同时伴有眼球上转不足,则可能存在动眼神经损伤或眶顶血肿等限制因素,需加以鉴别。

【治疗】

（一）药物治疗

1. 伴有出血者,早期给予止血治疗,48 小时后给予活血化瘀药物促进积血吸收。

2. 脱水药、糖皮质激素等可有效减轻组织水肿。

3. 神经营养药物等有利于神经麻痹恢复。

（二）手术治疗

1. 眼外肌嵌顿及粘连患者,需手术解决嵌顿及粘连因素,一般伤后 10~14 天为最佳手术时机,对于儿童青枝骨折,如肌肉嵌夹在骨折线内,需急诊手术,以免肌肉缺血坏死,功能严重受损。

2. 眼外肌撕裂或断裂者,多为直接损伤,需急诊清创探查断裂肌肉,并一期修复缝合受损眼外肌。

3. 对于术后 3~6 个月斜视、复视恢复不理想,影响生活者,需行眼肌手术,矫正眼位,减轻复视。

（三）其他治疗

1. **牵拉治疗** 部分儿童眶壁骨折患者,眼外肌运动明显受限,但未见明显嵌夹者,考虑部分肌膜嵌夹,可局麻下行眼外肌牵拉治疗;对于部分成人患者,亦可早期试行眼外肌牵拉治疗,以期解决眼外肌运动受限问题,但治疗过程中应注意避免医源性二次损伤。

2. **眼球运动训练** 眶壁骨折修复术后分离眼外肌易再次与周围组织发生粘连,需行眼球运动训练,防止肌肉粘连,并促进肌肉麻痹恢复。

【预后】

大部分眼外肌损伤患者预后较好,或仅遗留轻微复视,但不影响日常生活。个别患者因眼外肌损伤严重,则遗留永久性眼位及复视问题。

【典型病例】

患者男,23 岁,主因"右眼眶车祸外伤 3 小时"入院。入院检查:右眼上、下眼睑及内外眦皮肤不规则全层裂伤,眼球脱出于睑裂外,结膜下出血,伴有不规则结膜裂伤,角膜轻度水肿,瞳孔散大,直接、间接光反射消失。CT 示:右眼球脱出于眶外,上、下、内、外直肌明显断裂,视神经断裂,眶内散在点片状高密度出血影,伴有局部气肿(见图 19-1-4)。入院诊断:右眼球脱臼;眼外肌断裂;视神经断裂;睑皮肤裂伤;结膜裂伤。治疗:急诊全麻下一期行修复手术,手术探查断裂眼外肌并缝合,眼球还纳入眶内,修复眼睑皮肤及结膜裂伤,因术后遗留眼睑畸形及睑球粘连,二期行整形修复手术(图 19-1-7)。

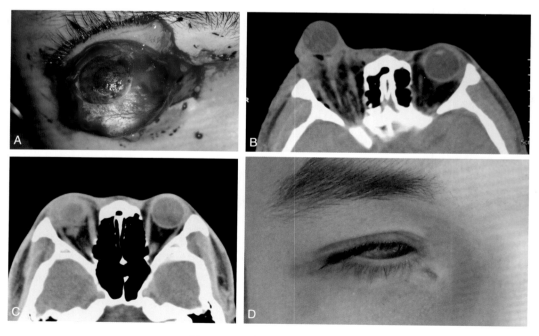

图 19-1-7　右眼外伤患者资料

A. 患者外伤后外观眼睑不规则裂伤,眼球脱出睑裂外,角膜轻度水肿,瞳孔散大;B. 患者眼眶 CT,眼球脱出,内外直肌、视神经断裂,眶内散在出血;C. 患者一期修复手术后 CT,眼球还纳入眶内,萎缩,内、外直肌修复;D. 患者一期修复手术后外观凹陷,眦部皮肤瘢痕畸形

五、视神经损伤

视神经损伤是指头面部和眼眶外伤直接或间接伤及视神经。临床常见的损伤类型为视神经撕脱伤、间接视神经挫伤和锐器刺入眶内所致的直接视神经损伤,其中以间接视神经挫伤最为多见。

【临床表现】

(一)发病及病程

多急性发病,即刻出现视力丧失,亦有部分间接性视神经挫伤患者发病呈亚急性,视力呈进行性下降。很多患者常合并颅脑损伤出现昏迷或意识障碍,待清醒后才发现视力丧失。

(二)症状体征

1. **视力**　视神经切割伤、撕脱严重或骨折片刺入者,视力多立即丧失,无光感或仅存光感。轻微撕脱伤或间接视神经挫伤往往视力呈进行性下降,主要是后期视神经水肿所致。

2. **瞳孔**　视神经损伤者可表现为相对性传入性瞳孔障碍(RAPD)阳性,表现为患眼瞳孔中等散大,直接对光反射消失或迟钝,间接对光反射正常。

3. **眼底**　轻者眼底可无明显异常,严重者可表现为视盘出血、水肿,晚期则可出现视神经萎缩;伴血管损伤者则表现为动脉变细、静脉淤血,视网膜水肿等。

4. **其他**　视神经直接损伤,多伴有眶上裂出血、水肿甚至直接损伤,出现眼球固定、上睑下垂、眼球突出、疼痛、瞳孔散大、对光反射消失等眶尖综合征表现。

(三)影像学检查

1. **CT**　视神经断裂者 CT 可显示视神经不连续,视神经撕脱多发生于巩膜交界处,并伴有出血等表现。部分患者于视神经管扫描层面可见显示视神经管移位骨折片,个别可见骨折片切割视神经表现(图 19-1-8)。部分视神经挫伤患者并无明显骨折表现,对比双侧视神经可见伤侧视神经增粗。

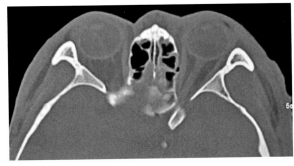

图 19-1-8　左眼视神经管内口处骨折,骨折片尖端朝向视神经

2. **MRI**　MRI 骨质不显影,排除了视神经管的影响,视神经形态显像优于CT,可很好地显示视神经增粗、离断,并且可清晰显示视神经水肿、视神经鞘出血信号。

3. **视觉电生理检查**　单纯视神经损伤,无视网膜损伤的情况下 ERG 波形一般正常,VEP 则是重要的电生理检查方法,显示 P 波潜时延长及波幅降低,严重者波形消失。

【诊断】

1. 眼眶及颅面部外伤史。

2. 典型临床表现视力下降甚至黑矇,RAPD(+),视乳头水肿等。

3. CT 等影像学表现为视神经断裂、增粗、视神经管骨折等。

【鉴别诊断】

1. **视网膜挫伤**　视网膜挫伤同样可出现视网膜水肿、出血、RAPD(+)等临床表现,与视神经损伤容易混淆或合并存在,一般视网膜挫伤多合并眼球其他结构损伤,视网膜可有出血、水肿、视网膜裂孔等表现,且损伤机制不同,需详细检查并询问病史,加以鉴别。

2. **颅脑损伤**　视神经损伤可合并有颅脑损伤,出现颅底骨折、脑脊液漏、脑挫伤等,需加以鉴别。

3. **皮质盲**　颅脑枕部损伤可伤及大脑枕叶视皮质,表现为颅脑损伤后出现视力下降、视野缺损甚至视力丧失,但一般无眼眶及眶周损伤,眼部检查正常,RAPD(-),瞳孔直接、间接对光反射正常,颅脑 CT 或 MR 往往有脑挫伤表现,需加以鉴别。

【治疗】

(一)药物治疗

1. **糖皮质激素冲击**　早期视神经损伤需糖皮质激素冲击治疗,不仅可有效抑制炎症反应、减轻水肿,同时还有减轻血管痉挛、维持血液供应、稳定溶酶体膜和细胞膜的作用,为视神经损伤抢救视力的首选药物。建议短期大剂量冲击治疗,应用甲基泼尼松龙 500mg 每日一次静脉点滴,三日后改口服泼尼松 20~30mg,口服四日后再应用甲基泼尼松龙 500mg 每日一次静脉点滴冲击三天,最后改口服,并逐渐减量,临床过程中可根据患者全身情况及疾病情况酌情增减冲击剂量。

2. **脱水剂** 一般应用 20% 甘露醇全速静脉点滴,可有效减轻水肿,缓解视神经管内压力。

3. **止血** 伴有眶内出血者需应用止血类药物。

4. **改善微循环药物** 为改善视网膜及视神经供血,可应用改善微循环药物,如复方樟柳碱、丹参多酚等。

5. **神经营养药物** 鼠神经生长因子、神经节苷酯有促进神经功能恢复的作用。

6. **其他** B 族维生素、能量合剂、胞磷胆碱等有改善细胞代谢的作用。

(二) 手术治疗

视神经管减压手术:对于间接性视神经挫伤,认为视神经水肿、视神经管压力增高是引起视力下降的主要原因,应尽快行视神经管减压手术,以期提高视功能,但目前尚无循证医学证据表明视神经管减压手术效果优于保守治疗。对于合并视神经管骨折,尤其是骨折碎片压迫视神经者,还是应尽早实施视神经减压手术,以解除压迫症状。

【预后】

对于视神经直接损伤及严重撕脱伤,预后极差,多遗留永久性视功能丧失;视神经单纯挫伤及轻微撕脱伤者如治疗及时,往往可挽救一定视功能。

【典型病例】

患者男,38 岁,主因"骑摩托车撞伤右眉弓部视力下降 4 天"入院。否认全身病史及其他眼病史。眼部检查:OD 视力光感,眉弓部皮肤挫伤,结痂,眼睑青紫,结膜下片状出血,瞳孔中等散大,约 5mm,圆,RAPD(+),视乳头水肿,眼球运动自如,余未见明显异常。OS 检查未见明显异常。CT 检查:右眼眶视神经管上壁骨质不连续,骨折片移位,颅底骨质不连续,多处骨折。闪光 VEP:P2 波波幅明显降低,潜时延长(图 19-1-9)。治疗:于伤后第五天全麻下经鼻内镜行左侧视神经管减压术,术后联合糖皮质激素冲击治疗,术

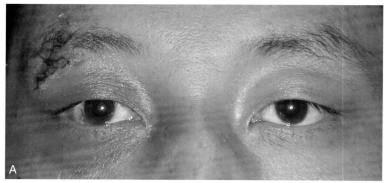
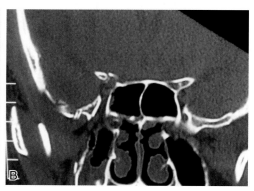
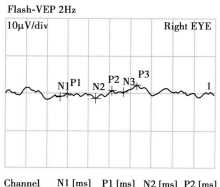
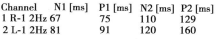
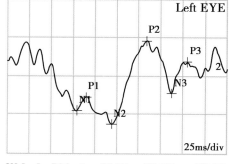

图 19-1-9 右视神经管骨折

A. 患者外观,右眼眉弓皮肤挫伤;B. CT 示右眼视神经管及颅底多处骨折;C. F-VEP 示右眼 P2 波波幅明显降低,潜时延长

Channel	N1 [ms]	P1 [ms]	N2 [ms]	P2 [ms]	N3 [ms]	P3 [ms]	N1-P1	N2-P2	N3-P3
1 R-1 2Hz	67	75	110	129	143	159	823nV	2.02μV	1.89μV
2 L-1 2Hz	81	91	120	160	188	206	3.42μV	21.7μV	8.16μV

后1个月右眼视力恢复至0.06。

六、挤压综合征

眼眶软组织受重物直接压迫,导致眶内组织结构缺血缺氧,超过一定时间后眼眶组织结构出现反应性水肿,从而引起各组织结构功能障碍,加之颅骨和眼眶因外力挤压变形,眶上裂及眶尖部压迫,损伤视神经及经眶上裂区的组织结构,从而出现眼眶组织结构损伤和功能丧失,即眼眶挤压综合征(squeezing syndrome)。

【临床表现】

(一)发病及病程

发病较急,多发生在地震、房屋倒塌、矿井塌方、交通事故中,颅脑及眼眶受重力长时间挤压后,眼眶结构长时间缺氧,从而出现各结构功能障碍及反应性水肿。

(二)症状体征

1. 外观 当挤压力量消失后,眼眶软组织出现反应性水肿,加之部分患者眶内出血,从而出现眼睑肿胀、球结膜充血、水肿,脱出于睑裂外,眼球突出,暴露性角膜炎等。大部分患者可恢复正常,部分患者因球后脂肪缺血坏死和吸收,可出现眼球内陷。

2. 视力 因挤压时间过长,视神经及视网膜缺血缺氧严重,可出现视力完全丧失,少数患者可残存微弱视功能。

3. 感觉障碍 眼部及眼眶感觉神经受累,患者可出现角膜及额部皮肤感觉障碍,大部分患者可恢复正常。

4. 运动功能障碍 眼球运动神经功能障碍,可出现上睑下垂,眼球固定,瞳孔散大等。

5. 眼底长时间挤压,使视网膜供血及回流受阻,可出现视网膜中央动静脉阻塞表现,视盘水肿,视网膜水肿伴出血,出现"樱桃红斑"。伤后则逐渐出现视乳头颜色变淡、苍白,血管白线,视网膜萎缩、色素紊乱等。

(三)影像学检查

CT检查多无特异性,可表现为眼眶、颅骨骨质不连续,呈"blow-in"表现,眶内软组织水肿、密度增高,伴有出血者可表现为片状高密度影。

【诊断】

患者临床表现及影像学表现诊断无明显特异性,需结合长时间挤压伤史确定诊断。

【鉴别诊断】

1. 眶上裂综合征及眶尖综合征 眼眶挤压综合征患者也可有眶上裂综合征及眶尖综合征表现,应与其他原因导致的眶上裂及眶尖综合征相鉴别,一般根据长时间挤压史可明确诊断。

2. 视神经挫伤 眼眶挤压综合征可表现为视力丧失,但瞳孔直接、间接对光反应均消失,并伴有运动、感觉障碍、视网膜中央动静脉阻塞表现等;而视神经挫伤RAPD(+),且一般眼球运动自如,眼底多不伴有视网膜中央动静脉异常。

【治疗】

(一)药物治疗

1. 糖皮质激素冲击治疗,可减轻眼眶组织水肿,降低眶压,减轻炎症反应。

2. 改善微循环治疗 丹参多酚、复方樟柳碱等可改善微循环,增加末梢循环灌注。

3. 脱水剂 应用高渗脱水剂20%甘露醇可有效降低眶压。

4. 增强细胞代谢 给予能量合剂促进细胞代谢,维生素B_1、B_{12}等促进神经功能恢复。

(二)手术治疗

一般无需手术治疗,骨折严重影响外观者可手术矫正。

【预后】

因视神经和视网膜对缺血缺氧耐受性低,所以视力预后极差,只有少部分患者恢复部分视功能,而眼球运动及感觉障碍、眼球突出等多可恢复正常。

第二节 眶内异物

眶内异物(orbital foreign body)是异物穿通眼眶软组织,通过穿通道进入眼眶所致,与眼眶穿通伤合并发生,多为锐器扎伤或高速物体穿通眼引起。

【病因】

眶内异物发病原因很多,尖锐物体如铅笔、剪刀、树枝、木棍、针头等,可直接穿通眼眶软组织进入眶内形成眶内异物或因事故导致患者颜面部直接撞击形成。另有部分高速运行的异物穿通眼眶形成,多为爆炸伤、枪弹伤等。异物性质以金属及植物性异物居多,另有石头、玻璃、塑料等。

【临床表现】

(一) 发病及病程

急性起病,锐器如铅笔、剪刀、木棍等扎伤眼眶组织,或眼眶组织撞击到锐器上;部分患者因高速运动的异物如子弹、爆炸物等穿通眼眶,从而异物进入眶内。如伤后即明确诊断,则病程较短,可及时获得有效治疗,如伤后漏诊,则病程可能会呈亚急性或慢性,形成化脓性感染或慢性炎性包裹。

(二) 症状体征

1. 穿通道 眶内异物与眼眶穿通伤伴行,穿通道入口因受伤原因不同形态各异,一般由眼睑或结膜进入,也可能可贯通眼球进入眶内,或者穿出眼眶进入鼻窦甚至颅内。锐器伤者一般伤口整齐,甚至闭合(图 19-2-1),结膜伤口如不仔细检查常漏诊。异物较大者则伤口不规则且明显开放,如异物污染严重,伤口表面可见泥沙等。部分患者沿伤口探查可见明显穿通道,甚至可直接探及异物。穿通伤处理不及时或处理不当,可能出现穿通道感染,形成瘘管,伴有脓液流出(图 19-2-2A)。

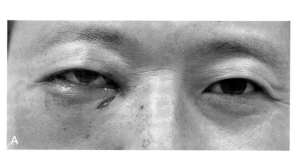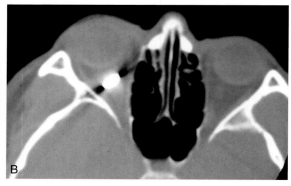

图 19-2-1 眶内异物外观及 CT

A. 右眼眶内异物患者外观,可见下睑内侧异物穿通口,皮肤肿胀淤血;B. CT 检查可见右眼眶内高密度金属异物影

2. 软组织损伤 较小的异物软组织损伤常较轻微,甚至穿通口闭合,掩盖异物伤情。较大异物常合并眼眶软组织的损伤,包括眼睑、眼球、结膜、韧带、泪器、眼外肌、视神经、血管神经的损伤等,可伴有明显眶内出血及软组织肿胀,出现相应临床症状,如眼球及视神经受累可明显影响视功能,眼外肌损伤则影响眼球运动功能,泪器损伤影响泪液引流,感觉神经损伤伴有支配区感觉异常等。

3. 不同性质异物损伤特点 因异物性质不同,可能会表现出不同临床特点,一般玻璃、石块、金属异物如铁、铅等,性质稳定,不发生感染的情况下,可长期存在于眶内,或被组织包裹,而铜质异物化学性质活跃,不及时取出则可出现非细菌性化脓反应,引起组织坏死。植物性异物长期存在于眶内会导致细菌甚至真菌感染,引起感染性化脓性炎症,长期伤口不愈合,瘘管形成等。

4. 合并伤 因眼眶与颅底、鼻窦等结构相邻,严重异物伤往往合并邻近结构损伤,出现颌面部骨折、鼻骨骨折、颅底骨折、脑脊液漏等表现;部分患者因异物进入颅内,可出现严重颅脑损伤甚至死亡,此类患者一般经神经外科首诊,眼科协助治疗。

（三）影像学检查

1. **CT 检查** 一般异物外伤首选 CT 检查,通过多方位扫描可对眶内异物进行精确定位,并判断软组织受累情况,而且利用适宜的窗平和窗宽技术,可使异物的显示更为清晰。对于密度较高的异物如金属和石块可明确显示其形态及位置,体积较小者则需要适当缩小扫描层厚,仔细读片以免漏诊。部分植物性及塑料性异物密度较低,甚至为负值,需与眶内软组织进行区分,尤其是时间较长者,如形成包裹、化脓等,可表现为高密度软组织包裹影,中间可见异物影(图 19-2-2),需结合病史进行鉴别。

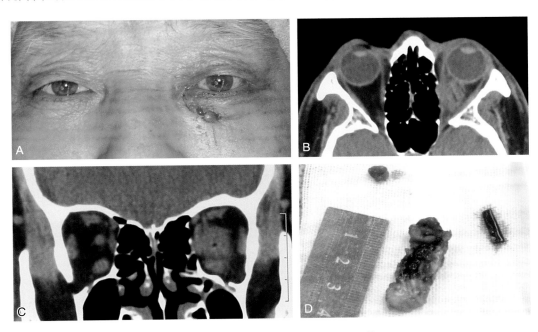

图 19-2-2 眶内异物患者外观、CT、异物
A. 左眶异物患者下睑内侧可见伤口表面肉芽组织增生,不愈合,瘘管形成,瘘口可见分泌物;B、C. 左眶内软组织占位影,中间可见条状低密度区;D. 手术切除占位,切开占位可见植物性异物

2. **超声检查** 目前 CT 检查已基本普及,超声检查较少应用,异物可显示明显强回声影。

3. **X 线平片检查** CT 检查受限的情况下,可拍摄头部 X 线正、侧位平片,对金属等高密度异物可显示其大小及形态。

4. **MRI 检查** 对于植物性异物及其他密度较低的非磁性异物,MRI 可清晰显示,一般 T_1WI 和 T_2WI 均显示为低信号,金属磁性异物禁用 MRI 扫描。

【诊断】

1. 眼眶穿通外伤史。

2. 影像学检查 CT 为诊断眼眶异物的首选检查方法,如发现眶内异物影,结合外伤史可明确诊断,但对于植物性异物、较细小异物、骨折碎片等需适当调整影像学检查参数,并结合病史等加以鉴别。

【治疗】

（一）药物治疗

1. 眶内异物,常有致病微生物带入眶内,因此应全身应用广谱抗生素预防感染,并注射破伤风,同时行细菌培养及药敏试验,适时调整用药方案。

2. 止血、消肿等药物支持治疗。

（二）手术治疗

1. 较小的异物造成的皮肤损伤一般较轻,异物如较表浅,可一期探查取出,并注意穿通道彻底清创,并缝合伤口;如异物较深进入眶内,无法探及,则需一期清创缝合伤口;对于金属、玻璃、石子、铅弹等小异物,性质稳定,无刺激性,则可不予取出;如铜质异物、植物性异物、橡胶类异物等易造成化脓、感染,需完全取出。

2. 对于较大异物,一般皮肤损伤较严重,甚至合并邻近组织结构的损伤,手术应进行彻底清创、止血、并探查眶内软组织、骨壁、邻近组织结构的损伤情况,取出异物,并一期修复眼外肌、球壁、眼睑皮肤组织等;对于较大骨折块可一期复位固定,碎骨片可取出;同时注意避免对邻近组织造成二次损伤,多科室合作行异物取出及修复手术。

3. 对于合并颅脑、耳鼻喉、口腔异物损伤的患者,应视病情严重程度,眼科配合相关科室进行手术,以免造成严重并发症甚至死亡。

【预后】

眶内异物患者,如无合并眼球及眼眶组织损伤,并且处理得当,一般预后较好;较大异物如合并眼球破裂、眼外肌撕裂、视神经损伤则可能导致视功能下降甚至丧失、上睑下垂、斜视、外观畸形等;如合并颅脑损伤,则有危及生命可能。

【典型病例】

患者女,28岁,主因"右眼被高速飞出的铁栓打伤"就诊,该患者于工作中不慎被铁栓崩伤,当即自觉疼痛明显,视物不见,遂就诊。眼部检查:右眼眶外观无明显异物暴露,右眼眼睑外侧1/3纵向裂伤,部分睑缘缺损,球结膜水肿,撕裂严重,角膜大部分完整,眼球壁裂伤严重,无完整眼球结构,眼内容物脱出(图19-2-3A)。CT检查见长约4cm金属管状异物斜上插入眶内,眼球结构破坏,眶内壁骨折,鼻骨中隔穿孔,

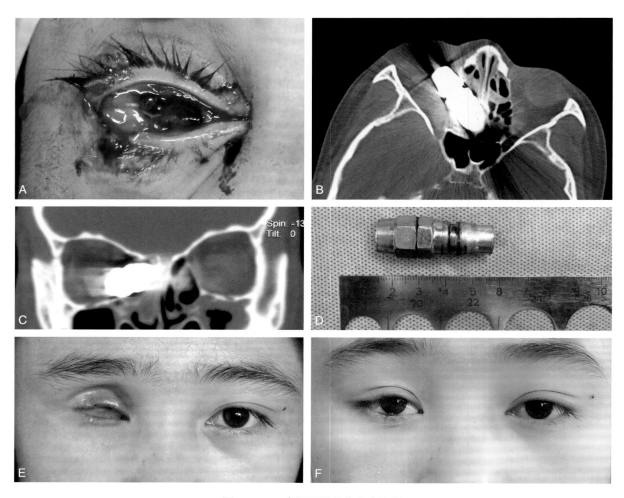

图 19-2-3 右眼眶异物伤患者资料

A. 患者右眼眶异物伤后外观;B、C. 患者眼眶 CT 平扫及冠扫图像,右眶内巨大金属异物,与筛窦沟通;D. 术中取出异物;E. 患者术后右眼窝凹陷,结膜囊狭窄外观;F. 患者右眼二次行眼窝成形及结膜囊加深手术后,佩戴义眼片,外观明显改善

异物插入筛窦,接近颅底(图 19-2-3B、C)。治疗:完善神经外科检查,未见明显颅内出血、脑脊液漏等表现,急诊手术取出眶内异物(图 19-2-3D),术中探查眼球损伤严重,内容物脱出严重,无法一期修复,一期摘除残存眼球壁,清除眶内残存眼球组织,并一期修复破损结膜及眼睑,术中借助鼻内镜探查鼻腔无明显出血。术后患者存在眼窝内陷、结膜囊狭窄等畸形(图 19-2-3E),并二期应用预成型钛网重建眶腔,并加深结膜囊,稳定后佩戴义眼片,外观明显改善(图 19-2-3F)。

第三节　眼眶骨折

眼眶骨折(orbital fracture)在眼眶外伤中较常见,多见于拳击伤、交通事故、摔伤等。按发病机制可分为直接骨折和间接骨折。本章分别论述。

一、眼眶复合型骨折

外伤因素直接打击眼眶和头面部均可造成眼眶骨折,包括眶缘、各个眶壁的骨折,骨折形式也多种多样,线性、粉碎性、错位等,甚至合并口腔颌面部及颅骨骨折,因此严重外伤造成的眼眶骨折常为多种骨折的复合形式,统称为眼眶复合型骨折。

【临床表现】

(一)发病及病程

急性发病,常合并全身其他系统联合损伤。

(二)症状体征

1. **软组织表现**　外伤作用于皮肤软组织可引起明显软组织肿胀、皮下淤血,甚至眼睑及眶周严重皮肤裂伤、韧带断裂、眦角畸形、泪小管断裂等。

2. **眼球突出或内陷及外观畸形**　眼球突出还是内陷一般取决于骨折块的移位方向,向眶内移位可致眶腔缩小,导致眼球突出,骨折片向外移位可致眶腔扩大,则造成明显眼球内陷,骨折块移位明显者常造成明显外观畸形(图 19-3-1A)。

3. **眼球运动障碍**　移位骨折块挤压眼球则引起眼球移位、运动障碍,眶顶骨折压迫或损伤提上睑肌可影响眼睑上提,出现上睑下垂,部分外伤直接损伤眼睑及肌肉亦可出现明显上睑下垂,同时伴有眼睑瘢痕、畸形等;骨折片压迫眼外肌同样可限制眼球运动,造成眼球运动功能障碍、眼外肌麻痹等,患者出现不同程度的复视症状。

4. **感觉异常**　发生于眶顶及眶底的骨折则常损伤眶上神经及眶下神经,表现为额部及上颌神经支配区感觉异常。

5. **气肿**　眶上、内、下壁与鼻窦相邻,骨折后与鼻窦沟通、鼻黏膜受损等可出现鼻出血,鼻窦内气体进入眶内及皮下引起气肿。

6. **视力**　眼眶复合型骨折如伴有眼球外伤或视神经挫伤、视神经管骨折等,视功能往往受损明显,表现为视力下降甚至完全丧失。

7. **脑脊液漏**　眶顶骨折伴有颅底骨折时,常出现脑脊液鼻漏,表现为鼻腔清亮或粉红色液体流出,且呈持续性。

(三)影像学检查

CT　CT 扫描常能清晰显示骨折部位及移位程度以及骨折块与周围软组织的关系,如扫描范围足够,亦可显示邻近组织结构受累情况(图 19-3-1B、C)。

【诊断】

1. 明确外伤史及典型临床表现。

2. CT 检查发现骨折表现。

【鉴别诊断】

1. **颅面联合伤**　眼眶复合型骨折因伤力较大,往往合并颅脑及口腔颌面部外伤,表现为脑脊液漏、

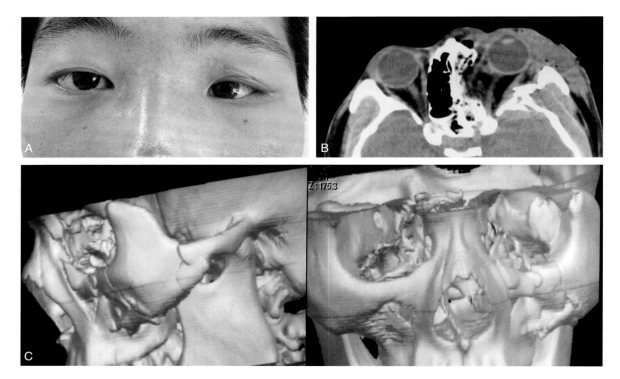

图 19-3-1　眼眶复合骨折

A. 左眼球内陷, 内眦角圆钝, 上睑皮肤瘢痕, 颧弓下移位; B. 眼眶 CT 平扫, 左眶内壁、外壁多发骨折, 外壁骨折片向眶内移位; C. 眼眶 CT 三维重建, 左眶内壁、下壁、上颌骨、颧弓多发骨折

脑挫伤、出血、气肿等, 甚至意识障碍; 口腔颌面部严重外伤则可同时伴有张闭口困难、咬合异常、严重面部畸形等, 需加以鉴别, 以免延误病情, 错过最佳治疗时机。

2. 异物伤　眼眶巨大异物伤往往合并眼眶骨折, 需加以鉴别。

【治疗】

(一) 药物治疗

1. 止血药物　眼眶复合型骨折往往伴有明显出血, 早期需药物止血治疗。

2. 糖皮质激素　糖皮质激素可促进外伤后眼眶软组织水肿消退, 对于伴有视神经挫伤者, 早期应用糖皮质激素对挽救视功能有帮助。

3. 脱水剂　如眼眶软组织水肿、出血较重, 眶压明显增高, 可给予 20% 甘露醇静脉点滴, 降低眶压。

4. 营养神经药物　可给予维生素 B_1、B_{12} 及鼠神经生长因子等, 促进神经损伤的恢复。

5. 抗生素　严重眼眶复合型骨折多损伤严重, 伴有鼻窦、颅脑损伤等, 甚至伴有骨折块暴露, 需应用抗生素预防感染, 以免发生严重感染并发症。

(二) 手术治疗

1. 清创缝合　对于有开放性伤口者, 需一期行清创缝合, 过氧化氢溶液 (双氧水)、生理盐水等彻底清洗伤口, 去除异物、污染较重的细碎骨片、坏死组织等, 分层缝合伤口。

2. 骨折修复手术　对于存在开放性伤口的骨折, 如无感染, 可考虑清创的同时, 一期行骨折修复手术, 复位移位骨块儿, 耳脑胶粘合或钛钉钛板固定, 重建眶腔。闭合性骨折如骨质移位不明显, 无外观及功能异常, 可不予处理, 如骨质明显移位、外观畸形、影响眼球、眼睑运动等, 则需手术予以复位、固定。

3. 联合手术　对于合并颅骨、口腔颌面、鼻骨、鼻窦异常的患者, 则需多科室联合手术, 以获得更满意的治疗效果。

(三) 其他治疗

眼眶骨折术后常发生眼外肌粘连的后遗症, 术后需尽快进行眼球运动训练, 以防止眼外肌发生粘连,恢复眼球运动功能,必要时可局麻下行被动眼球牵拉以缓解粘连。

【预后】

轻者一般预后较好,重者多有外观畸形、眼球运动障碍、视功能下降甚至丧失等后遗症。

二、眼眶爆裂性骨折

眼眶爆裂性骨折(orbital blowout fracture)是指直径大于眶口的钝力作用于眼眶眶缘及眼眶软组织,眶压突然增高或眶壁受到平行剪切力,从而导致眶壁薄弱处爆裂,发生骨折,骨折片朝向鼻窦方向,眶内软组织嵌顿或疝出到鼻窦,出现眼球内陷、眼球运动障碍和颜面部麻木感等一组综合征,因内壁及下壁骨质较薄,最常受累。

【临床表现】

(一)发病及病程

发病较急,大部分患者就诊于急诊,病程较短,眼眶受拳击、脚踢、棍棒打击、肘部顶伤或其他钝力打击病史,外伤后出现视物重影,面部麻木感,擤鼻后眼睑突然肿胀等。也有部分患者因合并全身其他系统外伤或早期症状不明显而病程迁延。

(二)症状体征

1. **疼痛、恶心、呕吐** 外伤后因钝力打击,会出现明显眶区疼痛;因眼外肌嵌顿或粘连,发生眼-迷走反射,从而出现恶心、呕吐症状,因儿童患者骨质弹性较好,常出现青枝骨折,易发生眼外肌嵌夹于骨折缝中,更容易出现此症状。

2. **眼球运动障碍及复视** 眼外肌和节制韧带或筋膜疝出和嵌顿,使受累眼外肌麻痹或不能完全放松,出现斜视、复视和眼球运动障碍。一般认为,眶底或眶内壁中后部骨折使眼外肌中后段受累时,多造成麻痹性斜视和复视,而前中部骨折多发生眼外肌的限制性运动障碍(图 19-3-2)。

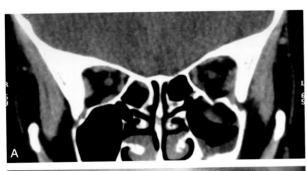
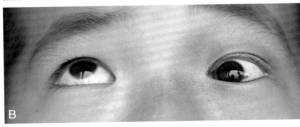
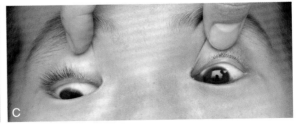

图 19-3-2 眼眶爆裂性骨折眼外肌麻痹及运动受限
A. 左侧眼眶爆裂性骨折 CT,下壁骨折,下直肌及眶脂肪疝入上颌窦,并嵌夹于骨折缝;B. 患者左眼上转明显受限;C. 患者左眼下转明显不足

3. **眼球突出或内陷** 眼眶爆裂性骨折后眶腔扩大,表现为眼球内陷,但外伤早期,由于眶内和眶周组织水肿和出血,眼球内陷可能不明显,甚至有不同程度眼球突出,水肿及出血吸收后才出现明显眼球内陷。一般双眼突出度超过 2mm,肉眼便可分辨,内陷严重者可伴有上睑下垂和眶窝加深。儿童患者一般青枝骨折多见,眶腔容积变化不明显,则无眼球内陷。

4. **感觉神经损伤** 因眶下神经管处骨质较薄弱,眶下壁骨折常发生在此处,眶下神经挫伤,表现为其分布区面颊部、上唇、上牙龈感觉迟钝与麻木。

5. **鼻出血及气肿** 眶下壁和内壁骨折出血经骨折孔进入筛窦和上颌窦,再经筛窦及上颌窦口流出表现为鼻出血,患者在擤鼻、打喷嚏时鼻腔和鼻窦内空气压力增高,空气经骨折孔进入眶内,弥散到眼眶和眼睑软组织之间,表现为眼睑肿胀、触之有明显"捻发音",如进入结膜下,可见结膜下气泡存在。

6. **视力下降**　眼眶外伤后,虽然发生了爆裂性骨折,但另一方面也通过骨折释放了部分打击力,使眼球所受打击减小,对眼球有一定的保护作用,但如打击力较大,则可能同时伴有眼球挫伤甚至破裂及视神经挫伤,出现明显视力下降甚至丧失,早期可能因眼睑肿胀、睁眼困难而掩盖复视及视力下降等症状。

7. **眼球移位**　如眶内、下壁骨折面积较大,眶内脂肪、肌肉、韧带等软组织可大部分疝入到筛窦及上颌窦,使眼球也向内或下明显移位,甚至疝入筛窦或上颌窦内。

8. **代偿头位**　对于儿童青枝骨折,如未及时治疗,视物重影长期存在,会出现明显头位以代偿复视出现的不适。

（三）影像学检查

CT:CT检查以软组织窗扫描为佳,明确眼眶骨壁连续性中断,肌肉等软组织疝出或嵌夹,表现为受累眶壁骨质不连续,骨折片向鼻窦移位,可伴有眶内软组织疝出到鼻窦内、眼外肌发生移位、扭转及增粗,甚至嵌顿于骨折处,新鲜骨折鼻窦内可见出血液平,儿童线性青枝骨折可无明显骨折片移位,而表现为肌肉及眶内软组织嵌夹于骨折线,出现"泪滴征",眶内眼外肌影像消失,文献称为"missing muscle syndrome"。

【诊断】

1. 眼眶及面部钝力打击或磕碰史。

2. CT检查明确眼眶骨壁连续性中断,肌肉等软组织疝出或嵌夹。

3. 外伤后出现眼球内陷、限制性眼球运动障碍,眼睑皮下或结膜下气肿。

4. 部分儿童患者,肌肉嵌夹不明显,斜视,则需行牵拉试验以明确存在眼球运动受限。

【鉴别诊断】

1. **麻痹性斜视**　眼眶爆裂性骨折后常出现限制性斜视,儿童患者还可能出现代偿头位,往往因视物重影、歪头等就诊于斜视门诊,如病史询问不详、检查不仔细,则可能误诊为麻痹性斜视。临床上,通过询问外伤史、CT、牵拉试验等明确诊断。

2. **眼眶复合骨折**　眼眶爆裂性骨折属间接性骨折,是眼眶骨折的一种特殊类型,而复合骨折一般为直接外伤所致骨折,一般外伤力量较大,可发生在任一骨壁,且常合并颅底及颌面部骨折,需加以鉴别。

3. **颅底骨折**　头面部外伤常发生颅底骨折,临床上常将脑脊液鼻漏合并鼻出血误诊为爆裂性骨折后鼻腔出血,需认真阅读CT,以免漏诊。

【治疗】

（一）药物治疗

1. **糖皮质激素**　促进外伤后眼眶软组织水肿消退。

2. **脱水剂**　如眼眶软组织水肿、出血较重,眶压明显增高,可给予20%甘露醇静脉点滴,降低眶压。

3. **止血药**　对于眶内出血明显者,可给予止血药物。

4. **营养神经药物**　可给予维生素B_1、B_{12}及鼠神经生长因子等,促进肌肉麻痹、眶下神经麻痹的恢复。

5. **抗生素**　虽然眼眶骨折与鼻窦或鼻腔沟通,但如鼻窦引流通畅,一般无需抗生素治疗,同时嘱患者禁忌擤鼻动作。如患者感染,则需给予一定抗感染治疗。

（二）手术治疗

1. **骨折修复手术**　对于眼球内陷明显、限制性斜视不能缓解者,需行骨折修复手术,还纳疝入到鼻窦的软组织,分离粘连肌肉,并以人工骨板修补骨壁,主要目的为恢复眶腔容积,改善眼球内陷外观,并解除限制性眼球运动障碍。

2. **斜视矫正手术**　如眶壁骨折修复术后患者麻痹性斜视无法恢复或肌肉发生再粘连,复视影响生活者,可行斜视矫正手术,缓解视物重影,改善生活质量。

（三）其他治疗

1. **保守观察**　对于眶壁骨折轻微、眼球内陷不明显、无明显眼球运动障碍者,则无需手术,可保守观察。

2. 肌肉牵拉治疗　部分爆裂性骨折患者,尤其是儿童,为线性骨折,无肌肉嵌夹,仅存肌肉周围软组织嵌夹者,可试行局麻下肌肉牵拉治疗,配合眼球运动训练,常可获得满意效果。

【预后】

轻、中度眼眶爆裂性骨折患者,往往预后较好,无后遗症;对于较重患者,术后可能残留部分眼球内陷、面部感觉异常及斜视。

【典型病例】

患者男,7 岁,主因"左眼眶摔伤后斜眼"入院。患者入院前 1 周左眼眶摔伤,伴有眩晕、恶心、呕吐症状,后家长发现患儿左眼外斜,遂就诊并行 CT 检查,发现左眼眶内壁骨折。入院检查:左眼视力 1.0,无眼球内陷,眼前节及眼底检查未见明显异常,眼位眼球运动:右眼注视,左眼外斜位,右转明显不足,余方向基本到位。眼眶 CT 示:左眼眶内壁骨质不连续,部分眶内软组织疝入筛窦,部分内直肌嵌夹于骨折缝(图19-3-3)。治疗:患者入院后完善检查,于全麻下行左眼眶骨折修复术 +Medpor 植入术。术后第一天检查左眼外斜位,内转不足,术后继续给予营养神经等治疗,并进行眼球运动功能训练,术后 2 周复查左眼眼位正,眼球运动各方向基本到位。

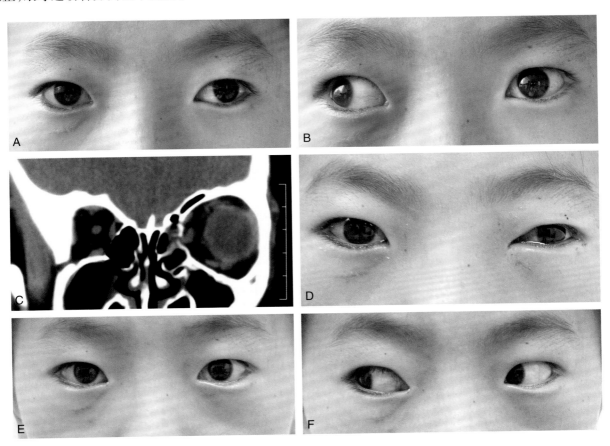

图 19-3-3　左眼眶爆裂性骨折

A. 左眼眶内壁骨折患者外观,患者左眼外斜位;B. 左眼眶内壁骨折患者左眼内转明显不足;C. 左眼眶内壁骨折 CT,左眼眶内壁骨质不连续,部分眶内软组织疝入筛窦,部分内直肌嵌夹于骨折缝;D. 患者术后第一天检查外观,左眼外斜位;E、F. 患者术后 2 周复查外观,左眼正位,内转到位

（赵　亮）

参 考 文 献

1. J.Levi Chazen,JoshuaLantos,AjayGupta,et al. Orbital Soft-Tissue Trauma. Neuroimag Clin N Am,2014(24):425-437.

2. Maxwell D.Elia,DavidShield,MichaelKazim,et al. Spontaneous Subperiosteal Orbital Hemorrhage. Orbit,2013,32(5)333-335.

3. Usha R Kim,VipulArora,Akash D Shah,et al. Clinical features and management of posttraumatic subperiosteal hematoma of the orbit. Indian J Ophthalmol,2011,59(1):55-58.

4. Guru DuttaSatyarthee,B.S. Sharma. Posttraumatic orbital emphysema in a 7-year-old girl associated with bilateral raccoon eyes: Revisit of rare clinical emergency,with potential for rapid visual deterioration. JPediatr Neurosci,2015,10(2):166-168.

5. John Collin,FaridAfshar,StevenThomas. Medial Wall Fracture and Orbital Emphysema Mimicking Inferior Rectus Entrapment in a Child. Craniomaxillofac Trauma Reconstr,2015,8(4):345-347.

6. NEla-Dalman,F G Velez,A L Rosenbaum. Importance of sagittal orbital imaging in evaluating extraocular muscle trauma following endoscopic sinus surgery. Br J Ophthalmol,2006,90(6):682-685.

7. Rüdiger Zimmerer,Majeed Rana,Paul Schumann,et al. Diagnosis and Treatment of Optic Nerve Trauma. Facial Plast Surg,2014,30:518-527.

8. 谭红. 眼眶挤压综合征 1 例报告. 眼外伤职业眼病杂志,1999,21(3):245.

9. M.C.Bater,R.Scott,T.R. Flood. Use of an inferior orbitotomy for safe removal of a wooden foreign body penetrating the orbit. British Journal of Oral and Maxillofacial Surgery,2007,45:664-666.

10. Asim F. Choudhri,BhuminJ. Patel,MargaretE. Phillips,et al. Diamagnetic Susceptibility Artifact Associated With Graphite Foreign Body of the Orbit. 2013,29(4):e105-e107.

11. Sagili Chandrasekhara Reddy. Retained wooden foreign body in the orbit. Int J Ophthalmol,2013,6(2):255-258.

12. Peng Sen Wu,ReshvinMatoo,HongSun,et al. Single-stage soft tissue reconstruction and orbital fracture repair for complex facial injuries. JPRAS,2017,70:e1-e6.

13. 赵亮,孙丰源,唐东润,等. 眼眶爆裂性骨折年龄因素与临床及影像学特点分析. 中国实用眼科杂志,2010,38(3):276-279.